营养早餐一学就会

孙春娜（Candey）编著

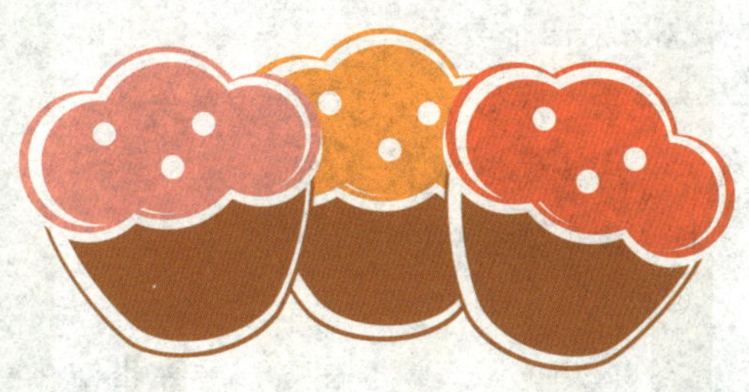

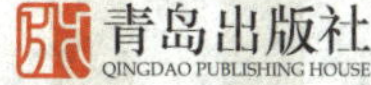

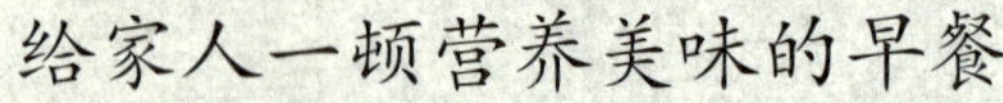

给家人一顿营养美味的早餐

拿到这本书，也许您学到的是一种搭配，也许您看重的是某一个单品的制作，又或许您受到启发，悟出了新的早餐品种……不管怎样，只要这本书能够帮到您家里的早餐每天改善那么一点点儿，我就会非常非常开心！

关于早餐，我的建议是：

1.如果您或者家人没有吃早餐的习惯，或早上贪睡不肯起床，肠胃“苏醒”会比较慢，早餐也不可能吃很多。不过没关系，任何习惯都不是一朝一夕养成的，吃早餐也一样，只要能坚持，就可以循序渐进、由少到多地适应，肠胃也会在晨起后尽快进入“乐食”的状态。

2.每个人的喜好不同，饭量也不同，尤其是早餐。所以，不必使劲硬往下吃，要依个人的口味来，以喜欢的菜式为主，先习惯了吃早餐，然后再慢慢添加一些不怎么喜欢但却应该吃的东西。

3.吃饭没有定式，早餐亦是如此。根据自家口味，掌握几个烹制早餐的要点：只选应季食材、少油腻味清淡、多样化求优质。

营养早餐通常包含以下四个要素：

A．谷类食物——馒头、米饭、面包或杂粮窝头。

B．动物类食物——鸡蛋或肉类。

C．豆浆等大豆制品或牛奶。

D．新鲜蔬菜或水果。

早餐里只要能包含以上四个要素，就算是营养搭配比较合理的。多吃不是目的，“每样都吃点儿”才是上策！在这个基础上再根据个人的口味进行一些调整。

4.书中早餐的原料配方，只要没有特殊说明，都是3人份，成品图则多为1人份。当然，每个人的饭量不同，口味亦不同，书中所列，仅供您参考。

5.早餐套餐中，有很多是需要提前准备的主食，一早起来现做肯定是来不及的。您可以提前蒸好，放入冰箱冷藏，早上只要放入蒸锅里蒸透，就是热气腾腾的新鲜主食了。

孙春娜

2016年3月

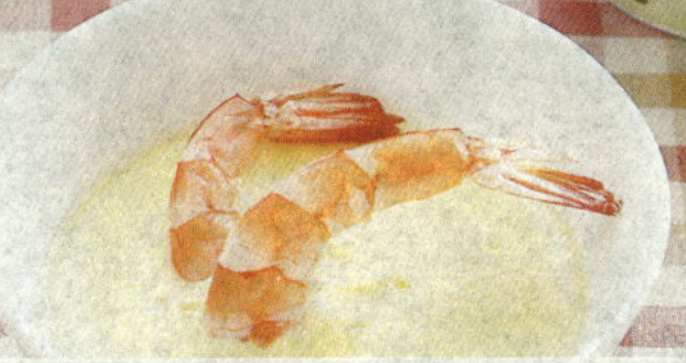

目录
contents

关于早餐的那些事儿

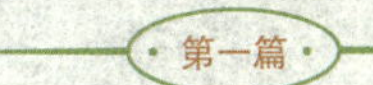

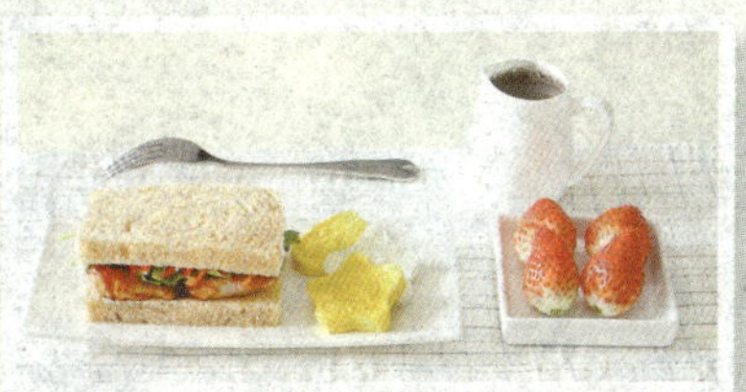

早餐桌上超受欢迎的主食、小吃

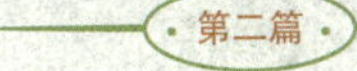

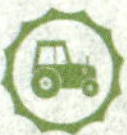

简单快手早餐套餐

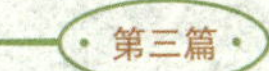

目录
contents

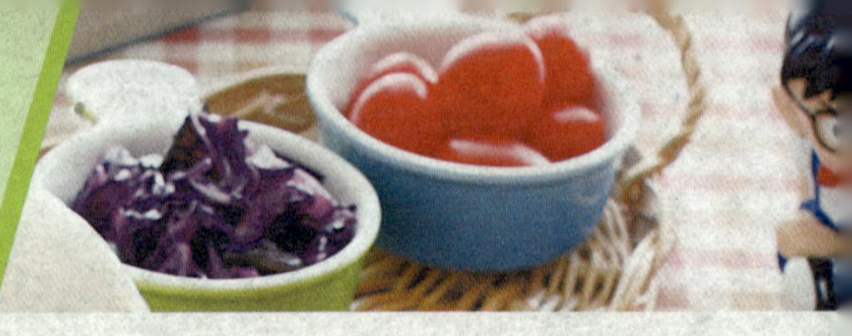

丰富花样早餐套餐

第四篇

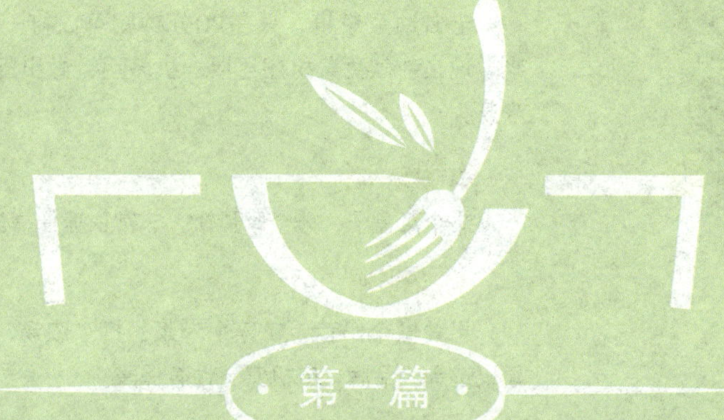

关于早餐的那些事儿

写在前面

早晨的时间总是最宝贵和紧张的，如何在早晨的有限宝贵时间里做出高质量的早晨，有一些好用的烹饪工具帮了我们大忙。

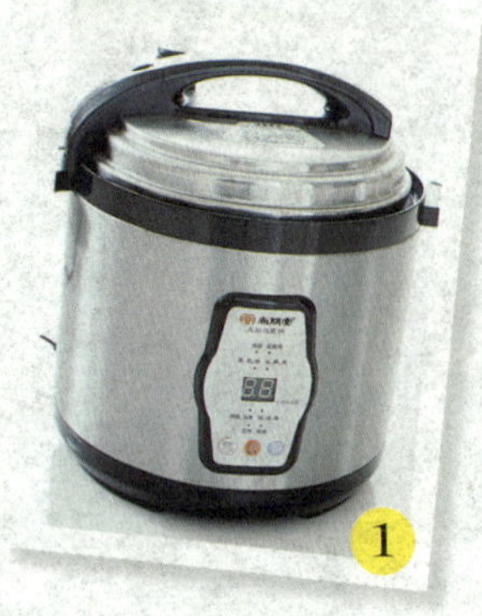

1.电压力锅

预约定时功能，让早上喝粥变得很简单！晚上备好料，起床就可以喝到热气腾腾的粥了。有预约定时功能的电饭煲，可以做到同样的事儿。

2.豆浆机

全自动豆浆机，只需20分钟就可以打一壶热乎乎的花式豆浆。现在新款豆浆机还可以一机多用，做出玉米浆、绿豆汁甚至浓汤。

3.电饼铛

烙个菜盒子，摊个厚蛋饼，非常快速便捷。

4.搅拌机

早餐做个奶昔，粉碎个米浆，打个浓汤，堪称利器！购买时建议选择大品牌，电机安全性有保障。

5.空气炸锅

如果家人喜欢吃油炸食品，又担心不健康，可以试试空气炸锅。无油炸的做法，油炸的口感，提供了更健康的饮食方式。

6.榨汁机

天气暖和的早晨，给不爱吃水果的你在饭后来一小杯果汁，既不至于太凉，还补充了维生素。

7.电子秤

可以精确称量所需原料的量，尤其对于新手而言，最好配备电子秤，避免因为“大约”“估计”等不确定因素输在制作的起

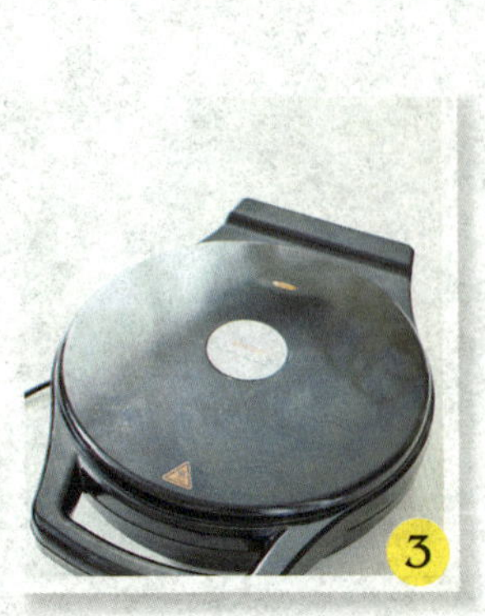

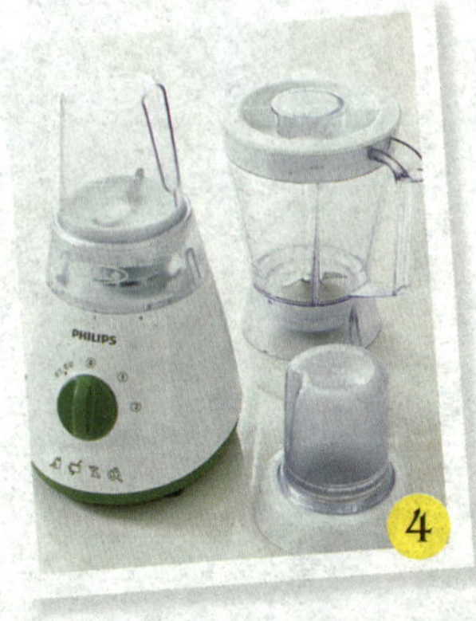

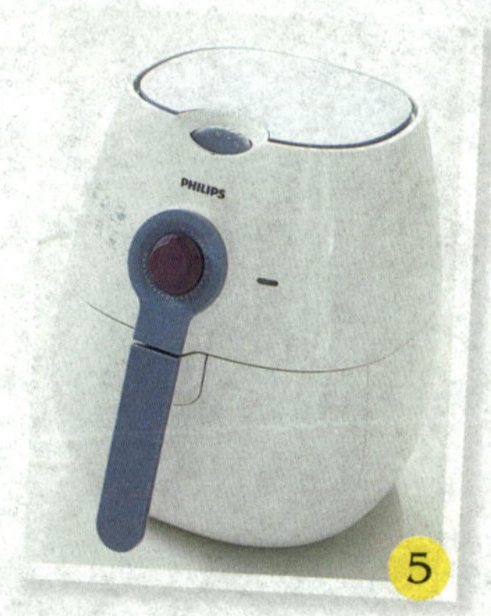

跑线上。不同电子秤有不同的精确度，有精确到1克的（图7左），还有精确到0.1克的（图7右），后者更适合用来称量酵母、泡打粉、小苏打等小份量的原料。

电子秤可以网购，价格不高，通常几十块钱就可以买到。

8.量匙

除了电子秤，量匙也是很重要的计量工具。一套量匙包含4个，由小到大分别是1/4茶匙、1/2茶匙、1茶匙（5毫升）和1汤匙(15毫升)。

Tips：称量时以平匙为准（量取后将上表面刮平）。

常用原料计量换算参考：

糖1茶匙≈5克　盐1/2茶匙≈2克　酵母1茶匙≈3克

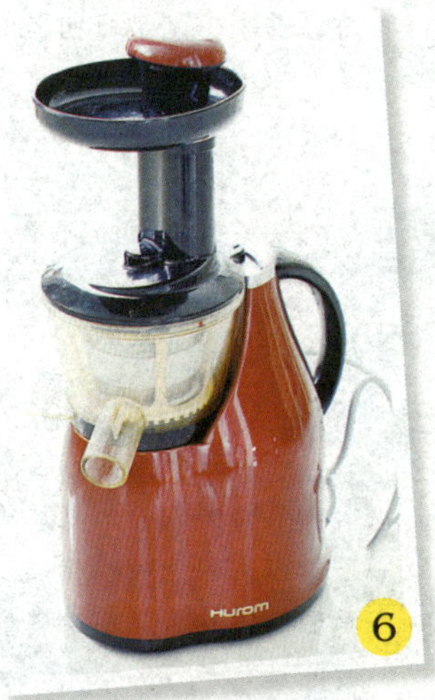

6

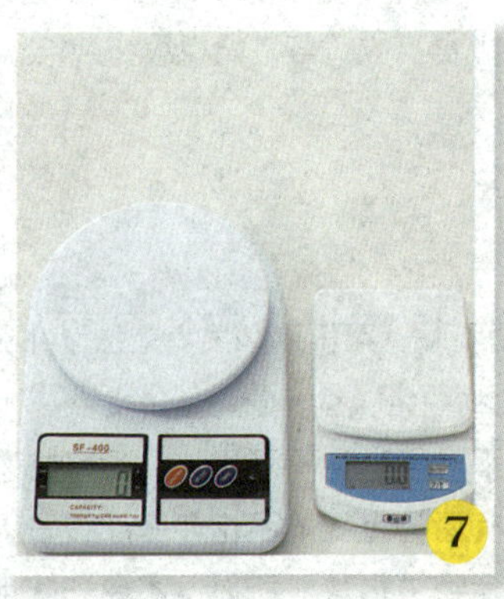

7

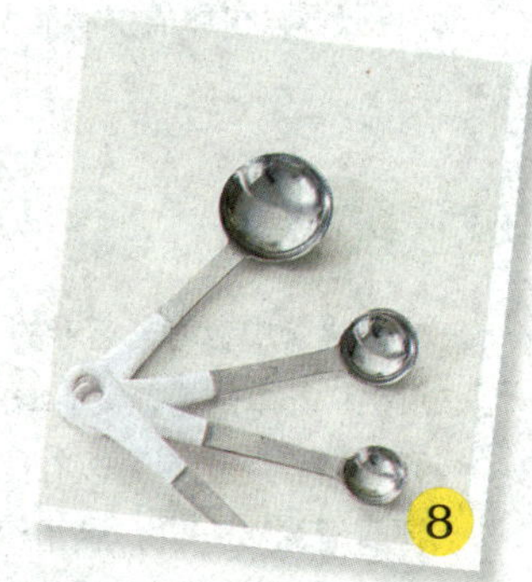
8

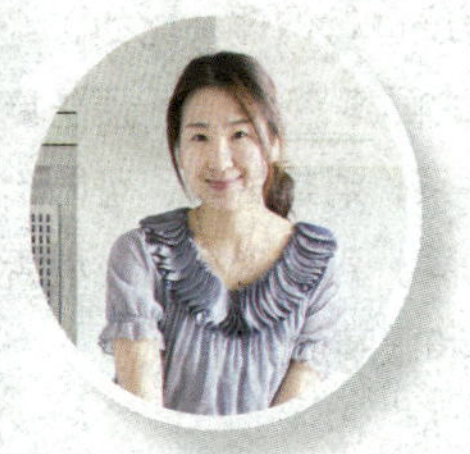
Candey的话

春季早餐的营养对策

阳春三月，天气回暖，阳气上升，但依然要注意保暖。春季高发的胃病、肝病等，很多都和不注意保暖有关。如果一早起来就喝凉开水、吃凉食，则会使体内的阳气受到寒湿所困，脾胃的消化功能减弱，使气血来源不足，从而出现腹胀胃呆、头昏失眠或者昏困乏力、手足冰凉等症状。

一、丰富的钙质和维生素D

春天里，需要补充丰富的钙质，要适当多吃些牛奶、豆制品、骨髓、虾皮、芝麻和海产品等。另外，春光无限好，要多参加户外活动，接受阳光照射，增加体内维生素D的合成，从而促进钙质吸收，同时也别忘了多吃些富含维生素D的食物，比如蛋、奶、动物肝脏、海鱼、瘦肉等。

Tips：不要过多食用甜食，因糖类易使体内的钙和维生素D消耗，导致身体缺钙，同时还会影响视力发育，尤其对于学龄期的儿童来说，更易造成近视的后果。

二、优质蛋白质

应适当增加鸡蛋、鱼、虾、肉、奶制品及豆制品等的补充。另外，大米、小米、小红豆等都属于含植物蛋白质较多的五谷类。

Tips：牛肉、羊肉性温热，要控制摄入的量，可以换成易消化吸收的鱼虾类或蛋类，烹饪方式尽量少用油炸。米不要淘洗次数过多，也不宜放在热水中浸泡。

三、维生素和矿物质

春季多补充维生素A和胡萝卜素，可以预防感冒，避免呼吸道感染类疾病。富含维生素A的食物有动物肝脏、奶类等；富含胡萝卜素的食物有胡萝卜、红薯、红枣、红苋菜、菠菜、南瓜、红黄色水果等。

小白菜、油菜、柿子椒、西红柿等新鲜蔬菜和柑橘、柠檬等水果都富含维生素C，具有抗病毒作用；芝麻、卷心菜、菜花等富含维生素E，可以增强机体的抗病能力。主食上应适当搭配粗粮和杂粮。

Tips：大多数新鲜蔬菜都很易熟，烹调时间不宜过长，以减少水溶性维生素的损失。

四、脂肪

好的早餐中应有一定量的植物脂肪，可摄取坚果类来加以补充。脂肪可提供基本热量，又能增加食物的色、香、味，促进食欲。

我曾听说吃肥肉可以补脑，那时候觉得不可思议，后来特意查过，还真有这么一说：脑组织中有两种重要的不饱和脂肪酸是人体不能自行合成的，所以应注意从食物中摄取。所以，不要一味地否定肥肉，适量食用即可。

Tips：新鲜菠菜烹饪前，最好先在开水里焯烫一下，以去除能破坏钙吸收的草酸。另外，腹泻时不宜吃菠菜。

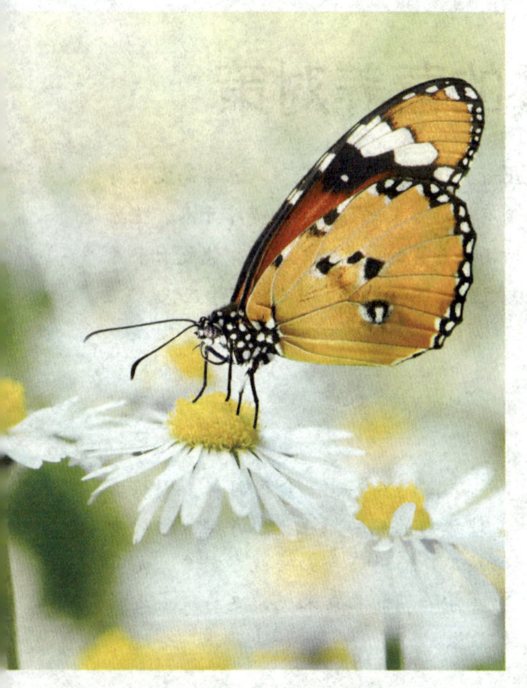

春暖乍寒，气温变化无常，简直是在考验我们的抵抗力。所以，饮食中要注意从抗病的角度进行调理，比如，经常吃一些可以清热止咳、利肠通便的鲜嫩芹菜；可预防麻疹、流脑等传染病及呼吸道感染的荠菜；清热解毒，可防治口角炎、口腔溃疡及牙龈出血等的油菜；可防治贫血、唇舌炎、口腔溃疡、便秘，还可保护皮肤和眼睛的菠菜等。

最后，需要提醒各位的是，春天里气候干燥，身体阳气上升，很容易出现上火、干燥、食欲不振等“春燥”现象，所以一定要少吃或不吃燥热食物，比如巧克力、果脯、辛辣食物、腌制食物等，以免造成身体缺水燥热，导致各种疾病有机可乘。可以补充一些助阳气的食物，比如韭菜、蒜苗等蔬菜，多吃些胡萝卜、土豆、菜花等，有利于滋润皮肤。还有，每天早上起床后早餐前先喝一杯蜂蜜水，可以润肠通便、润肺止咳、益气补中，还可以解毒。长期坚持，能让我们养成良好的生活习惯。

夏季早餐的营养对策

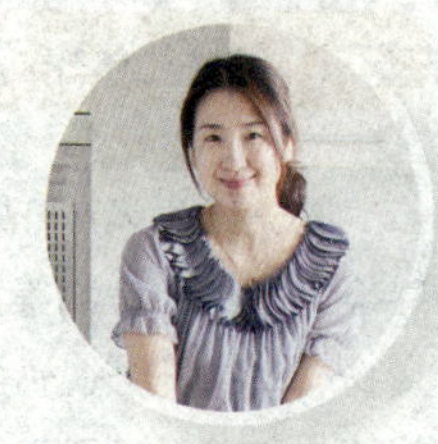

Candey的话

夏天，是一个挺让大厨们发愁的季节，因为很多人会因为炎热而苦夏，食欲不振而消瘦，这个季节里就更加凸显早餐的重要性了。早晨会让人感觉清爽一些，相比起午餐和晚餐，这顿饭也会吃得舒服些。

夏天的营养早餐要具备以下四要素：

一、五谷杂粮

早餐宜软不宜硬，所以杂粮粥是上选，粥里可以加些莲子、红枣、山药、桂圆、薏米等。现在豆浆机普及率很高，您可以每天变着花样组合豆类和粗粮来制作五谷豆浆，既省事儿，又健康。

二、蔬菜

夏天新陈代谢加快，身体里的酸性物质沉积较多，而蔬菜是碱性的，多吃蔬菜能帮助我们达到体内的酸碱平衡，消除亚健康状况。可以适当吃些苦味的蔬菜，比如苦瓜、苦菊、芦笋等，选择简单的烹饪方式，比如清炒、凉拌等，既可清热泻火，又可健脾除湿。

三、高蛋白质物质

青少年的生长发育与饮食中的蛋白质的质和量都有很密切的关系。建议您选择奶制品、蛋制品，以及坚果、豆类、豆制品。

四、水果

水果不仅可以解腻，还可以补充多种维生素。选择水果要以当地盛产的当季水果为主，尽量少吃外地所产或反季节的水果。

秋季早餐的营养对策

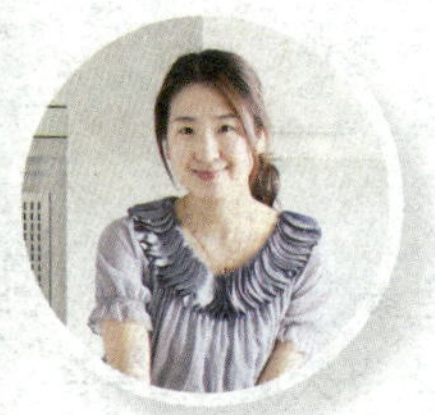

Candey的话

漫长而炎热的夏季，我们的身体能量消耗大而进食较少，进入秋天之后肠胃功能难免薄弱，需要调补并储蓄能量以迎接即将到来的寒冬。

秋风一凉，大家的胃口渐渐大开，这是身体机能的自然反应，应该趁此机会加强营养，补足夏日里的消耗。

一、天气变凉，肠胃最敏感

秋天的早晨凉气较重，早餐最好吃点热的，煮一锅热乎乎的汤面，或熬一锅热粥，或打一壶热豆浆，可以非常好地驱寒暖胃！选择不同的食材搭配，还会对身体产生不同的滋养补益作用，比如，煮粥或豆浆时加些切碎的梨块，可生津止渴、滋阴润燥；加些银耳，可润肺养胃；加些瘦肉，可补充蛋白质……

二、秋天气候干燥，养肺是关键

我们的肺是很娇嫩的，它喜“湿”厌“干”，要给它足量的水分，多吃一些润燥生津、清热解毒的食物。除了每天早上喝一杯蜂蜜水之外，还可以遵循“白色入肺”的原则，多吃些白色食物，比如杏仁、莲子、百合、藕、银耳、雪梨、白萝卜、白菜、菜花、冬瓜、豆制品等。或者选择麦片、玉米、绿豆等杂粮，也有清热祛燥的功效。

三、补充维生素A和胡萝卜素

补充维生素A和胡萝卜素，有助于预防呼吸道感染、肺炎、哮喘等疾病。常见的富含维生素A的食物有动物肝脏、奶类等；富含胡萝卜素的食物有胡萝卜、南瓜、菠菜、芒果、橙子、柠檬、杏等。

四、少食辛辣寒凉食物

夏天里稍微来点辛辣味道，可以刺激食欲，但立秋之后就要少吃或不吃，因为秋天要养肺气，辛辣却会伤肺。冷饮、西瓜、甜瓜等寒凉食物，秋季食用会伤脾胃、降低抵抗力，要适可而止，尤其早餐，最好不要食用辛辣或寒凉食物。

五、适当吃一些酸味果蔬

比如橘子、柠檬、猕猴桃、柚子和西红柿等，可以增强肝脏功能。

冬季早餐的营养对策

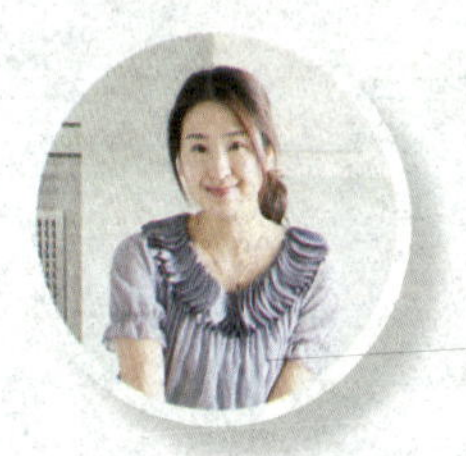

Candey的话

我国民间的传统是冬季进补，其实所谓“补”，并非要吃什么高级食材，只要饮食合理，膳食平衡，就是最好的补养。如果您的体质并不虚弱，那么只要调理好日常饮食，加强锻炼，就足以安然过冬。

一、热粥热汤

冬天的早餐一定要热食，热乎乎的粥仍然是首选。粥是最适合我们的肠胃功能的，容易消化吸收，可以变换花样，而且营养丰富。另外，各种糊、浆、汤、面等，热乎乎地吃一碗，都足以补充热量。

二、补充高蛋白高脂肪食物

冬天时口味偏重，过于清淡的早餐会让我们快速消化掉，饿了就会觉得冷，影响一上午的生活和工作。所以，冬季早餐可以适当多摄入一些肉类、奶类、蛋类等。

三、补充维生素

蔬菜中含有多种维生素，还有很多矿物质，属于碱性食物，尤其是冬天摄入高蛋白、高脂肪类食物之后，如果不吃蔬菜，就容易酸碱失衡，久而久之，容易导致疲倦、注意力不集中等。这样的话，即使吃了早餐，也不利于身体的健康。

四、豆类补益，加点坚果

豆类食物不仅可补充维生素和植物蛋白，还因为它含有赖氨酸，可以和富含蛋氨酸的谷类食物互补。

坚果可补肾益智，还可以很好地提高早餐的质量。

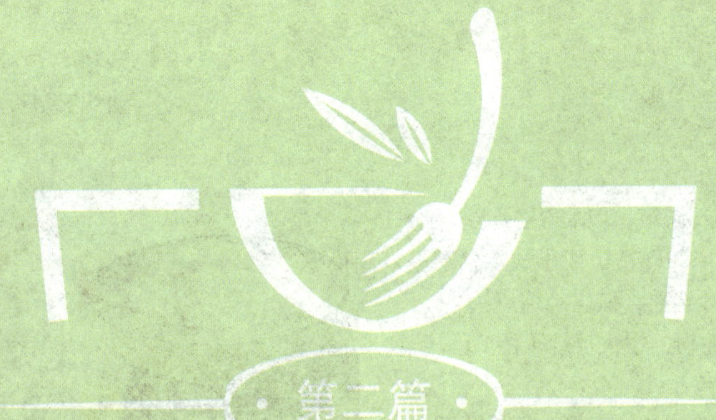

第二篇

早餐桌上超受欢迎的主食、小吃

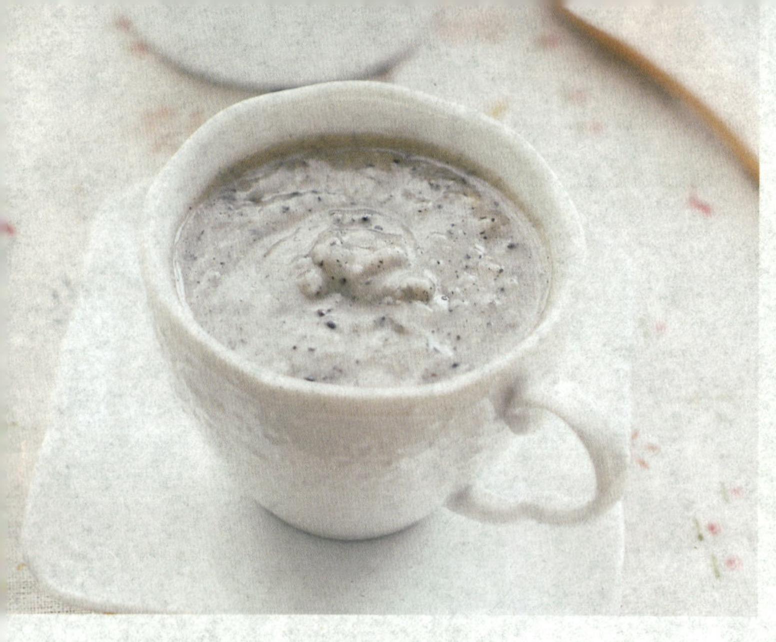

果仁面茶

原料：面粉200克，核桃仁25克，黑芝麻50克，花生仁20克

调料：白糖3汤匙，花生油约2汤匙

1.核桃仁、花生仁放入烤箱，以120℃烤约20分钟，至表皮可以捻掉即熟透，取出放凉。黑芝麻放入炒锅中，干炒至熟，取出晾凉。

2.炒锅置火上，倒入面粉，慢火拌炒（图1），至颜色微微变黄时倒出。

3.花生仁、核桃仁分别去皮（实在去不掉也没关系），和熟黑芝麻、白糖一起倒入搅拌机的干磨杯中，打碎打匀（图2）。

4.锅洗净擦干，倒入花生油（图3）烧至温热，倒入炒过的面粉（图4），快速炒匀。

5.再倒入果仁料（图5），继续慢火将所有料炒匀，要炒至没有明显的疙瘩（图6），关火放凉后装入密封性好的容器中保存，吃时取适量，用沸水冲开即可。

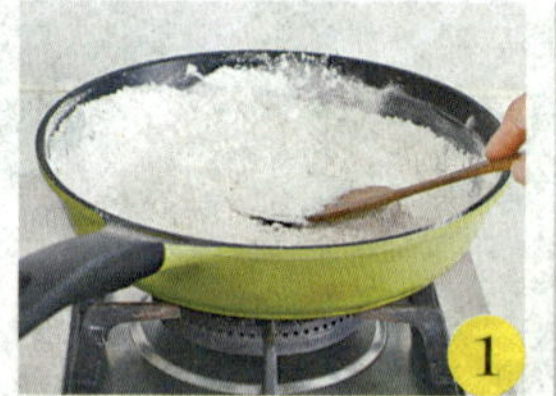
1

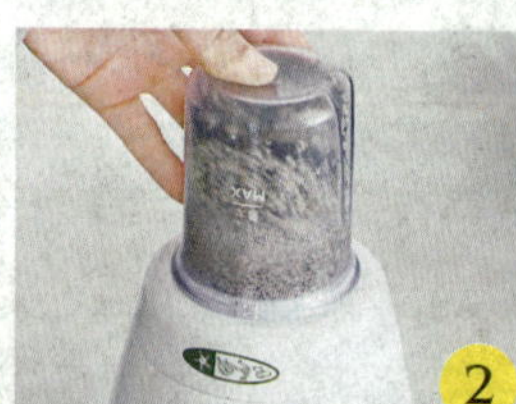
2

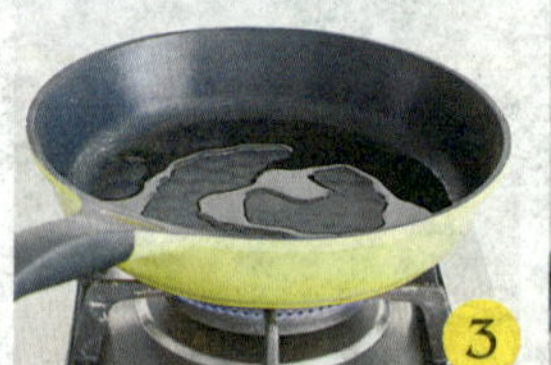
3

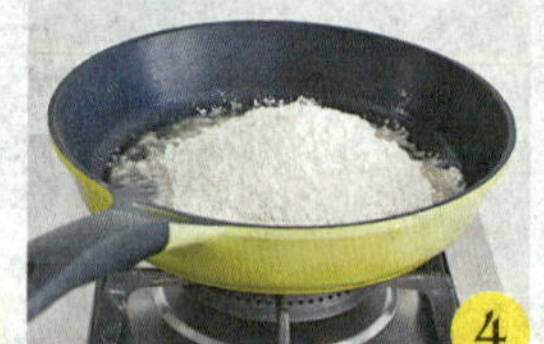
4

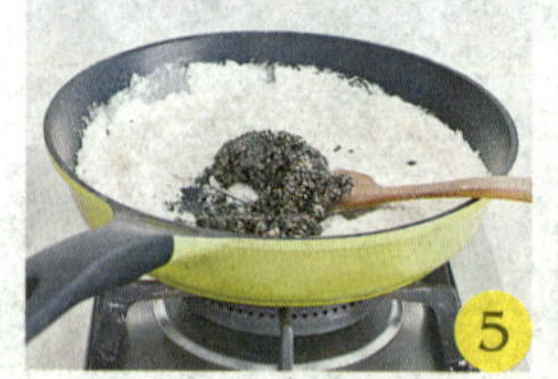
5

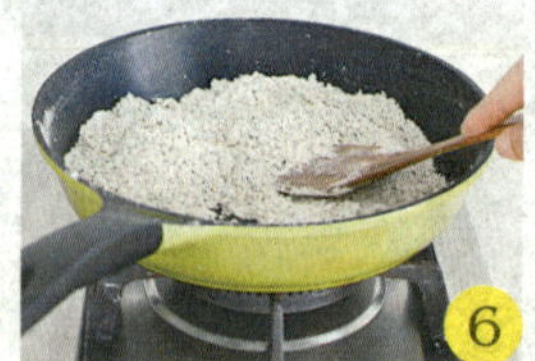
6

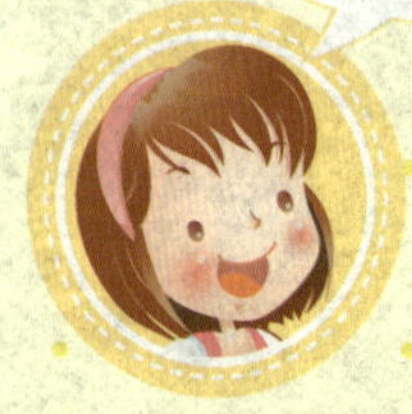

贴心小提示

1. 面茶是一种历史悠久的美味饮品。以前条件不好时，只能用猪油炒面粉，我将原料改为植物油，并且添加了很多果仁。给家人喝这种自制的面茶，既好喝、健脑，又安全放心。

2. 炒面粉是个耐心活儿，一定要慢火炒，炒到微黄才香。如果有打蛋器，可以代替铲子来炒面粉，更方便一些。但如果用的是不粘锅，就不可以用打蛋器，会划坏涂层。

3. 面茶用沸水冲调味道最好，但容易形成细小的疙瘩，要慢慢搅开。实在嫌麻烦的话，用温度稍低的热水冲调也可以。

绿豆馒头

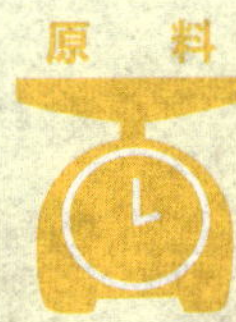

原料：面粉400克，绿豆粉100克，酵母4克，牛奶325克

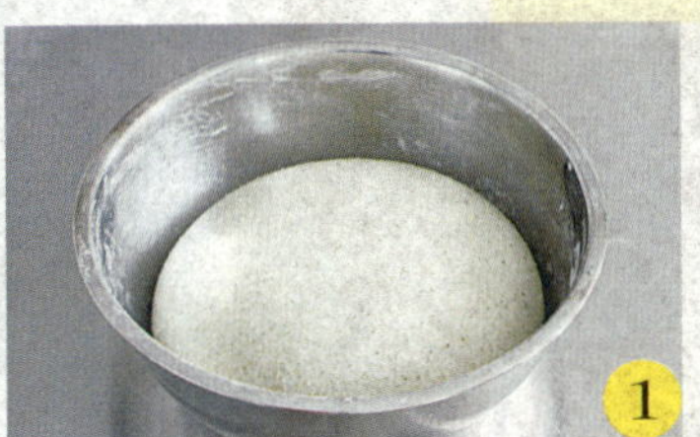

1 牛奶和酵母混合均匀，倒入绿豆粉搅匀，再倒入面粉，揉成光滑的面团，发酵至原体积2倍大。

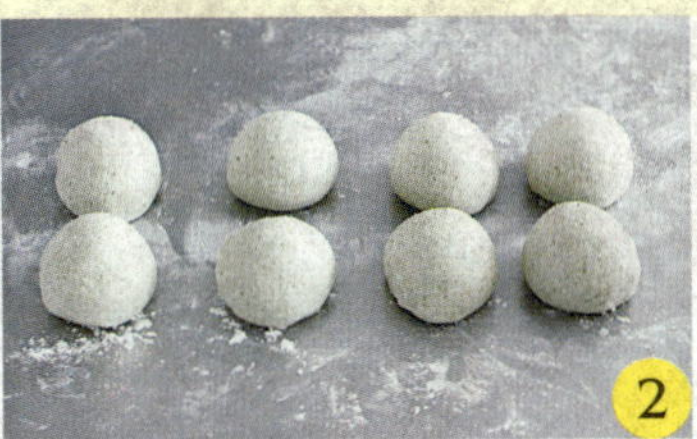

2 取出发酵好的面团，充分揉匀排气，分成8等份。

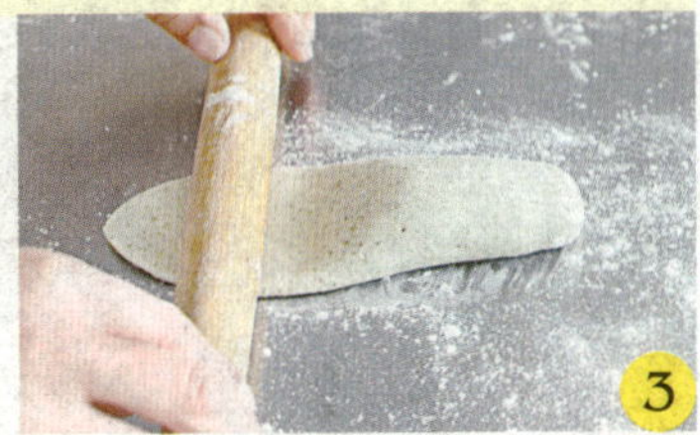

3 取1个小面团，先搓成长条，再用擀面杖从中间向两头均匀擀开。

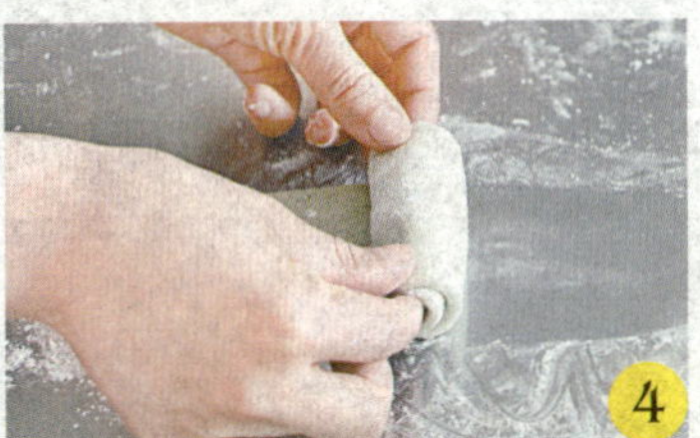

4 由一头卷起，收口捏紧。

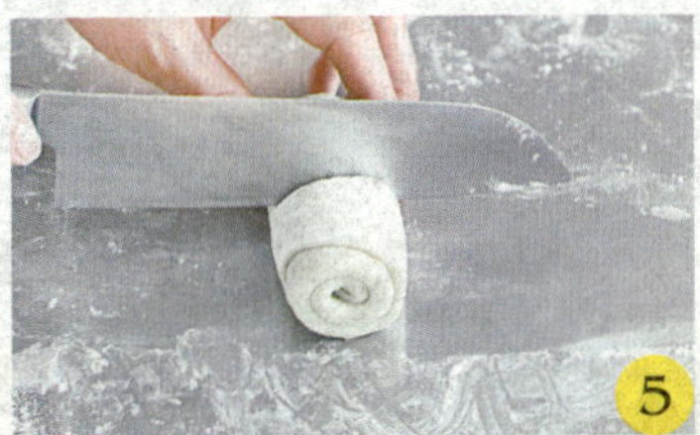

5 从中间一切为二，盖上保鲜膜，醒发20分钟，开水上锅，大火蒸12分钟即可。

贴心小提示

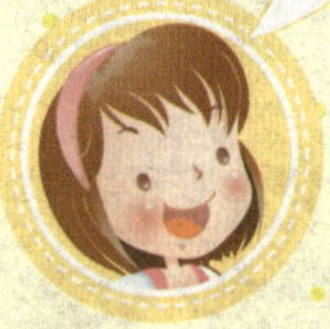

这款加了杂粮的馒头，可以切片后煎一下吃，又脆又香。

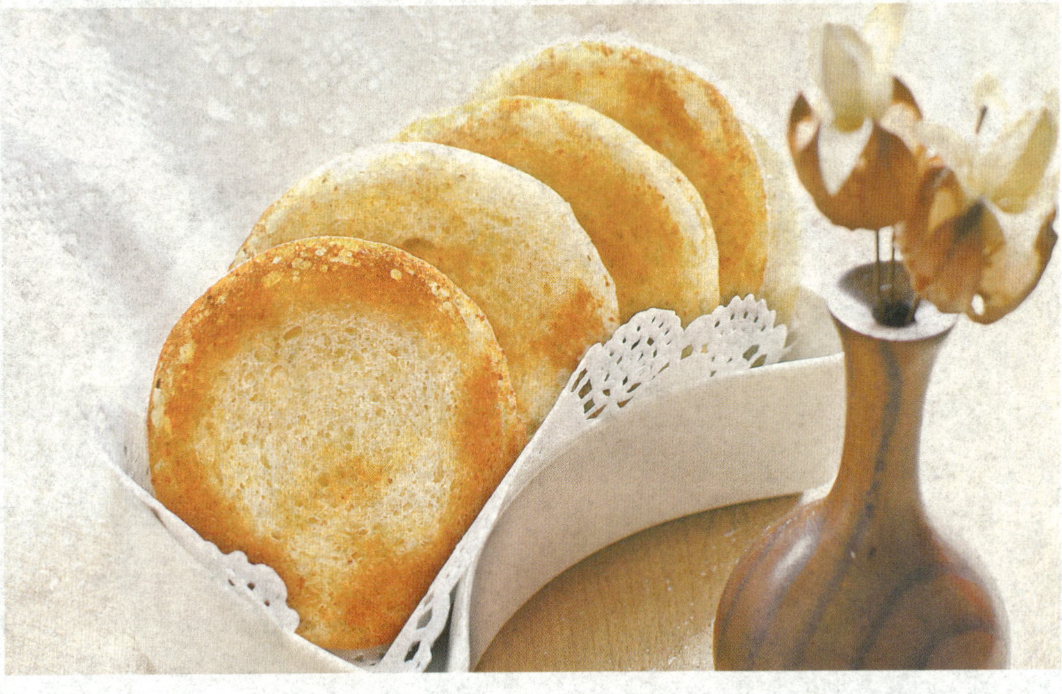

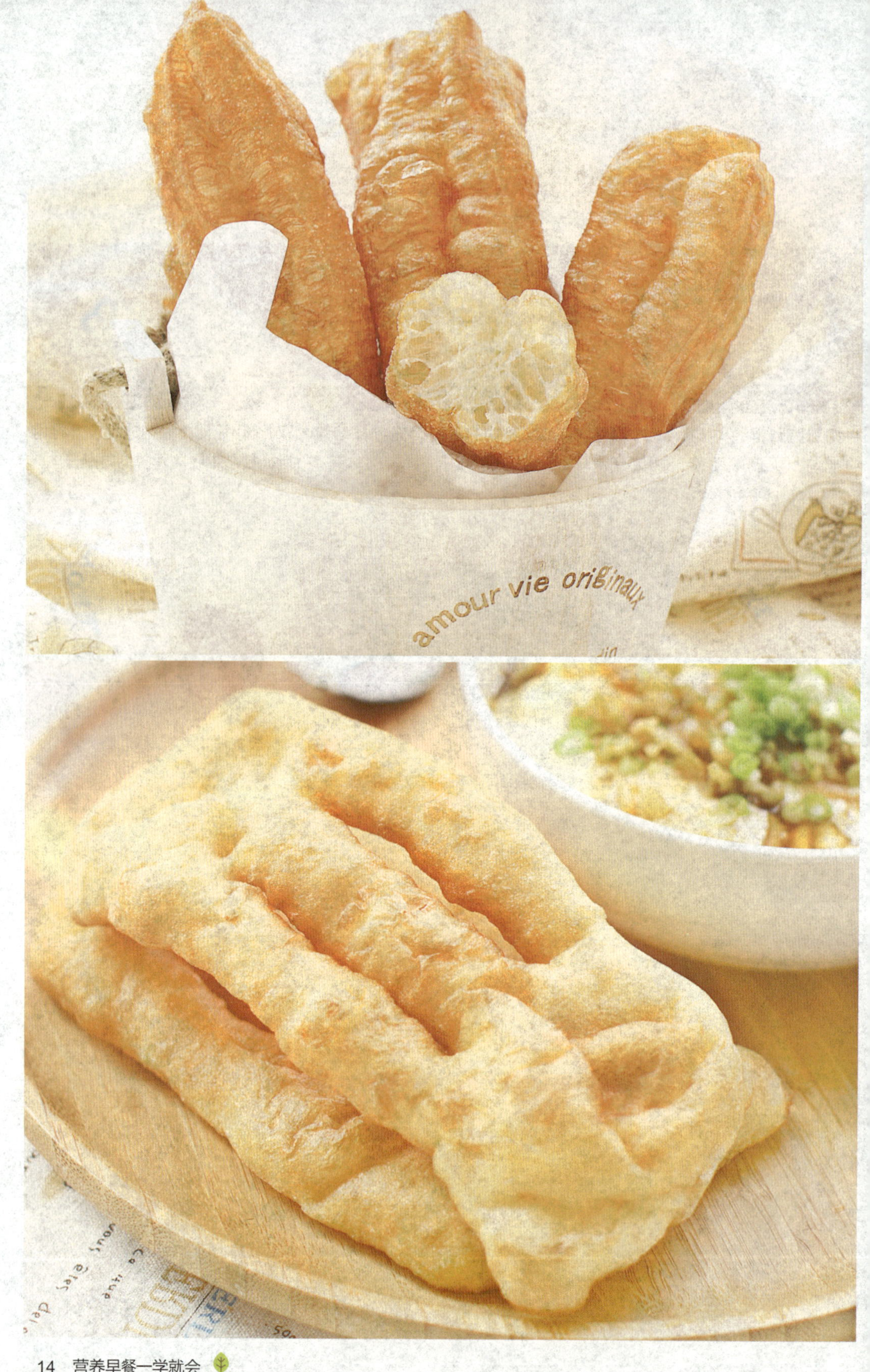
amour vie originaux

油条&面鱼

高筋面粉200克，酵母2克，牛奶208克，面粉100克，食用碱2克，盐4克，植物油适量

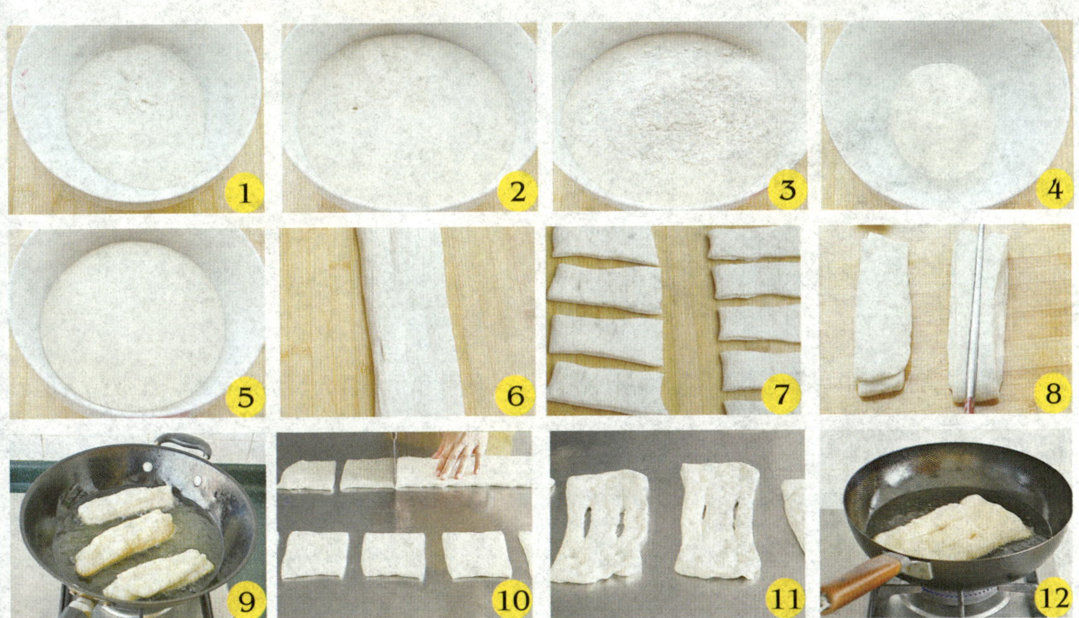

1. 将高筋面粉、酵母、牛奶混合均匀。
2. 覆盖保鲜膜，发酵至原体积3倍大。
3. 将食用碱、面粉和盐充分混合均匀，倒入上述发酵好的面团中。
4. 将面团混匀，揉至面筋可以延展开，收圆成光滑的面团。
5. 再次覆盖发酵至原体积2～3倍大。
6. 将案板上刷油，取出发酵好的面团，顺势抻长成长条形，用手拍的方式（或擀面杖稍加擀制）整理成长方形，厚度5～7毫米。
7. 切成宽3～4厘米的小段。
8. 两个小段一组摞起，再醒发30分钟，至生坯明显松软并鼓胀。筷子用油先抹一下，然后纵向压一下生坯。
9. 锅烧热，倒入足量的油烧至七成热（插入筷子，马上会有小油泡冒上来），取一个生坯，略抻长，两头向相反方向扭一下，放入油锅中，不断翻动，炸至两面呈均匀的金黄色即可沥油出锅。
10. 若是做面鱼，则需将步骤6中整理好的长方形面片切成8厘米左右小段，覆盖松弛10分钟。用手轻轻抻长抻薄成均匀的长方形，用拳头在上面压下不均匀的窝窝，覆盖醒发30分钟至明显松软鼓起。
11. 用滚刀在每个面条生坯上竖向切2个切口。
12. 锅烧热，倒入足量油烧至七成热，将生坯放入油锅中，不断翻动，炸至两面呈均匀的金黄色即可沥油出锅。

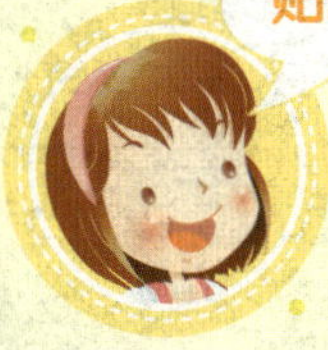

贴心小提示

做油条和面鱼的面粉要以高筋面粉为主，面筋的质量决定蓬松的效果。另外，发酵程度也至关重要，因为气泡是从发酵中来的，所以发酵一定要充分，宁可发酵温度稍低，发制时间长一些。

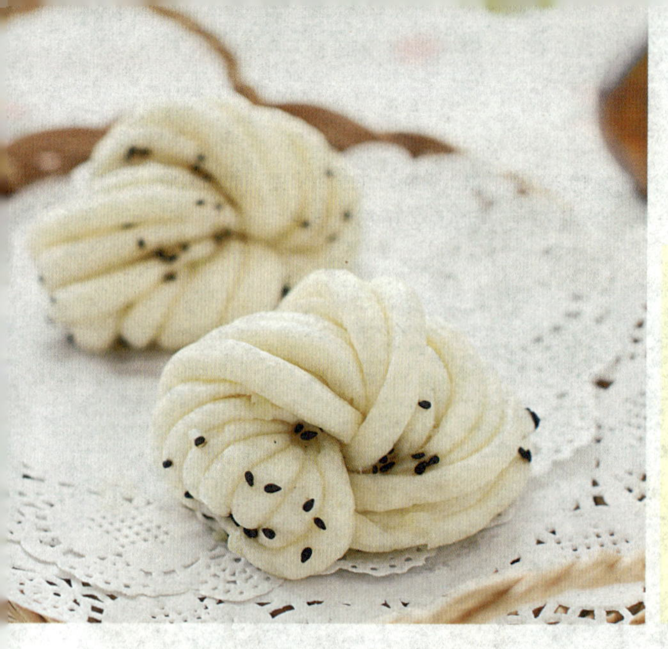

黑芝麻葱油小花卷

原料

原料：面粉400克，酵母4克，牛奶250克

调料：葱1根，盐1茶匙，油2汤匙，黑芝麻1汤匙

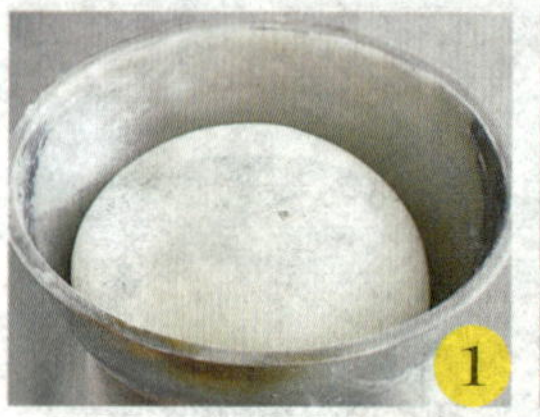
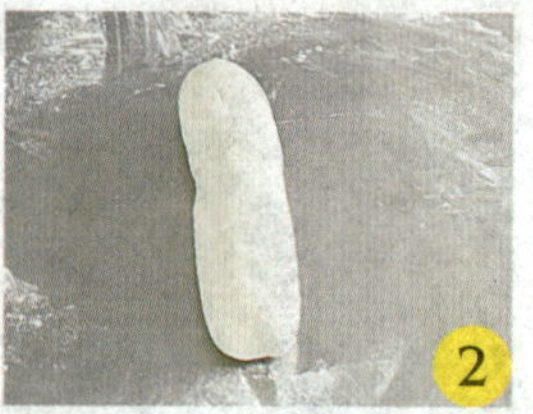
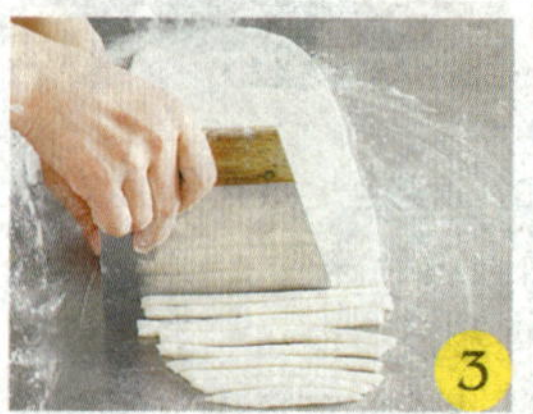
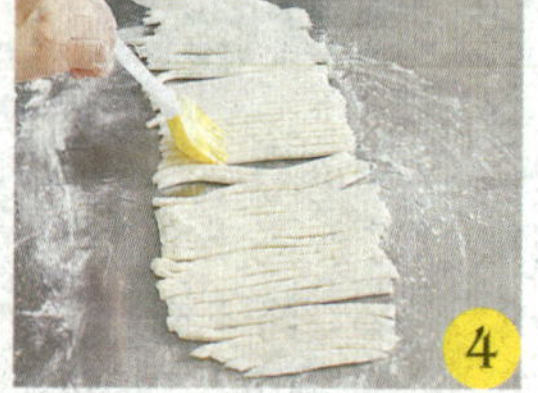
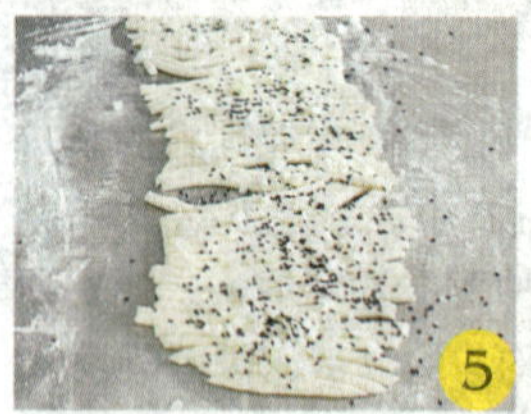
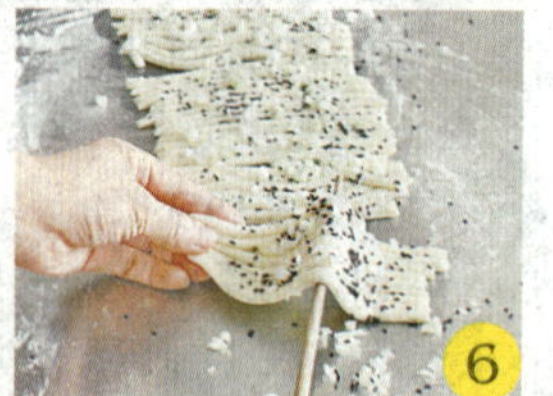
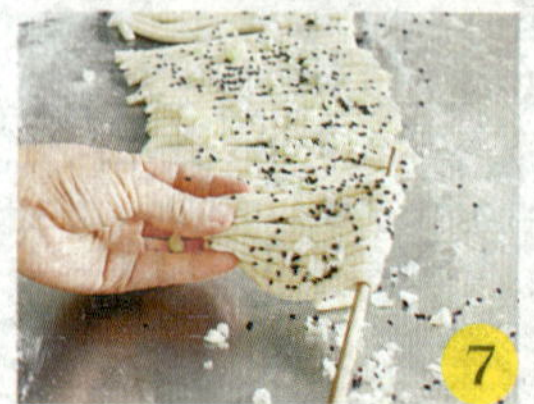
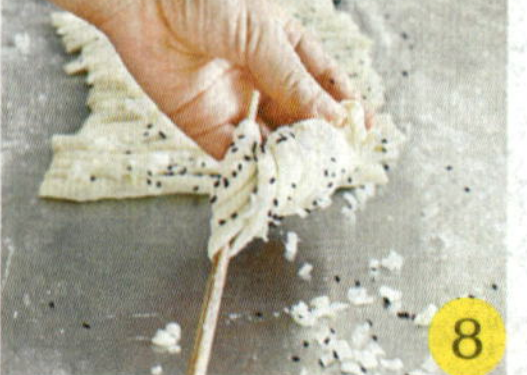
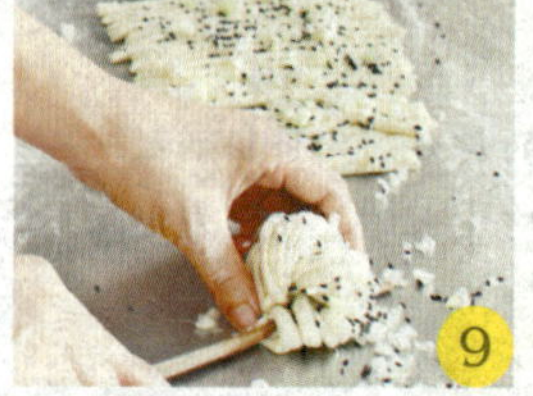

1. 酵母和牛奶混匀，倒入面粉，揉成光滑的面团，覆盖保鲜膜，发酵至原体积2倍大。
2. 取出面团，双手用力揉匀揉透排除气泡，搓成长的粗条。
3. 擀开成宽15厘米左右的长方形，再切成7毫米宽的条。
4. 刷上油。
5. 均匀撒上盐、葱花和黑芝麻。
6. 以8根为1组，将筷子从底部插进，从中间位置挑起。
7. 左手捏住两端，先轻轻抻一抻长度。
8. 右手将筷子纵向拧1~2圈，将面条缠绕起来。
9. 再将筷子横向拧一圈，拧到底部压住左手端，抽出筷子，即成小花卷生坯。将生坯醒发20分钟，开水上锅，大火蒸10分钟左右即可。

贴心小提示

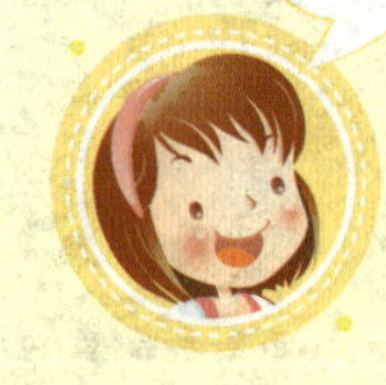

面团不要太软，发酵的程度不要太高，不然切面时会粘，而且不利于成型。

豆沙包

原料：
面粉400克，
牛奶264克，
酵母3克，
豆沙馅若干

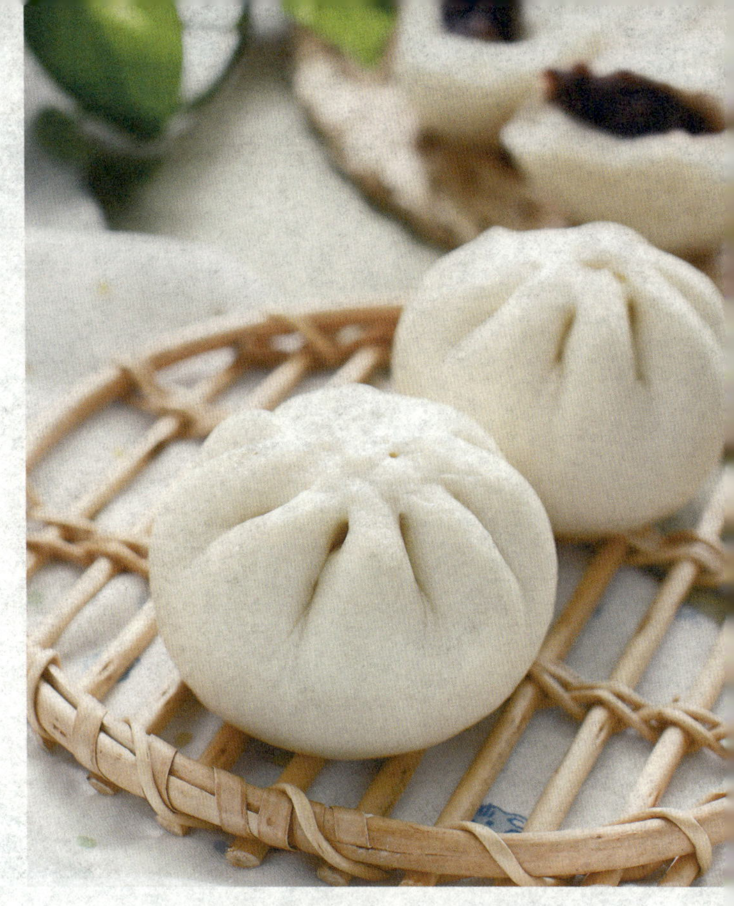

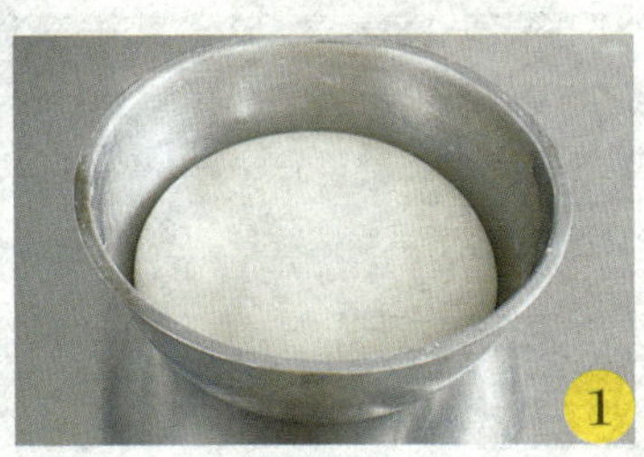

1 牛奶和酵母先混匀，再倒入面粉中，揉成光滑柔软的面团，发酵至原体积2倍大。

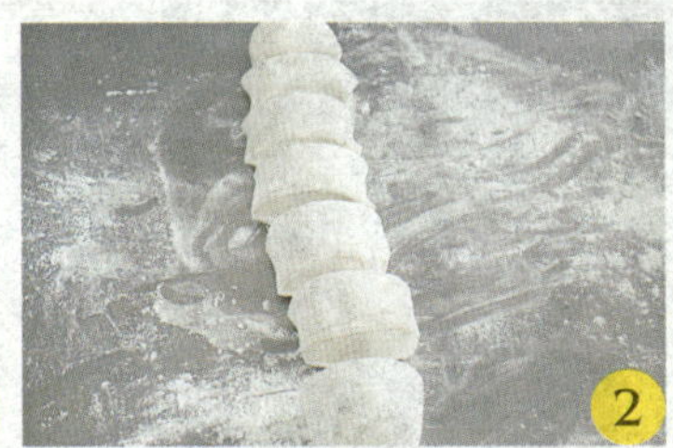

2 取出发酵好的面团，揉匀揉透，搓成粗条，分切成7个剂子。

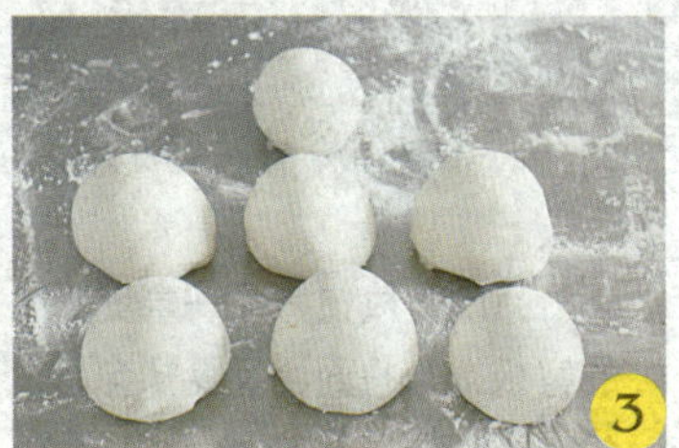

3 将剂子逐个揉圆。

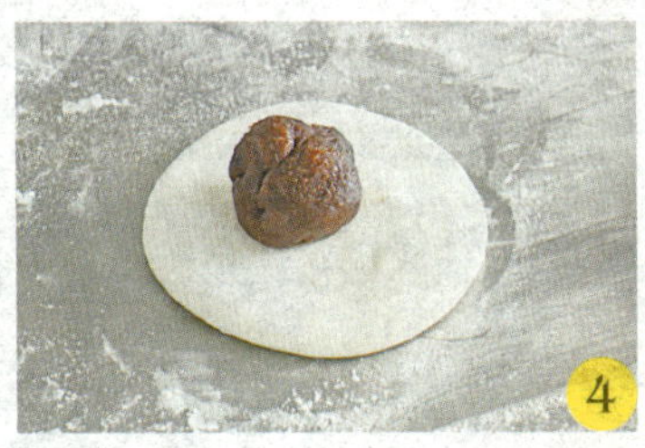

4 取一个剂子，拍扁，擀开成7毫米左右厚的圆形面片，放上搓圆的豆沙馅。

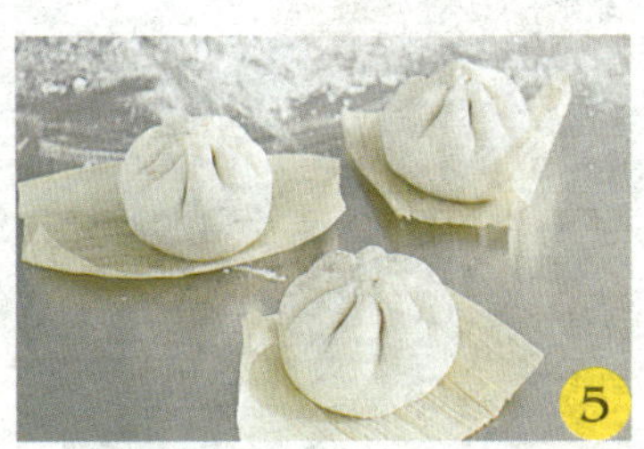

5 提褶儿捏成圆形包子。包好后醒发20分钟，开水上屉，上汽后蒸14分钟即可。

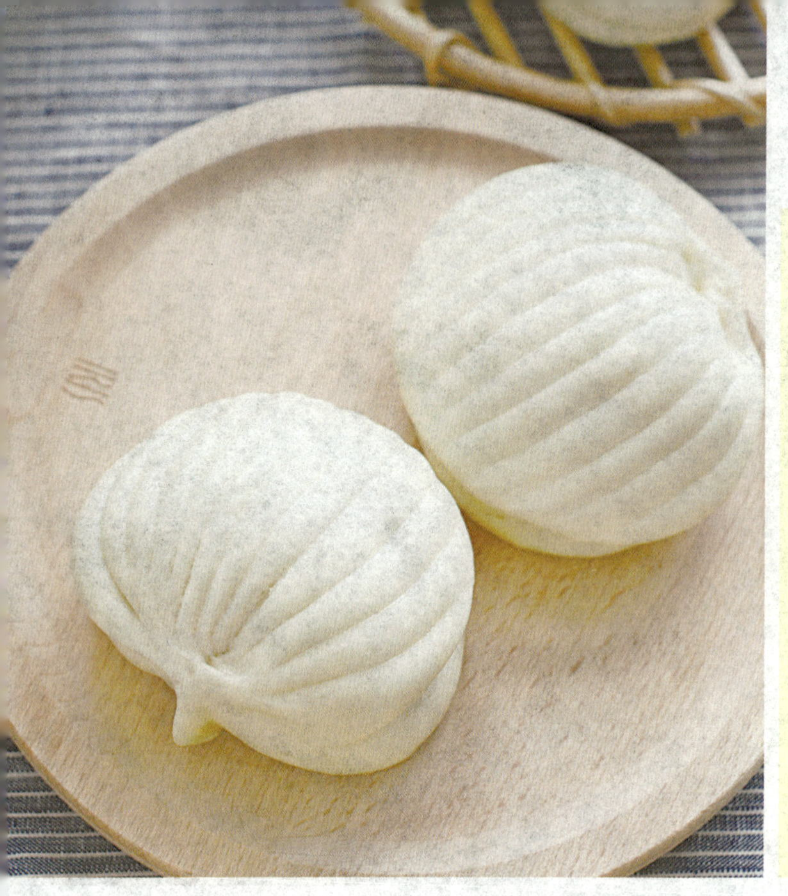

扇贝饽夹

原料：面粉400克，酵母3克，牛奶260克，花生油少许

辅助工具：三角尺

1. 酵母和牛奶混合均匀，倒入面粉，揉匀揉透成光滑的面团，收入盆中发酵至原体积2倍大。
2. 取出面团，放在撒了一层面粉的案板上，将面团反复揉匀排除气泡，搓成长条，分成每个75克的剂子。
3. 取一个剂子，先揉圆再略搓长，擀开成椭圆形面片。
4. 在面片一端滴一滴油抹匀，将上半部分折合过来。
5. 用干净尺子在表面按压均匀的平行线。
6. 调转方向，用拇指和食指捏住中轴线的两侧，向内捏合，同时将中间凸起的部位向下按一下，捏合处一定要捏紧。所有剂子都做完后覆盖保鲜膜，醒发20分钟。开水上屉，大火蒸10分钟即可。

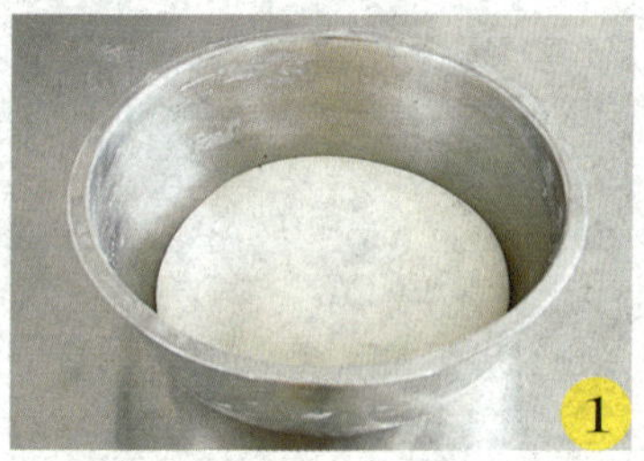

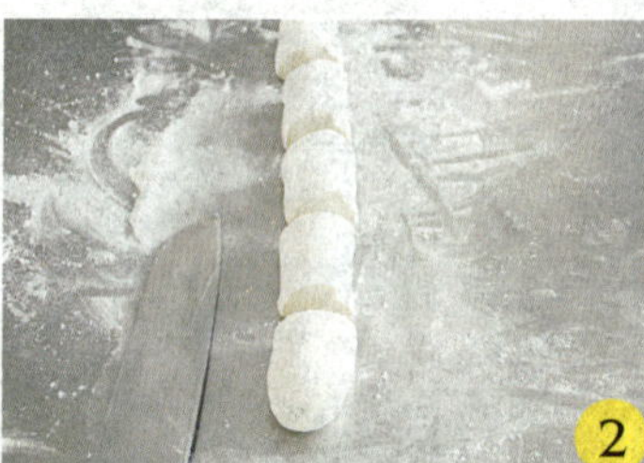

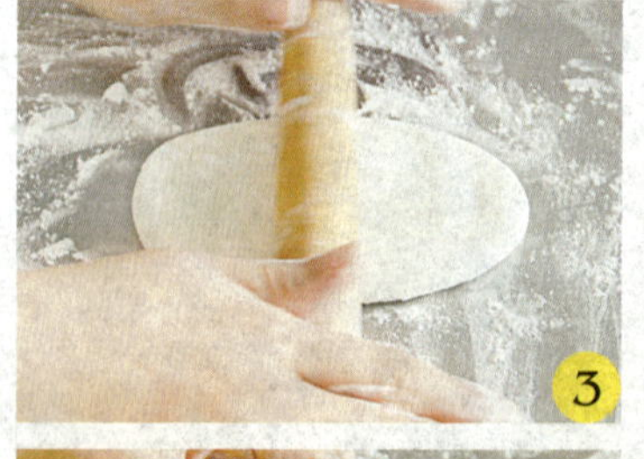

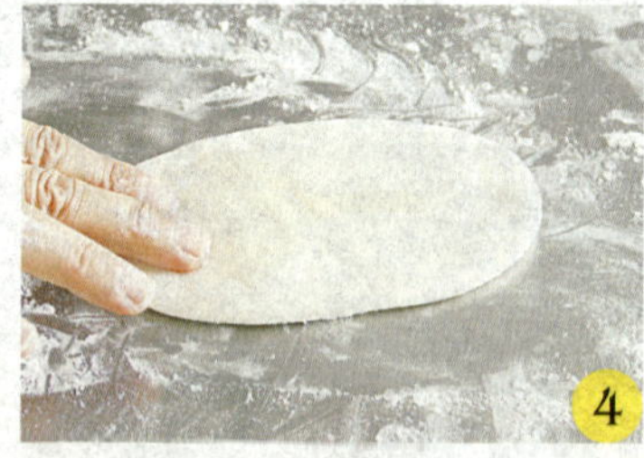

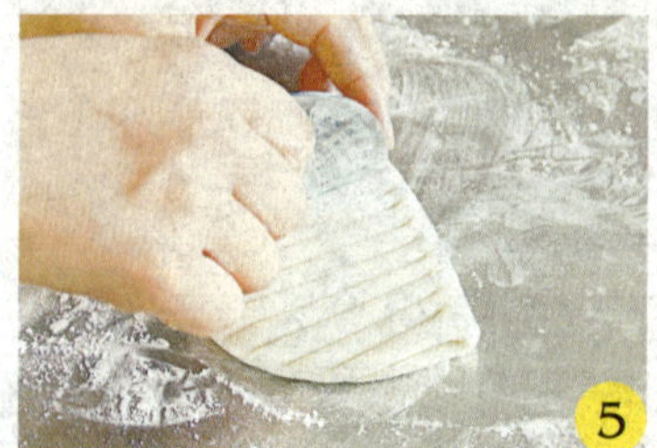

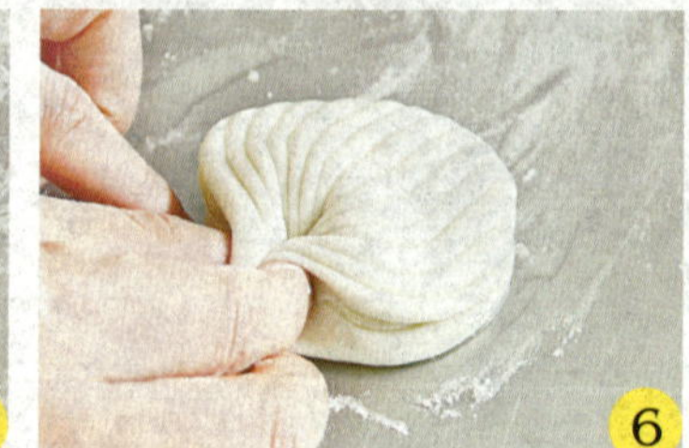

八角灯笼包

原料：面粉400克，酵母3克，牛奶250克

馅料：豆沙、白糖、红糖、芝麻酱馅均可

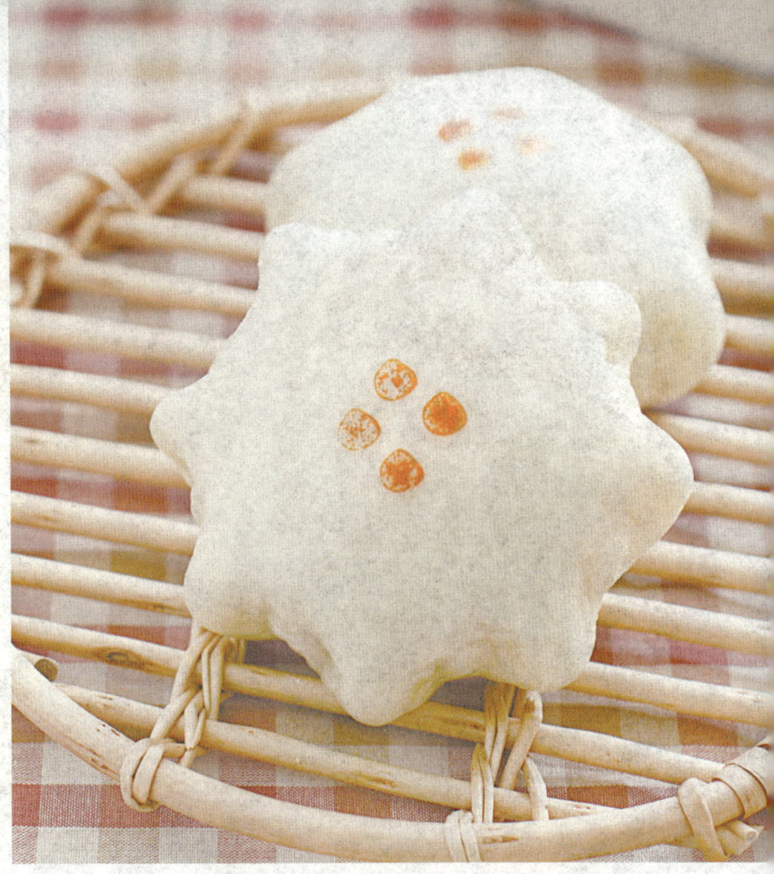

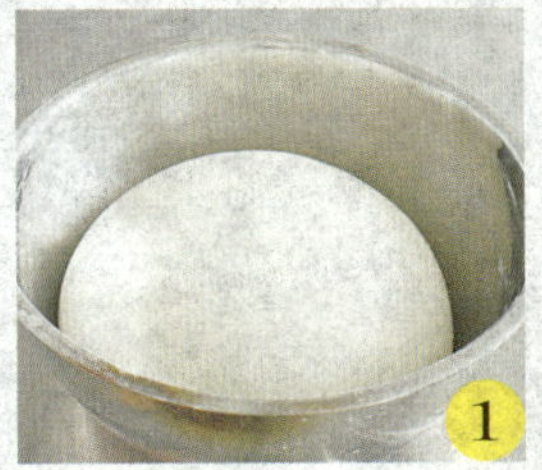

酵母和牛奶混合均匀，倒入面粉中，揉成光滑的面团（要略硬些），发酵至原体积2倍大。

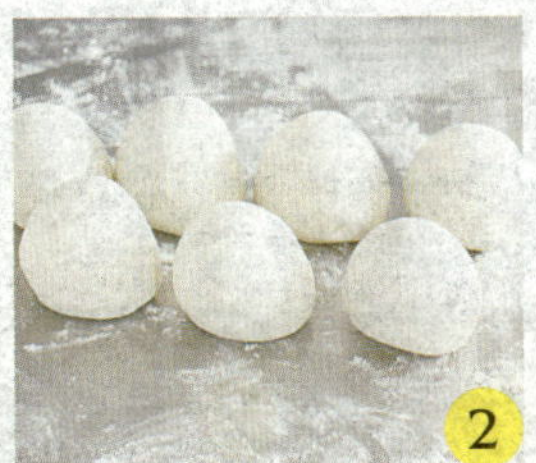

取出发酵好的面团，充分揉匀排气，分成7等份，揉圆。

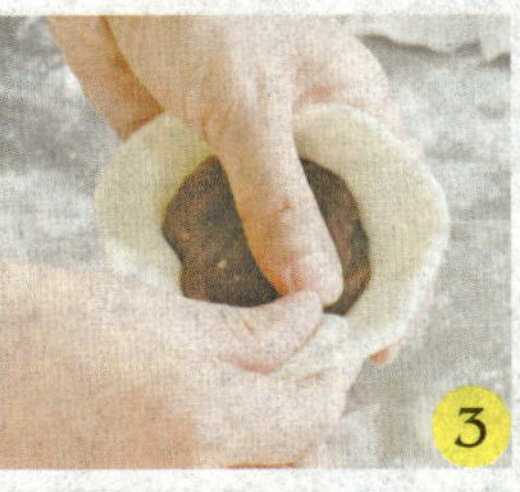

取一个小面团擀圆，包入馅（如果用的是白糖或红糖馅，则需加少许面粉以防受热后爆浆），收口并捏紧。

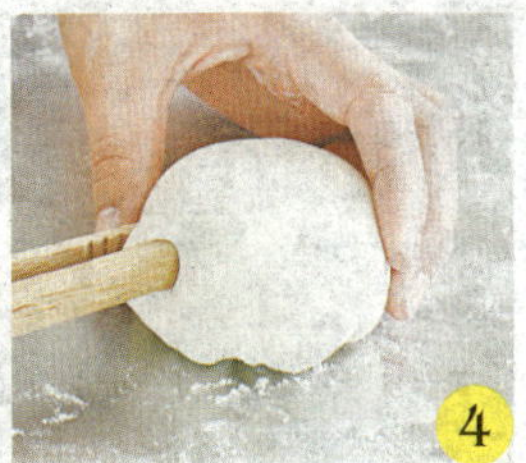

收口朝下，整圆，略按扁，用夹子在侧面夹出耳朵状的角。

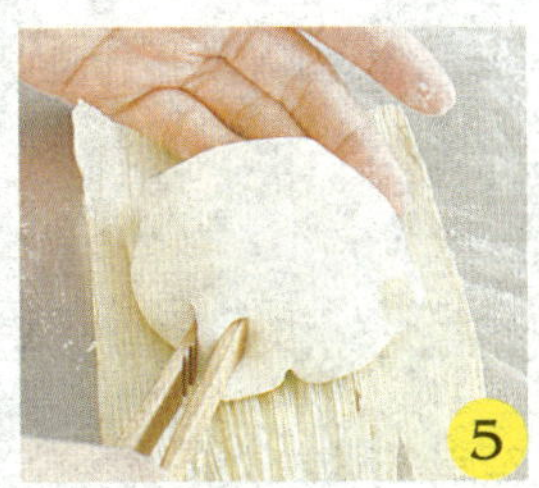

先对称夹出4个角。

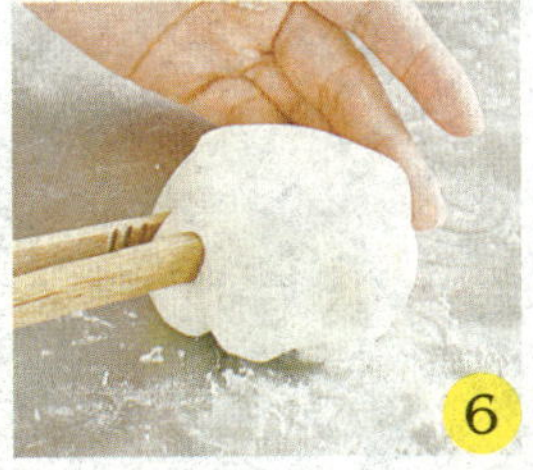

再在每两个角中间夹出一个角。

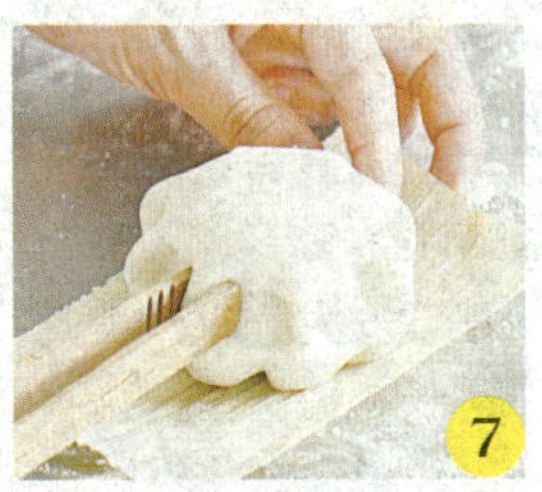

总共夹8个角，即成八角灯笼包生坯。开水上锅，大火蒸10多分钟即可。

黑米吐司

原料：
金像高筋面粉270克，
黑米面30克，
耐高糖酵母5克，
牛奶160克，
蛋液50克，
白糖35克，
盐4克，
黄油28克

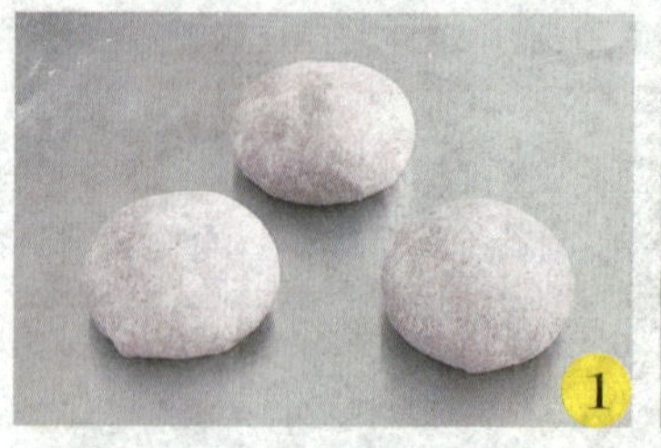

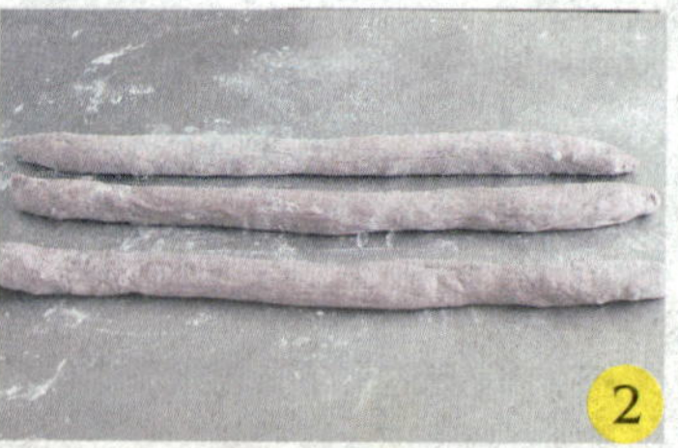

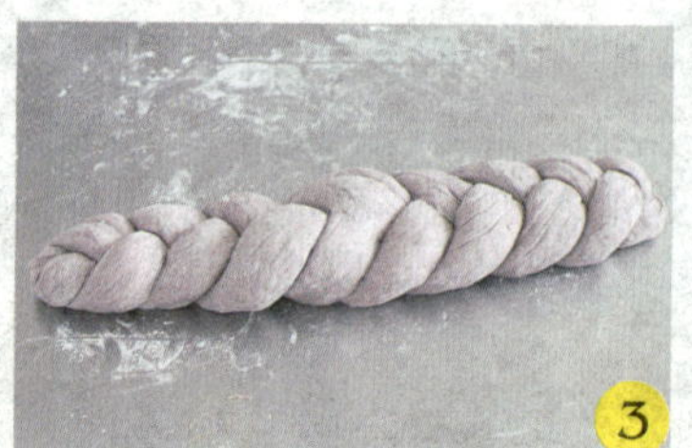

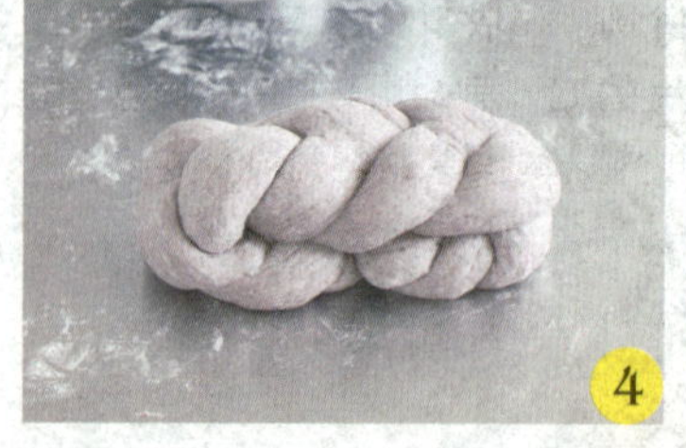

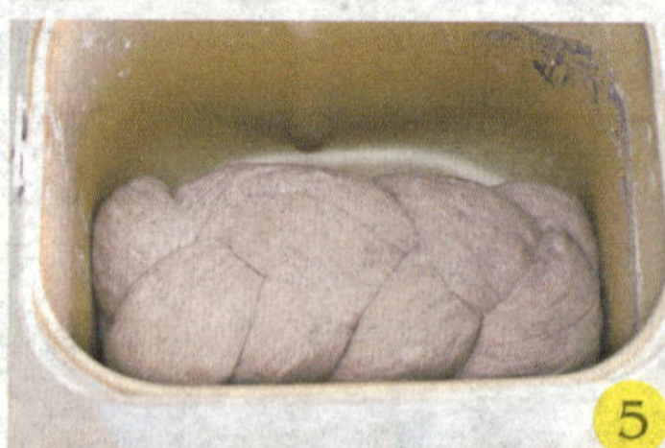

1. 将牛奶、蛋液、白糖、盐先混合均匀，加入黑米面搅匀，再倒入高筋面粉和酵母，送入面包机中，先和面20分钟，再选“和风面包”程序。
2. 中途自动排气后取出面团，手揉排气后分割成3等份，滚圆（图1），松弛10分钟。
3. 逐个搓成等长的长条（图2），由中间分别向两端编三股辫（图3）。
4. 编好后对折摞起（图4），放入面包桶中，按压平整（图5）。
5. 送入面包机继续运行到程序结束即可。

南瓜吐司

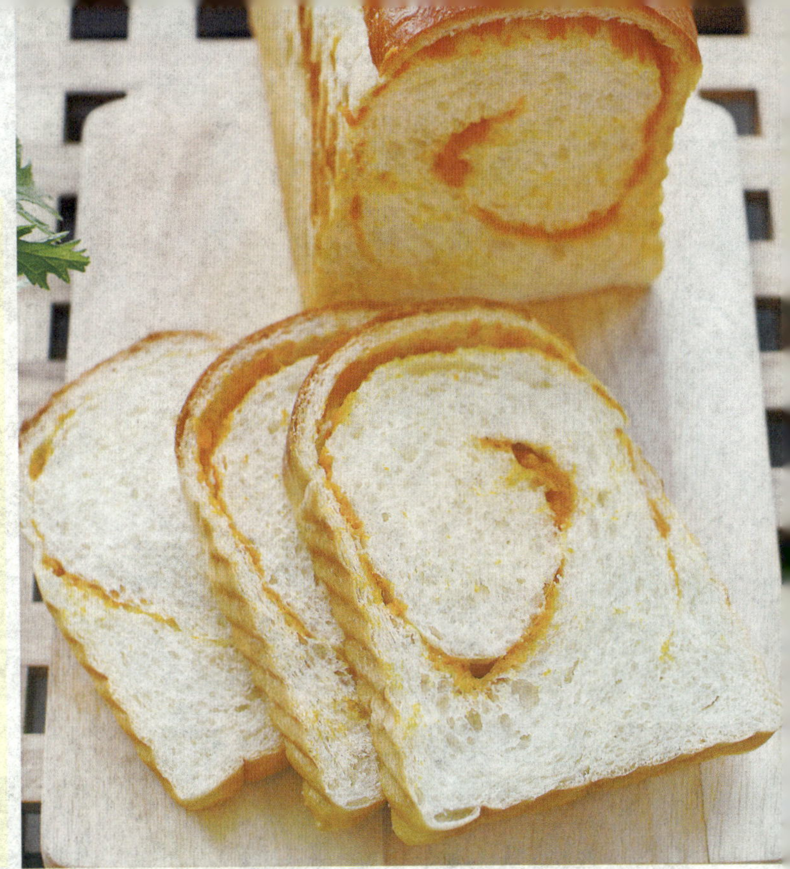

原 料

面团原料：金像高筋面粉250克，耐高糖酵母3克，白糖30克，盐4克，牛奶175克，黄油28克

馅料：南瓜250克，白糖20克，黄油20克

刷料：蛋液少许

模具：450克不粘吐司模

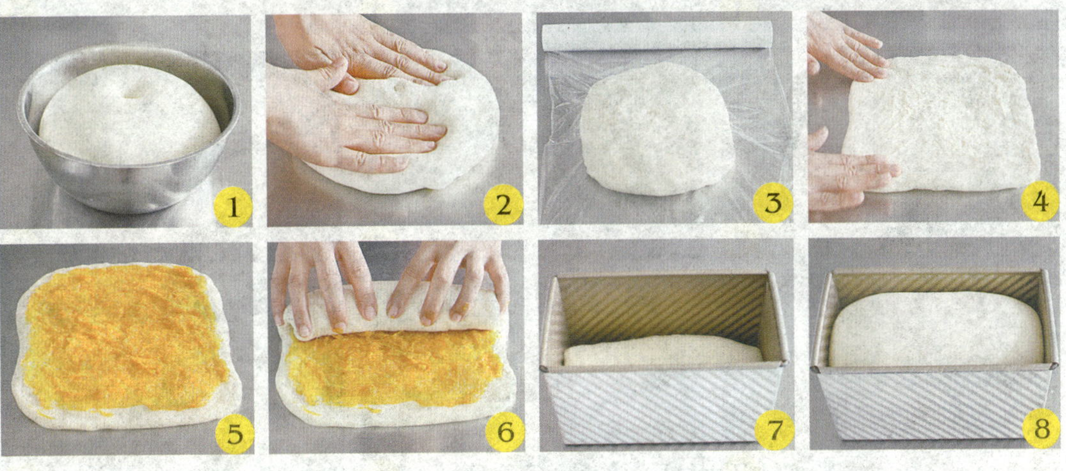

1.南瓜洗净，削皮，蒸熟后制成泥。

2.锅烧温热，先放入南瓜泥，中小火将其中大部分水分炒散，倒入白糖，继续炒至南瓜泥收紧，最后加入黄油，炒至南瓜泥可以抱团脱离锅底，关火放凉。

3.将面团原料和匀，揉成面团，揉至可以轻易拉开大片薄膜，且破洞呈锯齿状（见本书p.22图3），收圆入盆，置温暖处进行发酵（图1）。

4.取出面团，按压排气（图2）。

5.覆盖保鲜膜，继续发酵15分钟（图3）。

6.将面团用手均匀按薄成面片，宽度与吐司模相等（图4）。

7.面片上均匀铺满南瓜泥（图5）。

8.从一端紧紧卷起（图6）。

9.收口捏紧，放入吐司模中（图7）。

10.最后发酵至几乎满模（图8），放入烤盘中，表面刷蛋液。烤盘放入预热180℃的烤箱下层，烤40分钟左右即可。

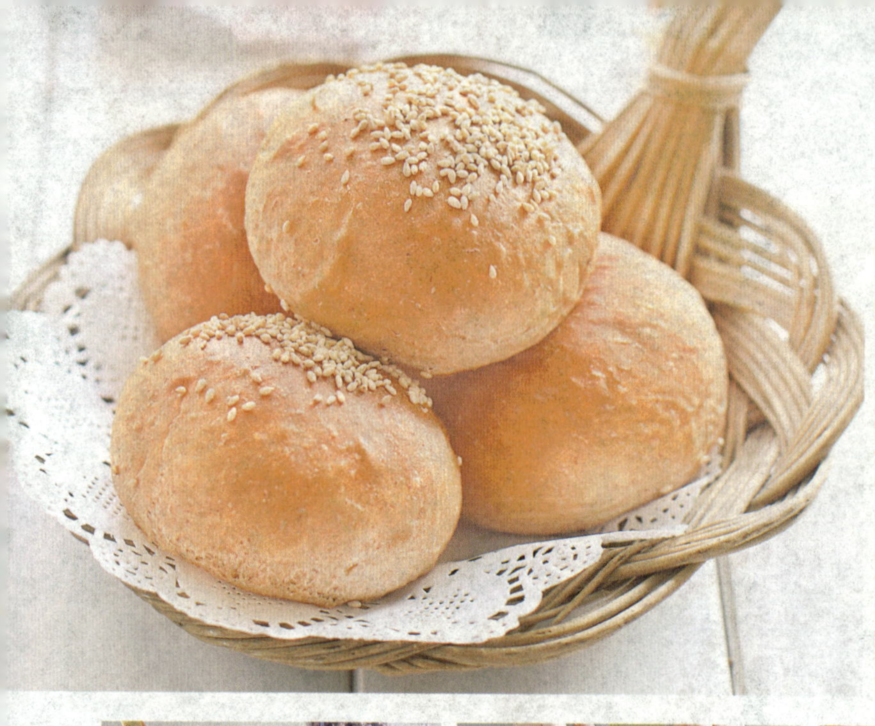

薏米红豆餐包

原料：金像高筋面粉300克，耐高糖酵母4克，红糖50克，盐3克，薏米、红豆各适量，橄榄油24克

辅料：蛋液、白芝麻各适量

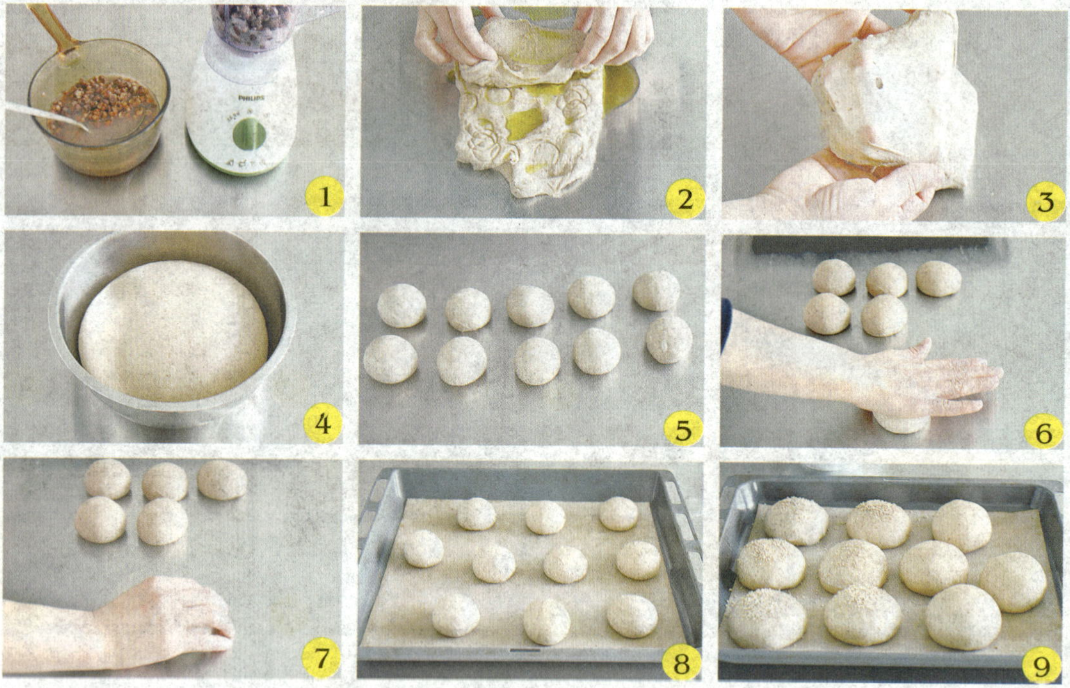

1. 薏米、红豆煮成薏米红豆水，取豆子和米打成糊。
2. 除橄榄油之外所有原料（包括薏米红豆糊）全部混合，揉成面团，揉至面筋能够扩展开后加入橄榄油。
3. 继续揉至可以轻易拉开大片的薄膜，且破洞呈锯齿状。
4. 将面团收圆入盆，覆盖，置温暖处进行发酵。
5. 取出面团排气，等分成10个剂子，滚圆，继续发酵15分钟。
6. 小面团再次按压排气。
7. 再滚圆成面包生坯。逐个剂子处理好。
8. 摆放入铺垫好的烤盘里，将烤盘置于温暖湿润处完成最后发酵。
9. 面包坯刷蛋液，粘白芝麻。烤箱180℃预热好，烤盘置于烤箱中层，烤15分钟即可。

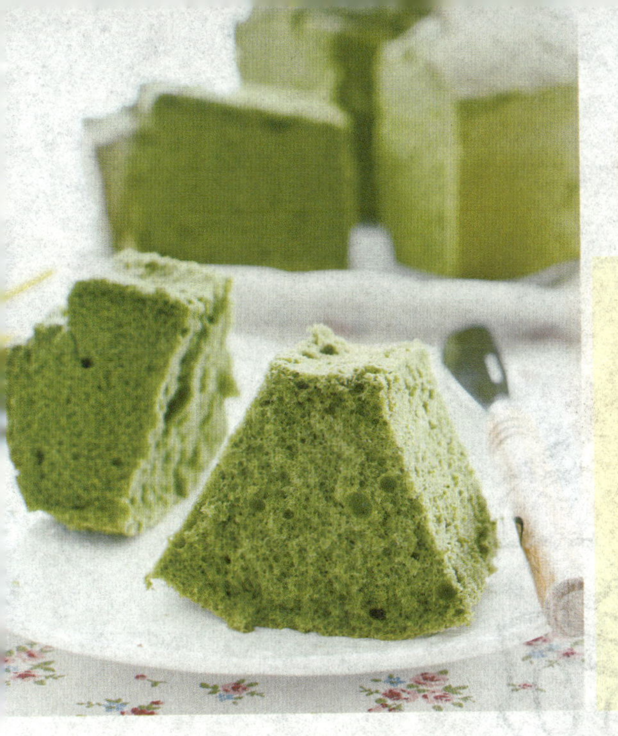

抹茶戚风蛋糕

原料：低筋面粉65克，抹茶粉10克，蛋清4个，蛋黄3个，细白砂糖68克，玉米油38克，水（或鲜牛奶）65克

模具：17厘米日式戚风模

1. 低筋面粉和抹茶粉混合过筛2次。蛋清放进无油无水的盆里，蛋黄、玉米油和牛奶放在另一个盆里。
2. 蛋清高速打至起粗泡，一次性倒入所有白砂糖，打至纹路清晰，明显能感觉出阻力，蛋白霜细腻光泽有立体感，停下来抬起打蛋头，末端带起的是2~3厘米长的直立不弯的小尖角，表明打发程度正好。
3. 把蛋白霜暂时放在一边，取过蛋黄盆，继续用电动打蛋器打匀。
4. 筛入抹茶粉，刚开始先用打蛋头手动搅合一下防止抹茶粉飞扬，再开启打蛋器，低速搅匀。
5. 取1/3的蛋白霜加入蛋黄糊中。
6. 翻拌均匀。
7. 再倒入剩下的蛋白霜。
8. 彻底翻拌均匀。
9. 将蛋糕糊倒入模具中，按住中间的“烟囱”整体摔两下，震出气泡并使表面平整。送入170℃预热好的烤箱下层，烤约30分钟至表面上色均匀，按压表面有弹性即可。取出，立刻倒扣，彻底放凉后再脱模（最好倒扣一夜后脱模）。

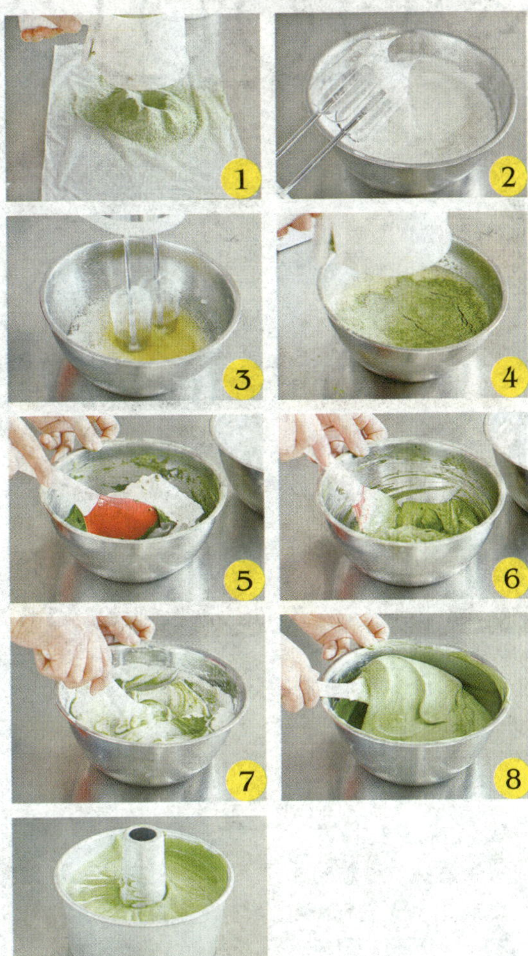

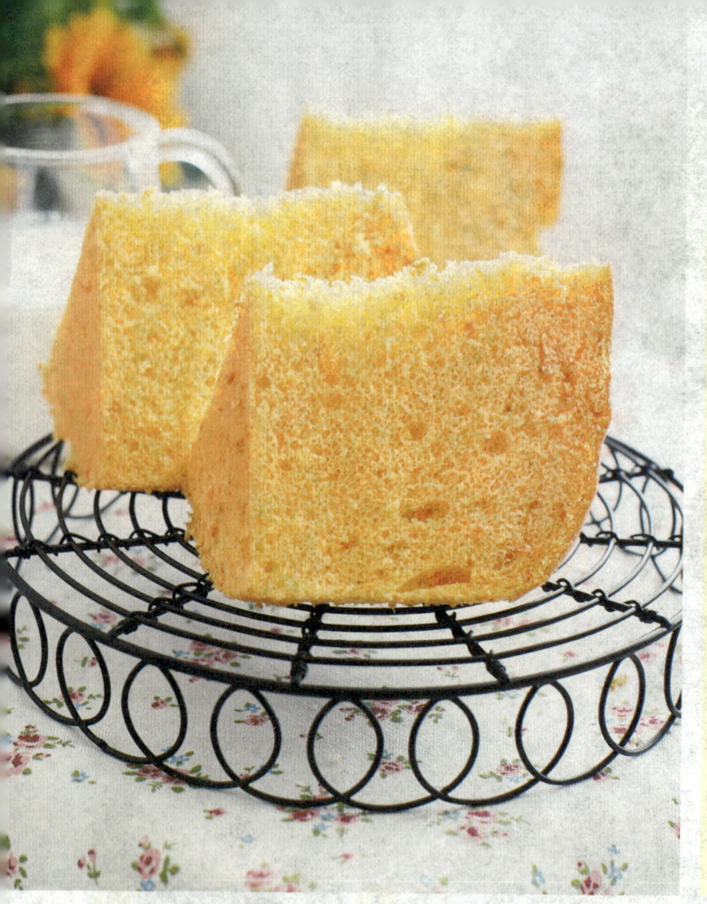

胡萝卜戚风蛋糕

原料：鸡蛋3个，白砂糖55克，胡萝卜100克，玉米油30克，低筋面粉60克

模具：6吋脱底圆模

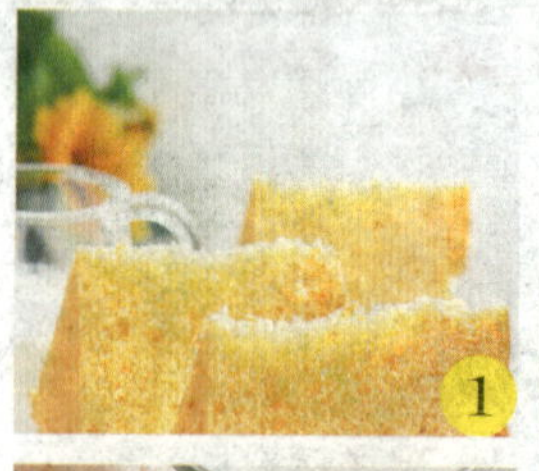

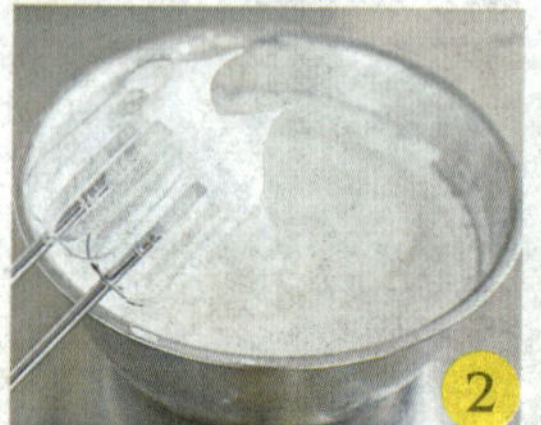

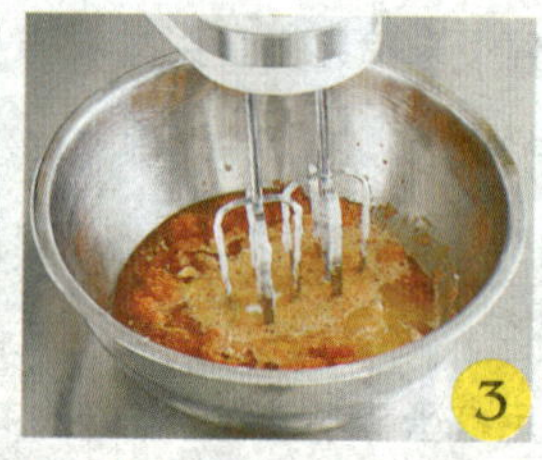

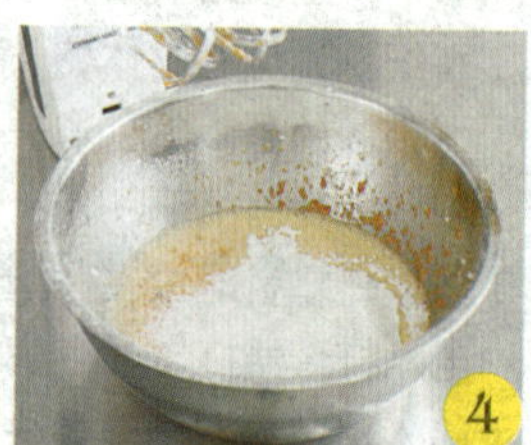

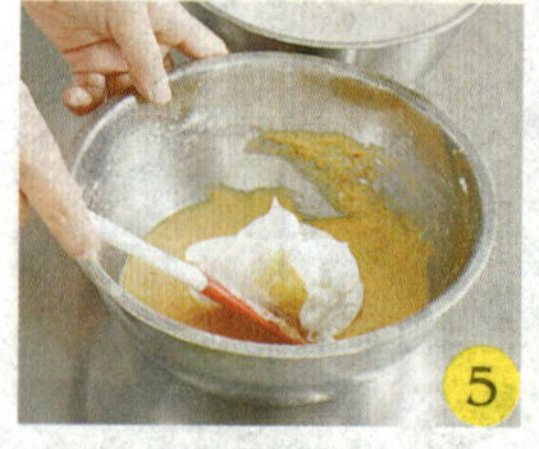

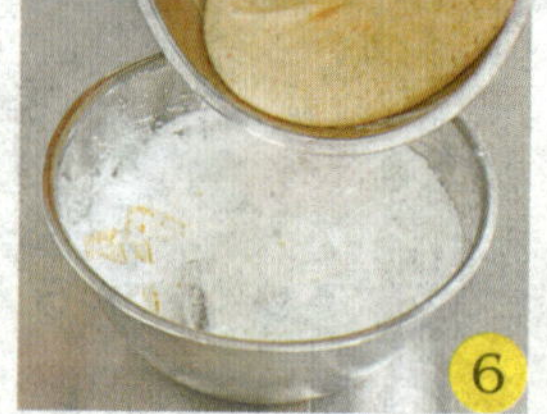

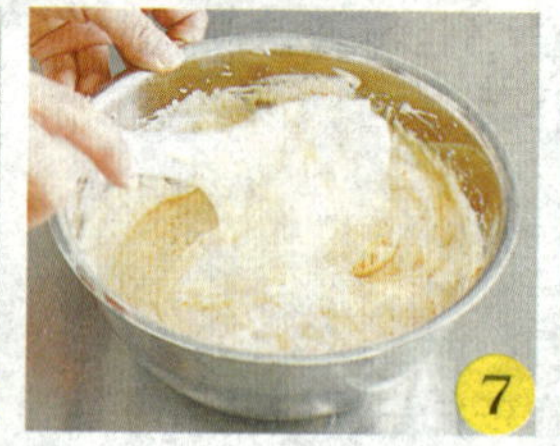

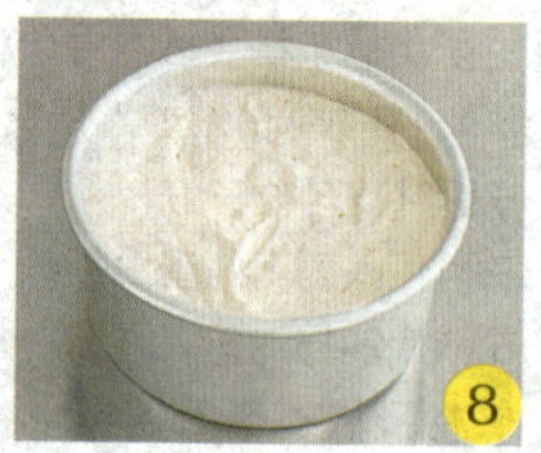

1. 低筋面粉过筛。新鲜胡萝卜榨汁，榨出的渣不要扔掉（图1）。
2. 鸡蛋分开蛋清和蛋黄，蛋清放入无油无水的盆里。蛋黄盆里加入50克胡萝卜汁、40克胡萝卜渣和玉米油。
3. 将蛋清加白砂糖打发成蛋白霜，打发状态见本书p.23“抹茶戚风蛋糕”里的描述（图2）。烤箱150℃预热。
4. 用电动打蛋器搅打蛋黄混合物（图3），打匀后筛入低筋面粉（图4），再搅打成均匀的蛋黄糊。
5. 取1/3的蛋白霜与蛋黄糊翻拌均匀（图5），再全部倒入剩下的蛋白霜中（图6），继续翻拌均匀。
6. 倒入模具中（图7），震几下，使其表面平整并震出气泡（图8）。
7. 模具放入烤盘中，烤盘送入烤箱中下层，以150℃烤38分钟，取出倒扣，放凉过夜。

香脆田园肉排

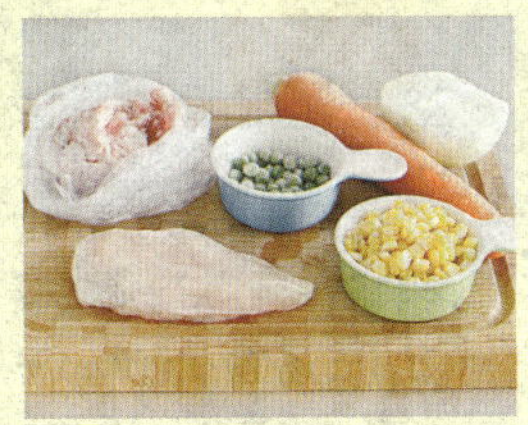

原料：猪五花绞肉160克，鸡胸肉150克，胡萝卜100克，洋葱50克，冷冻甜玉米粒50克，冷冻豌豆30克

调料：鸡蛋1个，料酒1茶匙，酱油2茶匙，蚝油2茶匙，黑胡椒粉1/4茶匙，盐1/2茶匙，香油1茶匙，生粉1汤匙，面包糠适量

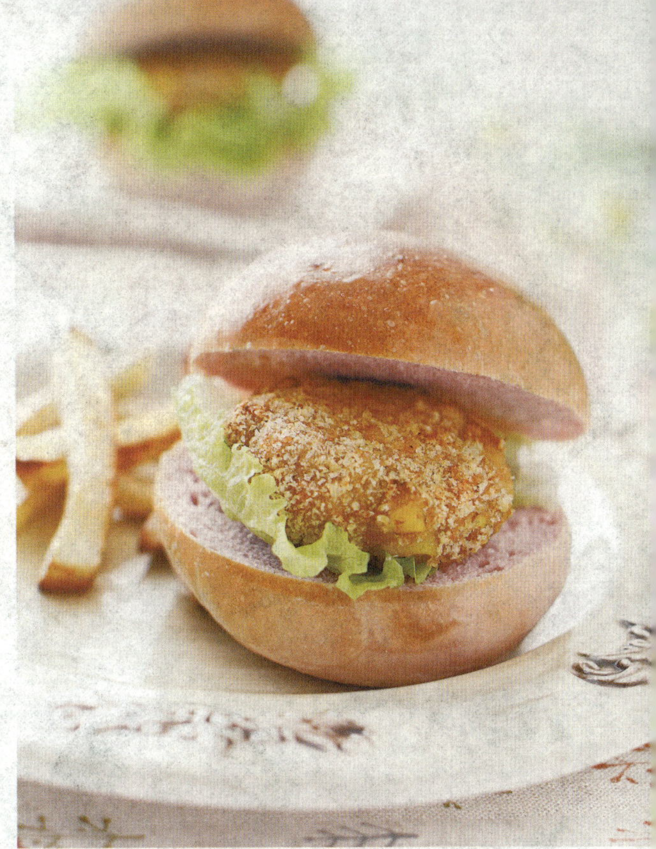

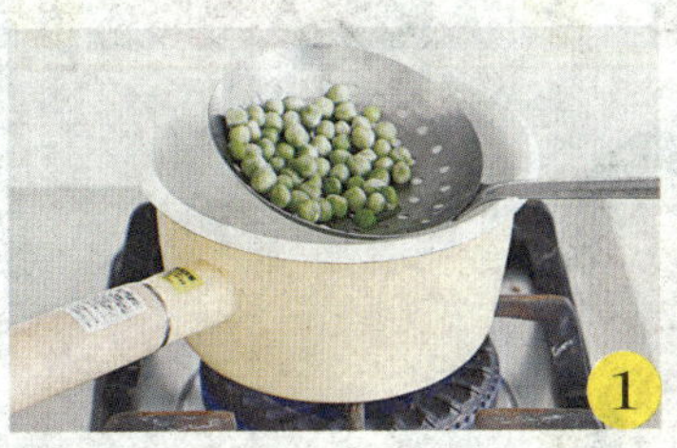

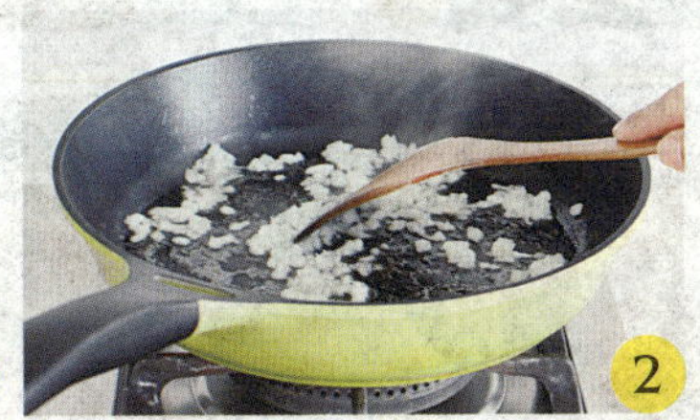

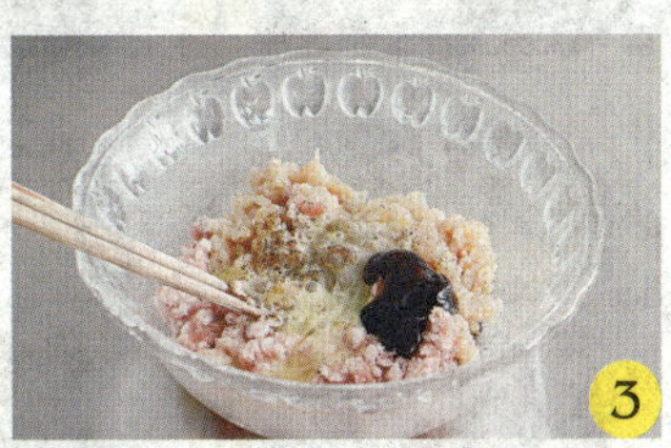

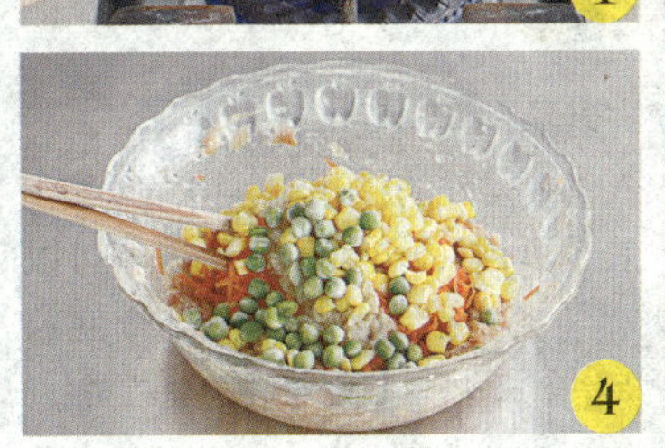

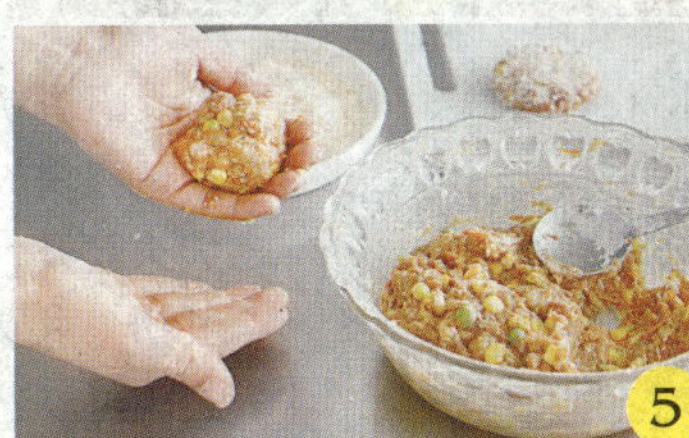

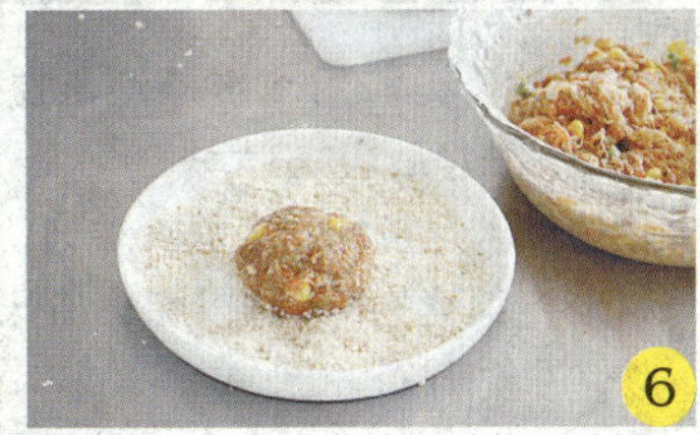

1. 鸡胸肉剁碎，和猪绞肉放在一起。胡萝卜去皮，擦成细丝，再剁碎。豌豆入沸水锅焯烫2分钟。
2. 洋葱切碎，入油锅小火煸炒，加入1/4茶匙盐，炒至微黄后关火放凉。
3. 猪绞肉中加入料酒、酱油、蚝油、黑胡椒粉、蛋液，顺一个方向搅匀。
4. 加入胡萝卜碎、洋葱、玉米粒和豌豆，搅匀后加1/4茶匙盐、香油，拌匀，最后加入生粉，搅匀。
5. 取适量肉馅放入手心，在双手间用力摔打十几次。
6. 最后裹匀面包糠即成肉排生坯。可一次多做一些，放入冷冻用保鲜盒，入冰箱冷冻保存，随吃随取。

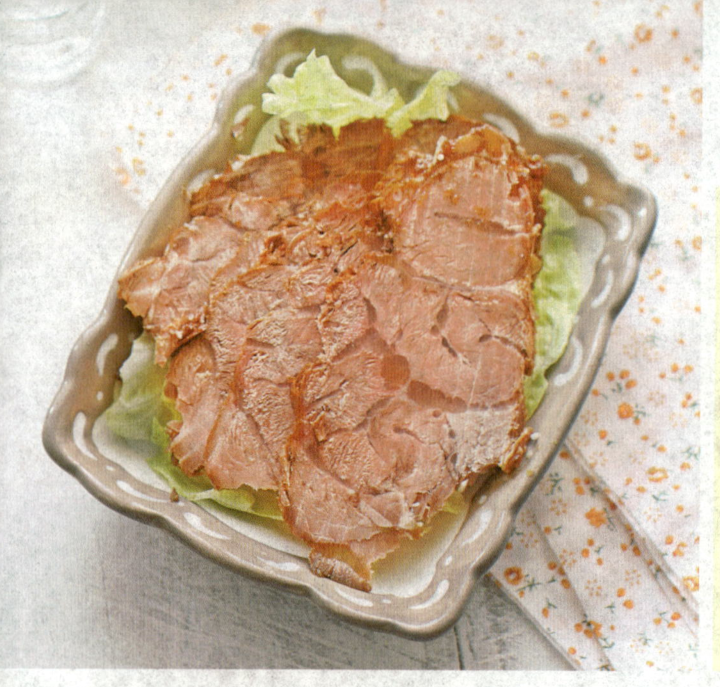

五香酱牛肉

原料：牛前腱子1500克

辅料：料酒2汤匙，葱50克，姜30克，盐1.5汤匙，红糖4汤匙，生抽4汤匙，五香粉1汤匙，黄酱3汤匙，老抽1汤匙

炖肉料：八角5瓣，花椒2克，桂皮5克，香叶4片，陈皮4克，丁香2粒，小茴香3克，肉蔻1个，白芷1片

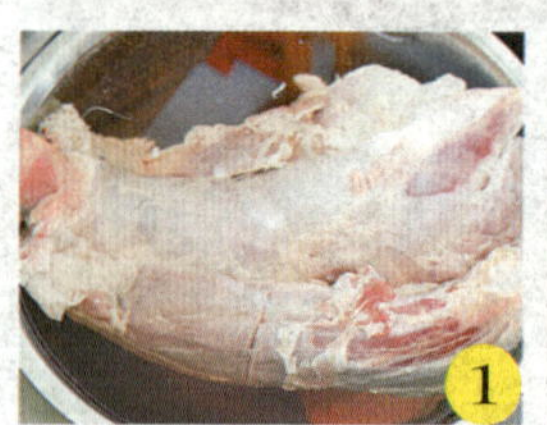

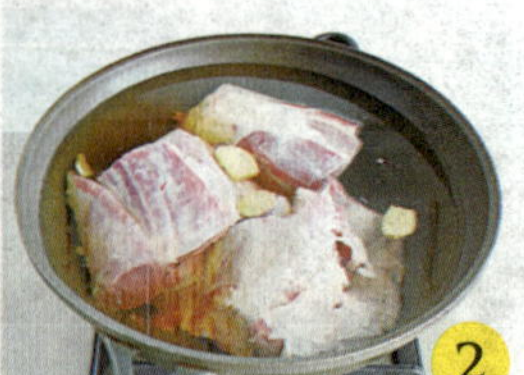

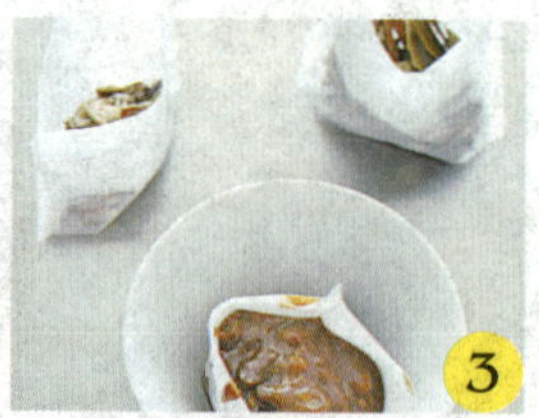

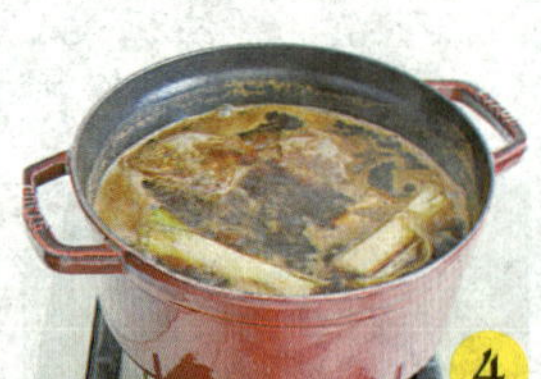

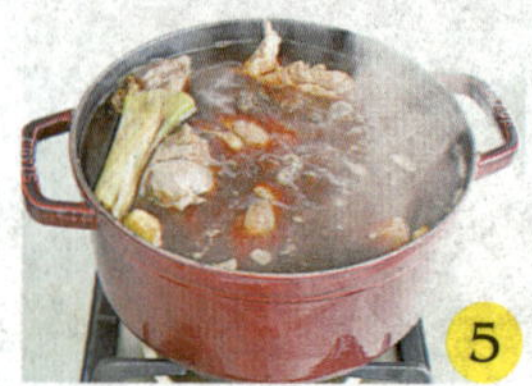

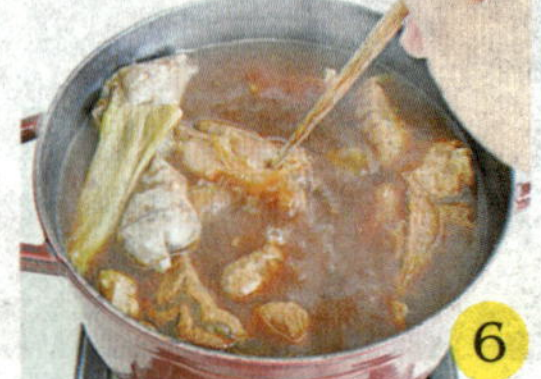

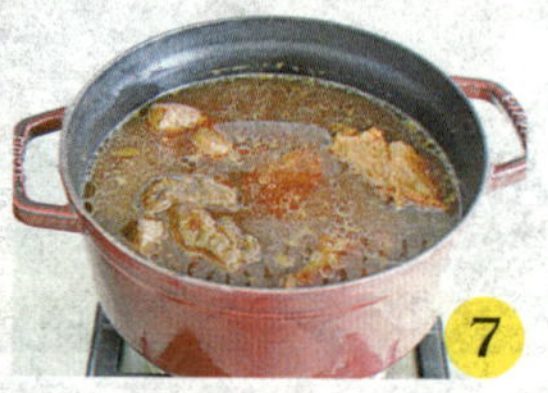

1. 牛前腱子提前用冷水浸泡出血水（中途换水），洗净后切成3大块。
2. 锅中倒入足量的水，放入牛肉，烧开后淋入料酒，继续煮5分钟以除去血沫，捞出牛肉块，冲洗干净。
3. 所有炖肉料装入调料包。黄酱也倒入调料包。
4. 另起炖锅，倒入足量的水，大火烧开，放入炖肉调料包、酱包、葱、姜、盐、红糖、生抽、五香粉、老抽，调匀后煮开。
5. 将牛肉块放入锅中煮开的酱汁中。
6. 大火烧开，转小火炖1.5小时，至用筷子可以扎透。关火，将肉捞出，放于通风处彻底凉透，再放进锅里，开火，小火煮40分钟左右。
7. 根据锅中汤的多少，将第6步反复2~3次，最后一遍关火后，让肉浸泡于汤汁中，冷藏过夜即可。

贴心小提示

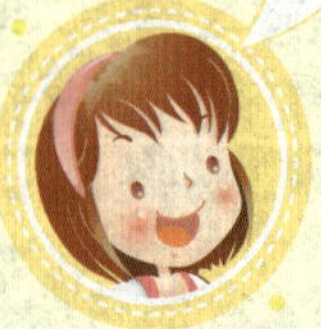

1. 酱牛肉原料最好选择优质的牛前腱子肉，成品切面筋络分明，像大理石纹路一般，家人爱吃且不容易塞牙。

2. 步骤6、步骤7是酱牛肉的重点窍门，可以使牛肉紧实又多汁，还能充分入味。

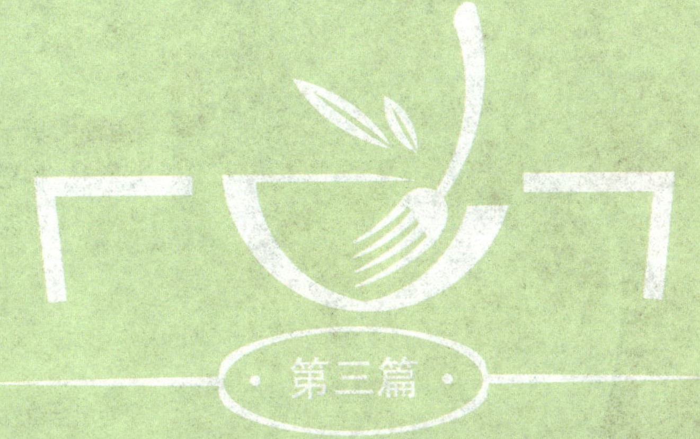

简单快手早餐套餐

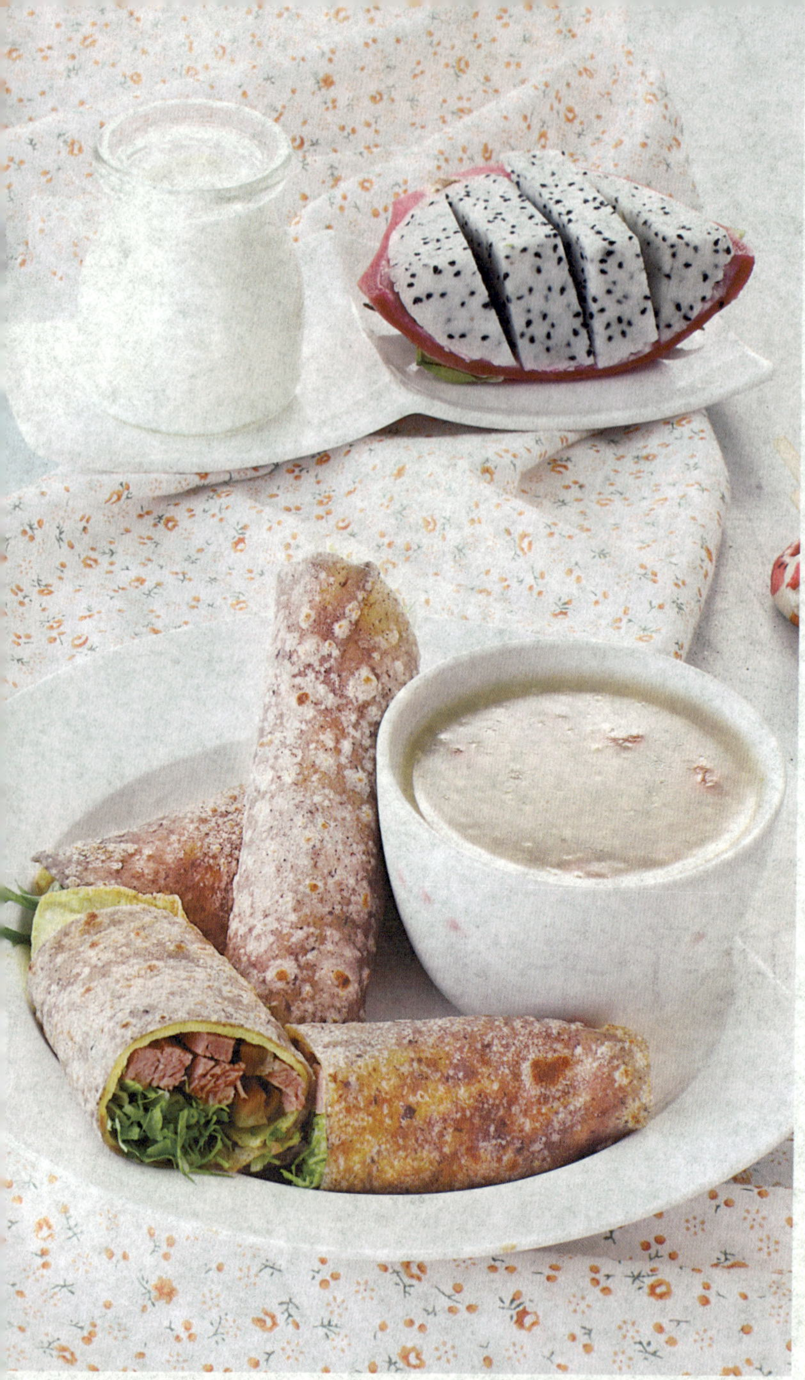

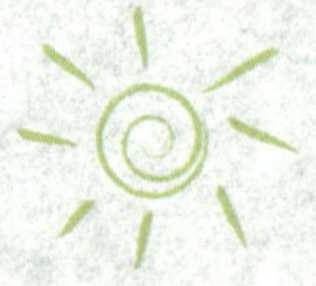

黑米合饼卷套餐

主食 黑米合饼卷

汤粥 枸杞花生小米粥+牛奶

火龙果

四黑合饼卷

原料：面粉100克，四黑糊90克，鸡蛋3个，酱牛肉100克，苦菊（或生菜）30克

调料：盐少许，甜面酱、植物油各适量

枸杞花生小米粥

原料：小米100克，枸杞20粒，花生20克

调料：冰糖适量

营养早参考

枸杞花生小米粥，其中的枸杞含丰富的维生素、铁等，能补肝、明目，适量服用有益视力，小米富含氨基酸，容易消化。四黑合饼卷，能滋肾健脑、强筋壮骨。苦菊中富含维生素C、胡萝卜素、膳食纤维，能促进排便，增强抵抗力。火龙果色彩艳丽，诱人食欲，其富含的花青素能帮助缓解疲劳，提高工作效率。

头天晚上准备

1. 将小米、枸杞和花生一起淘洗干净，放入电压力锅中，放入几块冰糖，倒入足量水，选择预约定时功能煮粥。

2. 将四黑糊烧至沸腾，马上冲入面粉中，边冲边用筷子快速搅匀，待不烫手后揉成面团，装入保鲜袋中，放进冰箱冷藏。

3. 苦菊洗净，沥水。

次日早上完成

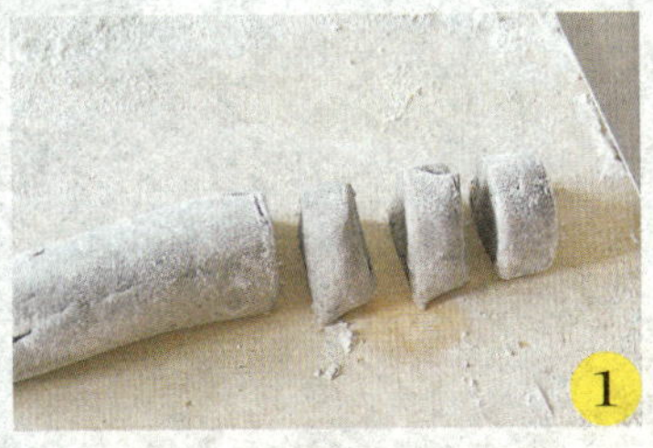

取出面团，揉成长条，分切成每个约20克的小剂子。

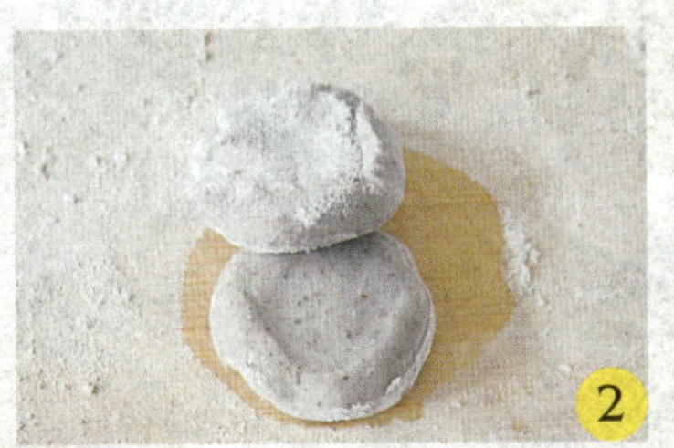

将2个小剂子一组，1个表面抹油涂匀，盖在另1个上。

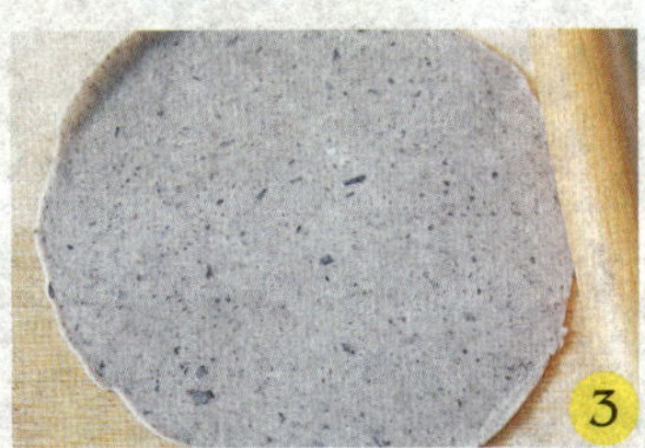

均匀擀开成圆形，要尽量擀薄。

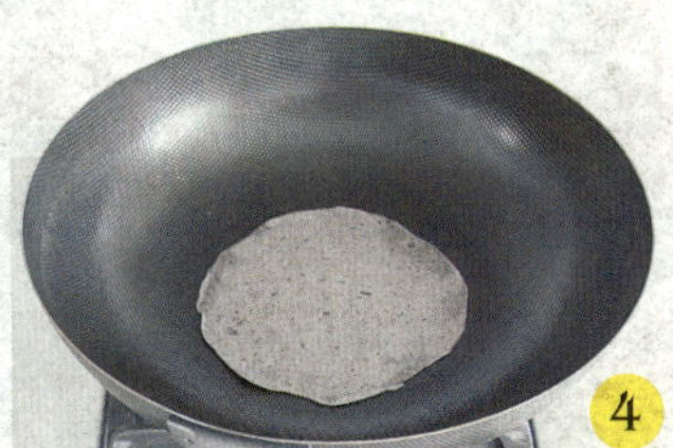

平底锅烧热，放入擀好的面皮，中火烙5秒钟，翻面，烙至鼓起、两面均匀上色。

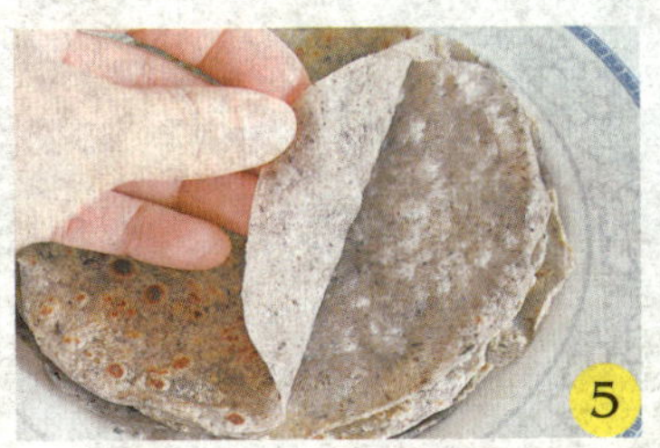

马上取出，将两张饼撕开，烙好的饼若暂时不吃要盖干净纱布，防止风干。

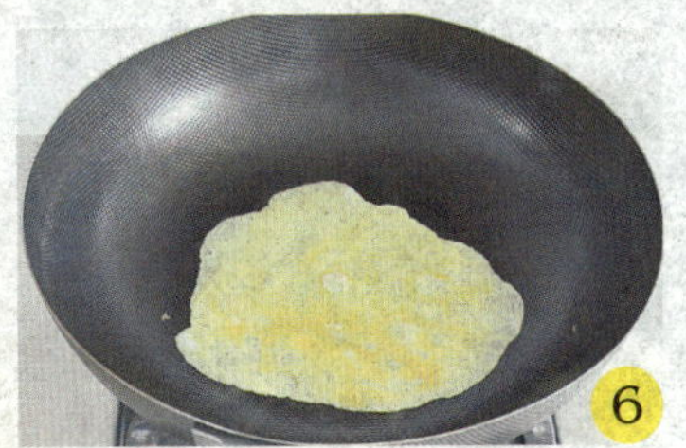

鸡蛋打散，加少许盐，打匀。锅烧热，抹适量油，倒入适量蛋液，通常1个蛋可摊两张蛋饼。

7

蛋饼修成和饼皮差不多大小（修下的边角可一起卷在饼里）。酱牛肉切细条。取一张饼皮，刷甜面酱，铺蛋饼，放上牛肉条、苦菊，卷起，一切为二，装盘。盛出煮好的粥。热过的牛奶装杯。火龙果切开，装盘。完成！

贴心小提示

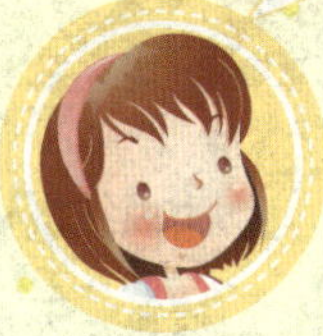

1. 四黑糊是取黑豆1/3杯、黑糯米1/5杯、黑米1/5杯和熟黑芝麻1/3杯，用全自动豆浆机做成的熟浆。

2. 因四黑糊的稠度不可能完全一致，所以使用量只做参考，以面团的状态为准，揉好的面团应柔软但不很粘手的状态。如果面团很黏，不但擀开的时候操作会困难，而且烙好后不容易分开。

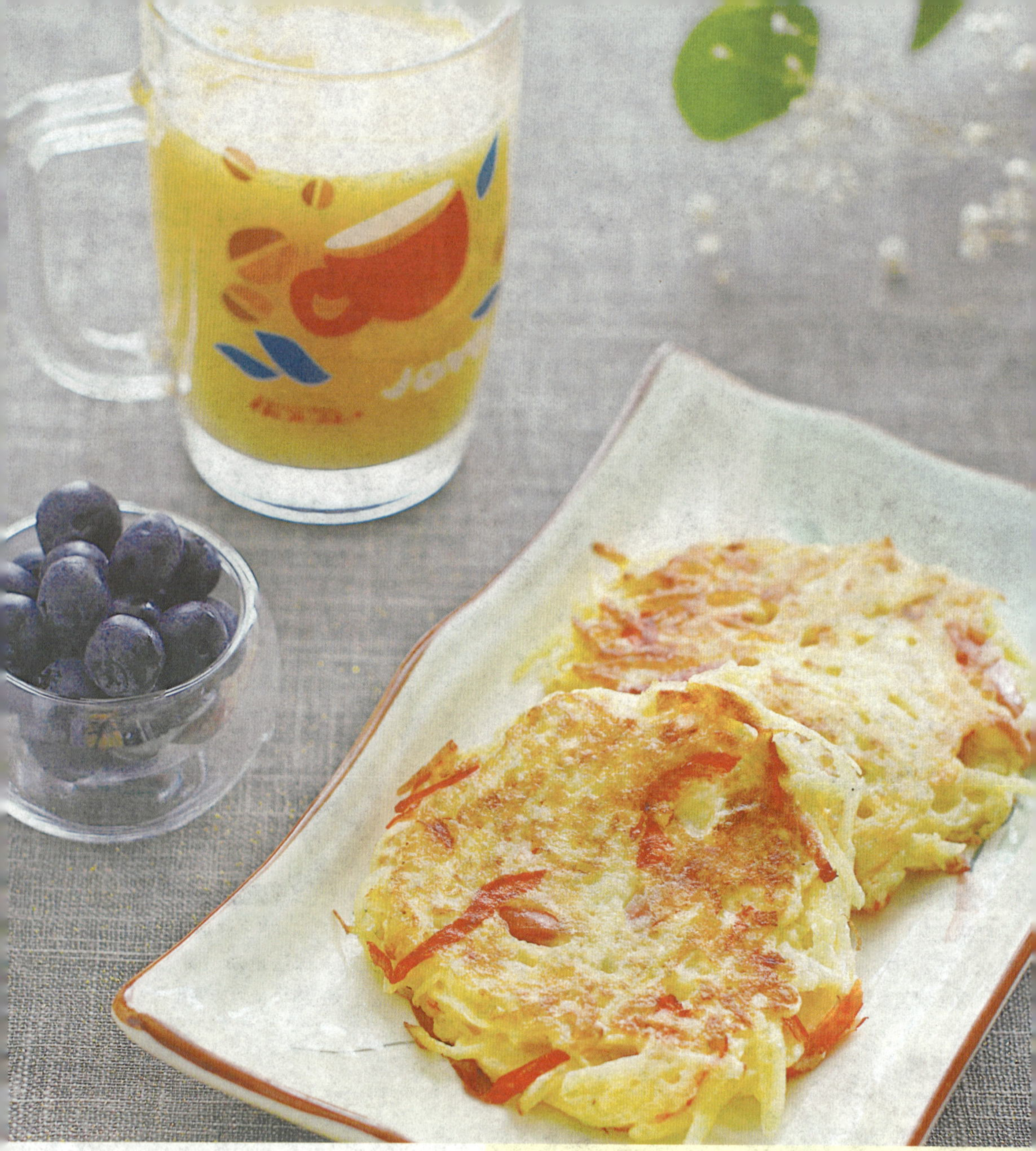

土豆丝饼套餐

主食 土豆丝饼

汤粥 胡萝卜银耳豆浆

水果 蓝莓

土豆丝饼

原料：大土豆1个，红椒1/2个，鸡蛋2个，面粉4汤匙，火腿1片

调料：小葱1根，盐1茶匙，胡椒粉1/4茶匙，植物油适量

胡萝卜银耳豆浆

原料：黄豆2/3杯，胡萝卜55克，干银耳8克

营养早参考

别看土豆其貌不扬，其实只要将其跟牛奶搭配，便可以提供人体所需要的全部营养成分，因此土豆的营养价值还是不可小觑的！胡萝卜银耳豆浆，将豆浆中的优质蛋白质、胡萝卜中的胡萝卜素、银耳中的银耳多糖集于一身，对身体健康更有益。蓝莓富含花青素，能帮助缓解疲劳，还能在一定程度上保护视力。

头天晚上准备

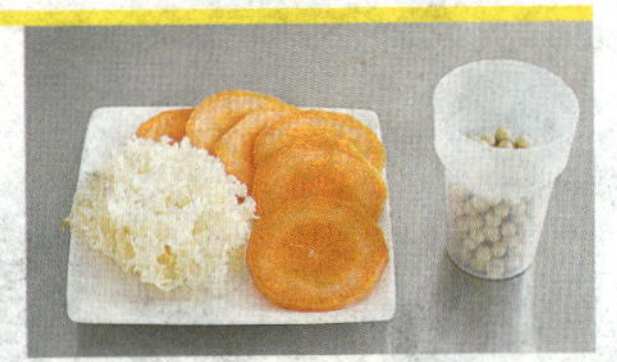

1. 银耳泡发后洗净，撕成小朵。胡萝卜洗净，去皮，切薄片。黄豆洗净，浸泡一夜。
2. 蓝莓洗净，沥水。红椒洗净。

次日早上完成

1. 倒掉浸泡黄豆的水，将黄豆再次清洗一下，放入全自动豆浆机中，加入银耳和胡萝卜，补充清水到刻度线，选“五谷豆浆”开始工作。汤锅中烧沸足量的水。土豆削去皮，洗净，擦成粗丝。
2. 用清水洗两遍土豆丝后倒入沸开的水里，焯烫1.5分钟，捞出冲凉，沥水后放入盆里。
3. 红椒切细丝，火腿切丝，小葱切碎。上述材料一起放入土豆丝盆里，打入鸡蛋，倒入面粉，调入盐和胡椒粉。
4. 将盆中所有材料搅匀。
5. 平底锅烧热，倒入适量油转开，用汤勺舀起调好的面糊，倒在锅底摊成圆形。
6. 小火煎熟，至饼两面金黄上色即可出锅。打好的豆浆装杯。土豆饼装盘，吃时根据口味可蘸食番茄沙司。蓝莓装碗。完成！

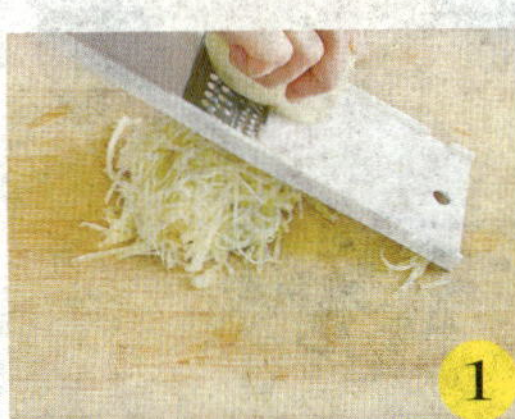
1

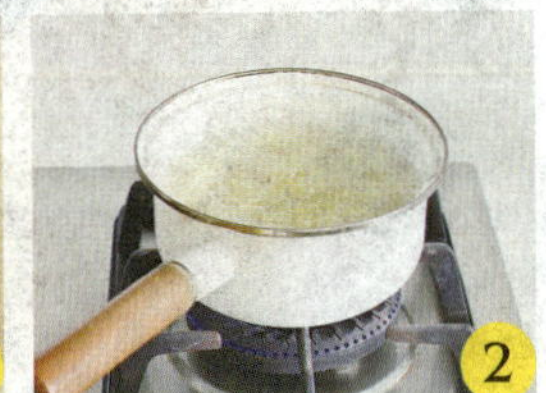
2

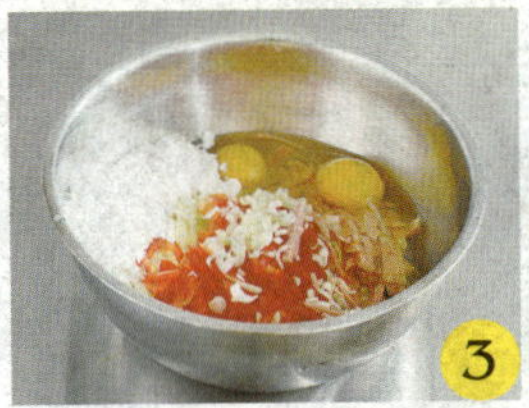
3

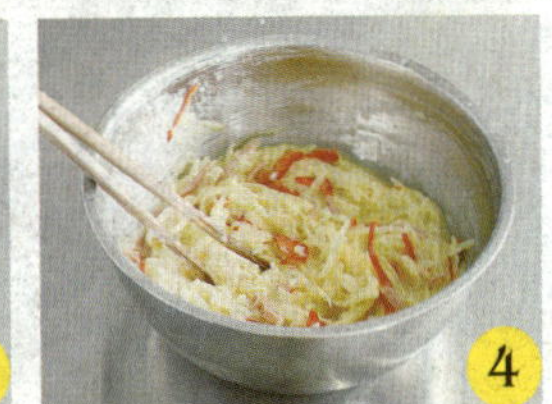
4

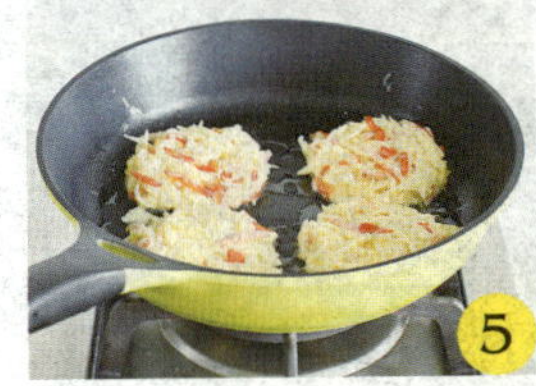
5

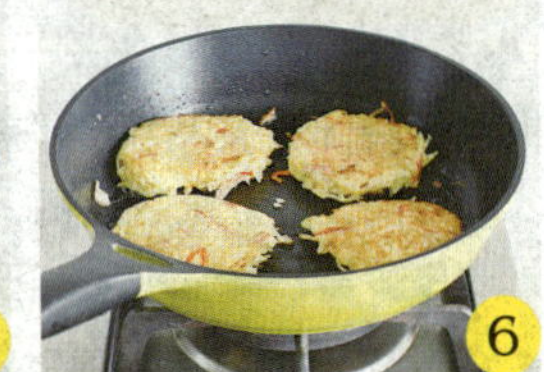
6

贴心小提示

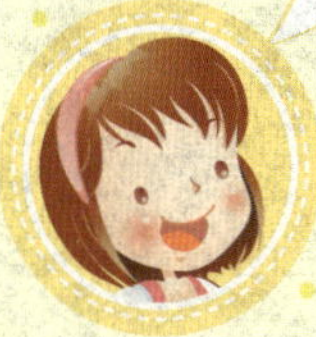

1. 表皮光滑的土豆，口感是脆的；表皮上有很多小麻点的土豆，口感是面的。选择脆的土豆来做土豆丝饼，口感更好。

2. 胡萝卜可以先蒸熟，再放入豆浆机中搅打，味道会更柔和，即使是讨厌胡萝卜味道的人也可以接受。

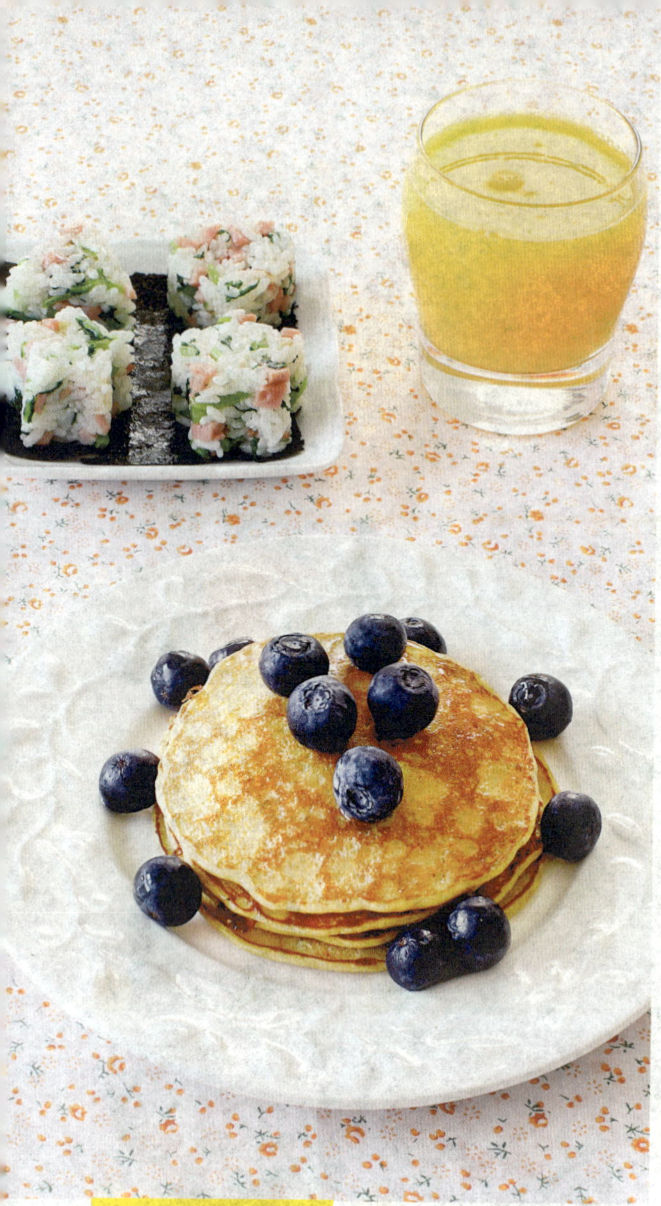

茼蒿火腿饭套餐

主食 香蕉煎饼+茼蒿火腿饭

其他 鲜榨橙汁+蓝莓

香蕉煎饼

原料：香蕉1根，鸡蛋1个，白糖1茶匙，黄油15克，面粉6汤匙，牛奶80~100毫升

调料：蜂蜜适量

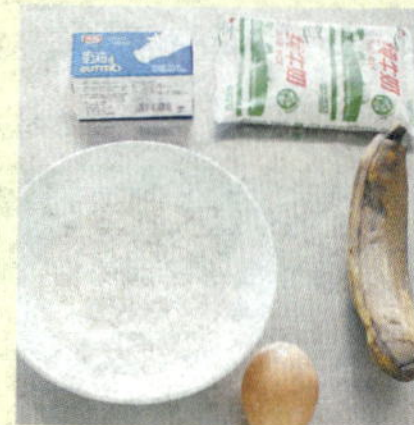

茼蒿火腿饭

原料：茼蒿1小把，火腿2片，米饭1小碗

调料：葱花适量，盐1/2茶匙，植物油适量

鲜榨橙汁

原料：甜橙3个

头天晚上准备

1. 蒸锅烧开后关火，打开盖子，将香蕉和黄油放在蒸屉上，盖上锅盖闷一会儿，至香蕉软烂、表皮变黑，黄油软化（图1）。
2. 香蕉剥皮，打成细泥状，打入鸡蛋（图2）。
3. 再加入白糖，用打蛋器充分打匀，一勺勺加入面粉（图3）。
4. 拌匀，倒入牛奶调整稠度（图4），应该能够顺畅流动但不会太稀。
5. 打好的面糊覆盖保鲜膜，放入冰箱冷藏过夜。
6. 茼蒿和蓝莓洗净，沥干水分后装入保鲜袋储存。甜橙剥去外层厚皮，装入保鲜袋。

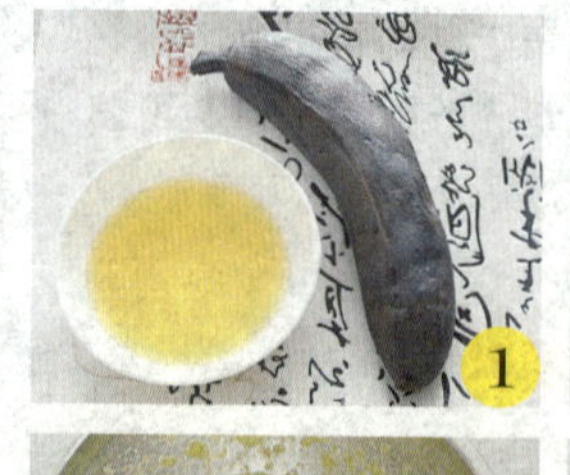
1

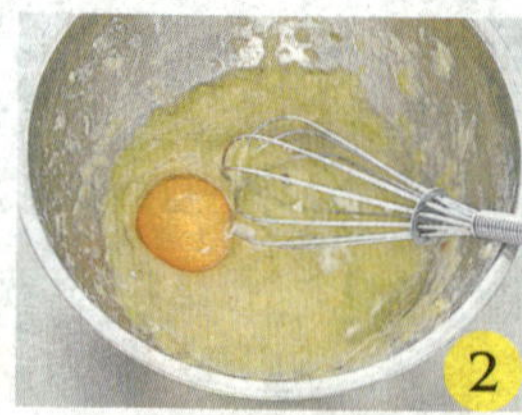
2

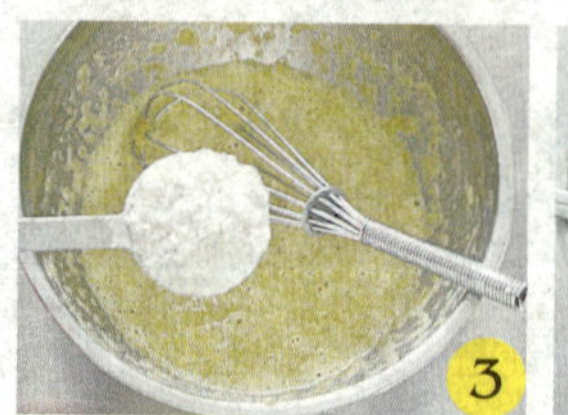
3

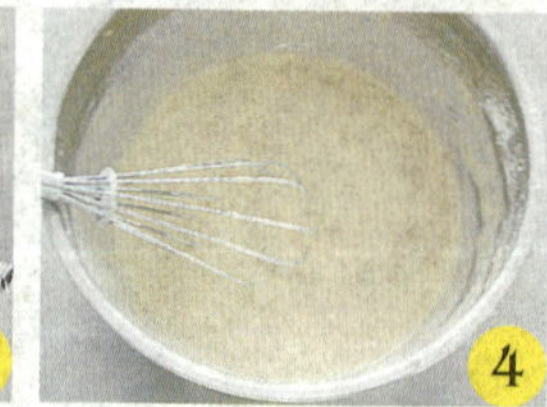
4

次日早上完成

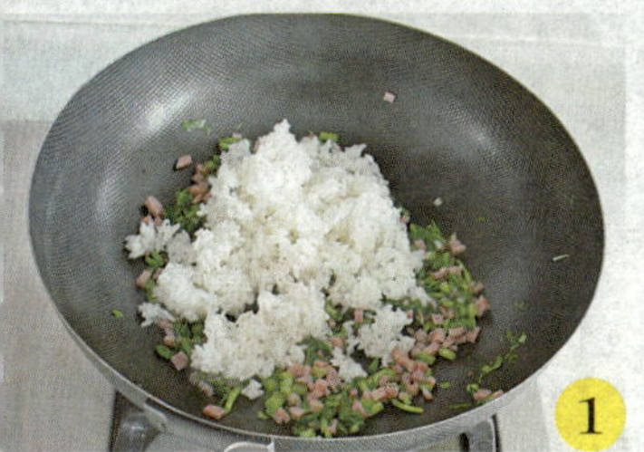

1 取出香蕉面糊，静置稍稍回温。茼蒿切碎，火腿切碎。锅中烧热油，下葱花炒香，先下火腿粒炒一下，再下茼蒿略炒，调入盐，最后倒入米饭。

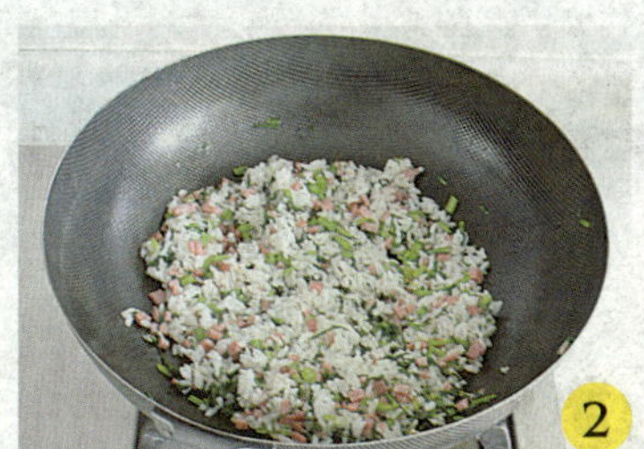

2 拌炒匀即可关火。

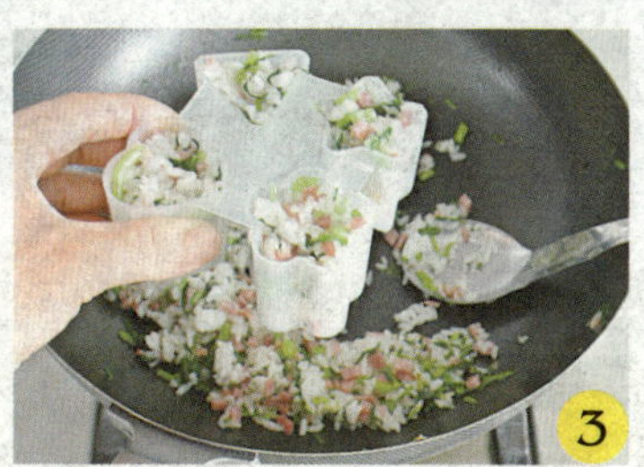

3 炒饭盛入饭团模具中，先放在能保温的地方（比如蒸锅里）。

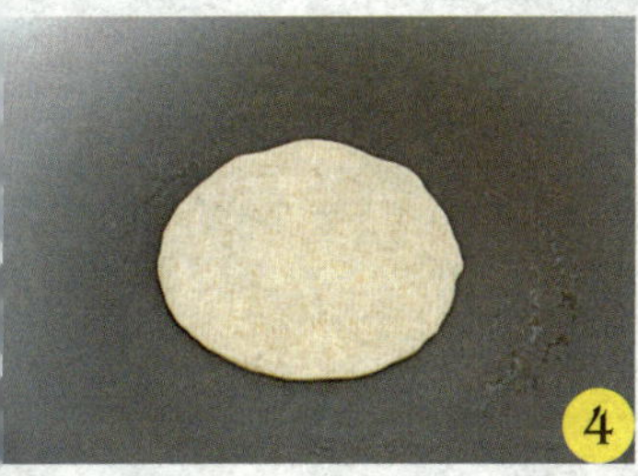

4 平底不粘锅烧热，淋少许油抹匀锅底，在锅底上方将香蕉面糊垂直落下，会自然漫开成圆形，只要稠度合适，就可以形成1个直径和厚度都合适的小圆饼。

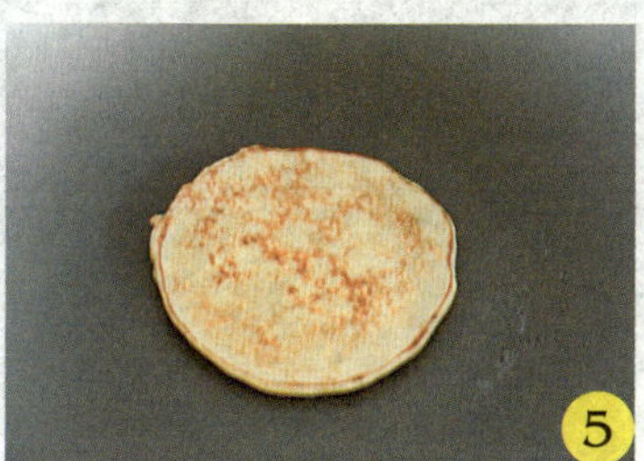

5 将小圆饼煎至两面金黄上色即可出锅，装盘，吃时可以淋上蜂蜜。

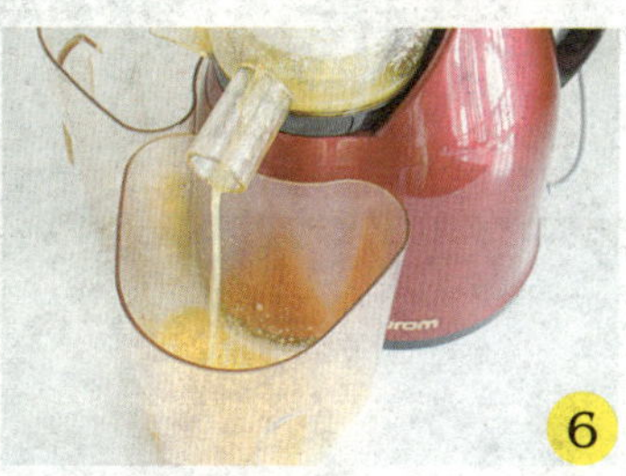

6 煎饼的同时将甜橙榨汁。最后将饭团模里的饭团扣出装盘。甜橙汁装杯。蓝莓装小碟中。完成！

贴心小提示

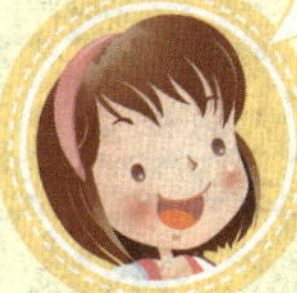

1. 做点心用的香蕉最好选择自然放置至熟透、皮呈全褐色、肉软软的那种，风味最好。实在没有，可以用入锅蒸的做法来帮助香蕉“熟透”。

2. 香蕉面糊的稀稠度会直接影响成品的外观和口感。若太稀，则摊出来的饼太薄，形状流淌得不规则；若太厚，又不容易摊开。另外，如果面糊冷藏过，会比刚调好的面糊略稠一些，这一点也要考虑进去。

翠绿的茼蒿、粉嫩的火腿、洁白的米饭，组合成的茼蒿火腿饭诱人食欲。创新制作的香蕉煎饼，使得香蕉的营养成分充分融入面粉中。色香味俱全的主食，伴随一杯鲜榨橙汁下肚，可以充分满足人体一上午对营养素的需求。

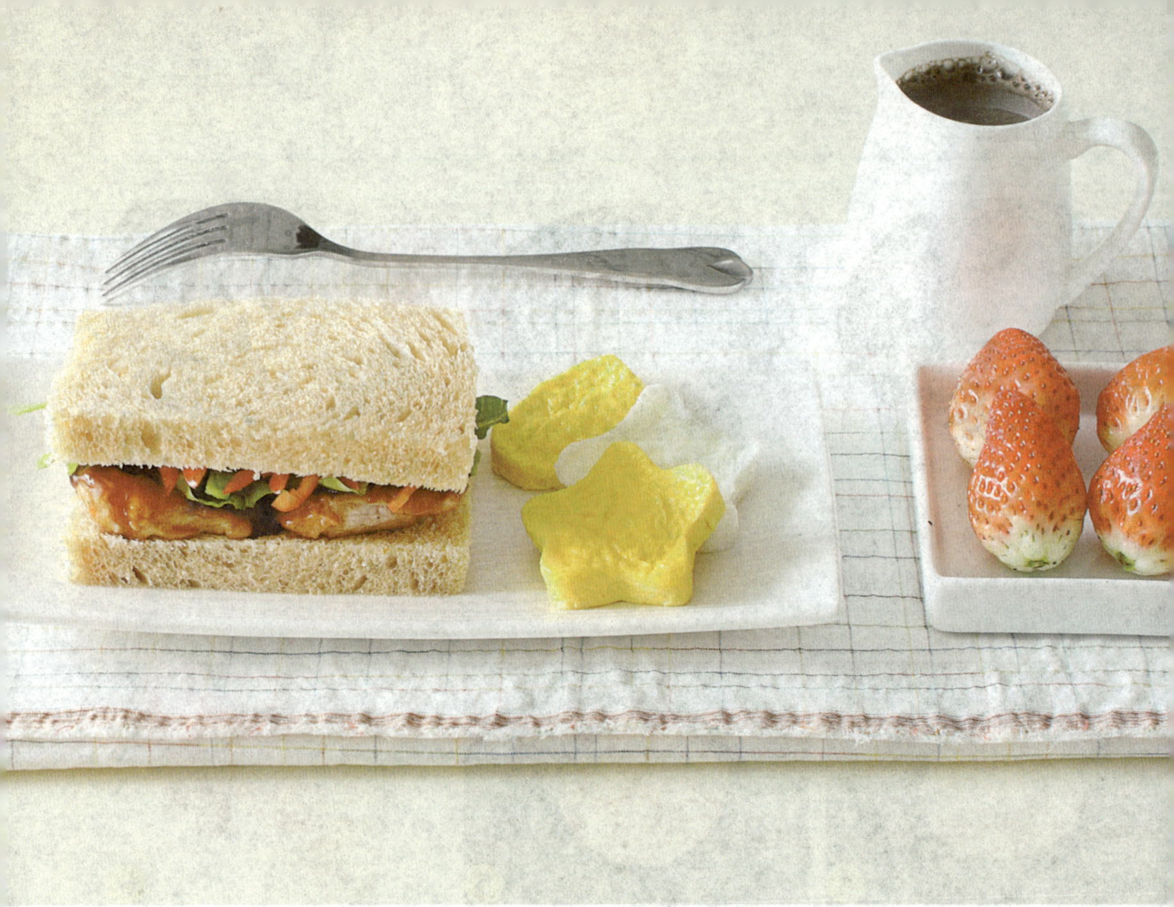

照烧肉三明治套餐

主食 照烧肉三明治

汤粥 枸杞三黑糊

其他 花式蛋羹+草莓

照烧肉三明治

原料：黑麦吐司6片，里脊肉2/3条，生菜3张，红绿甜椒各1/2个

调料：料酒1汤匙，生抽2汤匙，照烧汁3汤匙，植物油适量

枸杞三黑糊

原料：黑豆1/3杯，黑米1/3杯，枸杞20粒，黑芝麻1/3杯

调料：方糖3小块

花式蛋羹

原料：鸡蛋3个

调料：盐3/4茶匙

营养早参考

日式风味的照烧肉三明治，合理搭配了蔬菜、肉、主食，不仅口感好，膳食纤维、碳水化合物、蛋白质、维生素、铁等营养素也被囊括其中。枸杞三黑糊可滋阴养肾，健脑益智，促进身体发育。草莓富含氨基酸，能帮助抗疲劳，提高效率。

头天晚上准备

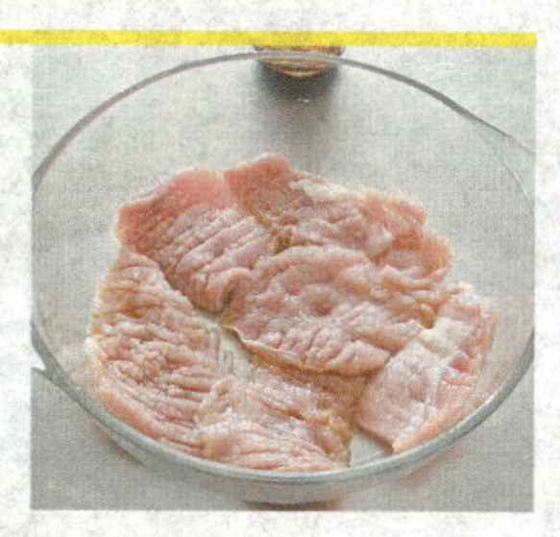

1. 里脊肉切成两大块，去除白色筋膜，再横向片成厚度约7毫米的肉片，用刀背在肉的正反表面轻轻剁松，倒入料酒和生抽，按揉均匀（如右图），送入冰箱冷藏腌制一夜。
2. 黑豆洗净，浸泡一夜。黑米和枸杞一起淘洗干净，在另一容器里浸泡一夜。
3. 生菜和红绿甜椒、草莓分别洗净，沥水。

次日早上完成

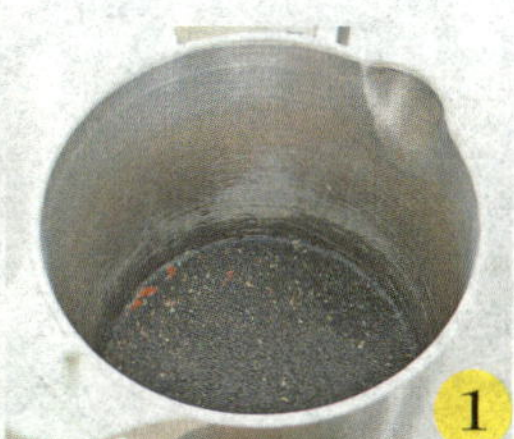

1

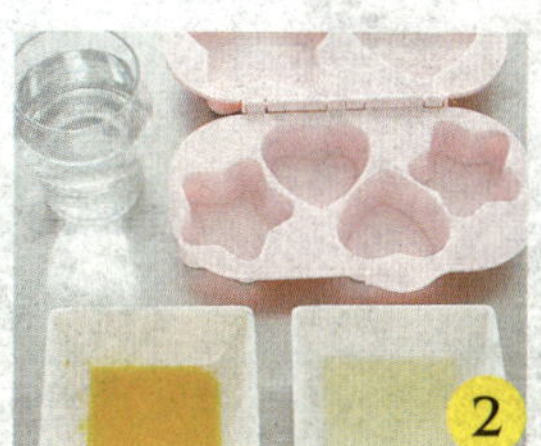

2

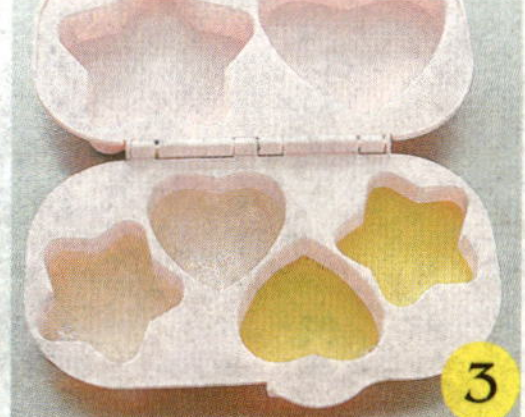

3

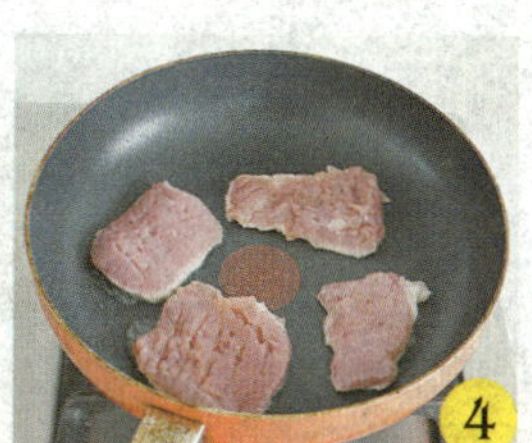

4

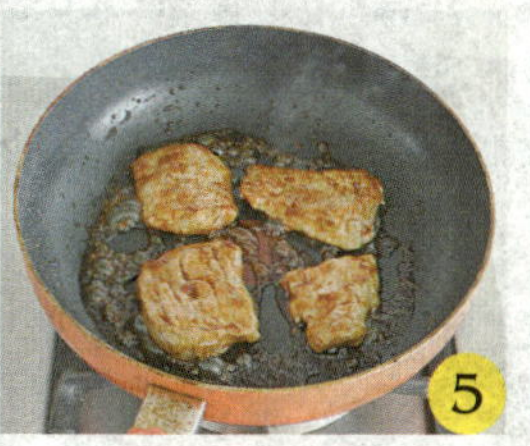

5

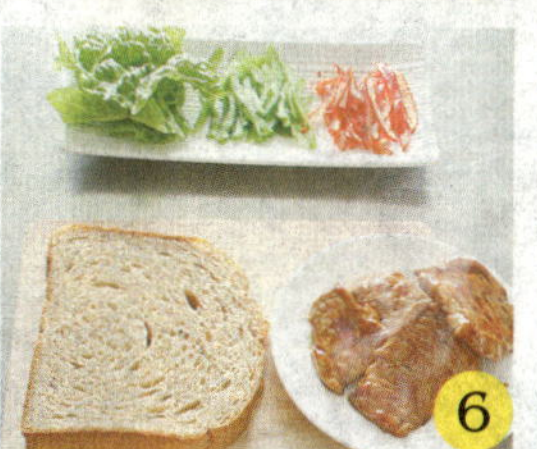

6

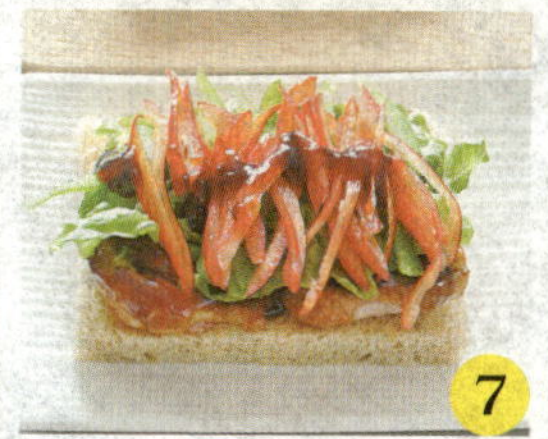

7

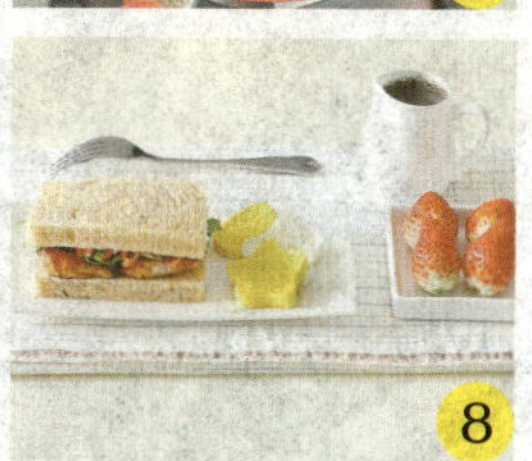

8

1. 泡黑豆的水倒掉不要，将黑豆重新洗净，倒入豆浆机中，黑米、枸杞连同浸泡的水一起倒入豆浆机中，加入黑芝麻，补充水分到刻度线，接通电源，按下“五谷豆浆”按键，开始工作。
2. 鸡蛋的蛋清和蛋黄分别盛入2个小碗里，取1茶匙蛋清加入蛋黄中，再分别打散。
3. 蛋清中加1/2茶匙水，蛋黄中加2茶匙水，再各加少许盐，分别打匀，装入模子里，送进微波炉，用很低的火力转3~5分钟（根据自家火力，中间多观察几次，见蛋液凝固即可）。
4. 平底锅烧热，倒入少许油，放入里脊肉片。
5. 大火将两面快速煎至变色，倒入照烧汁，小火烧至入味。
6. 甜椒切成细丝。
7. 取1片吐司，上放2片里脊，再铺上生菜和甜椒丝，盖上另1片吐司，即成照烧肉三明治。
8. 打好的枸杞三黑糊装杯中，放入方糖。三明治与微波蒸熟的蛋羹装盘。草莓装碟中。完成！

贴心小提示

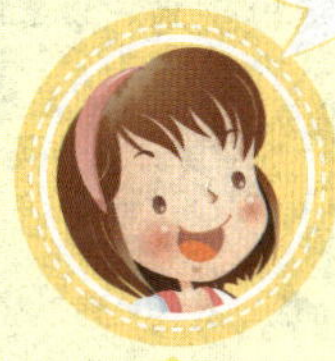

1. 照烧汁是一种日式风味调味汁，在大型超市可以买到。
2. 新鲜的油麦菜生吃味道也很好，夹入汉堡中的效果不比生菜逊色。
3. 肉排入锅前油要热一些，不然容易脱粉。

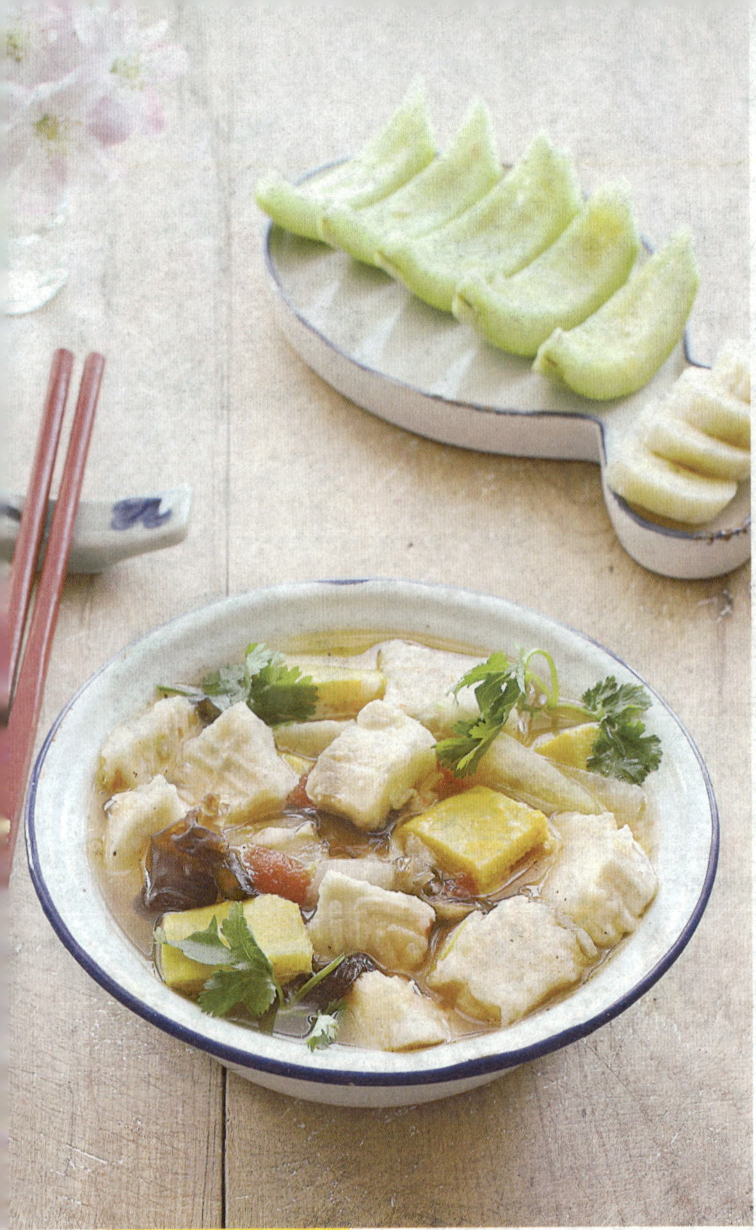

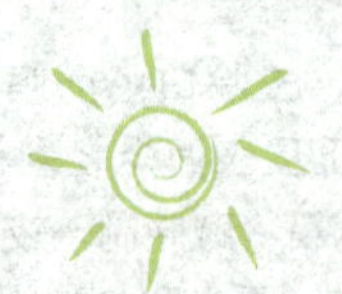

什锦烩火烧套餐

主食 什锦烩火烧

水果 甜瓜+香蕉

什锦烩火烧

原料：硬面火烧1个（约200克），小西红柿3个，冬瓜250克，水发木耳50克，鸡蛋2个，骨汤1000毫升，棒骨肉适量，香菜适量

调料：盐1茶匙，葱花适量，香油少许

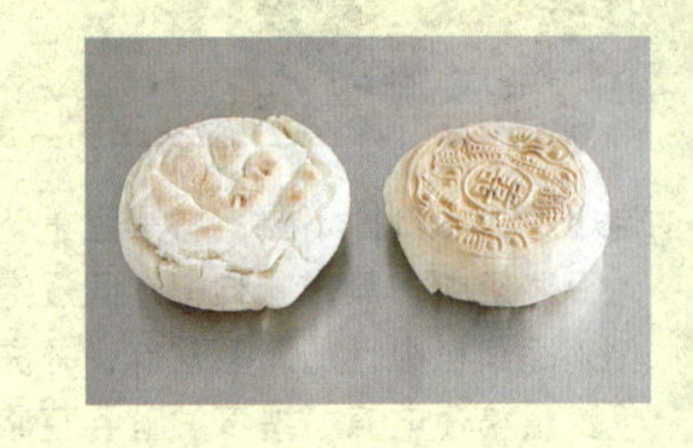

头天晚上准备

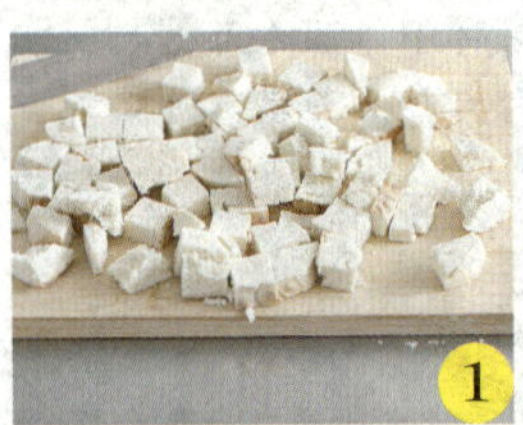

1 新鲜棒骨买回炖好（做法参考本书p.101“酸辣汤”的做法），将骨汤和肉分别冷藏保存。火烧切成均匀的小块。

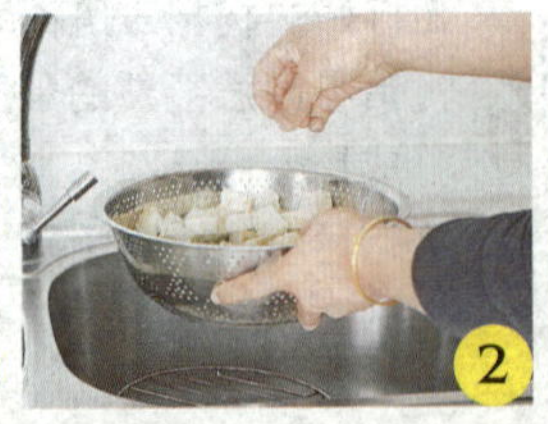

2 火烧块放在沥水容器里，用手接少许水洒在火烧块上，边洒边轻颠容器，使沾水均匀（也可用喷壶喷水）。

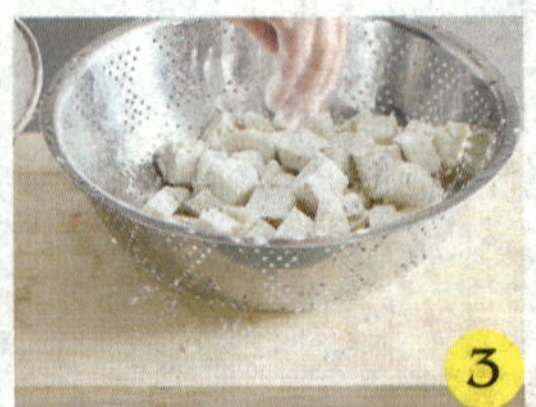

3 火烧块上再撒些许面粉，颠匀。

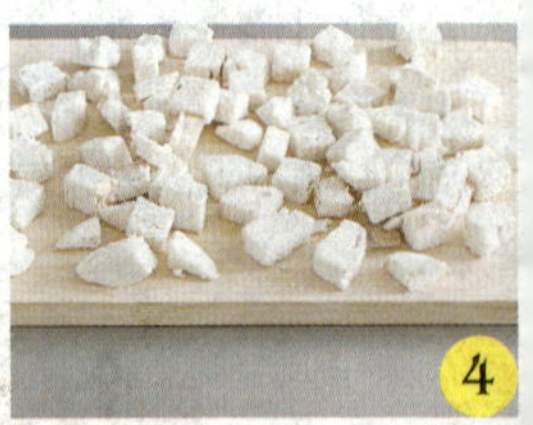

4 平摊在案板上晾干，静置过夜。

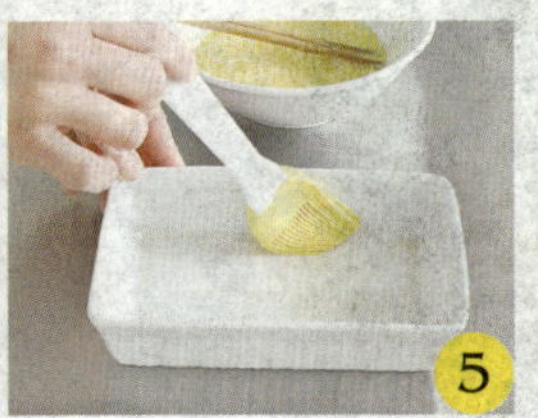

蛋液加少许盐和1汤匙凉开水打散。取长方形碗，碗壁抹些香油。

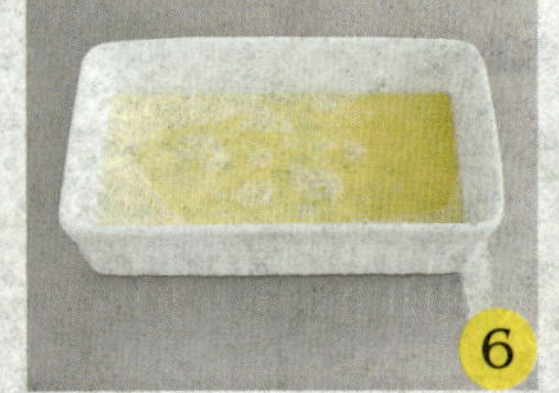

将蛋液倒入，开水上屉，转小火蒸5分钟左右成蛋羹。

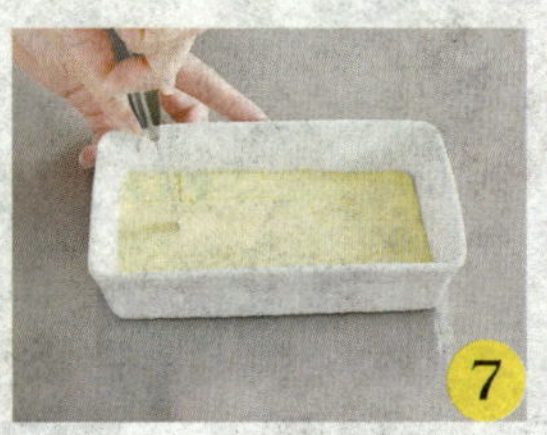

取出蒸好的蛋羹，用小刀划小方格。

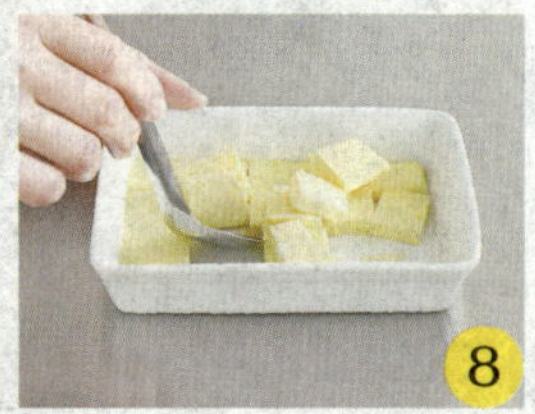

用勺子轻轻将其撬散，包保鲜膜，冷藏保存。木耳泡发，洗净沥水，冷藏。冬瓜去皮、瓤，洗净，冷藏。西红柿、甜瓜洗净。

次日早上完成

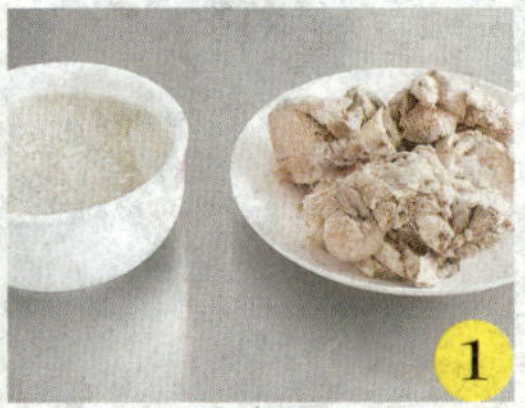

取出冷藏的骨汤和肉及其他所有原料。

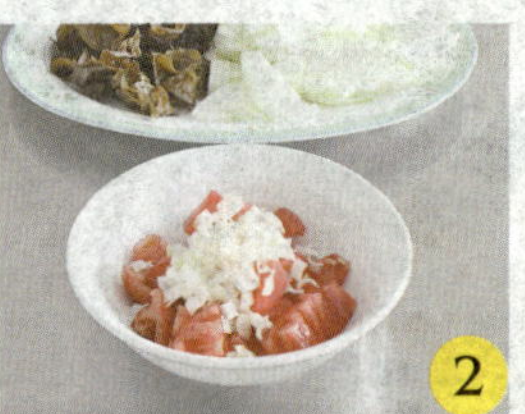

将西红柿去皮，切成小丁，撒上葱花。冬瓜切片，木耳撕成小朵。

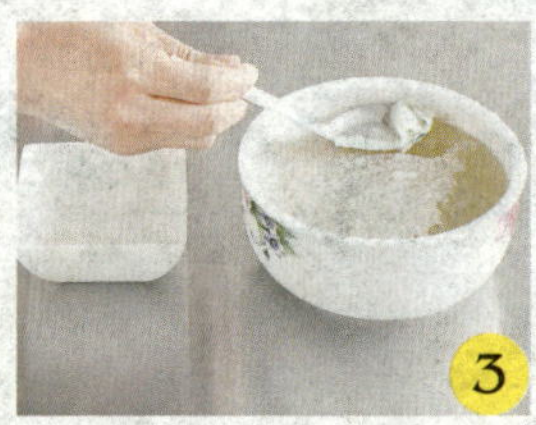

肉汤表面的白油撇掉。

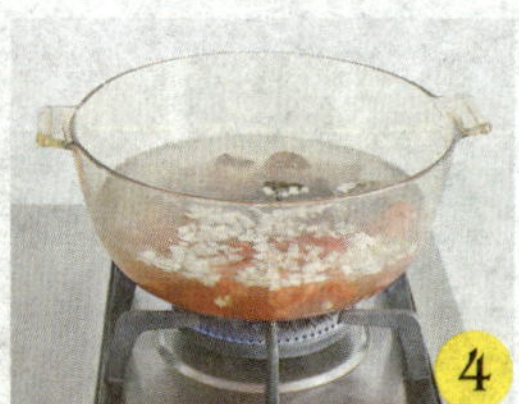

从棒骨上拆下适量肉，一起倒入锅中，加入西红柿丁、木耳和葱花。

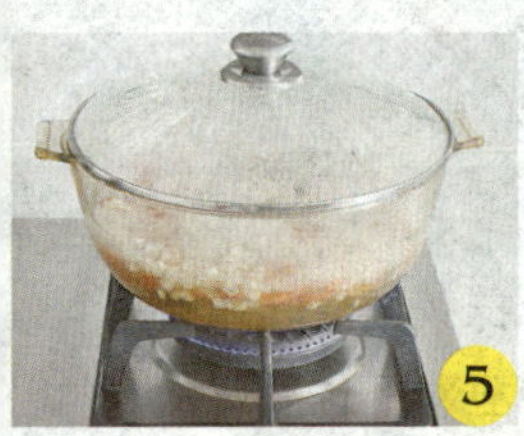

大火煮沸后转小火煮5~10分钟。

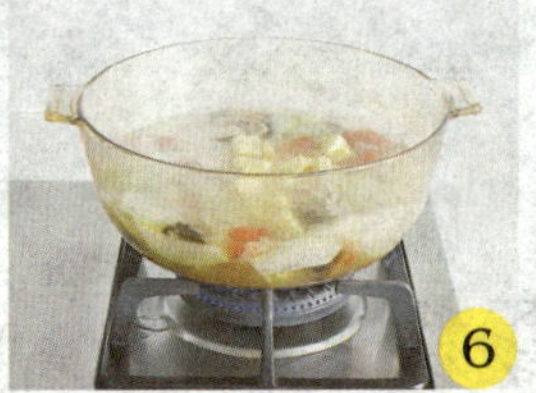

下入冬瓜片，再煮5分钟，倒入蛋羹、盐煮匀。

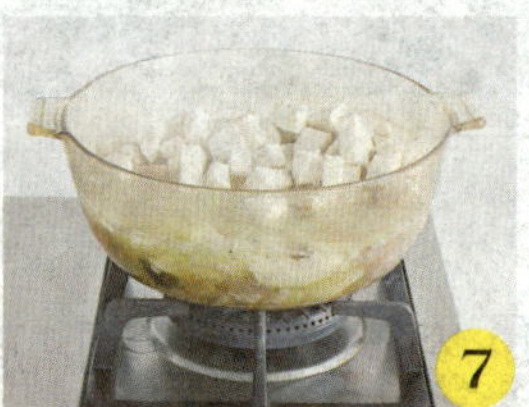

倒入火烧块。

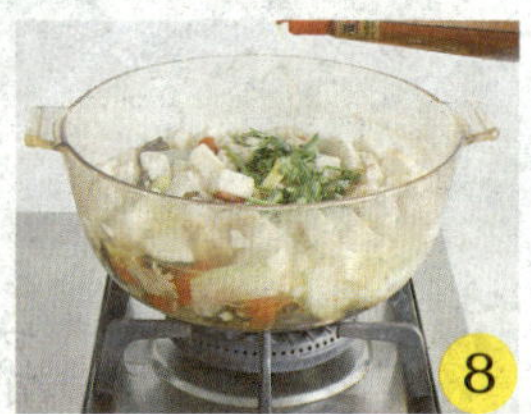

马上关火，加入香菜碎和香油搅匀。甜瓜和香蕉切小块，装盘。完成！

贴心小提示

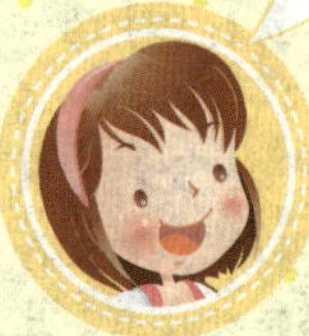

硬面火烧又名杠子头，是一种硬质发面炉饼。过去的火烧为了耐保存，质地非常硬，可以切了直接泡汤里，不容易泡烂。现在市面所售的火烧，尽管比馒头质地要硬很多，但已经是改良过的，泡水后容易松散，用洒水和拌面粉的方法就是为了隔水，使其不容易泡散。需注意的是，洒水和拌面粉之后要彻底晾干再用。

营养早参考

火烧质硬，故配以棒骨肉、小西红柿、冬瓜、鸡蛋、木耳等多样荤素食材，制成菜肉荟萃的烩火烧，营养丰富，易于消化。再配以甜瓜、香蕉，能补充丰富的钾、维生素C等，令你上午的精力更充沛。

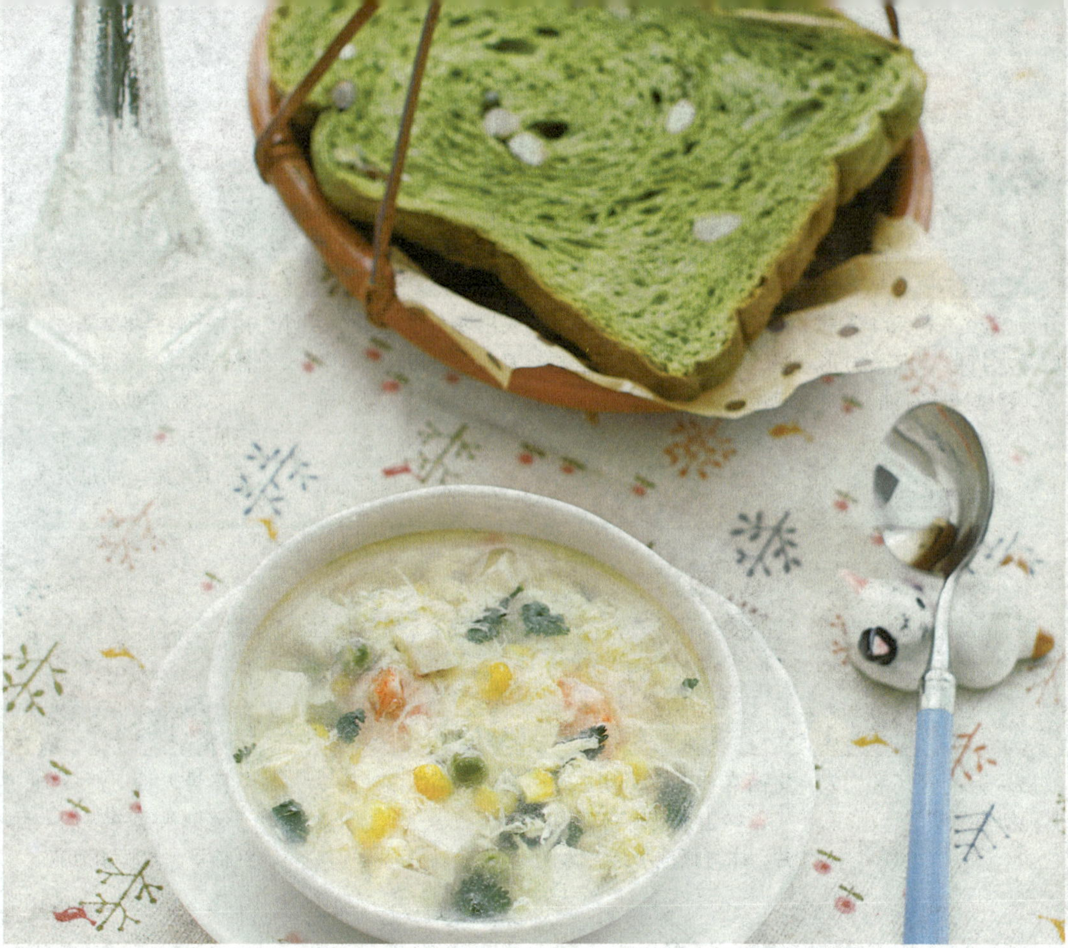

抹茶蜜豆吐司套餐

主食 抹茶蜜豆吐司
汤粥 五彩虾仁豆腐羹

抹茶蜜豆吐司

原料：金像高筋面粉350克，抹茶粉13克，耐高糖酵母6克，白糖50克，盐4克，牛奶225克，蛋液35克，黄油35克，蜜豆120克

五彩虾仁豆腐羹

原料：鲜虾18只，豆腐150克，冷冻玉米粒80克，冷冻甜豌豆粒80克，鸡蛋1个
调料：盐1茶匙，水淀粉1汤匙，香油1茶匙，香菜碎适量

营养早参考

天，宜多食甘、少，五彩虾仁豆腐羹中的鲜虾、豆腐、玉米、豌豆、鸡蛋，都是“甘味”的食材，且营养素含量各有强项，相互搭配能提高营养素的吸收率。抹茶蜜豆吐司质地松软，香气诱人，能提供充足的碳水化合物，供上午工作和学习时的脑力消耗所需。

头天晚上准备

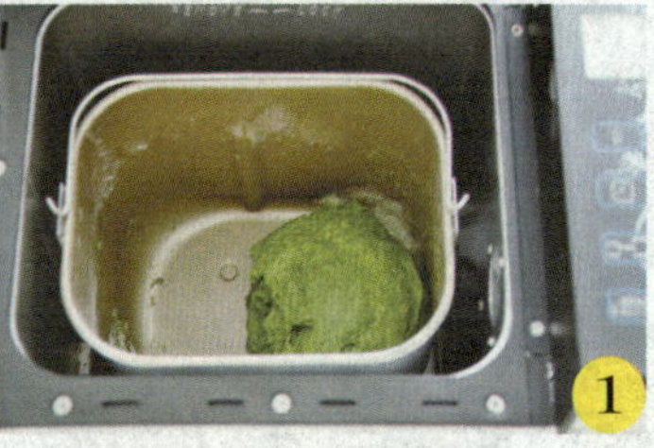
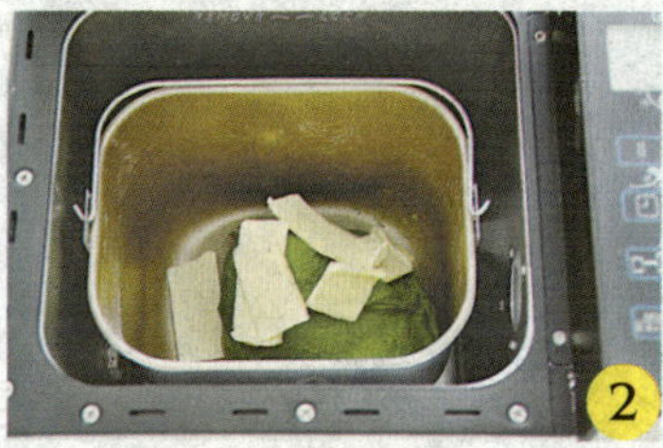
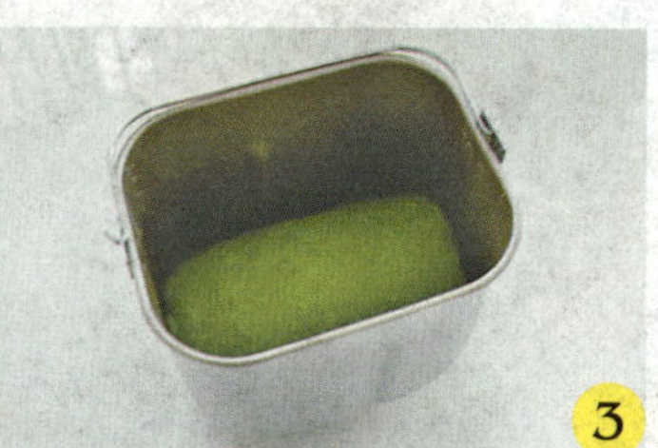
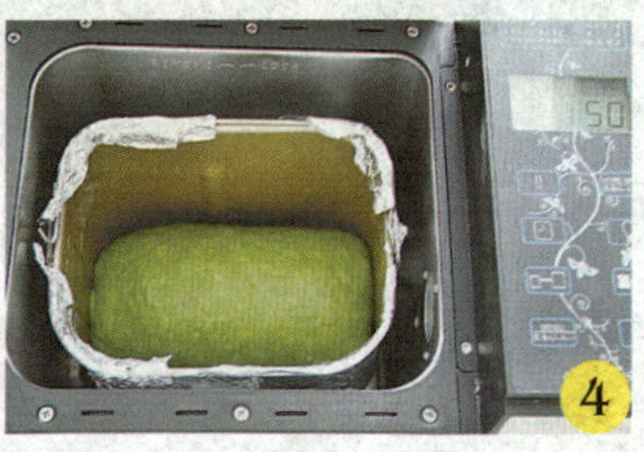
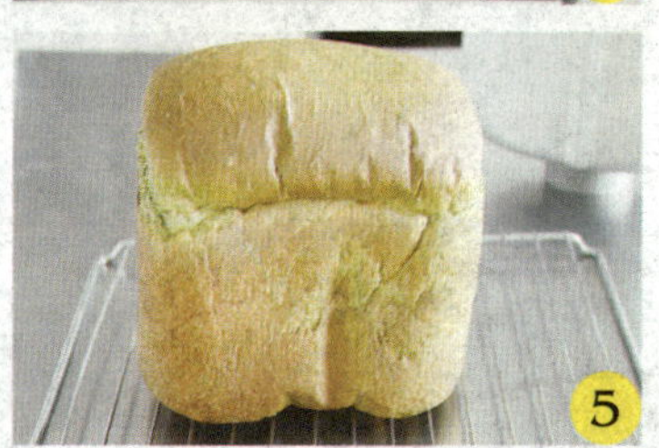

1.将牛奶、蛋液、白糖和盐先在面包桶里搅匀，倒入高筋面粉和抹茶粉，最后放入酵母，送入面包机中，先运行“和面”程序，然后再启动“和风”程序。

2.运行10分钟后加入切片的黄油。

3.面包机屏幕显示为01：52时机器会排气，待排气完成后按“暂停”，取出面团。将面团轻轻按压排气后擀开，使宽度与面包桶一致，铺上蜜豆，卷起，再放进面包桶中。

4.将面包桶外侧包裹锡纸，送入面包机中，继续运行设定好的程序。

5.烤好后取出面包桶，倒出面包，放在晾架上放凉，然后密封保存。

次日早上完成

1.烤好的吐司切片，入烤箱，以150℃烤5分钟至外脆内软（烤箱不必预热）。豆腐切小丁，鸡蛋打散。鲜虾洗净，去壳、虾线，冷藏。

2.锅里烧开足量的水，放入豆腐丁，煮2~3分钟，撇掉浮沫。

3.锅中放入玉米粒和豌豆粒，再煮1分钟，调入适量盐。

4.再放入鲜虾仁，开大火，淋入水淀粉，顺一个方向搅动勾芡，继续煮1~2分钟。

5.保持大火，淋入蛋液。

6.轻轻搅开，马上关火，放入香菜碎，淋入香油，搅匀。取出烤好的吐司，装盘。五彩虾仁豆腐羹装碗中。完成！

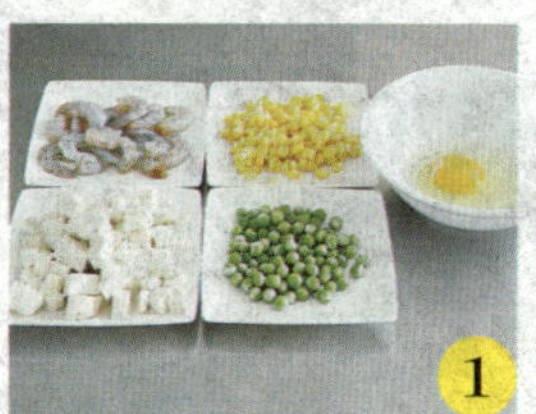
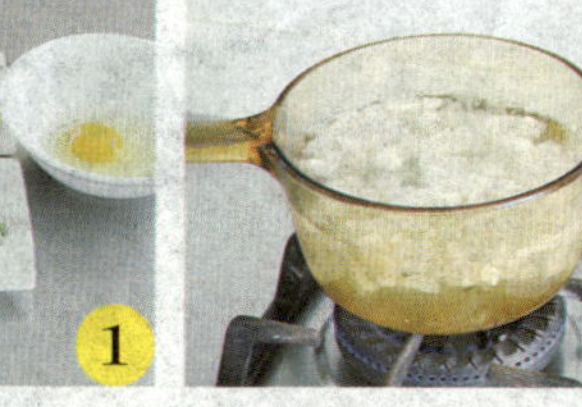
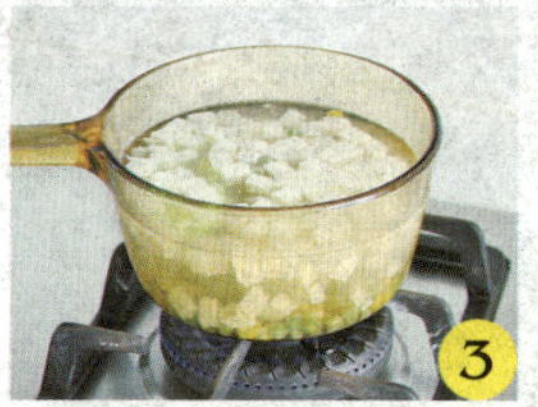
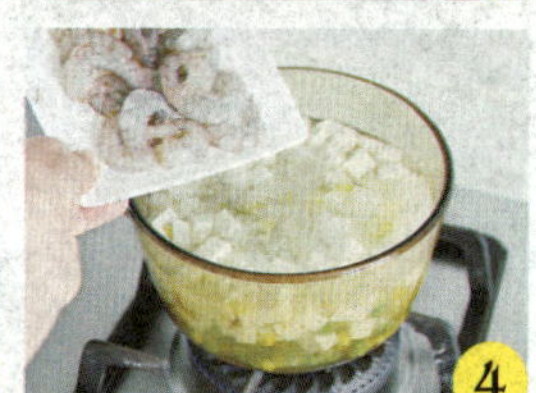
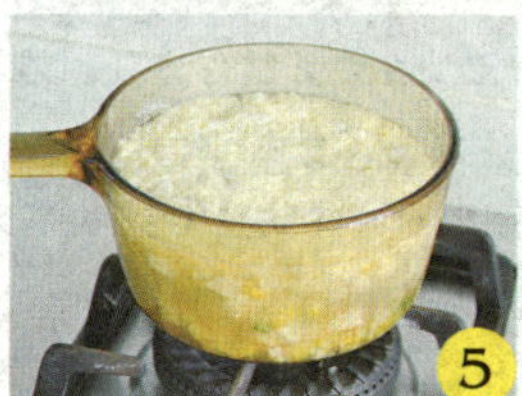
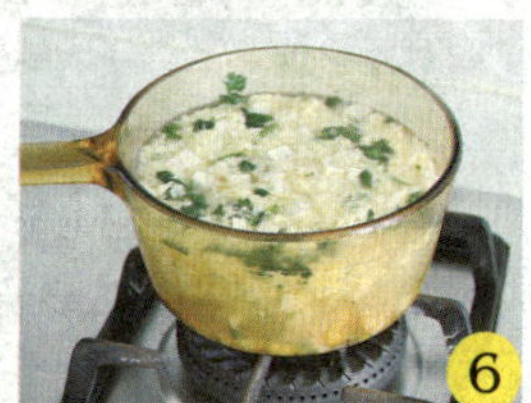

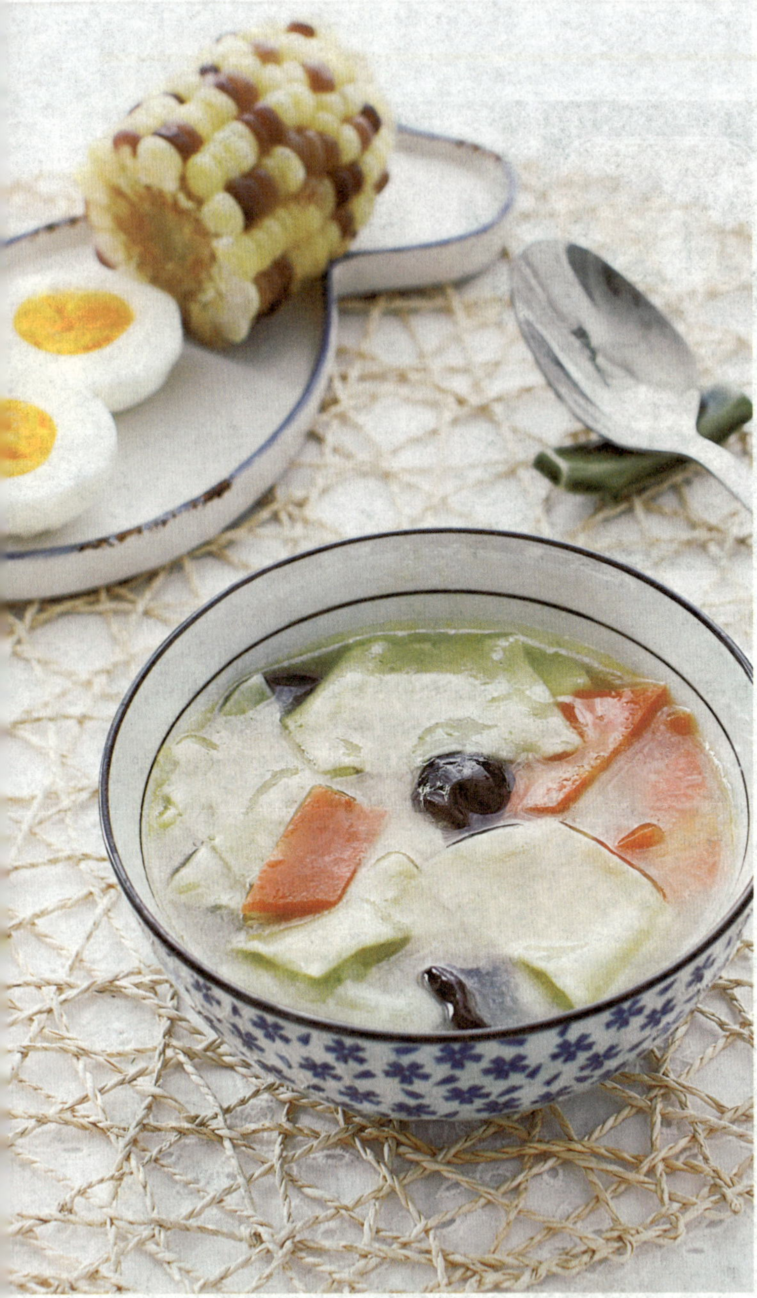

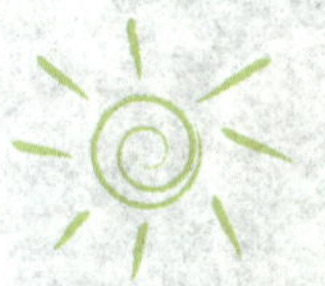

翡翠面片套餐

主食 翡翠面片

其他 白煮蛋+玉米

翡翠面片

原料：面粉200克，菠菜汁102克，盐2克，淀粉适量，中等大小胡萝卜1个，水发木耳50克

调料：葱花、姜丝各适量，生抽1/2茶匙，盐1茶匙，香油1/2茶匙，植物油适量

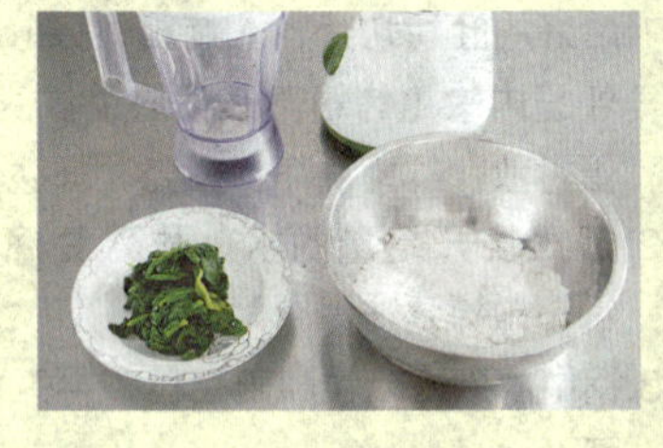

营养早参考

玉米、白煮蛋制作方便，在早晨时间比较紧张时可以快速做好。翡翠面片味道清淡，提供了早餐中的汤水和面食。玉米含有丰富的膳食纤维、氨基酸、维生素E等营养素，能使主食结构不致过于精细，摄取到更多的对身体发育有益的矿物质等营养素。

头天晚上准备

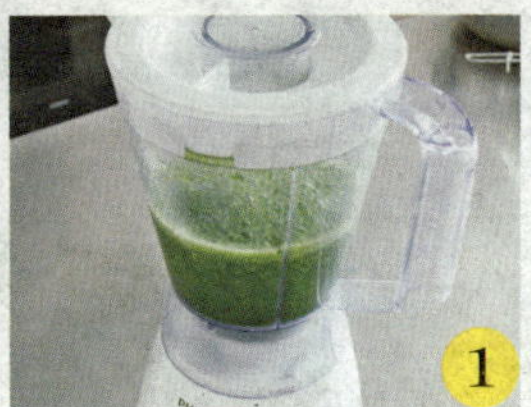

菠菜洗净，入沸水焯烫1分钟，捞出过凉，稍挤水分，放进搅拌机，加水，打成菠菜汁。

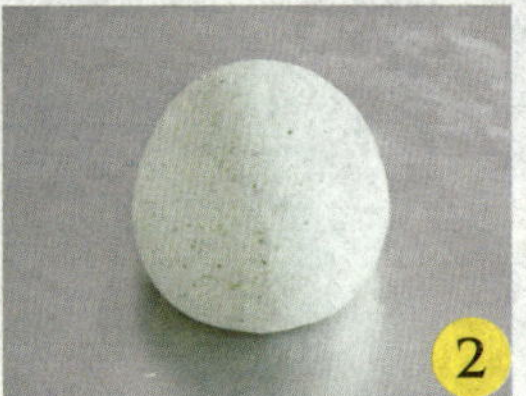

面粉中加入盐搅匀，倒入菠菜汁，揉成光滑偏硬的面团，覆盖保鲜膜，静置使其松弛。

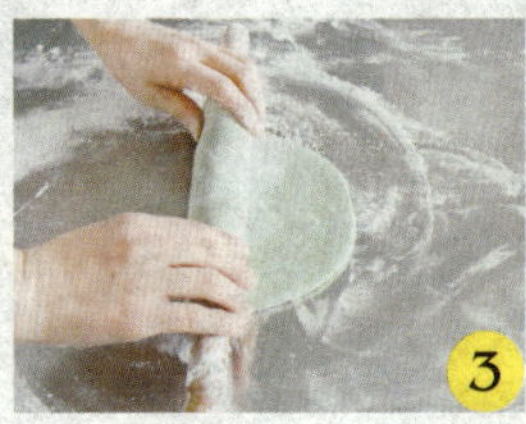

案板上撒淀粉，将松弛过的面团先擀开，再卷在擀面杖上。

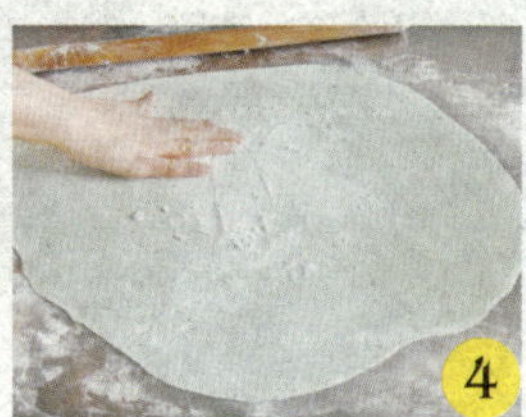

推擀成薄面皮儿，最后再铺撒一薄层淀粉。

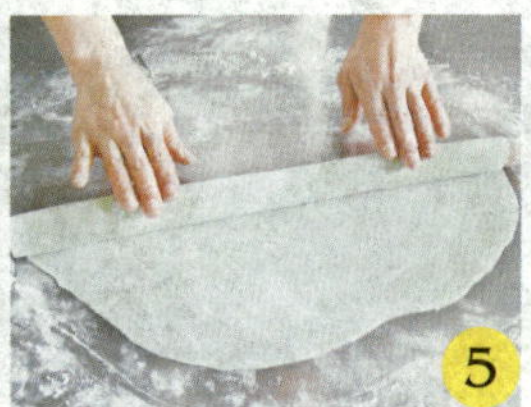

将面皮卷在擀面杖上。

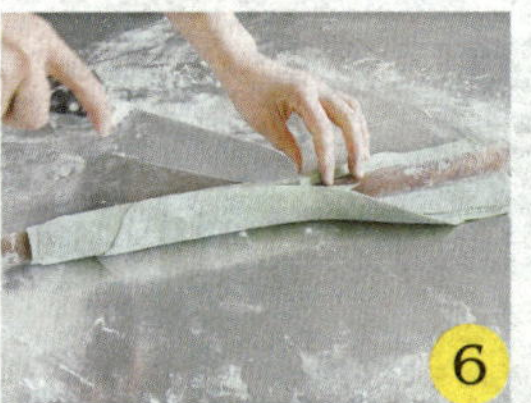

用刀将面皮在擀面杖上划开。

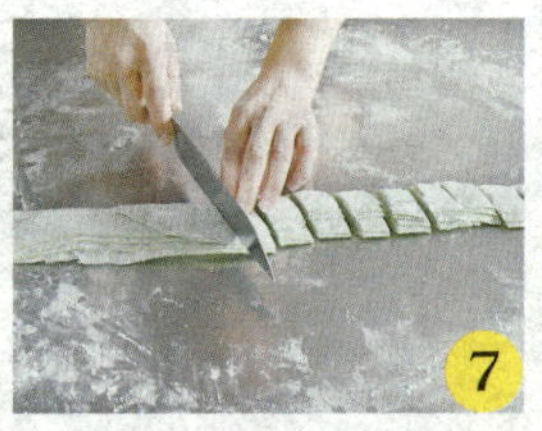

撤掉擀面杖，将面片顺长一切为二，再改刀切成菱形片。

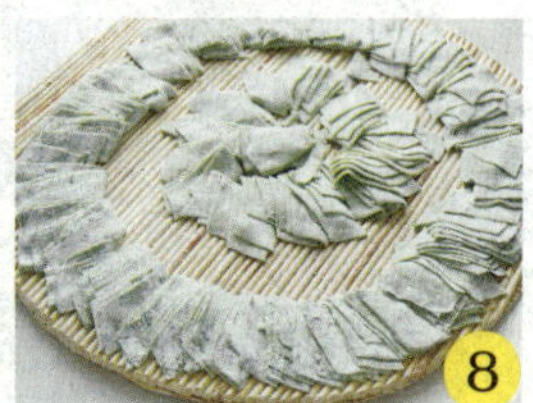

面片摊开，盖干净纱布。胡萝卜洗净。木耳泡发后洗净，撕成小朵。

次日早上完成

1.冷冻熟玉米放入蒸锅中，大火将蒸锅烧开，再放入洗净的鸡蛋，转中火蒸7分钟左右。胡萝卜切片。炒锅放油烧热，放入葱花、姜丝炒香。

2.放入胡萝卜片和木耳，调入生抽炒匀。

3.倒入足量的水，烧开。

4.将面片放入锅中（尽量逐片放入防止粘连），煮2~3分钟至汤变稠，调入盐搅匀，关火，淋入香油搅匀。鸡蛋蒸好后快速取出，放入冷水中浸3分钟，取出。玉米取出装盘。面片汤盛入碗中。完成！

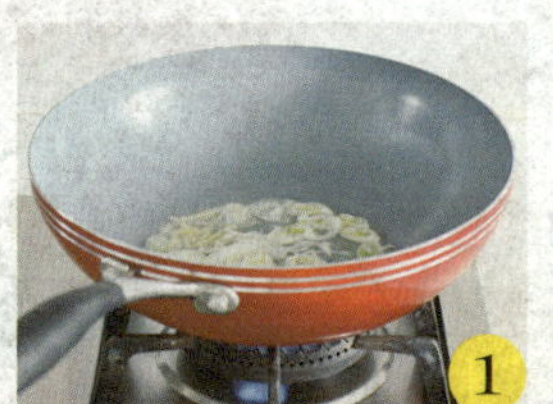

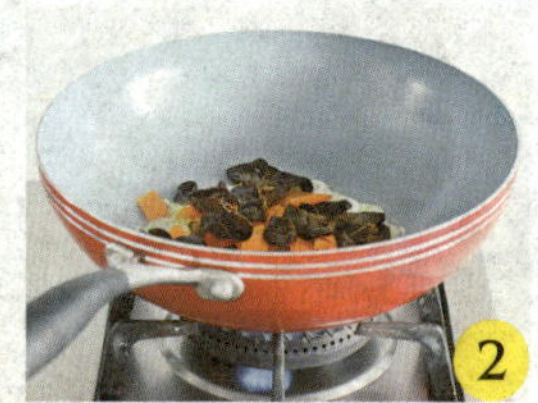

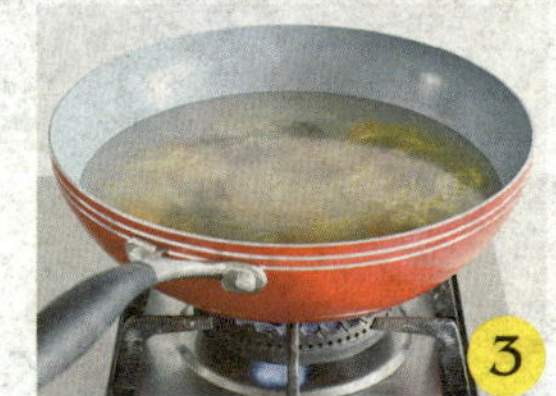

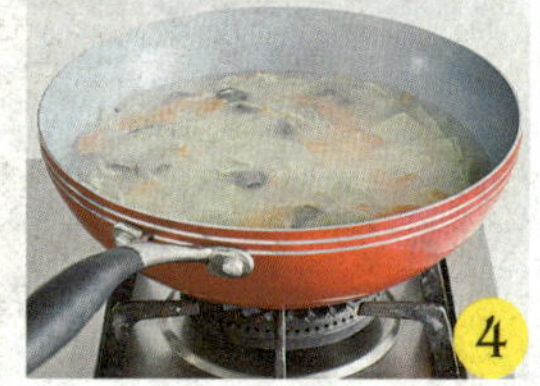

贴心小提示

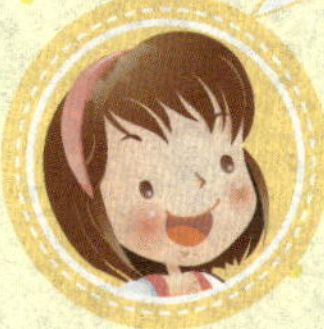

1. 煮熟的玉米可装进保鲜袋冷冻保存，下次食用前取出化开（化冻前不要撤掉保鲜袋，不然容易脱水，影响口感），蒸透即可。

2. 菠菜从焯烫到打汁，每次得到的成品浓度都不一样，所以用量也不同，最主要是要掌握面团的软硬度，和好的面团要稍硬些为好。

3. 面片提前擀开，室温下可以保存1~2天。面片间撒上淀粉，就不会互相粘连。即使放置时间长些，表面有点风干也没关系，不影响下锅煮。

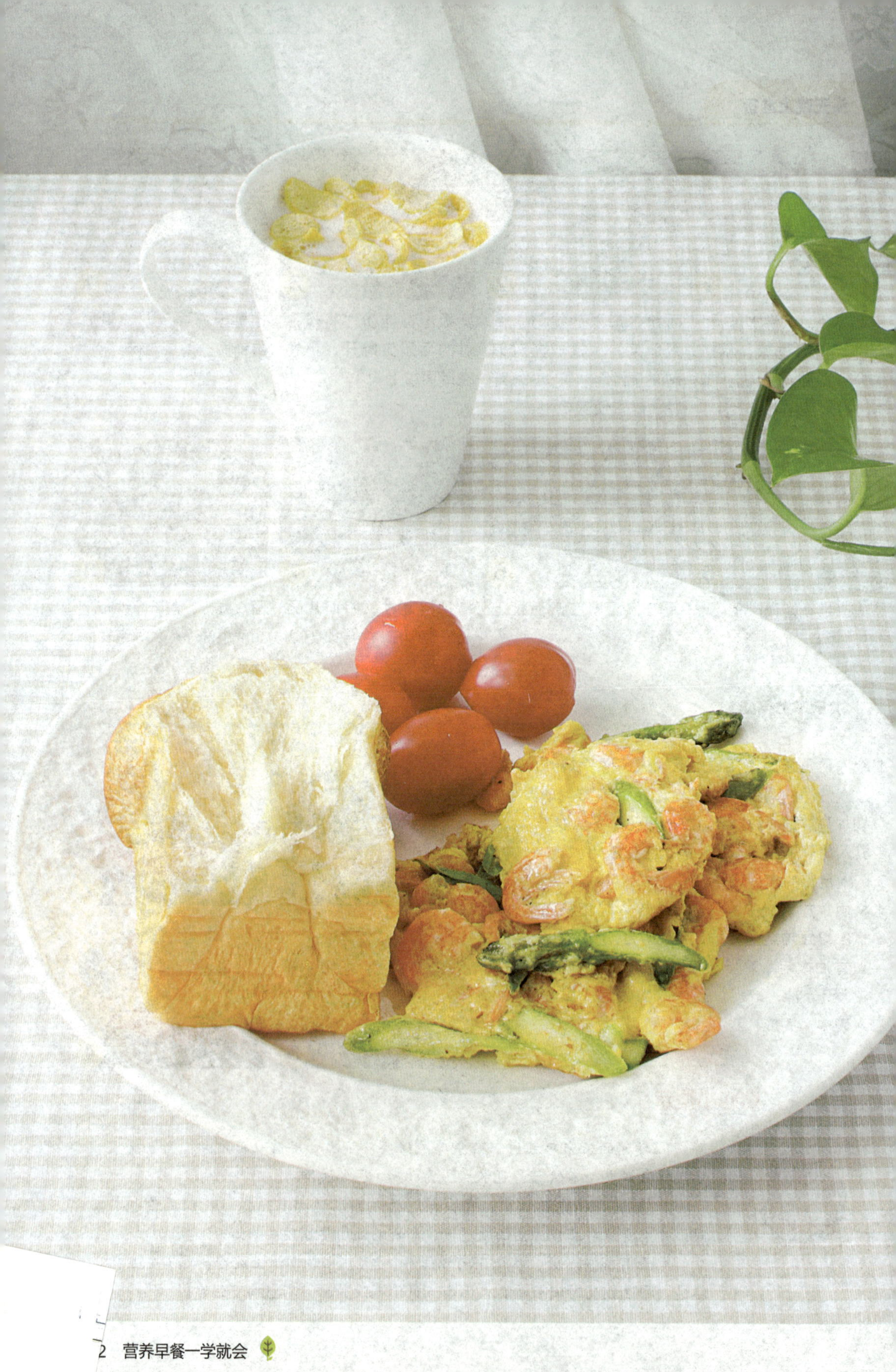

麦片牛奶吐司套餐

主食 小吐司
配菜 芦笋樱虾摊蛋
汤粥 麦片牛奶
水果 圣女果

芦笋樱虾摊蛋

原料：芦笋3根，樱虾200克，鸡蛋4个
调料：盐3/4茶匙，黑胡椒少许，橄榄油适量

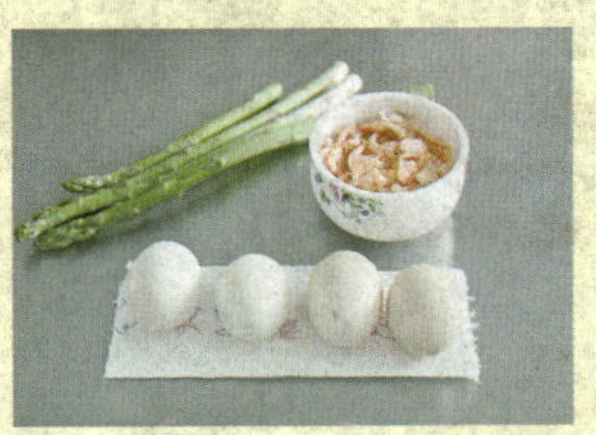

麦片牛奶

原料：牛奶250毫升，即食麦片适量

头天晚上准备

1.小吐司可从面包店购买现成的，也可参考本书p.21“南瓜吐司”的做法自制。
2.樱虾洗净，煮熟，剥去头，放入保鲜碗里冷藏保存。
3.芦笋洗净，沥水。圣女果洗净，沥水。

贴心小提示

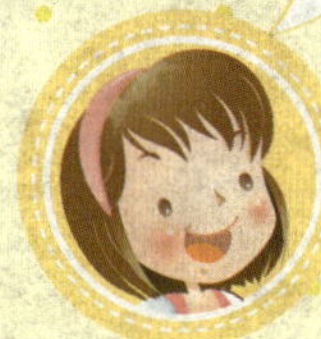

樱虾类似河虾，小而嫩，常用来制作干海米，每年四五月份大量上市，含丰富的磷、蛋白质，钙含量更是牛奶的6倍，可连壳吃掉。

次日早上完成

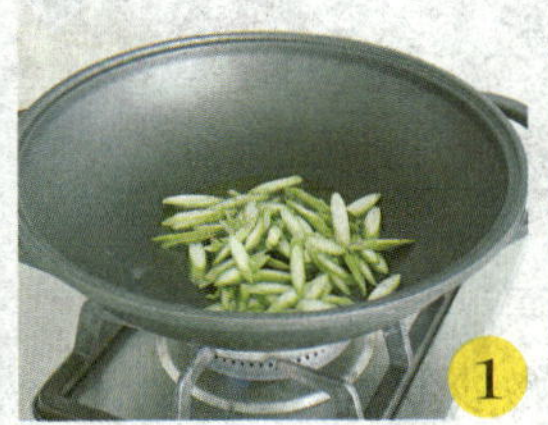

1 牛奶放入奶锅中加热。芦笋斜切成片。锅中烧热适量橄榄油，下芦笋煸炒几下。

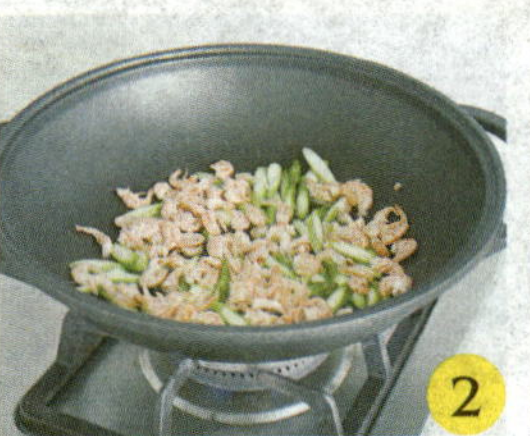

2 倒入樱虾，炒匀。鸡蛋充分打散成蛋液，加入1/4茶匙盐，打匀。

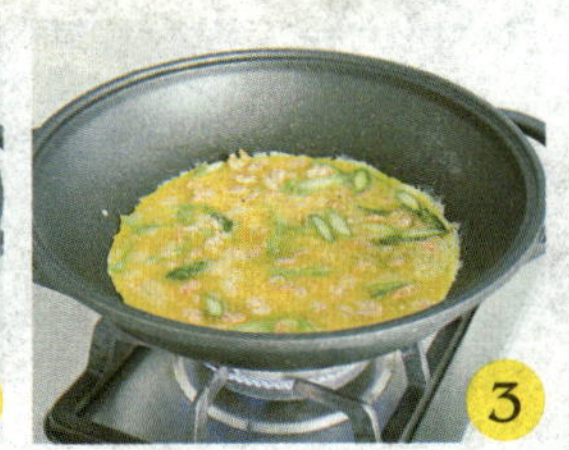

3 炒锅内调入适量盐，撒入少许现磨黑胡椒粉炒匀，倒入蛋液。

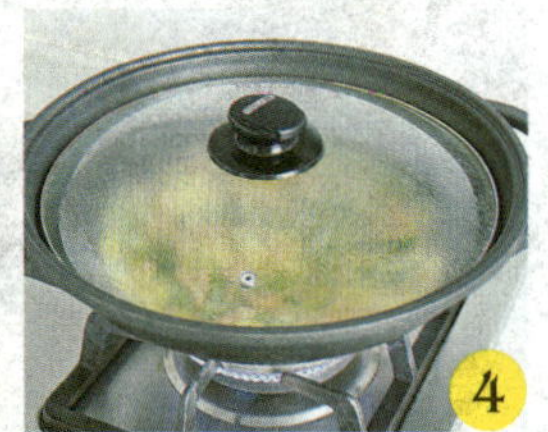

4 顺锅边儿淋入少许水，盖上锅盖，小火焖至蛋熟，盛出。牛奶装杯，撒入一些麦片。圣女果装盘。

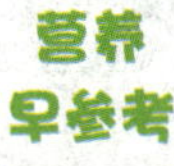

麦片富含膳食纤维，能维持饱腹感，同牛奶是一对“黄金搭档”。咸鲜的樱虾，配上鲜嫩的芦笋摊蛋，色泽诱人，蛋香四溢，再就着小吐司，令人吃得心满意足。最后来几颗圣女果，一顿清爽的早餐便完美结束了。

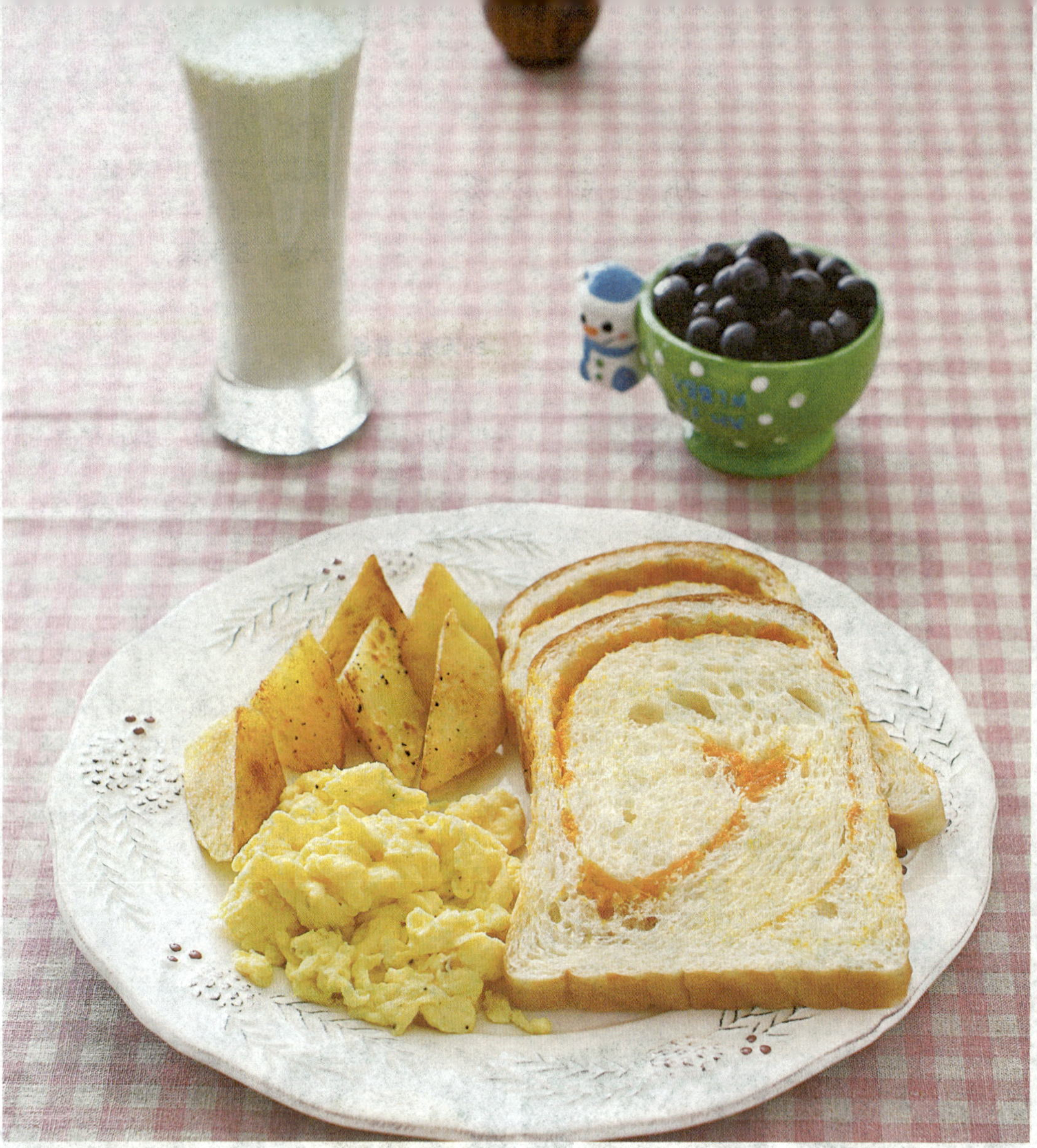

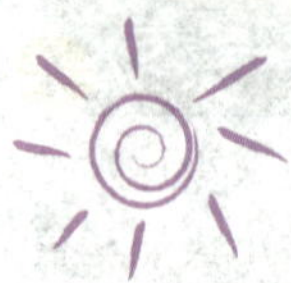

南瓜吐司套餐

主食　南瓜吐司
配菜　嫩炒蛋+煎薯块
汤粥　抹茶牛奶
水果　蓝莓

南瓜吐司

每人2片（做法见本书p.21）

煎薯块

原料：土豆1个
调料：海盐1茶匙，现磨黑胡椒粉适量，橄榄油适量

嫩炒蛋

原料：鸡蛋3个，牛奶3汤匙
调料：盐1/2茶匙

抹茶牛奶

原料：牛奶500毫升，抹茶粉3克
调料：方糖3块

营养早参考

牛奶中加入了抹茶粉，让不喜欢喝牛奶的人也慢慢爱上牛奶。自制的南瓜吐司，由于南瓜成分的加入，使吐司中增加了丰富的胡萝卜素，有益视力。土豆是一种容易被大家忽视的食材，其实它富含碳水化合物、B族维生素、维生素C、矿物质、膳食纤维等营养素，是一种上佳的食材哦。炒蛋时加入牛奶，炒出来的鸡蛋更嫩，而且带着一股奶香，鸡蛋和牛奶的营养可谓一网打尽。蓝莓富含花青素等特殊成分，能帮助人体抵抗疲劳，提高效率。

次日早上完成

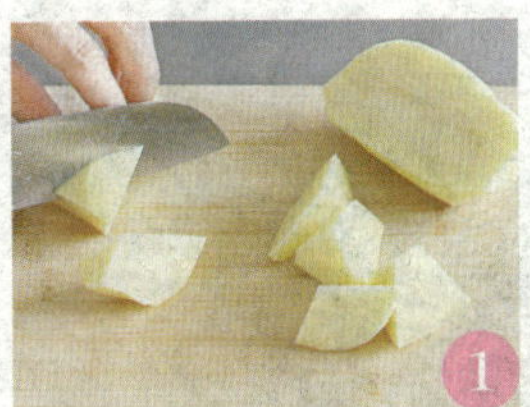

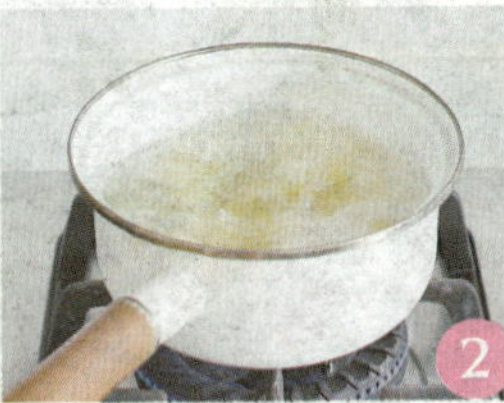

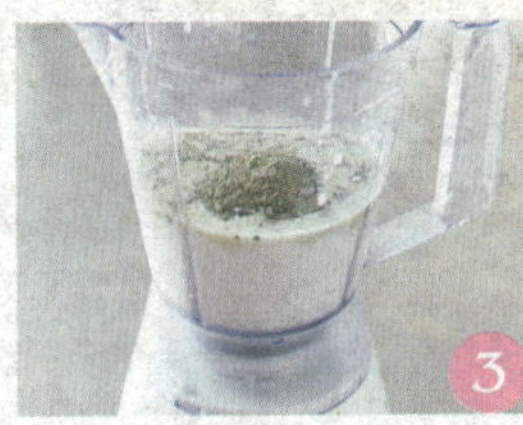

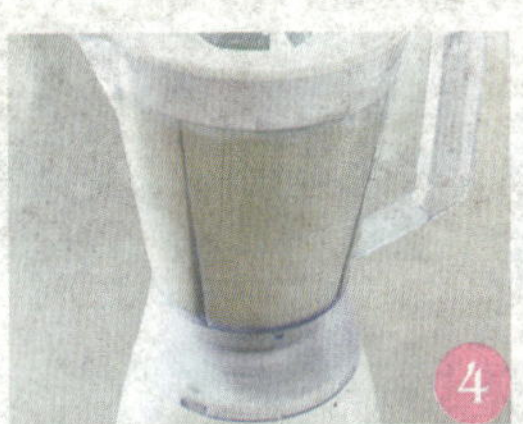

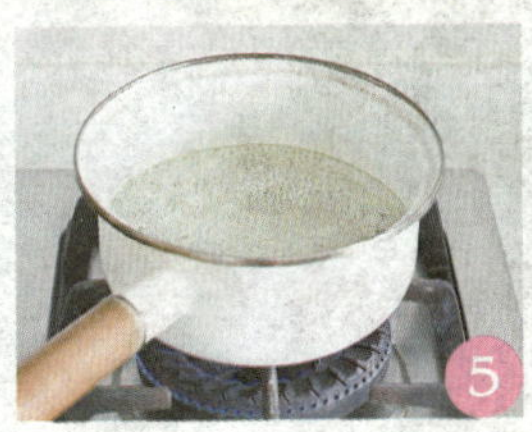

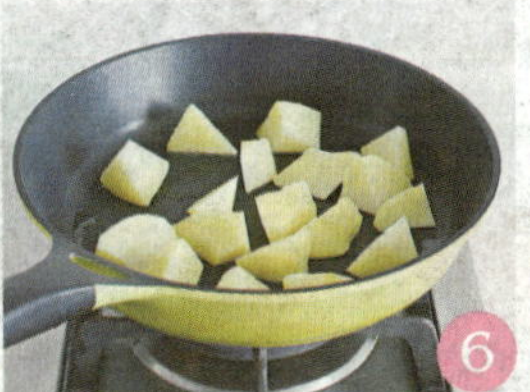

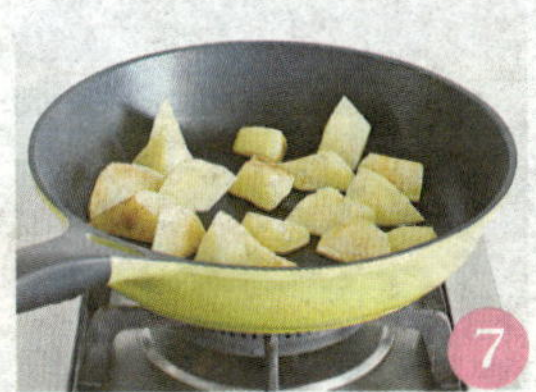

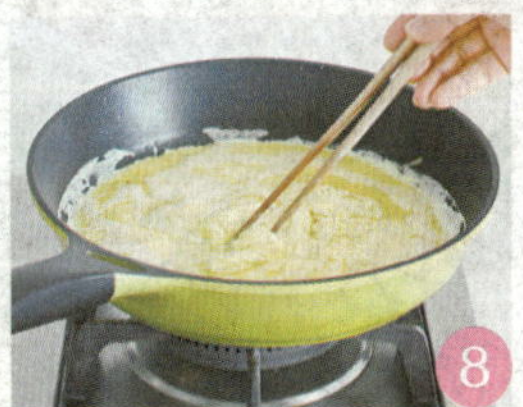

1. 土豆洗净，削皮，切滚刀块（图1）。
2. 锅里加水烧开，放入土豆块，加入1/2茶匙海盐，焯煮5分钟后捞出沥掉水分（图2）。
3. 牛奶和抹茶粉一起倒入搅拌机中（图3），搅打均匀（图4）。
4. 将抹茶牛奶倒入小锅中，小火煮至微微开，关火（图5）。
5. 平底锅烧热，倒入适量橄榄油，油热后放入沥干水分的土豆块（图6）。
6. 将土豆各面都煎至微焦（图7），均匀撒入黑胡椒粉和剩余1/2茶匙海盐，各面都撒匀后关火，盛出装盘。
7. 鸡蛋充分打散，加入牛奶、盐，打匀。
8. 刚煎过土豆的锅里补充适量橄榄油，烧热后倒入蛋液，边搅边炒（图8）。
9. 炒至八九成熟时关火盛出。抹茶牛奶装杯，投入方糖调味。吐司片、炒蛋、煎薯块装盘。蓝莓装入小容器中。完成！

贴心小提示

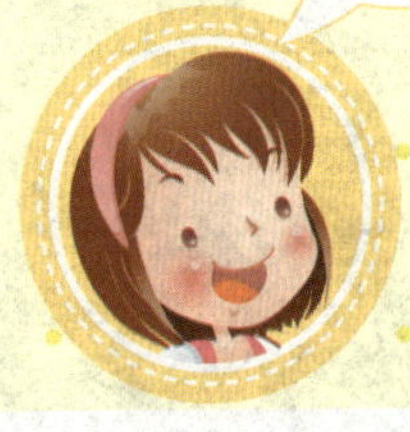

1. 平底锅煎过土豆之后再炒蛋，蛋中会带着黑胡椒的颗粒和香气。

2. 用橄榄油煎炒食物比用普通油健康，味道也更好。如果喜欢黄油的味道，也可以用黄油。

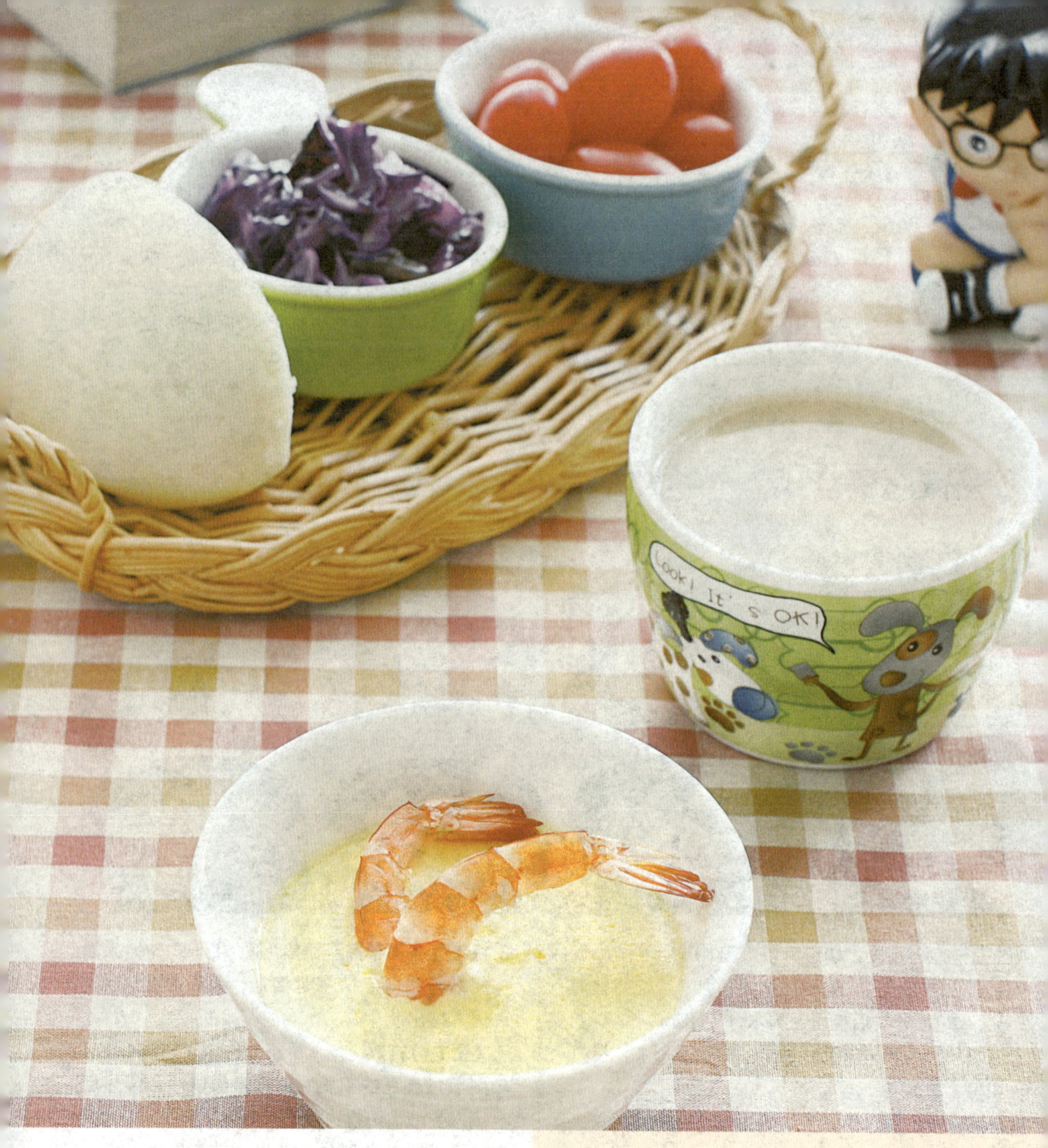

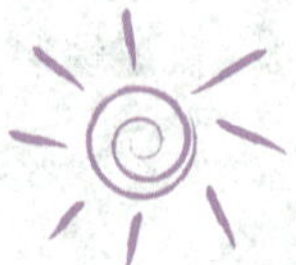

红枣高粱粥套餐

主食　馒头

配菜　木耳炒紫甘蓝

汤粥　红枣高粱粥

其他　虾仁蛋羹+圣女果

木耳炒紫甘蓝

原料：紫甘蓝150克，泡发木耳75克

调料：盐1/2茶匙，植物油适量

红枣高粱粥

原料：红枣15个，高粱米150克

调料：冰糖2~3块

虾仁蛋羹

原料：鸡蛋3个，凉开水100毫升，鲜虾3只

调料：盐1/2茶匙，香油少许

头天晚上准备

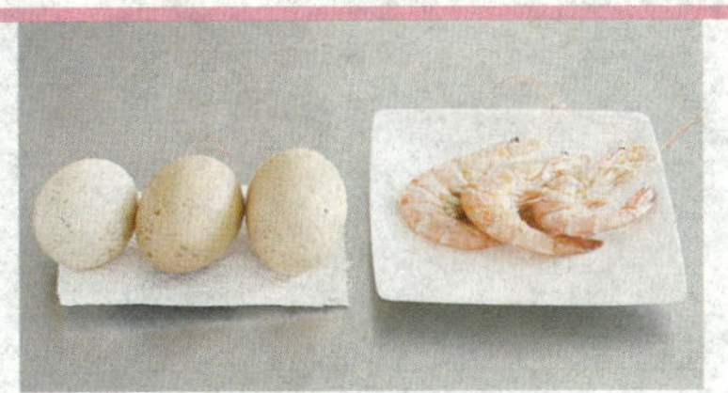

1.高粱米和红枣一起淘洗干净，放进电压力锅中，加入水（高出米面2厘米），放入冰糖，预约定时煮粥。
2.鲜虾洗净，煮熟。
3.紫甘蓝洗净，控水。木耳泡发后洗净。圣女果洗净。

次日早上完成

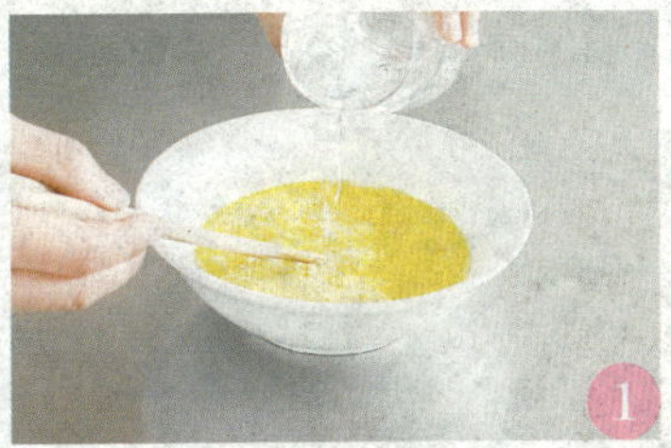

馒头放入蒸锅或微波炉中加热。鸡蛋加盐打散，倒入凉开水，打匀。虾剥去壳，去虾线。

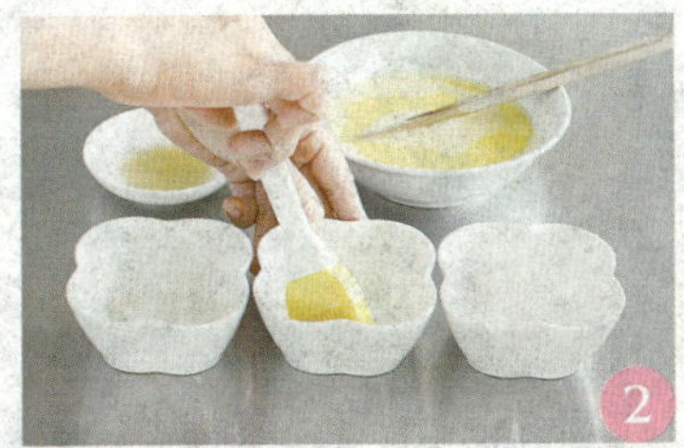

碗内壁刷香油。

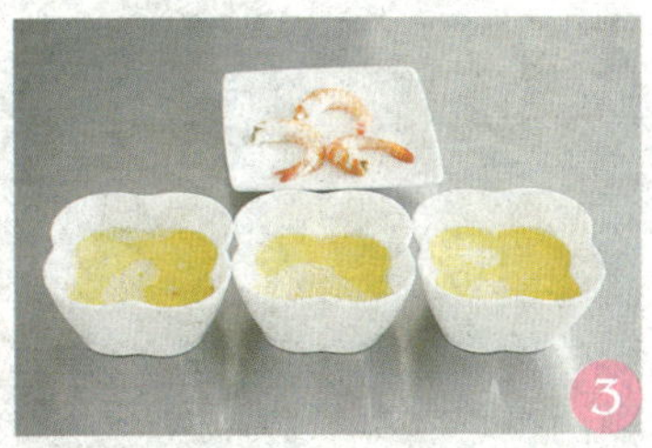

倒入蛋液。

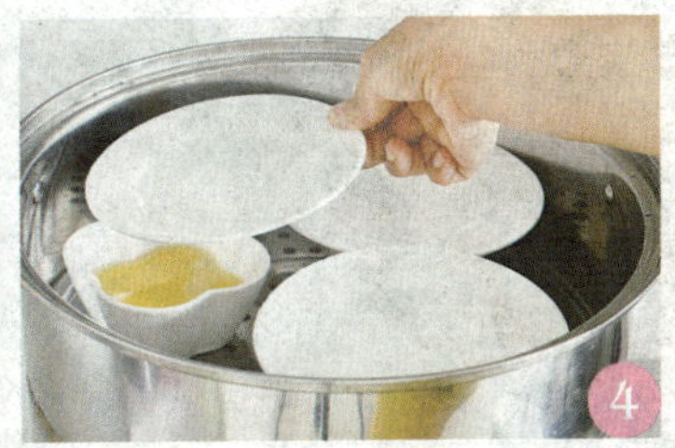

蒸锅内加水烧开，放入盛蛋液的碗，扣上小碟子。

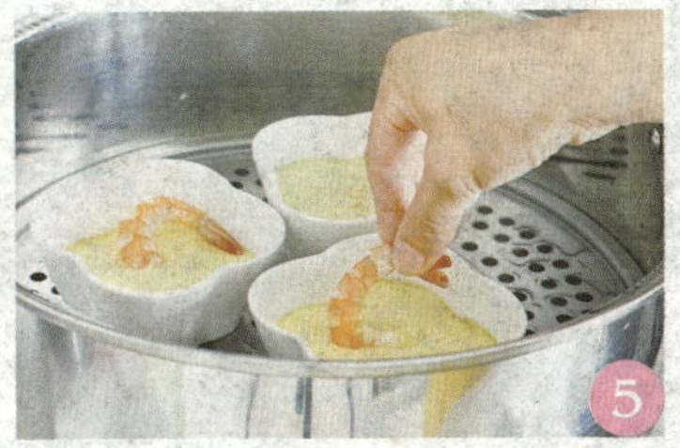

小火蒸10分钟左右，至蛋液八成凝固，将虾仁插入蛋羹中心处，再略蒸后关火略闷，取出。

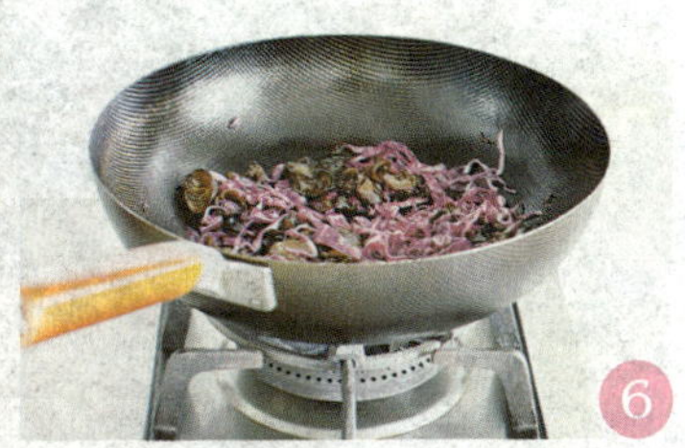

紫甘蓝和木耳都切成细丝。炒锅加少许油烧热，倒入紫甘蓝和木耳丝炒软，调入盐炒匀。盛出煮好的粥，热好的馒头。菜装盘，水果装盘。蛋羹端上桌。完成！

贴心小提示

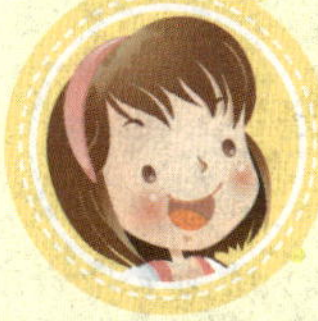

蒸蛋羹时可以根据个人喜欢的口感调整加水量和蒸制时间：喜欢嫩的，就多加水，水量与蛋液量相等，中小火蒸；喜欢实一点的就少放些水，小火蒸，只要表面有多半蛋液凝固就可以撤掉小盖碟，后期要勤观察，注意别蒸老。

营养早参考

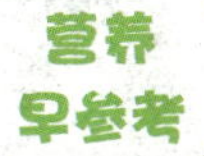

红枣高粱粥、馒头提供了大脑工作所需的葡萄糖，高粱粥中的红枣为粥增添了天然的甜度，还补充了丰富的维生素C、铁质等营养素。虾仁蛋羹低脂肪、高蛋白，能为孩子提供生长发育所必需的优质蛋白质、钙，保证孩子健康成长。紫甘蓝富含花青素、维生素E等，具有很强的抗氧化能力，能增强人体抵抗力。圣女果既可算作蔬菜又可作为水果，可爱的外形和亮丽的色彩使它很受欢迎。

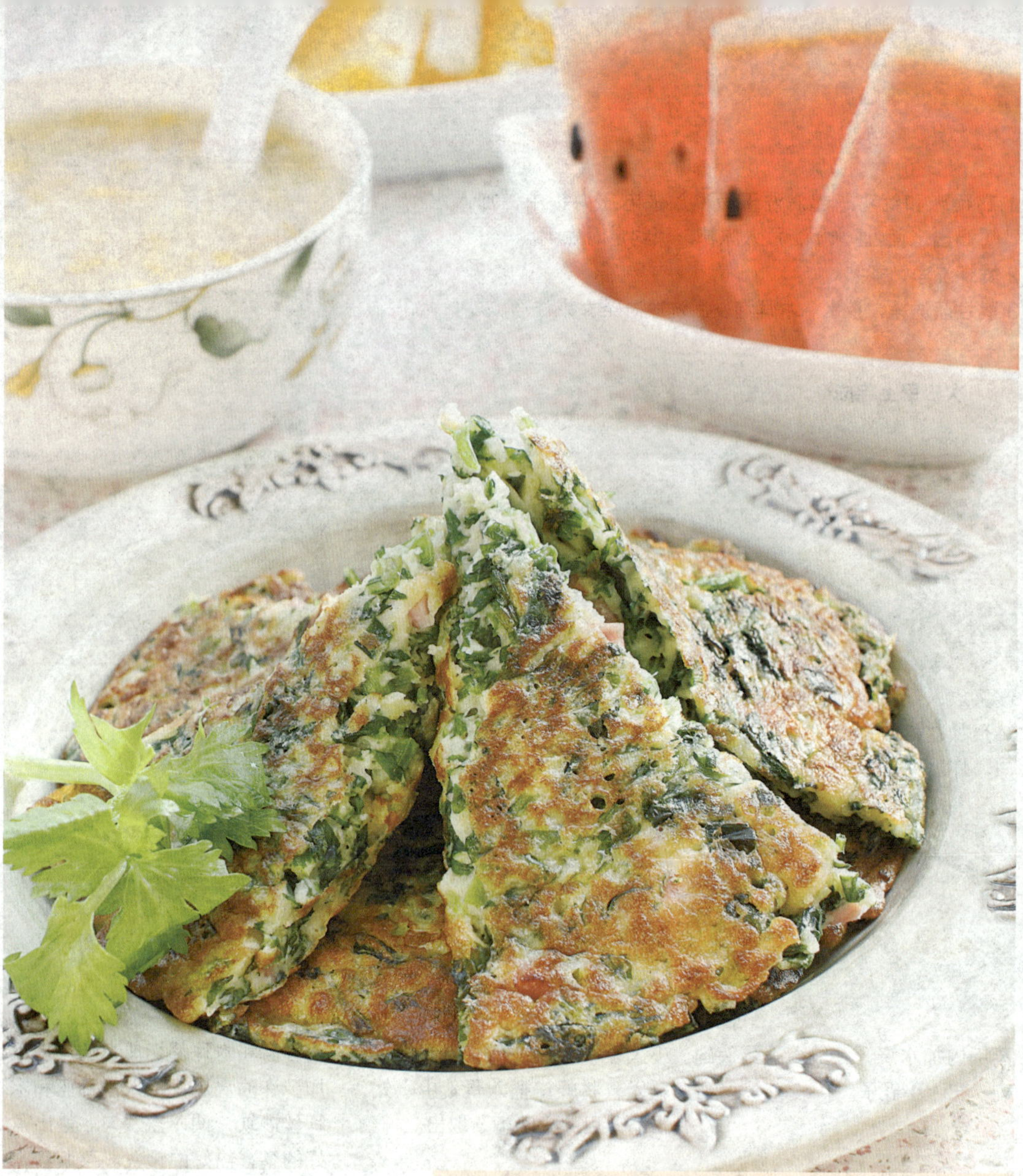

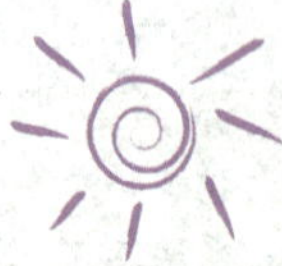

芹菜叶摊饼套餐

主食 芹菜叶摊饼
汤粥 玉米粒粥
水果 西瓜+橙子

芹菜叶摊饼

原料：芹菜叶80克，韭菜15克，火腿1片，面粉50克，牛奶100克，鸡蛋1个
调料：胡椒粉少许，生抽1/2茶匙，盐1/2茶匙，香油1/2茶匙，植物油适量

玉米粒粥

原料：大米100克，冷冻甜玉米粒50克
调料：冰糖4~5块

营养早参考

用很多人择芹菜时都会视为下脚料丢弃的芹菜叶做成芹菜叶饼，不仅保留了芹菜叶中的蛋白质、维生素等营养素，而且由于牛奶、鸡蛋的加入，使其营养价值更高。配上玉米粒粥这款美味的粗粮粥品，再来块西瓜或是一个橙子，补充一下果酸和维生素C，阳光一天便开始了！

头天晚上准备

1. 大米淘洗干净，放入电压力锅中，加入甜玉米粒和冰糖，倒入水，选择预约方式煮粥。
2. 芹菜叶洗净。韭菜择洗干净。

次日早上完成

1. 芹菜叶洗净，入沸水锅中焯1分钟，捞出冲凉，挤掉水分，切碎。韭菜择洗干净，切碎。火腿切小丁。
2. 将面粉和牛奶混合均匀，加入打散的鸡蛋，搅拌均匀。
3. 在面糊中倒入芹菜叶碎、韭菜碎和火腿丁。
4. 调入胡椒粉、生抽、盐和香油。
5. 充分搅拌均匀。
6. 平底锅中放少许油烧热，将油转开后倒入面糊，转匀成圆形，小火煎至两面上色均匀，取出切块，装盘。粥盛入碗里。橙子切块，西瓜切块，装盘。完成!

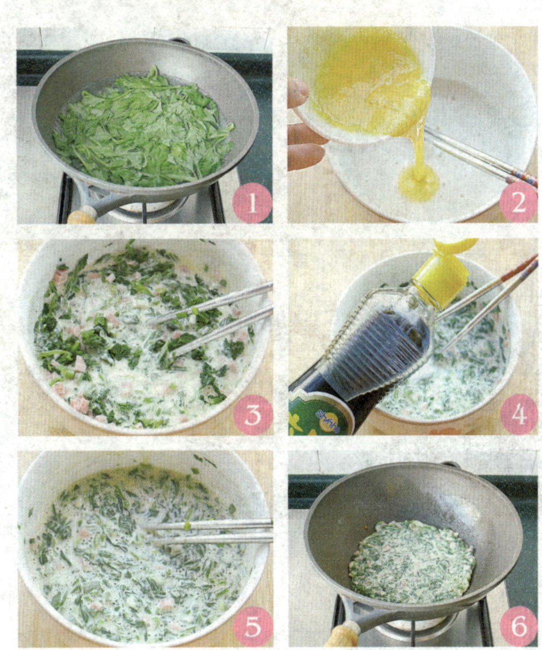

贴心小提示

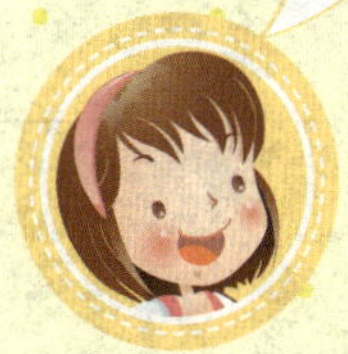

芹菜叶的营养价值很高，还有败火的功效，买来的芹菜如果叶子鲜嫩，一定不要扔掉，用来做成菜饼，即使是不喜欢吃芹菜的人，都会喜欢的。

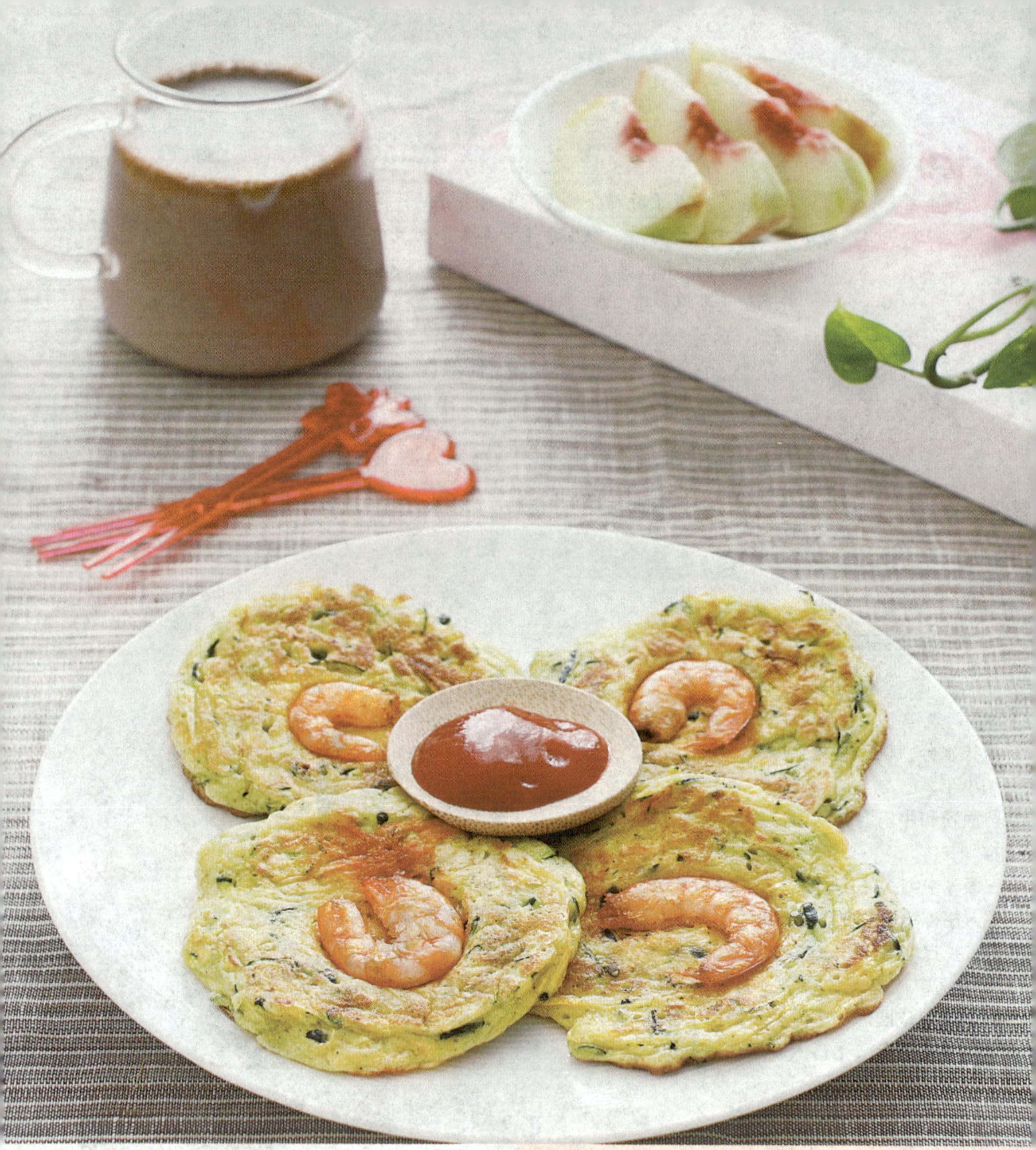

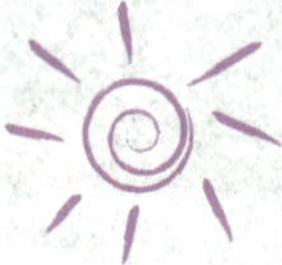

瓜丝虾仁软饼套餐

主食　瓜丝虾仁软饼

汤粥　巧克力牛奶

水果　桃子

瓜丝虾仁软饼

原料：鸡蛋2个，面粉70克，吊瓜200克，熟虾10只

调料：酵母1茶匙，盐1/2茶匙，胡椒粉少许，植物油适量

巧克力牛奶

原料：巧克力25克，牛奶250克

头天晚上准备

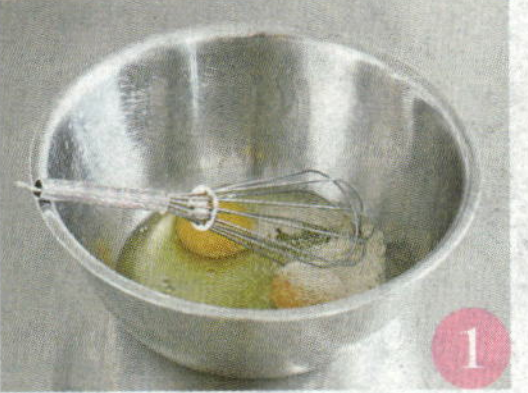

鸡蛋洗一下，磕入盆里，加入酵母。

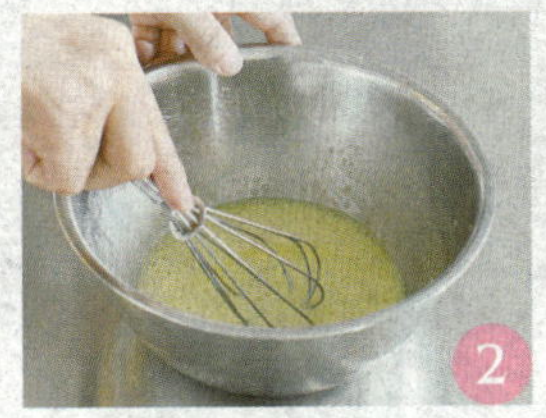

用打蛋器搅打均匀。

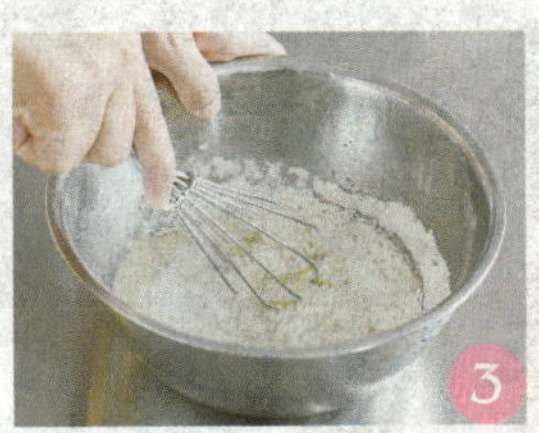

再倒入面粉，搅匀，加盖后放入冰箱冷藏一夜。

4.虾蒸熟或煮熟。吊瓜洗净，去皮。桃子洗净，沥水。

次日早上完成

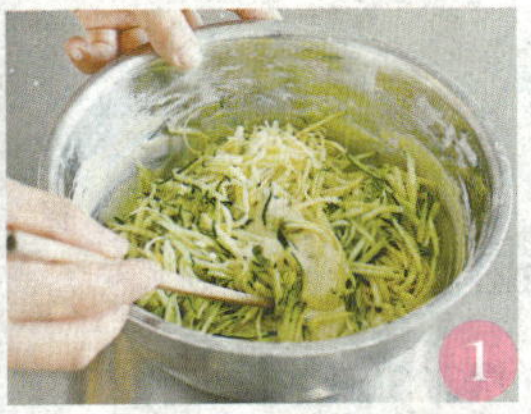

取出蛋糊，静置回温。吊瓜擦成细丝，加入蛋糊中。

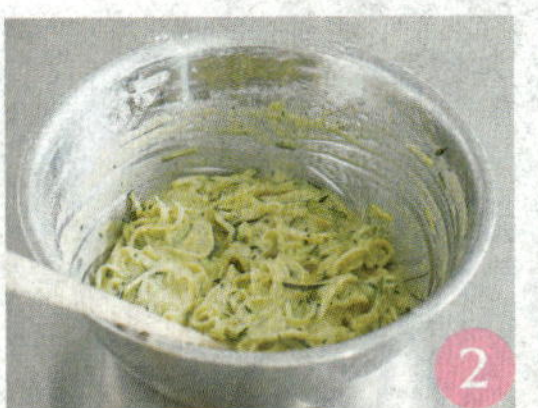

调入盐和胡椒粉拌匀，静置10分钟。虾剥去壳，去虾线。

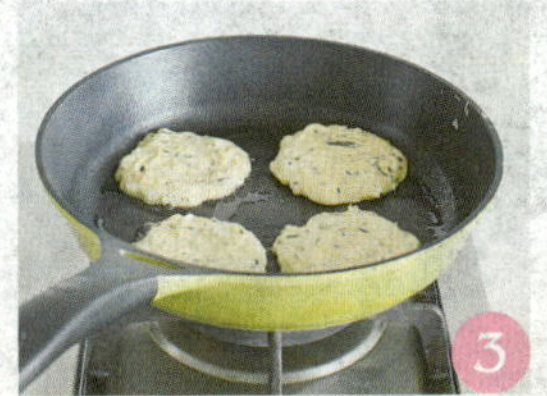

平底锅加入适量油烧热，用勺子挖取面糊，放入锅里摊成圆形。

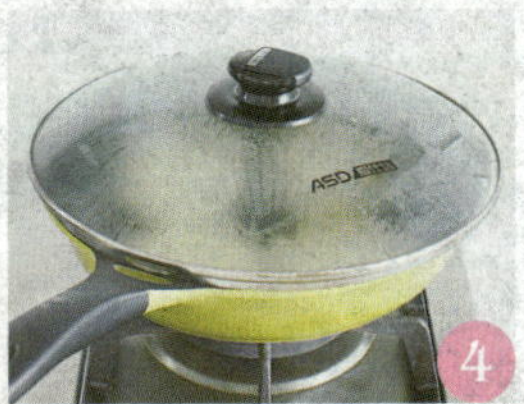

盖上锅盖小火煎半分钟左右。

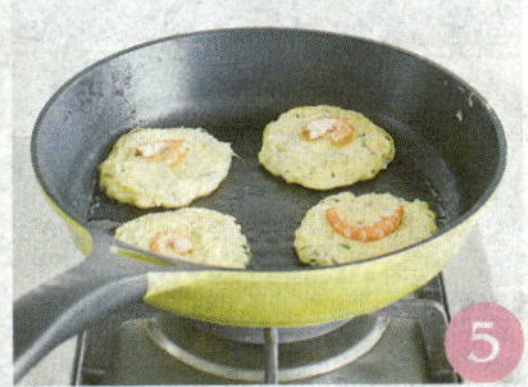

待表面半凝固时放上虾仁，稍加按压使其粘牢。

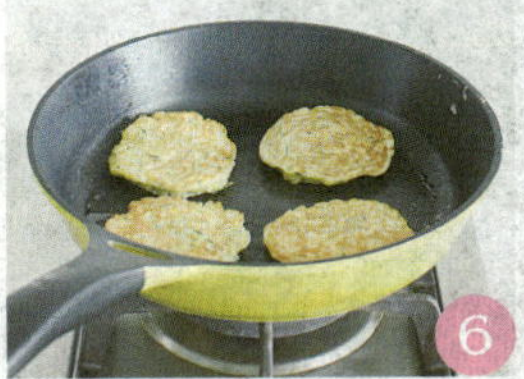

盖上锅盖略煎，轻轻翻面，再略煎，至两面金黄上色即可出锅。

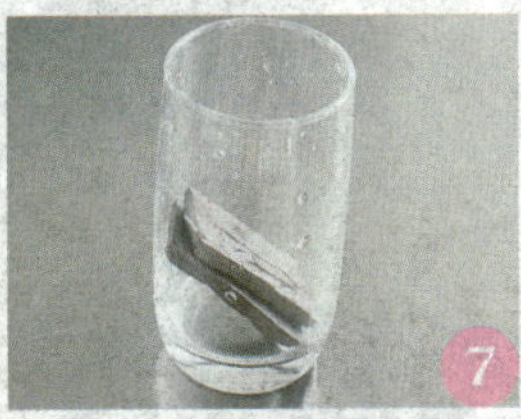

牛奶倒入奶锅中加热。巧克力掰成小块儿，放入杯中。

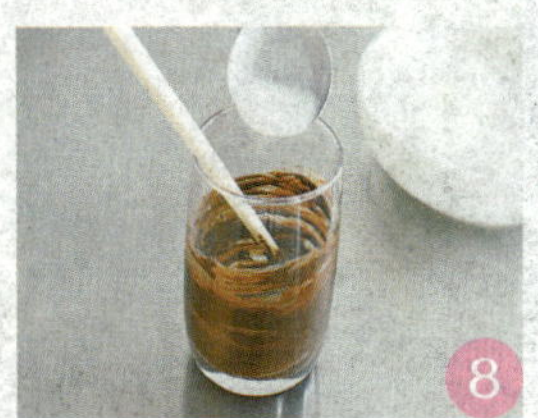

少量多次地加入热牛奶，边倒边搅使其均匀，直至搅成细腻的巧克力奶。

9.虾仁蛋饼盛盘中，可蘸番茄沙司一起食用。桃子切块，装盘。完成！

贴心小提示

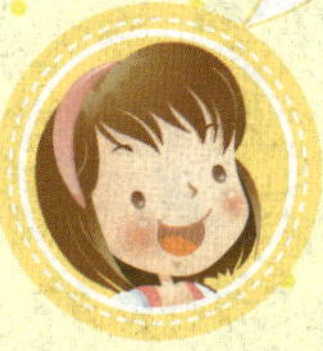

1. 巧克力中冲入热牛奶，刚开始一定要少量多次地加，搅匀一次再加下一次，这样才能搅出细滑的巧克力奶。

2. 蛋面糊中加入酵母，经过一夜的低温发酵，可以在受热后产生松软的效果。

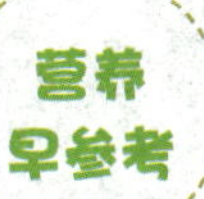

巧克力牛奶是为那些特别钟爱甜食的人准备的，也能让那些不喜欢喝牛奶的人摄入奶中的蛋白质、钙质等。瓜丝虾仁软饼中的吊瓜性凉，能消暑解热；虾仁肉质软嫩，易消化。桃子性温，富含蛋白质、铁、钾，尤其适合需要补血者食用。

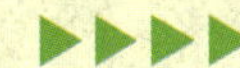

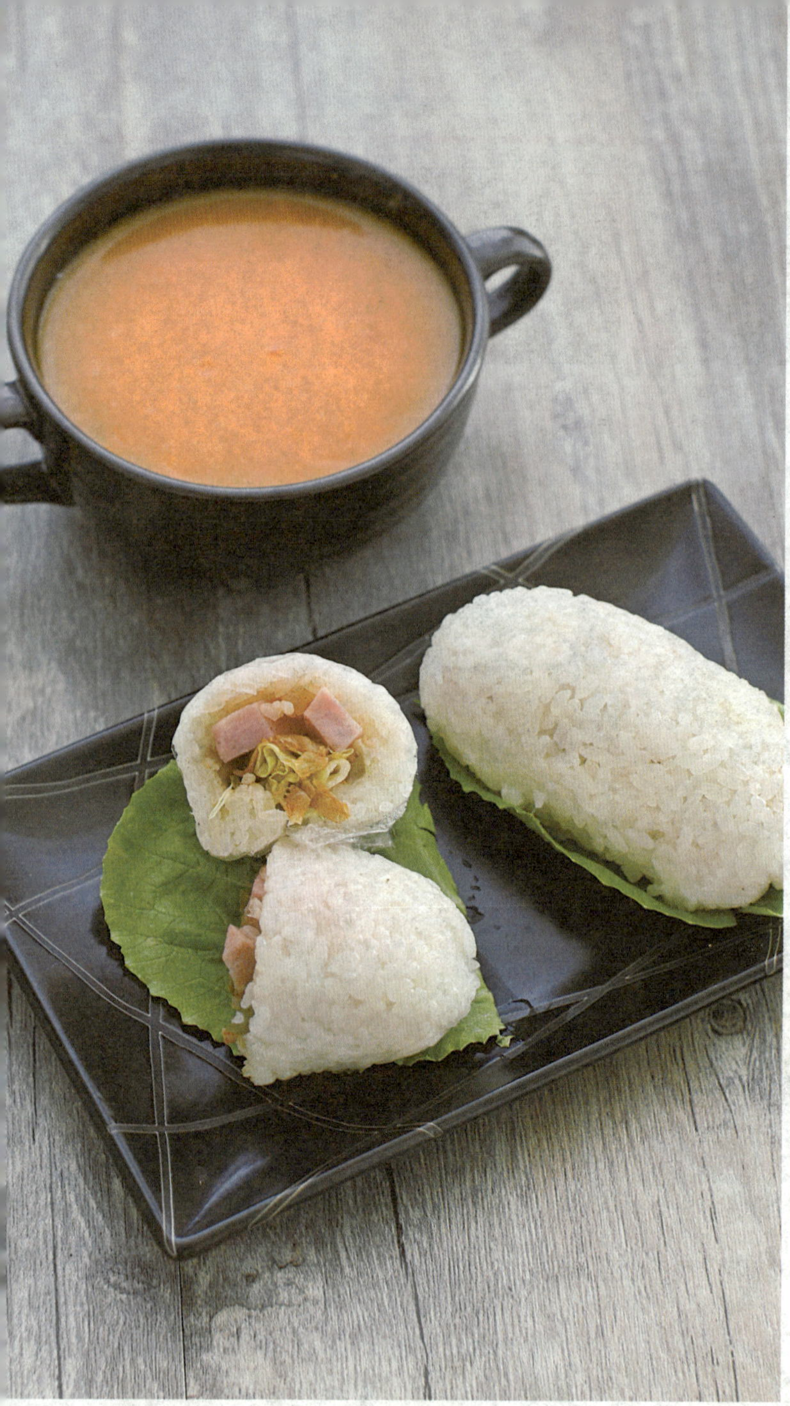

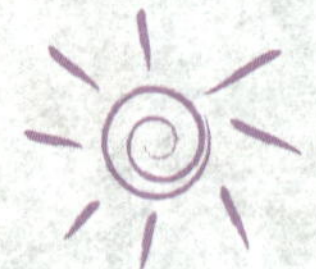

糯米饭团套餐

主食　糯米饭团

汤粥　胡萝卜甜汤

糯米饭团

原料：糯米300克，火腿1片，生菜叶、辣白菜、榨菜各适量

胡萝卜甜汤

原料：蒸熟小胡萝卜2根，小米50克

调料：冰糖3块

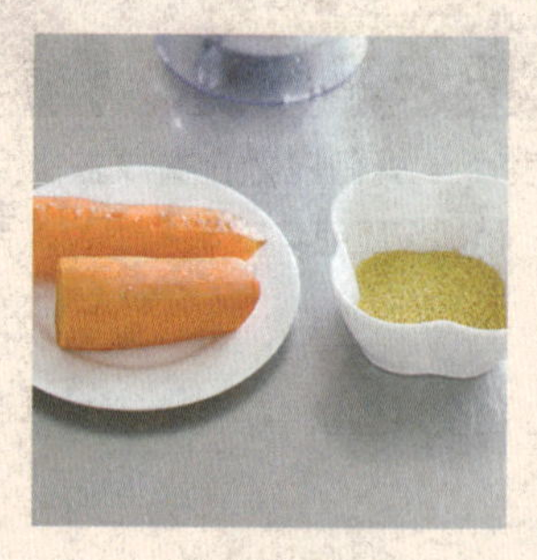

营养早参考

胡萝卜中的胡萝卜素在人体内能转变为维生素A，而维生素A是维持视力正常的重要营养素。小米性温，善补脾胃，尤其适合在夏季早晨食用。糯米性温，具有补益作用，将其同蔬菜做成饭团，圆润可爱的外形，会让人眼前一亮，食欲大增。

头天晚上准备

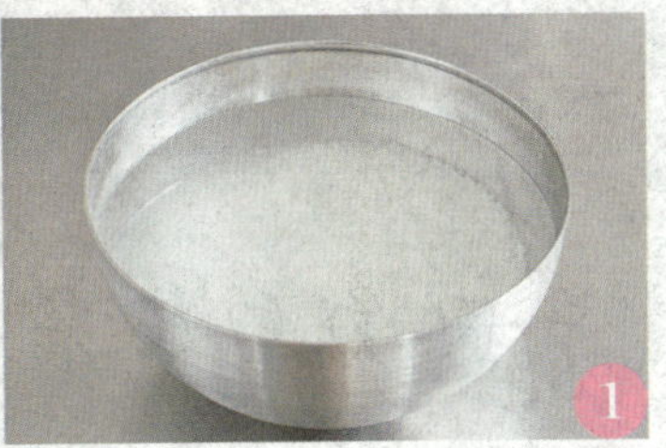

糯米淘洗干净，提前浸泡10小时以上。

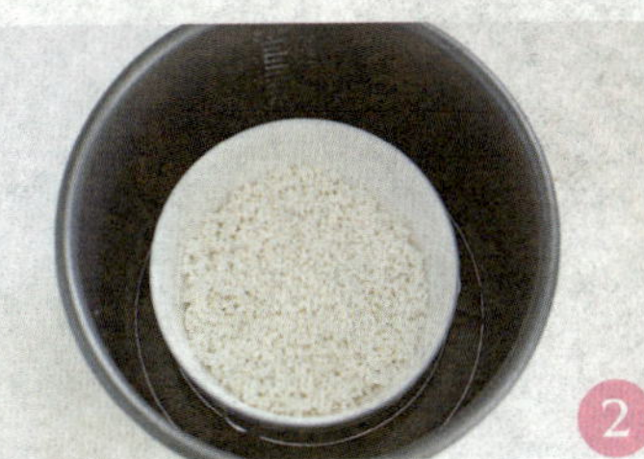

将泡好的糯米捞出放入碗中，电压力锅中装入适量水，放入1个小蒸架，上面摆放盛糯米的碗，选预约方式定时将糯米在第二天早上蒸熟。

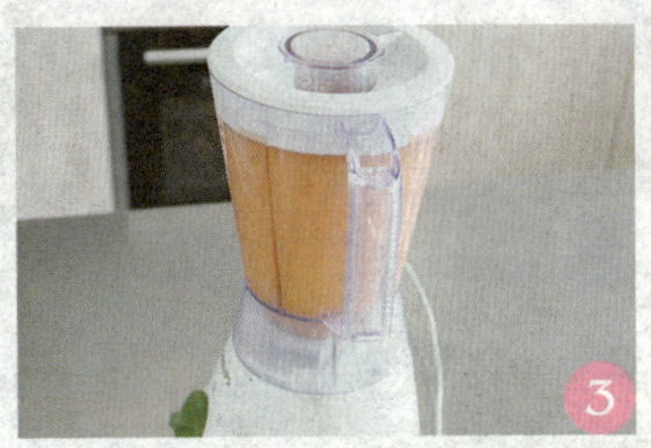

胡萝卜去皮洗净，蒸至熟透。小米浸泡2个小时以上。将胡萝卜、小米连同浸泡的水一起倒入豆浆机中，打成细腻的米浆。生菜洗净，沥水。

次日早上完成

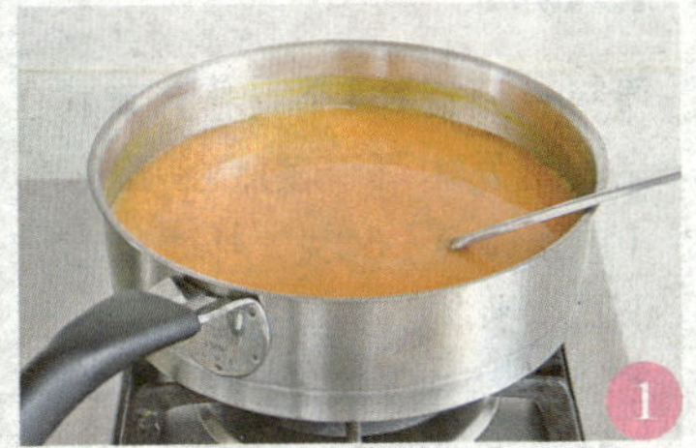

胡萝卜小米浆倒入锅中，补充足量的水煮开，加入冰糖，转小火煮10分钟左右。

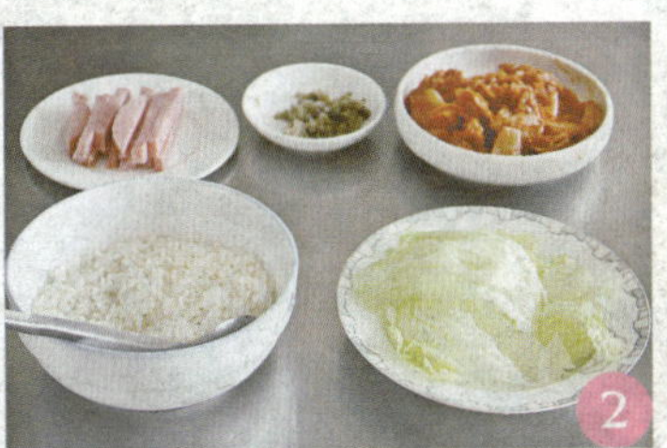

取出蒸熟的糯米，火腿切条，辣白菜切碎，榨菜切碎。

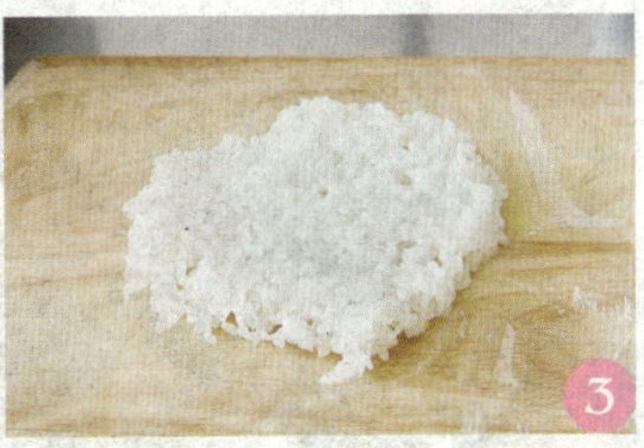

案板上放一张大一些的保鲜膜，取适量糯米，摊平。

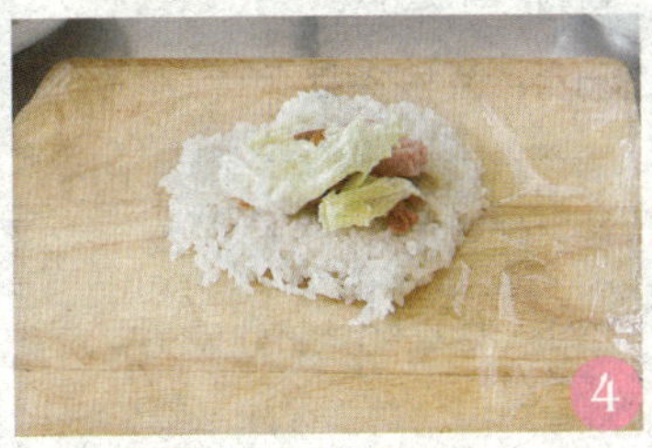

放上适量火腿、辣白菜、榨菜和生菜。

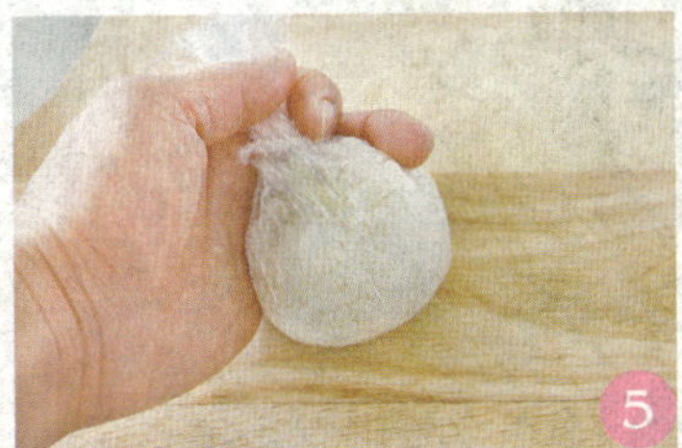

兜住保鲜膜包住，攥紧。

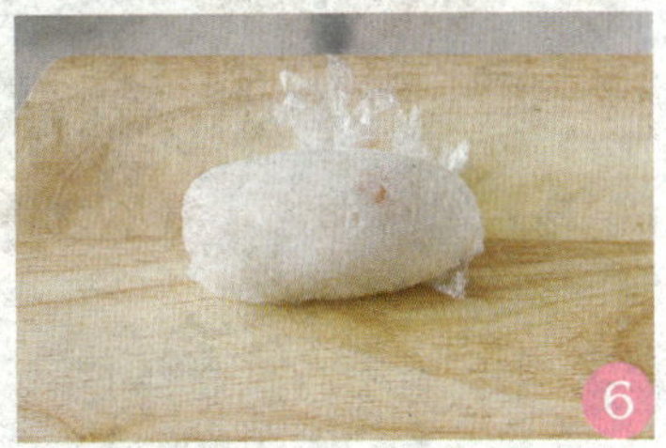

整理成条形饭团。胡萝卜甜汤盛入碗中。饭团装盘，吃的时候揭掉保鲜膜即可。

贴心小提示

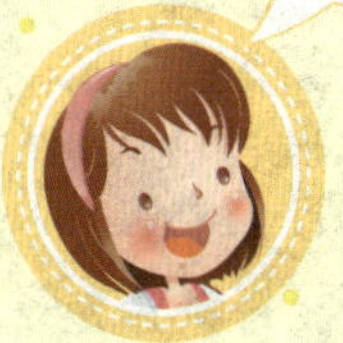

1. 胡萝卜加小米的组合，有婴儿辅食的味道，即便是不爱吃胡萝卜的人也会爱喝这款甜浆的。

2. 制作糯米饭团时，糯米容易粘在勺子上，将勺子蘸白开水后再取糯米，就不会粘了。

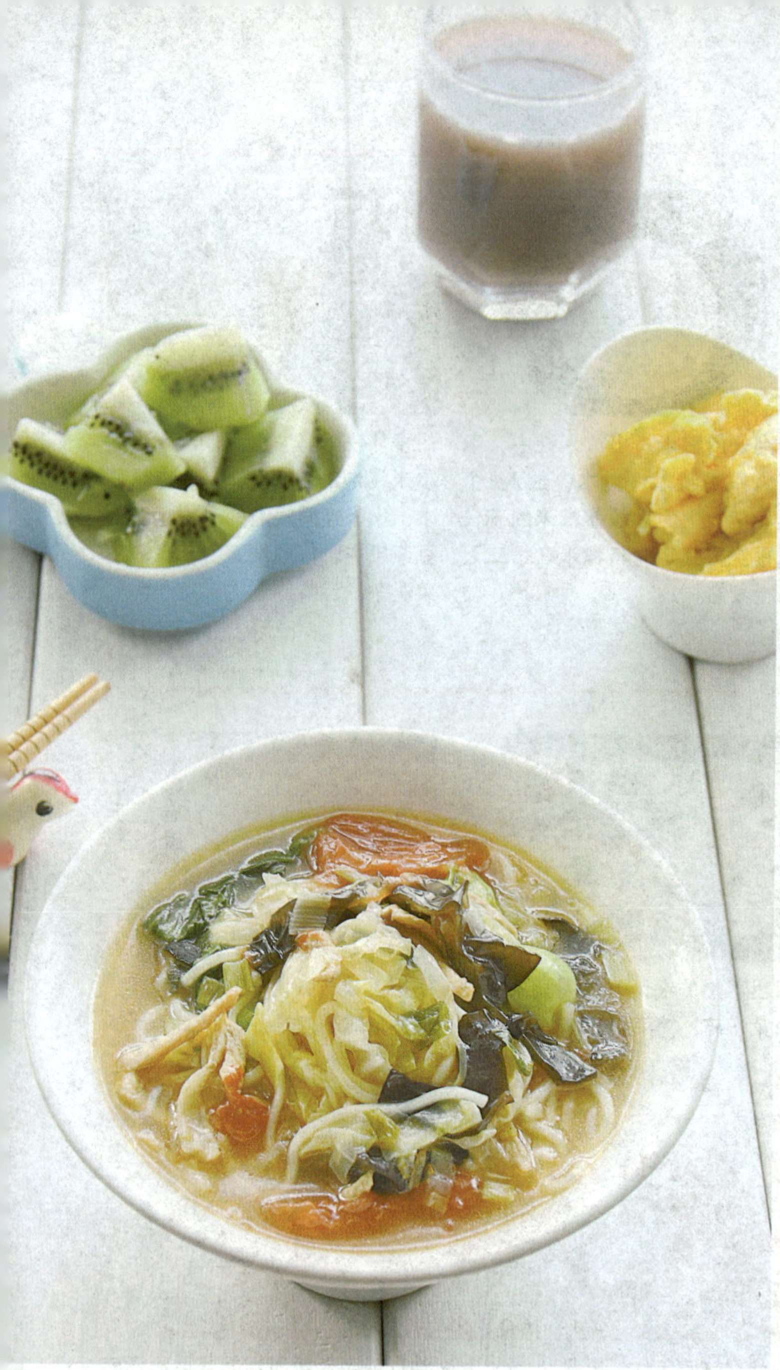

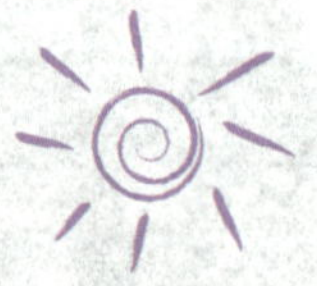

菜肉汤面套餐

主食 菜肉汤面

配菜 炒蛋

汤粥 薏米红豆水

水果 猕猴桃

菜肉汤面

原料：西红柿1个，卷心菜100克，泡发木耳75克，猪五花肉（或里脊肉）50克，挂面120克

调料：葱花、姜丝各适量，料酒2茶匙，生抽2茶匙，盐2茶匙，香油少许，植物油适量

炒蛋

原料：鸡蛋3个

调料：盐1/2茶匙

薏米红豆水

原料：薏米50克，红豆50克

营养早参考

炎炎夏日，体液消耗较多，这时候来一碗汤面，不仅蔬菜、肉皆备，营养合理，还能补水，且不容易让热量超标。炒蛋是再简单不过的家常菜，非常下饭。薏米红豆水能祛湿利水，尤其适合湿热的夏季饮用。猕猴桃是人见人爱的美味，富含果酸、维生素C等，能清暑热、抗疲劳，所以早餐后别忘了来一个哦！

头天晚上准备

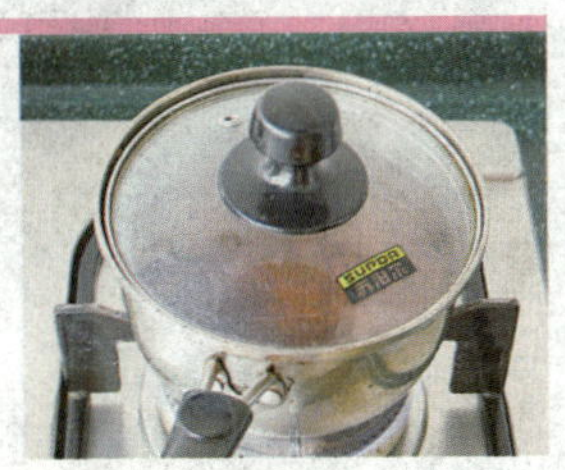

1.薏米、红豆分别洗净（无须浸泡），放入锅中，倒入足量的水，开火煮至水沸后关火，闷约1小时至锅凉下来，再开火，煮至锅中水再次沸腾，关火闷一夜。

2.西红柿、卷心菜分别洗净，沥水。木耳泡发后洗净。

次日早上完成

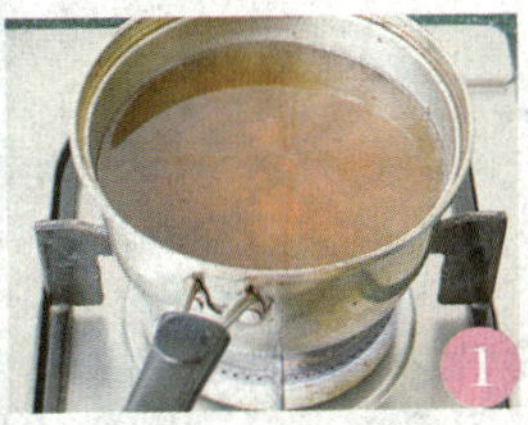

放薏米和红豆的锅再次开火煮沸，关火静置放凉。

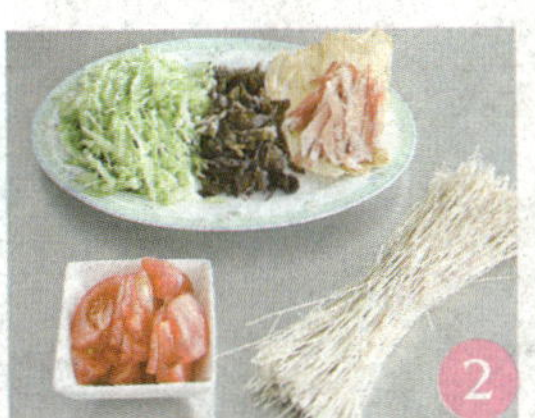

西红柿去皮，切块。卷心菜、木耳、猪肉分别切丝。

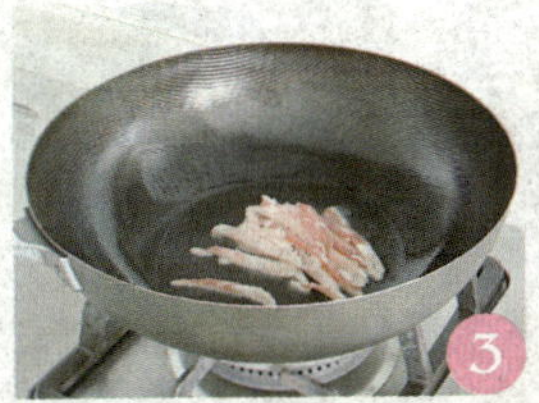

炒锅放油烧热，下入肉丝炒至变色，下葱花、姜丝炒匀，淋入料酒、生抽，炒至肉丝上色。

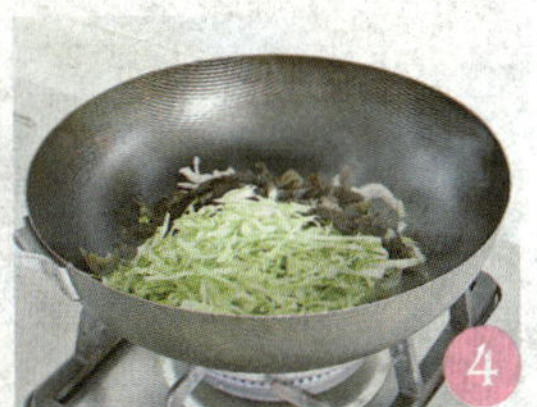

倒入菜丝和木耳丝，翻炒均匀。

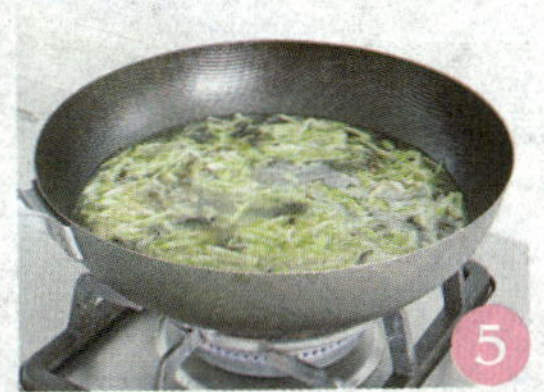

倒入足量的水。

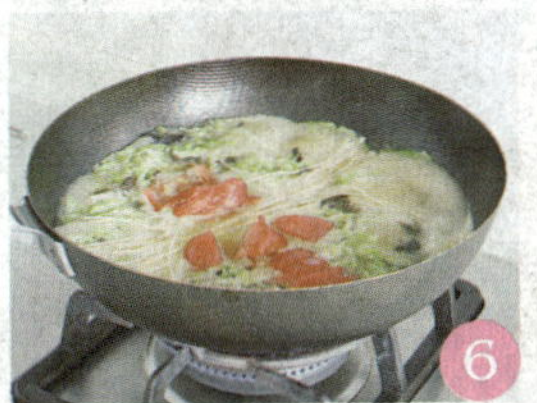

将水再次烧开，下入挂面、西红柿块，调入盐，大火烧开，转中火煮。

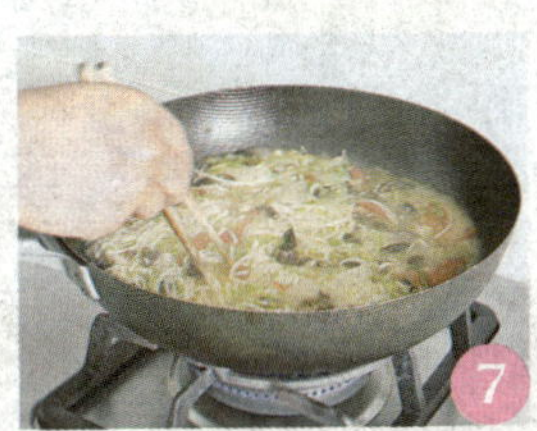

煮至挂面熟透、汤变稠，关火，淋入少许香油拌匀。

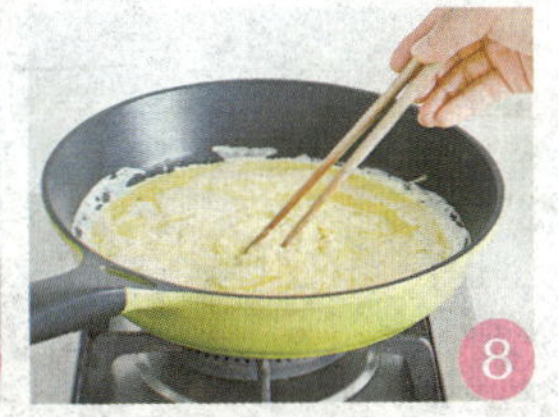

鸡蛋充分打散，调入盐。另起锅，油热后下蛋液大火快炒，炒至刚熟即关火盛出。

9.薏米红豆水装杯。面条盛碗。炒蛋装盘。猕猴桃削皮，切块，装盘。完成！

贴心小提示

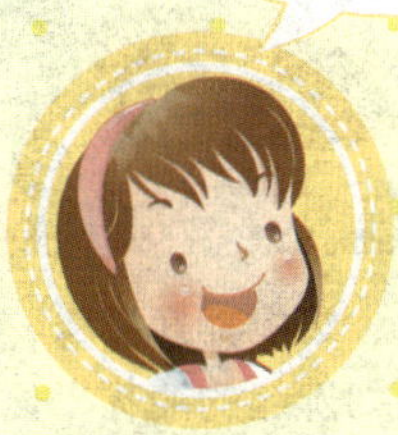

1. 薏米红豆水是老少皆宜的一款汤水，可以祛湿健脾，呵护全家人的身体。这种三煮三闷的方法，既可以省火，又很合理地安排了时间，早餐时刚好可以喝到温热的汤水。

2. 剩下的红豆和薏米，可以在午餐或晚餐时加热后拌入红糖吃。但红豆吃多了易引起胀气，所以注意一次不要吃太多。

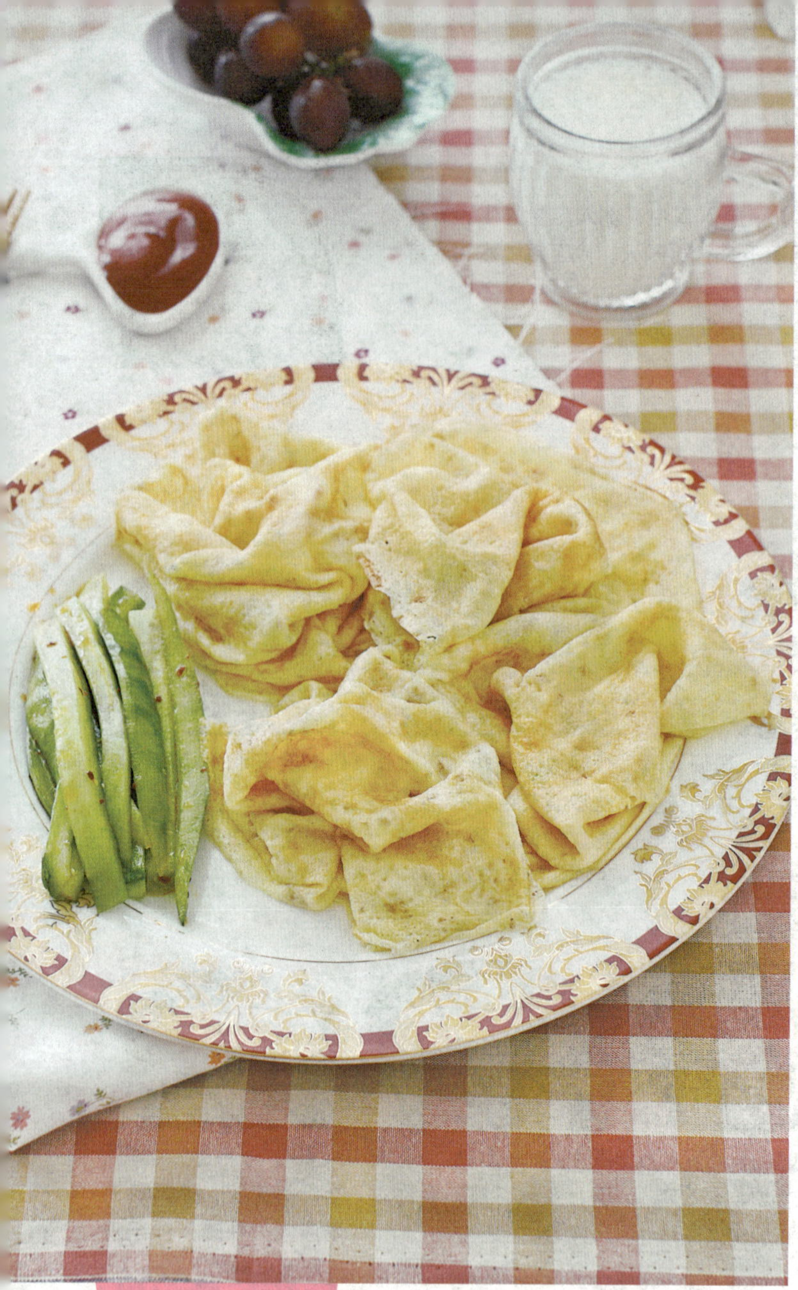

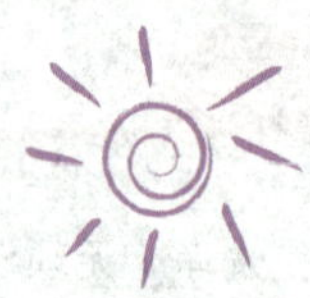

鸡蛋薄饼套餐

主食 鸡蛋薄饼
配菜 凉拌黄瓜条
汤粥 牛奶
水果 葡萄

鸡蛋薄饼

原料：鸡蛋2个，面粉120克，水125克，牛奶170克，小葱1根
调料：盐1/2茶匙，芝麻1汤匙，番茄沙司、植物油各适量

凉拌黄瓜条

原料：黄瓜1根
调料：盐1茶匙，自制红油（原料：韩式辣椒粉2汤匙，盐1/2茶匙，熟白芝麻2茶匙，油6汤匙）2茶匙，香油少许

头天晚上准备

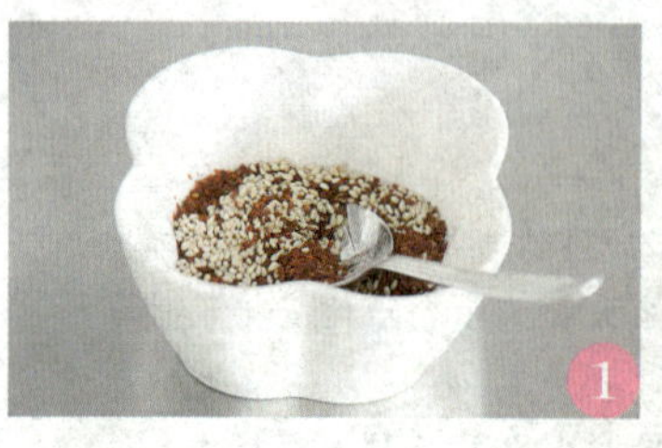

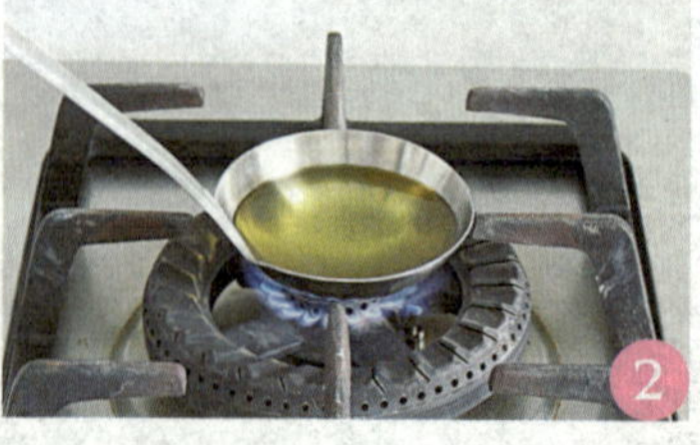

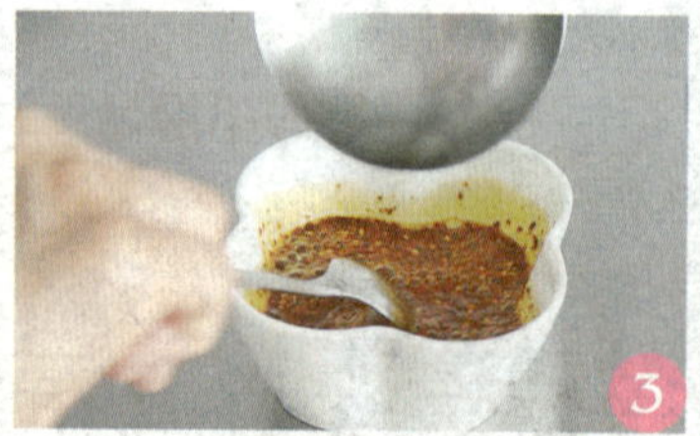

1. 自制红油：将辣椒粉、盐和白芝麻混匀。
2. 油倒入炒勺中，小火加热至微微冒青烟，勺底油纹漫开，关火。
3. 待油温降至五六成热时，边搅拌辣椒粉，边浇入热油，此时可以看到沸起的油花，但不会将辣椒粉炸煳。

次日早上完成

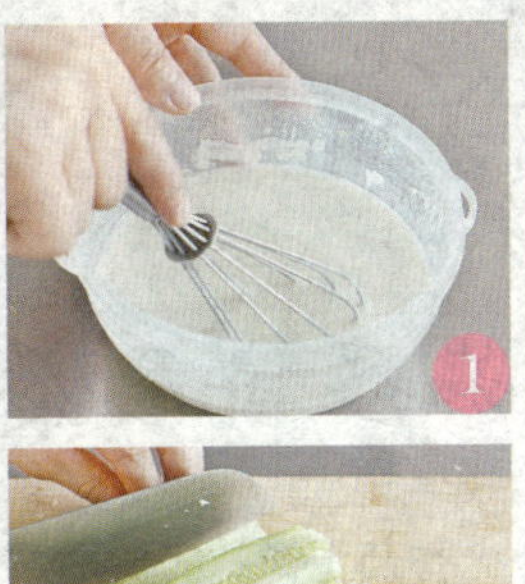
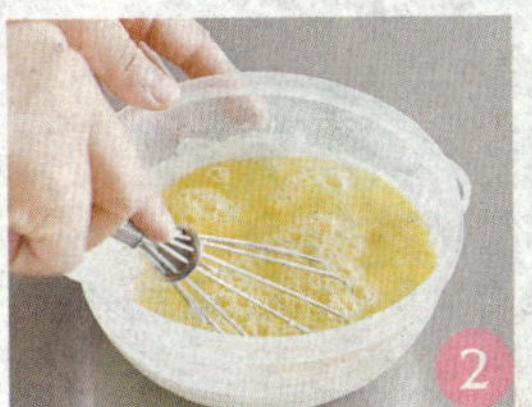
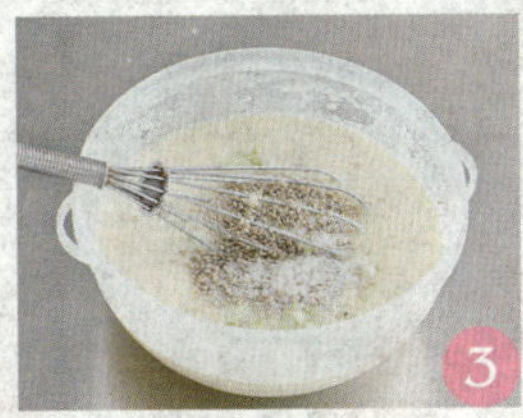
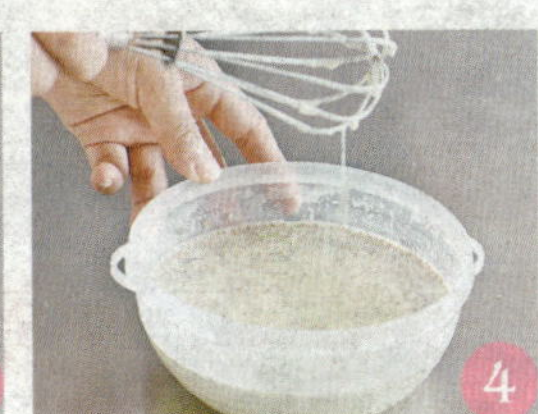
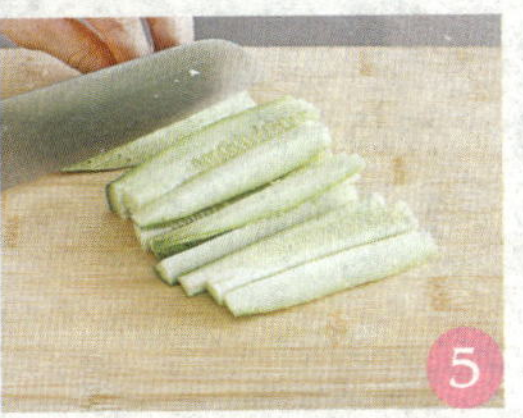
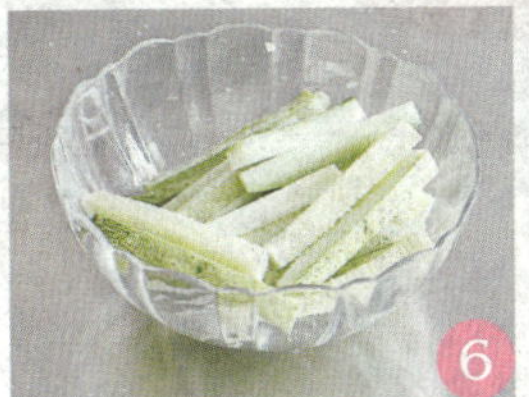
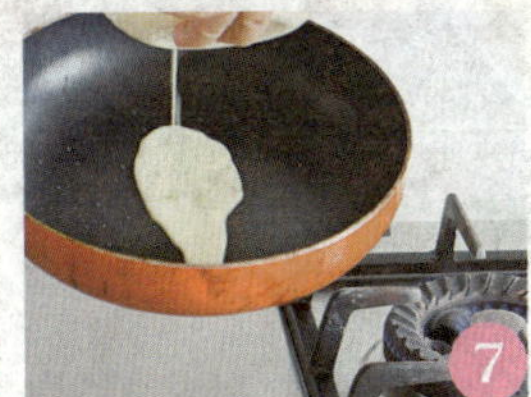
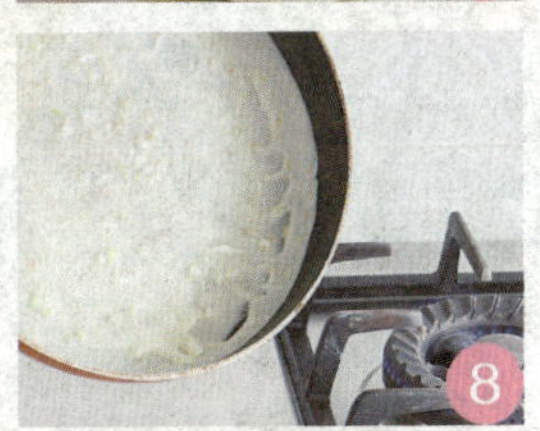
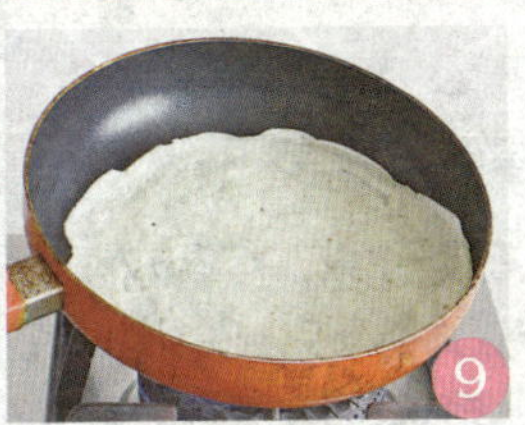
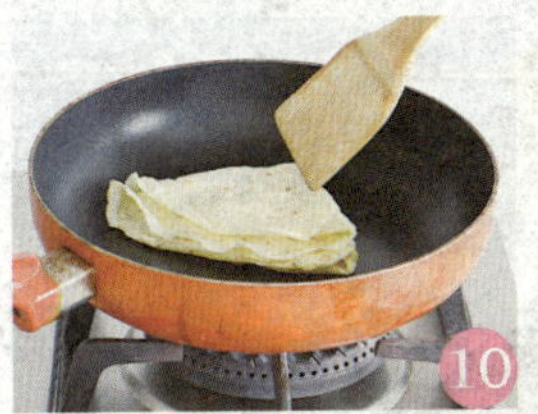
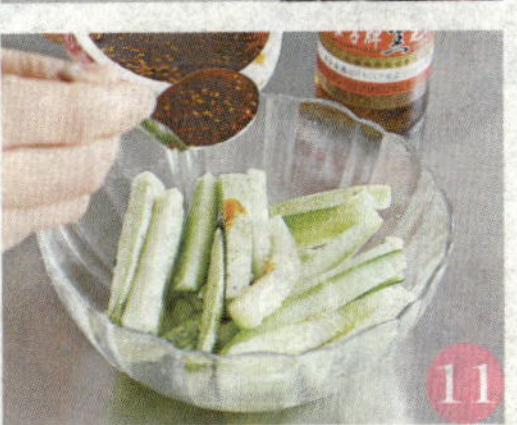
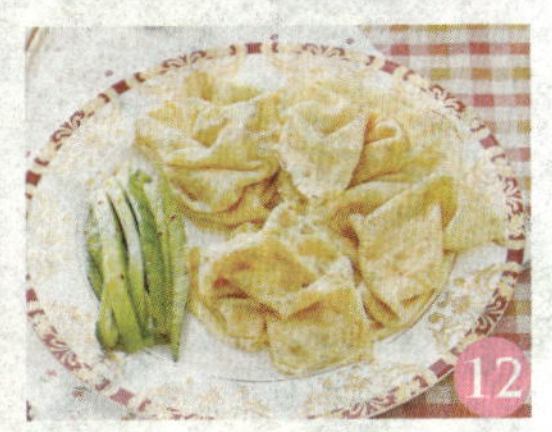

1.将牛奶热上。面粉中加入水和牛奶调成稀糊。
2.加入搅开的鸡蛋液，充分打匀。
3.放入切碎的小葱，调入盐和芝麻，搅匀。
4.此时面糊的流动性很强，稍微静置几分钟。
5.黄瓜切成粗细均匀的条。
6.撒入盐拌匀，腌制10分钟入味。
7.平底锅烧至温热，锅底抹少许油，离火，将面糊淋入锅中。
8.同时转动平底锅使面糊迅速流动摊开成薄薄一层。如果面糊转动速度慢，说明面糊太稠，剩下的面糊需要加水调稀。
9.平底锅放回火上，中小火煎至底面上色后翻面。
10.两面都煎上均匀小“麻点”后，将饼折叠，出锅。
11.盐渍好的黄瓜条倒掉水分，加入红油和香油，拌匀。
12.蛋饼装盘，搭配番茄沙司食用。黄瓜装盘。牛奶装杯。葡萄装盘。完成！

营养早参考

牛奶和鸡蛋永远是早餐的两大主题，如何将它们做出花样，使家人吃着不烦，则是考验主妇们的一个小难题。这款鸡蛋薄饼使用面粉、牛奶、鸡蛋，采用了简单的做法，省时省力，营养却也一分不少。在酷热的夏季，一份凉拌黄瓜条能带来一分清爽。夏末时葡萄上市了，汁甜味美的葡萄能提供大量果酸、维生素C、花青素哦！

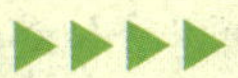

贴心小提示

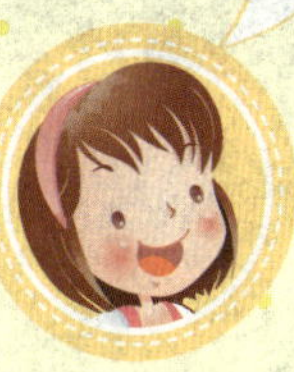

1. 韩式辣椒粉做出来的辣椒油，色红、味香而不辣。在韩国食品店或网店可以买到韩式辣椒粉。

2. 辣椒油要提前做好，静置一夜后味道更香。

3. 这款早餐鸡蛋薄饼的特点是柔软、薄，用筷子可以轻易抖开。制作关键是要掌握面糊的稀稠度和摊煎的方法。

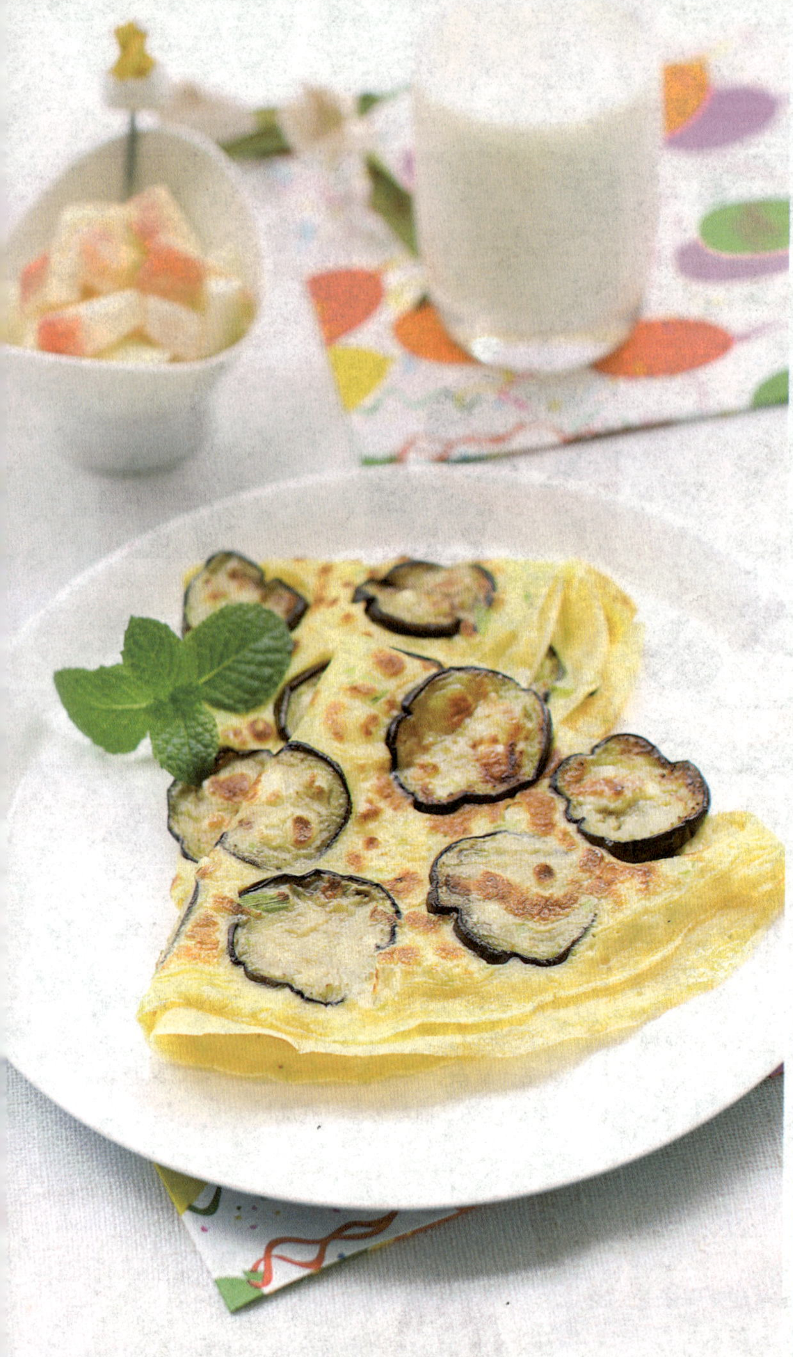

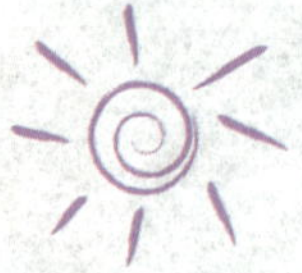

香茄蛋饼套餐

主食 香茄蛋饼

其他 蜜桃奶昔

香茄蛋饼

原料：茄子2根，鸡蛋3个，小葱1根，面粉75克，牛奶150克

调料：胡椒粉1/4茶匙，盐1/2茶匙，植物油适量

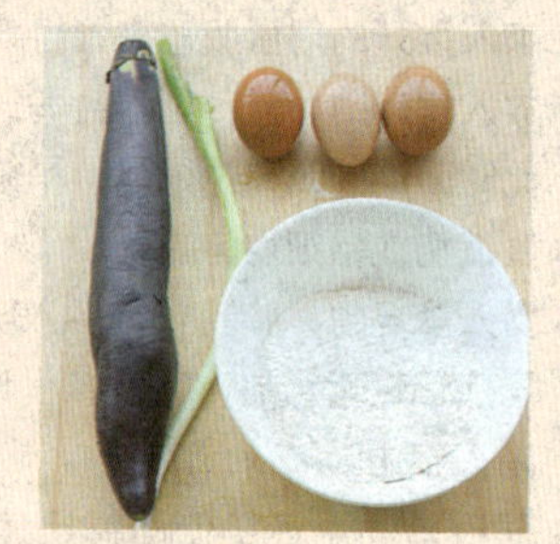

蜜桃奶昔

原料：水蜜桃1个，自制酸奶200毫升

调料：蜂蜜1汤匙

营养早参考

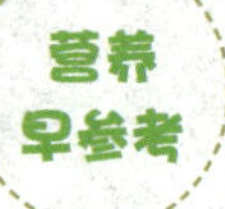

酸奶含有大量的有益乳酸菌，能帮助调节肠道菌群，预防便秘，酸奶中的蛋白质、钙则极易被人体吸收，而蜜桃的加入使营养更丰富。以鸡蛋、牛奶、茄子制成的蛋饼，搭配新颖且诱人食欲。

头天晚上准备

1.鸡蛋打散。面粉和牛奶先混合均匀（图1）。
2.再倒入蛋液搅匀，若能过滤一下会更细腻（图2）。将蛋糊冷藏过夜。
3.茄子洗净。水蜜桃洗净。

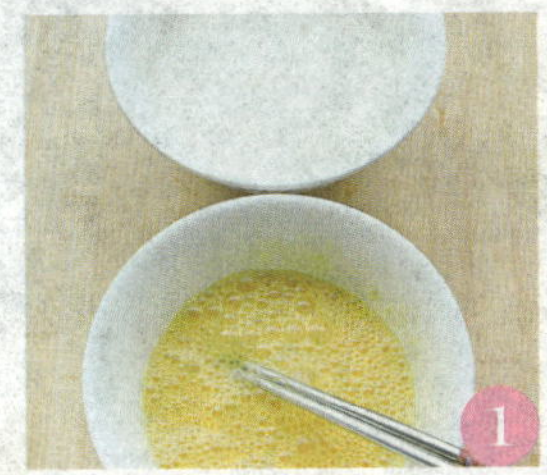

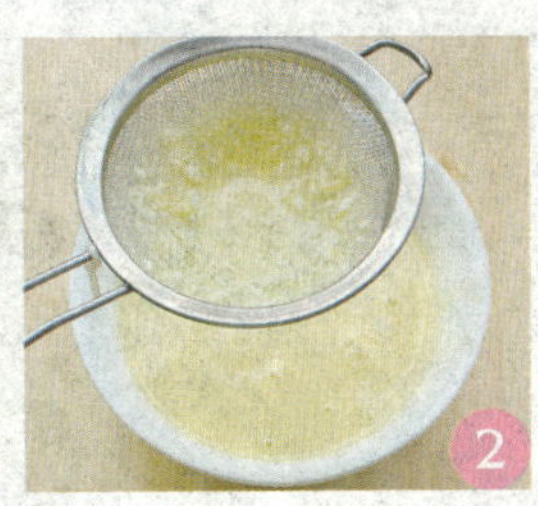

次日早上完成

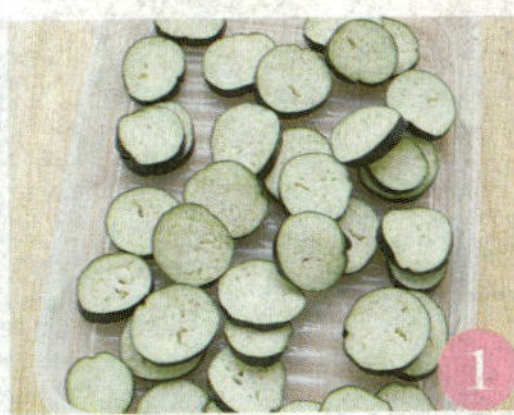

茄子洗净去蒂，切成薄片，撒入1/4茶匙盐拌匀，腌5分钟。

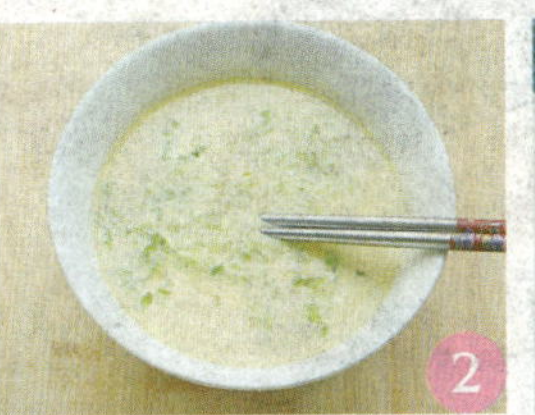

小葱切碎，加入蛋糊中，调入胡椒粉和1/4茶匙盐，拌匀。

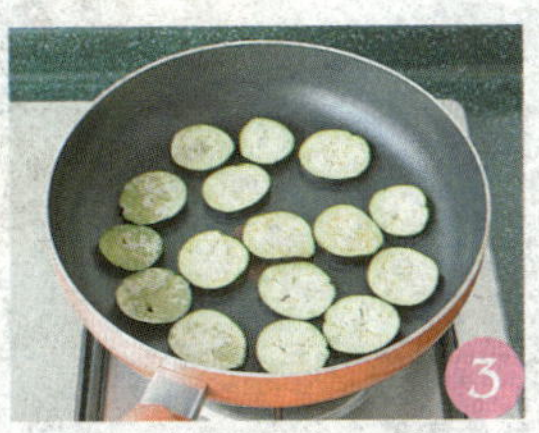

平底锅烧热，放入茄子片，淋入适量油，快速转锅将每片茄子都沾上热油。

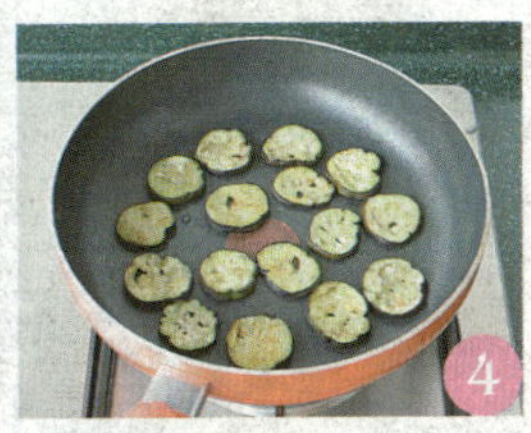

然后快速翻面，让另一面也沾上点儿油，小火煎至茄子两面都呈金黄色。

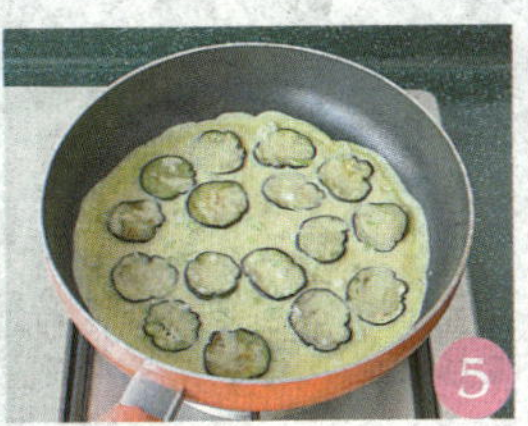

淋入蛋糊液，轻轻转开成薄薄一层。

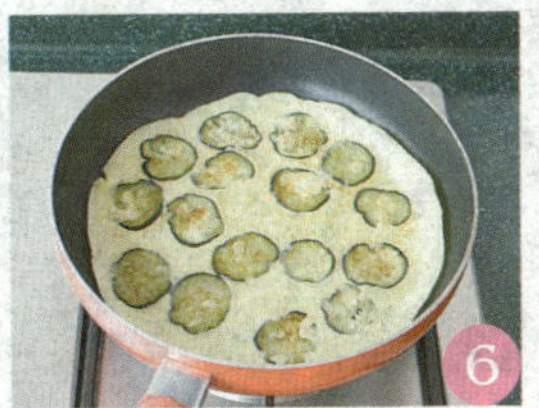

中火煎至底面金黄，翻面，再煎至底面金黄即可出锅。

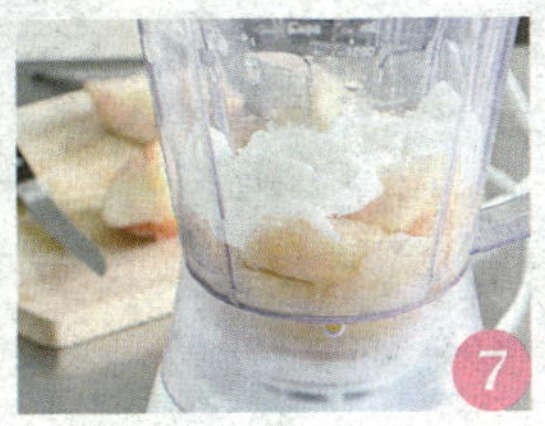

将蜜桃去皮，切块，放入搅拌机，倒入酸奶，调入蜂蜜，打匀即成奶昔。

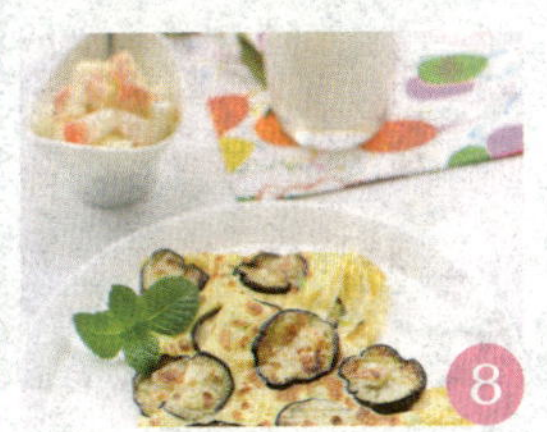

奶昔装杯中，茄饼装盘，一同上桌即可。

贴心小提示

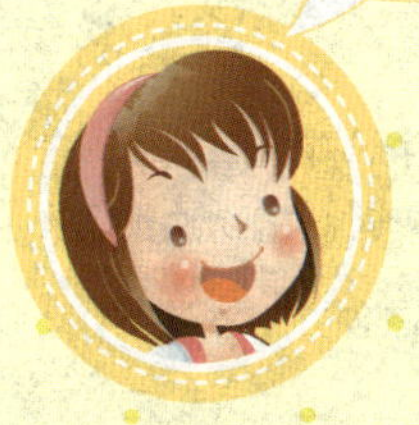

1. 茄子要选择质地偏软的，比如面包茄子。茄子片切得要薄些，否则最后很容易与蛋饼脱离开。

2. 茄子吸油很快，如果锅里先热油再放茄子片，那么先放的几片茄子很快就会把油都吸掉，所以要先放茄子再下油。一开始茄子会比较吸油，不一会儿就会“吐”些油出来，煎两面都够了。

3. 每次倒蛋糊液都不要过多，能转开锅底就可以，煎好的蛋饼才又软又好吃。

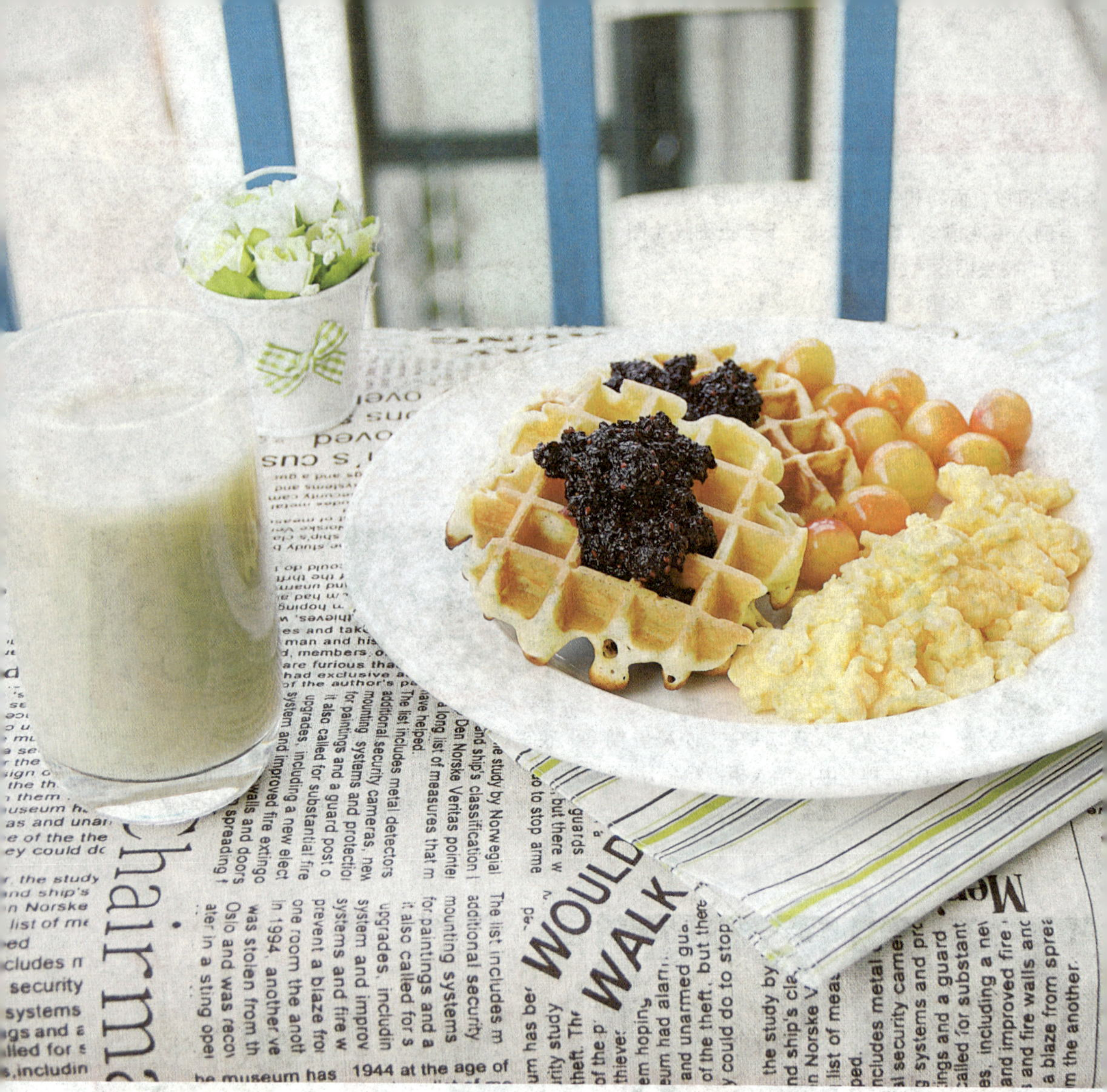

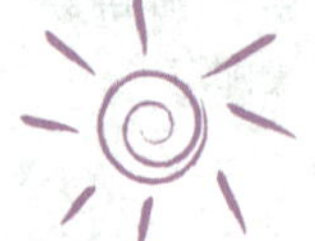

桑葚松饼套餐

主食　桑葚松饼
配菜　牛奶炒蛋
汤粥　绿豆汁
水果　樱桃

桑葚松饼

原料：低筋面粉180克，新鲜桑葚500克，进口无铝泡打粉1.5茶匙，鸡蛋3个，牛奶142克

调料：盐少许，白糖20克，柠檬1个，白砂糖100克，黄油20克

牛奶炒蛋

原料：鸡蛋3个，牛奶50毫升

调料：盐1/2茶匙，植物油适量

绿豆汁

原料：绿豆3/5杯

头天晚上准备

1.桑葚洗净，逐个去蒂，放在锅里，撒20克白糖（图1）拌匀，腌2小时左右。

2.柠檬洗净，榨汁（图2）。

3.放桑葚的锅上火，加入200克水，大火煮开，倒入柠檬汁（图3），再次煮开。

4.转成小火，盖上盖子，慢慢熬煮40~60分钟（图4），将汤汁收稠，但不要收干（放凉后会比刚煮好时要稠一些），关火。放凉后装入密封瓶中，冷藏保存。

5.绿豆洗净，浸泡一夜。樱桃洗净，沥水。

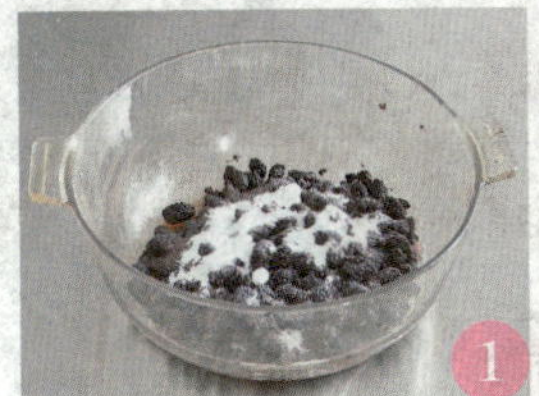

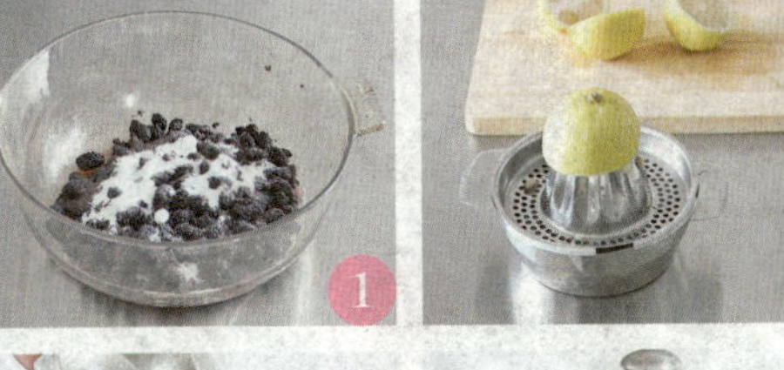

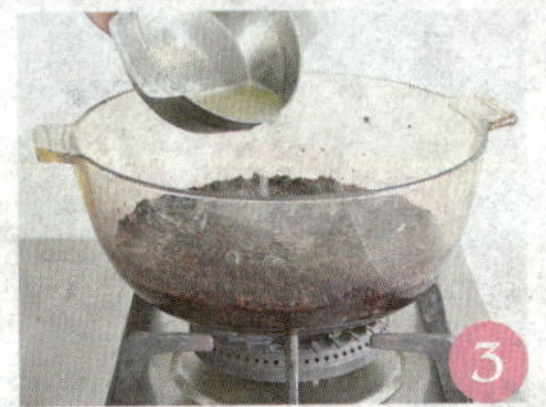

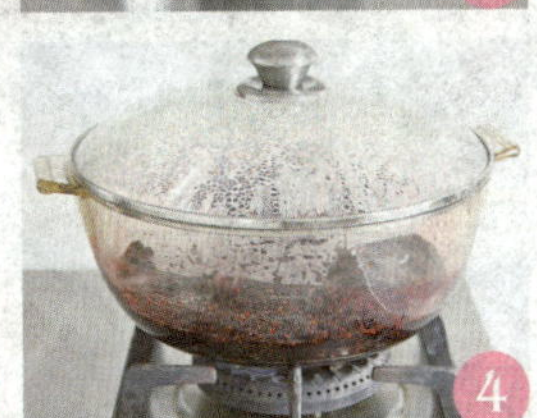

次日早上完成

1.泡好的绿豆沥水，倒入全自动豆浆机中，加入水到刻度线，按“绿豆汁”键开始工作。

2.松饼原料中的低筋面粉、白砂糖、泡打粉和盐混合均匀。鸡蛋打散，加入牛奶和融化的黄油打匀（图1）。

3.图1中两种混合物再次混合，搅拌均匀（图2），静置10分钟。

4.华夫饼模先在火上两面预热好，2个饼槽分别舀入适量松饼面糊（图3）。

5.扣上上盖，中小火煎（图4），中间不断挪动受热点并翻动饼模，煎至两面都上色均匀可以轻易脱模即可。

6.将牛奶炒蛋原料中的3个鸡蛋打散，倒入牛奶，调入盐，充分打匀。炒锅放油烧热，转小火，倒入蛋奶液，小火慢炒熟，盛出。

7.煮好的绿豆汁装杯。松饼抹上桑葚果酱，装盘。炒蛋装盘。樱桃点缀盘边。完成！

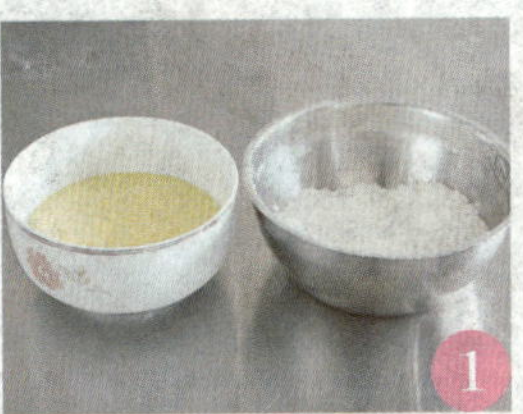

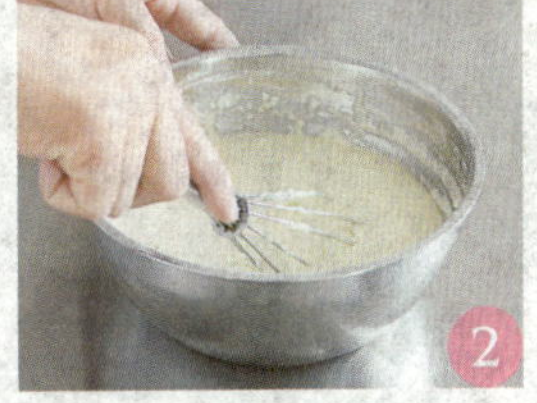

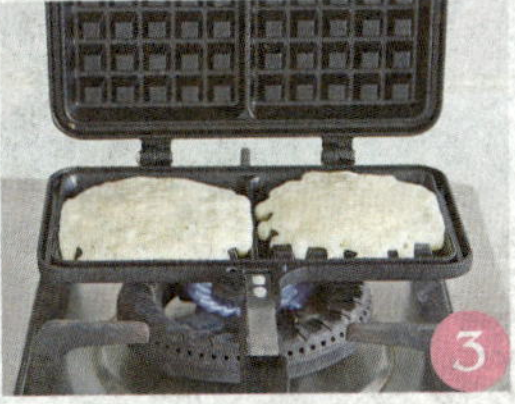

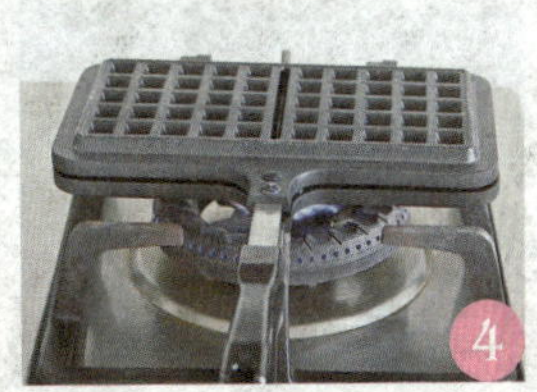

贴心小提示

煎松饼时火候不要太小，不然时间太长松饼容易变硬（若您喜欢吃脆而硬的松饼，可以小火慢煎，时间略长）。

营养早参考

绿豆汁清热解暑，炎炎夏日里来上一杯会令人浑身舒爽。用自制的桑葚酱DIY的桑葚松饼，不含铝成分，健康、营养，让家人吃得开怀，也更放心。牛奶炒蛋，奶香跟蛋香融汇，不同蛋白质搭配，更易吸收，营养也随之加分。最后来几颗鲜樱桃，补充维生素和铁质。

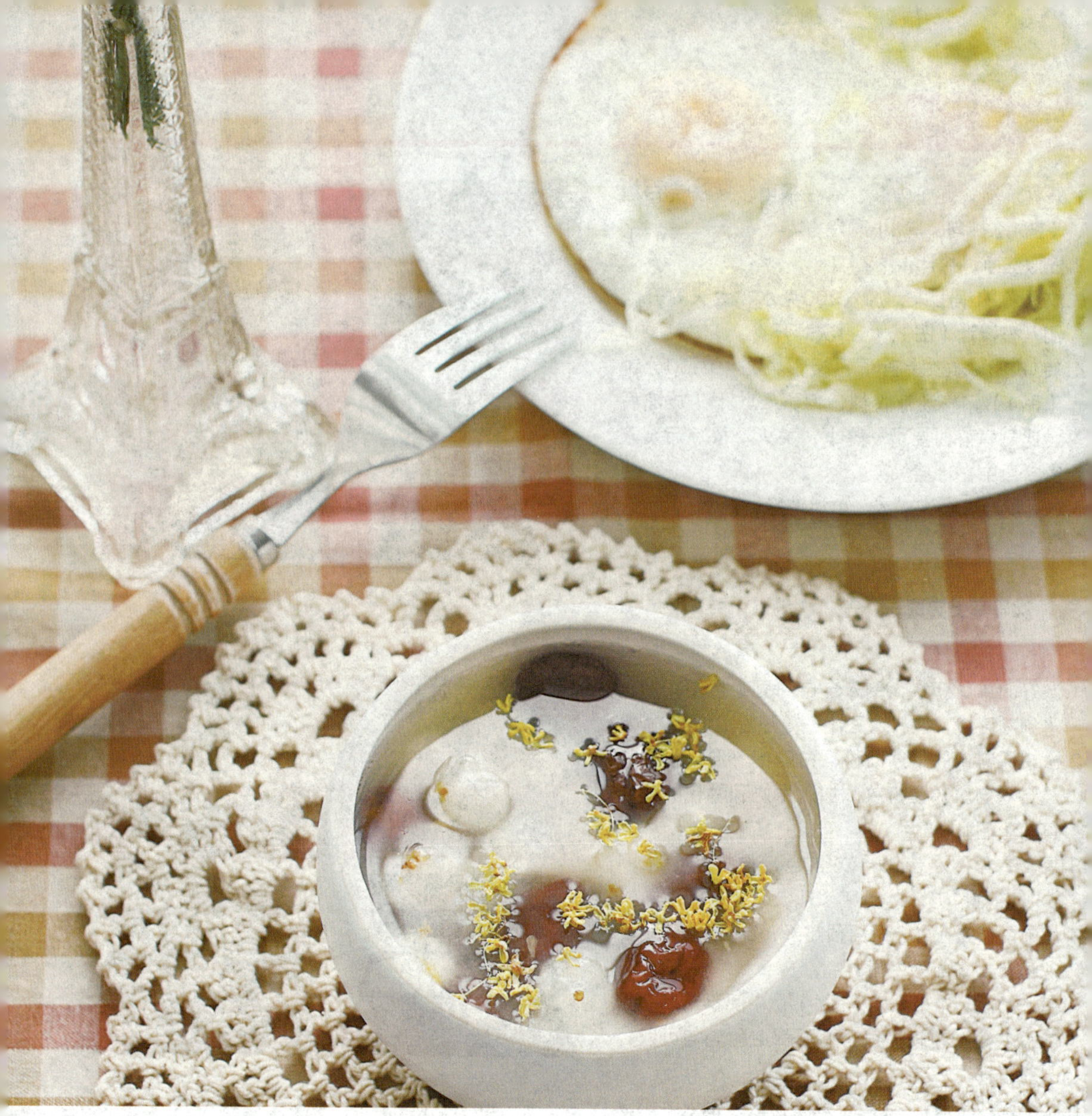

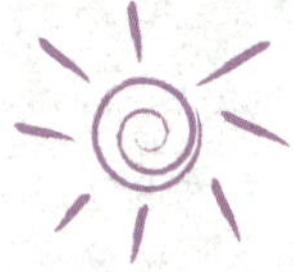

桂花圆子甜汤套餐

汤粥　桂花圆子甜汤

配菜　煎蛋生菜沙拉

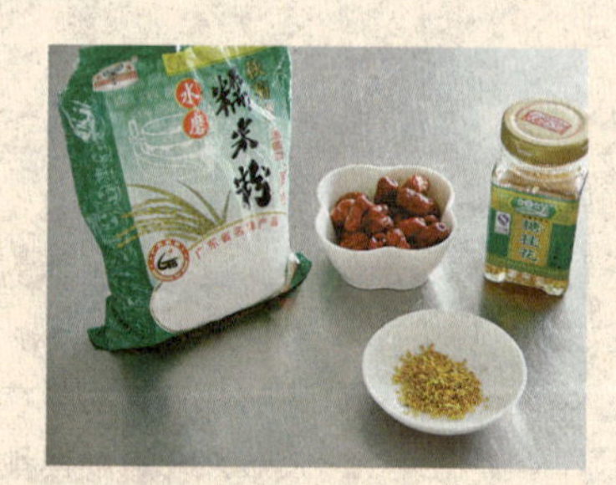

桂花圆子甜汤

原料：糯米粉100克，干红枣20颗

调料：冰糖3~4块，糖桂花3汤匙，干桂花少许，植物油适量

煎蛋生菜沙拉

原料：鸡蛋每人2个，生菜适量

调料：沙拉酱适量

头天晚上准备

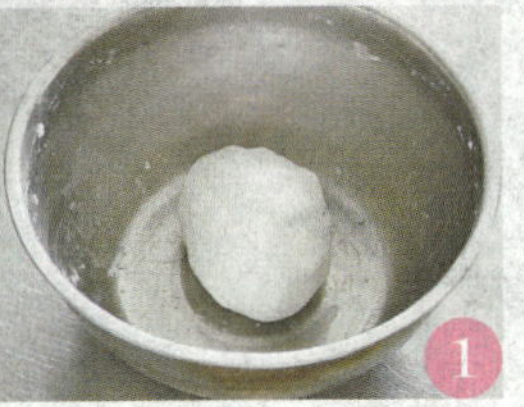
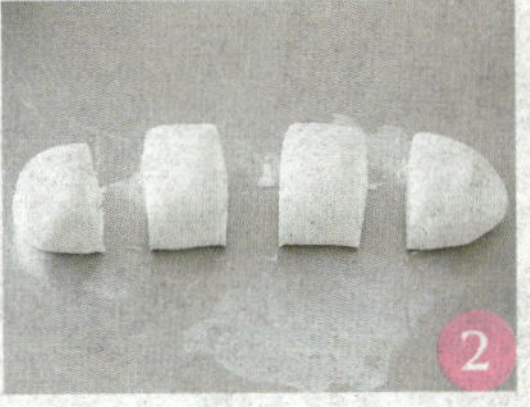
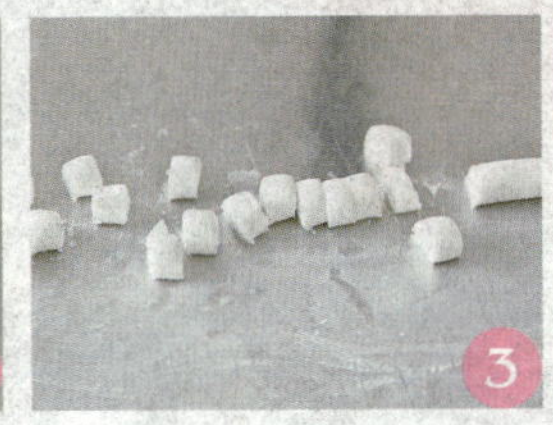
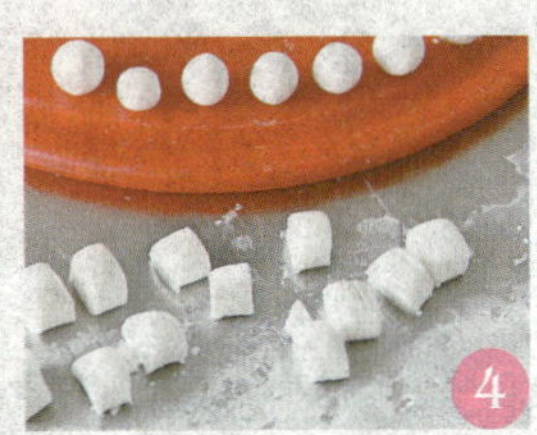

1.糯米粉中冲入85克60℃的温水，搅匀后揉成软硬适中的粉团（图1），覆盖保鲜膜松弛20分钟。
2.取出糯米粉团，分成4份（图2），轻轻搓揉成长条，切成小剂子（图3）。暂时不用的要覆盖保鲜膜防止风干。
3.将小剂子逐个轻轻搓揉成小球（图4）。搓揉中如果粉团易碎，可以点少许水再轻轻搓圆。全部搓好后覆盖保鲜膜过夜。
4.干红枣洗净，泡发。生菜洗净，沥水。

次日早上完成

1.煮锅里倒入足量的水，放进红枣煮开（图1）。
2.小火煮约10分钟至红枣鼓胀，转大火，倒入糯米圆子，加冰糖，煮至圆子全部浮起（图2），用筷子夹一下，感觉软软的说明已经熟了。
3.倒入糖桂花，关火，搅匀。
4.不粘平底锅倒少许油加热，打入鸡蛋，底部煎上色后滴几滴水，盖上盖子，煎至蛋黄微硬。
5.圆子汤盛入碗中，撒少许干桂花搅匀。煎蛋装盘，生菜切细丝放在煎蛋上，上面再挤上沙拉酱即可（图3）。

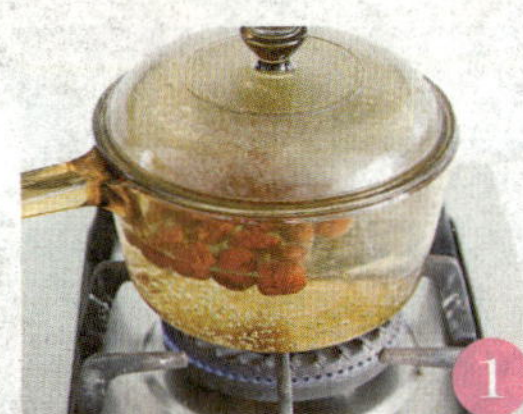
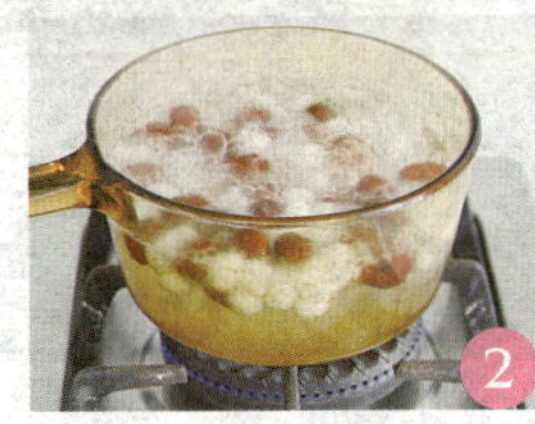
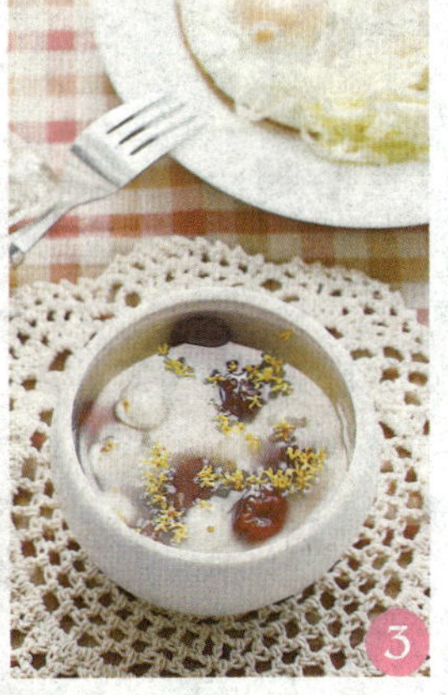

贴心小提示

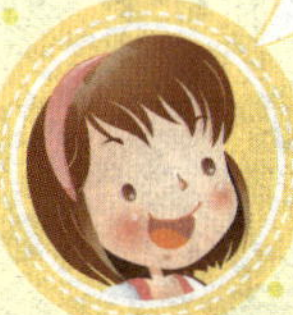

1. 空闲的时候可以多搓一些小圆子，冷冻起来，早上现煮很方便。

2. 糯米粉的质量决定了小圆子的口感，如果掺了别的粉，口感就不会太好。最好选择放心品牌的糯米粉。

3. 干桂花只是点缀，可以不用。糖桂花如果没有，也可以不用，多放几块冰糖调味即可，只是少了桂花的香甜味道。

营养早参考

夏末秋初之际，早晨的天气有了些凉意，此时的早餐可以适当多补充一些热量。桂花圆子甜汤主要提供丰富的碳水化合物，而且糯米有温暖脾胃、补中益气的作用。鸡蛋油煎后香气浓郁，配上生菜沙拉吃，还可以解其油腻。整套餐热量适中，操作简单。

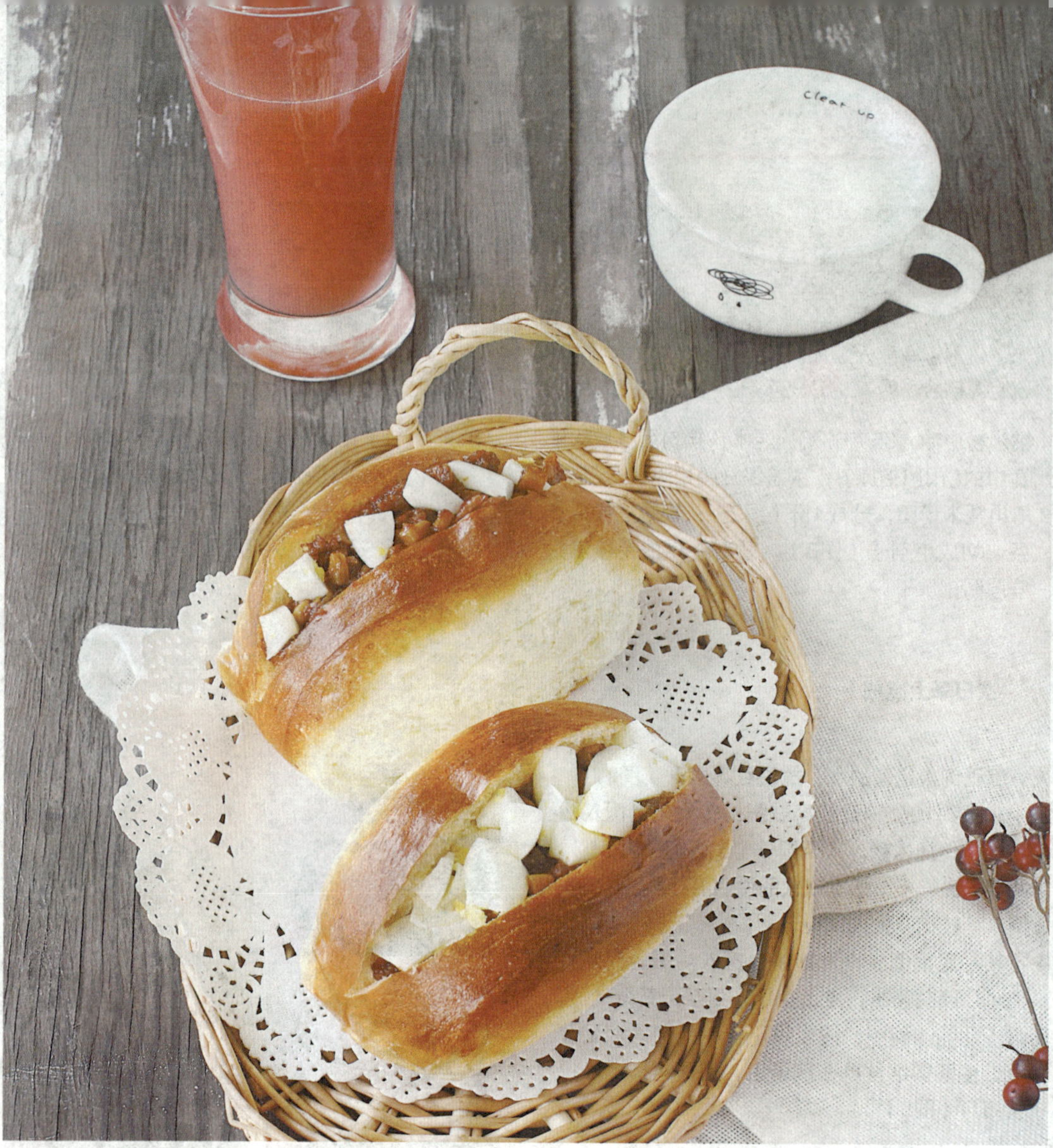

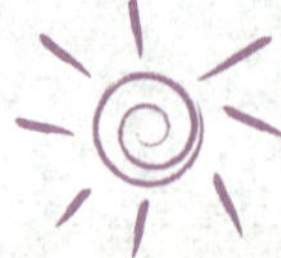

番茄蘑菇肉酱蛋堡套餐

主食 番茄蘑菇肉酱蛋堡
其他 蜜柚汁+牛奶

番茄蘑菇肉酱蛋堡

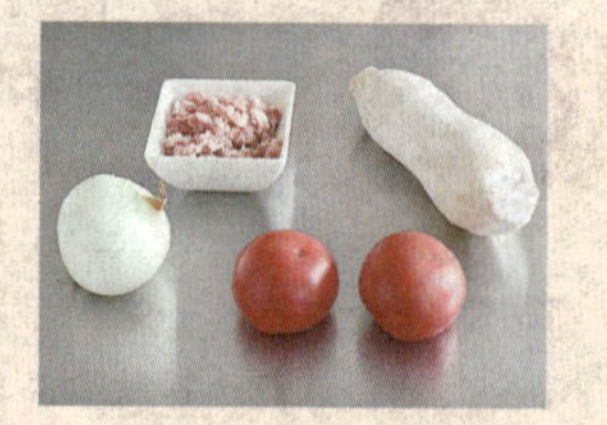

原料：猪绞肉100克，小西红柿2个，洋葱1/2个，杏鲍菇75克，薏米红豆餐包（做法见本书p.22）6个，鸡蛋3个
调料：料酒2茶匙，酱油1茶匙，盐1/2茶匙，白糖1茶匙，现磨黑胡椒粉1/4茶匙，植物油适量

蜜柚汁

原料：红蜜柚1个

营养早参考

番茄蘑菇肉酱蛋堡，既有西式汉堡风味，又有中式肉夹馍之神韵，是一款制作并不麻烦，且富含碳水化合物、蛋白质、维生素、膳食纤维等营养素的主食。如果赶时间，带到学校或单位去吃也未尝不可。搭配蜜柚汁跟牛奶，营养均衡又全面！

头天晚上准备

1.西红柿、洋葱、杏鲍菇分别洗净，沥水。
2.提前做好薏米红豆餐包。若没有条件自制，可以到面包店购买现成的。

次日早上完成

1.牛奶倒入奶锅中加热。西红柿切成小丁。洋葱切碎。杏鲍菇切碎粒。
2.炒锅放油烧热，下洋葱碎，小火慢慢煸炒至洋葱透明，放入猪绞肉，大火炒散（图1）。
3.炒至肉末变色后加料酒和酱油，炒至上色均匀、肉粒干爽，倒入杏鲍菇粒（图2）。
4.炒软后倒入西红柿丁（图3）。
5.加白糖、盐、黑胡椒粉，炒成糊状，盖上盖子转成小火焖煮（图4）。
6.另一火上放小锅烧开水，放入洗净的鸡蛋，转小火煮9分钟，关火后马上取出，投入凉水里浸3分钟，取出剥壳。
7.见炒锅里的酱汁收干时关火，稍放凉（图6）。
8.小面包从顶部下刀剖开，两头和底部都不要切到底，送进烤箱150℃烤5分钟至温热，取出。
9.将水煮蛋切成小丁，和炒好的酱一起塞入面包夹层中。蜜柚去皮，剥除白膜，掰成小块，投入榨汁机中榨出鲜汁。牛奶装入杯中。完成（图6）！

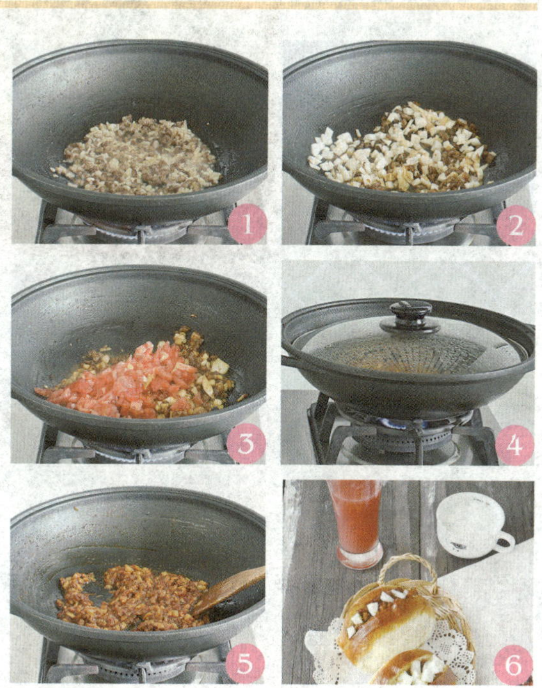

贴心小提示

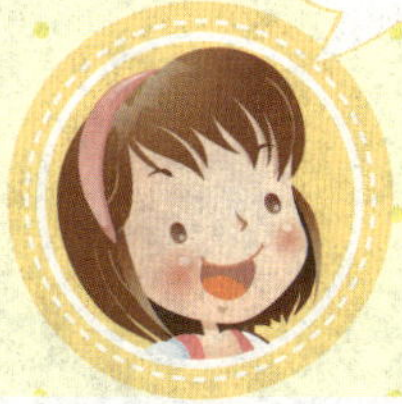

夏天的西红柿味道很正，甜度高，用来煮酱汁味道很好。如果是冬天，西红柿酸度会较高，最好加些番茄酱调味儿。

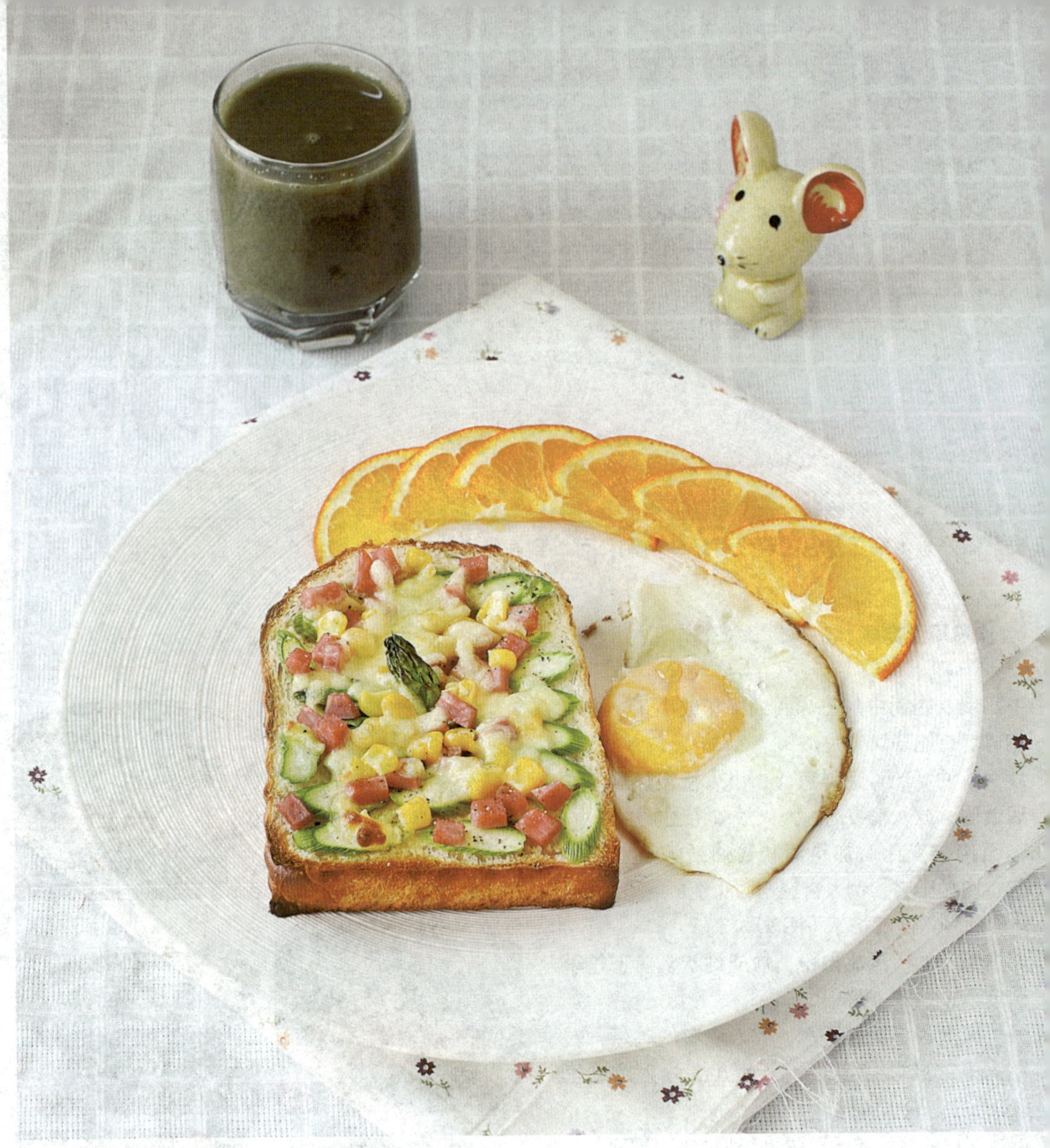

芦笋吐司小披萨套餐

主食	芦笋吐司小披萨
汤粥	绿豆枸杞黑芝麻浆
其他	水煎蛋+夏橙

芦笋吐司小披萨

原料：芦笋2根，甜玉米粒20克，火腿1~2片，吐司3片

调料：沙拉酱或番茄酱适量，橄榄油适量，马苏里拉奶酪碎50克

绿豆枸杞黑芝麻浆

原料：绿豆1/3杯，枸杞1/3杯，熟黑芝麻1/3杯

水煎蛋

原料：鸡蛋3个

调料：蜂蜜、植物油各适量

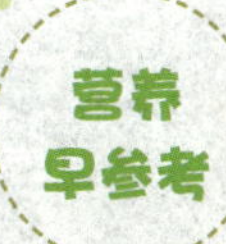

营养早参考

绿豆枸杞黑芝麻浆混合了三种食材，具有一定的滋阴养肾、益肝明目等作用，还能补充夜间流失的水分。芦笋吐司小披萨色彩缤纷，芦笋能提高人体抵抗力，奶酪富含蛋白质、钙质、有益菌，对孩子发育很有益处。配上煎蛋、橙子，一上午的旺盛精力便能充分保证了。

头天晚上准备

1.绿豆、枸杞分别洗净，分别加水浸泡一夜。
2.芦笋洗净，沥水。
3.冷冻甜玉米粒和马苏里拉奶酪碎从冷冻室取出，放入冷藏室化冻。

次日早上完成

1.绿豆再次洗净，装入豆浆机中，将枸杞连同浸泡的水一起倒入，再倒入黑芝麻，补充水到刻度线，按“米糊”键，开始工作。
2.芦笋斜切成片，火腿切小丁（图1）。
3.吐司片摆在铺好锡纸的烤盘上，表面抹一层沙拉酱（或番茄酱，或两者混合酱均可。图2）。
4.上面铺一层芦笋片，芦笋表面刷少许橄榄油，再铺上一层火腿粒和玉米粒（图3）。
5.最后撒上一层马苏里拉奶酪碎（图4）。烤箱预热至200℃，烤盘放入烤箱上层，200℃烤5~6分钟。
6.平底不粘锅倒入适量植物油烧热，打入鸡蛋（图5）略煎，淋入适量水，盖上锅盖，待水收干时关火出锅。
7.豆浆装杯，吐司披萨取出装盘。煎蛋装盘，在表面淋上些蜂蜜。夏橙洗净表皮，切片装盘。完成（图6）！

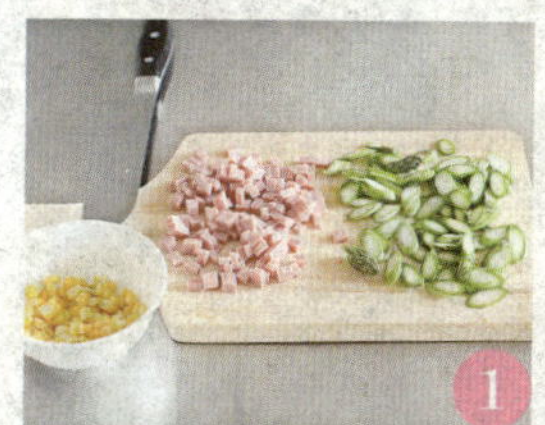
1

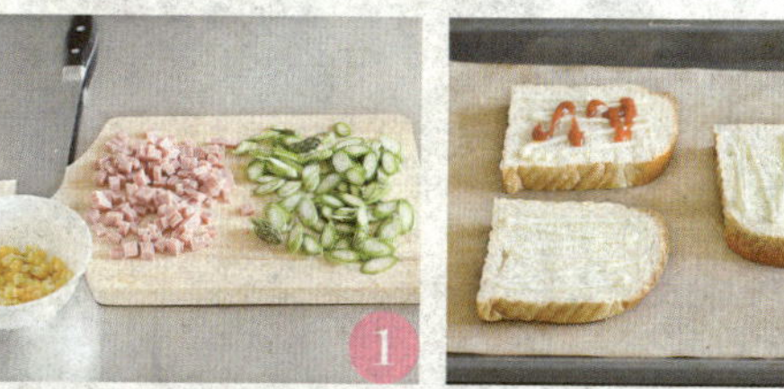
2

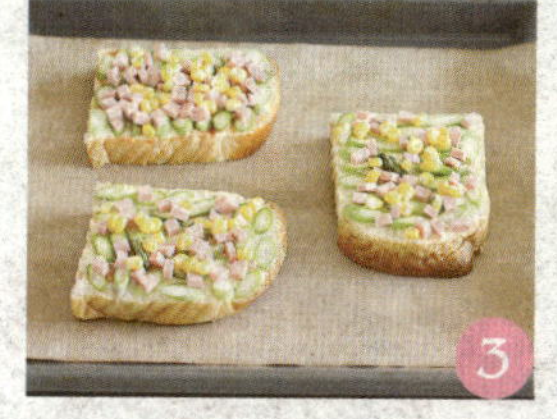
3

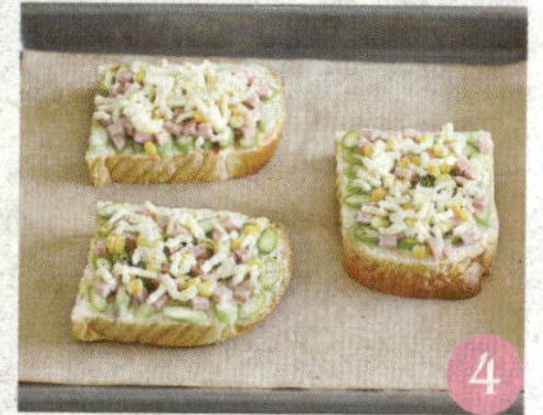
4

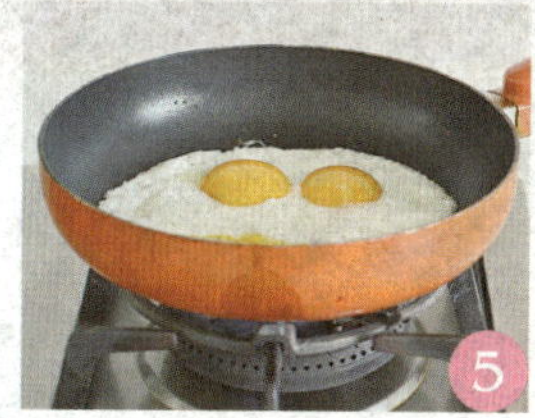
5

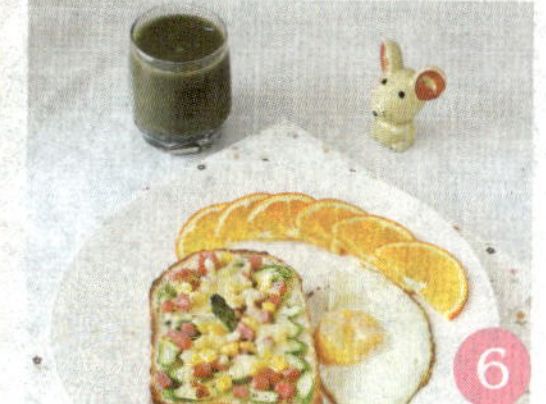
6

贴心小提示

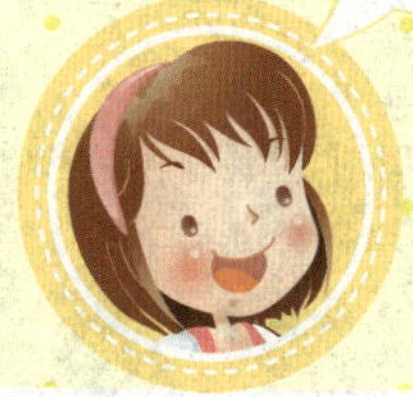

水煎蛋比普通煎蛋省油、易熟，吃着还不上火，特别适合孩子食用。淋入水的量，可根据自己喜欢的蛋黄软嫩度来调整，多试几次便能心中有数。

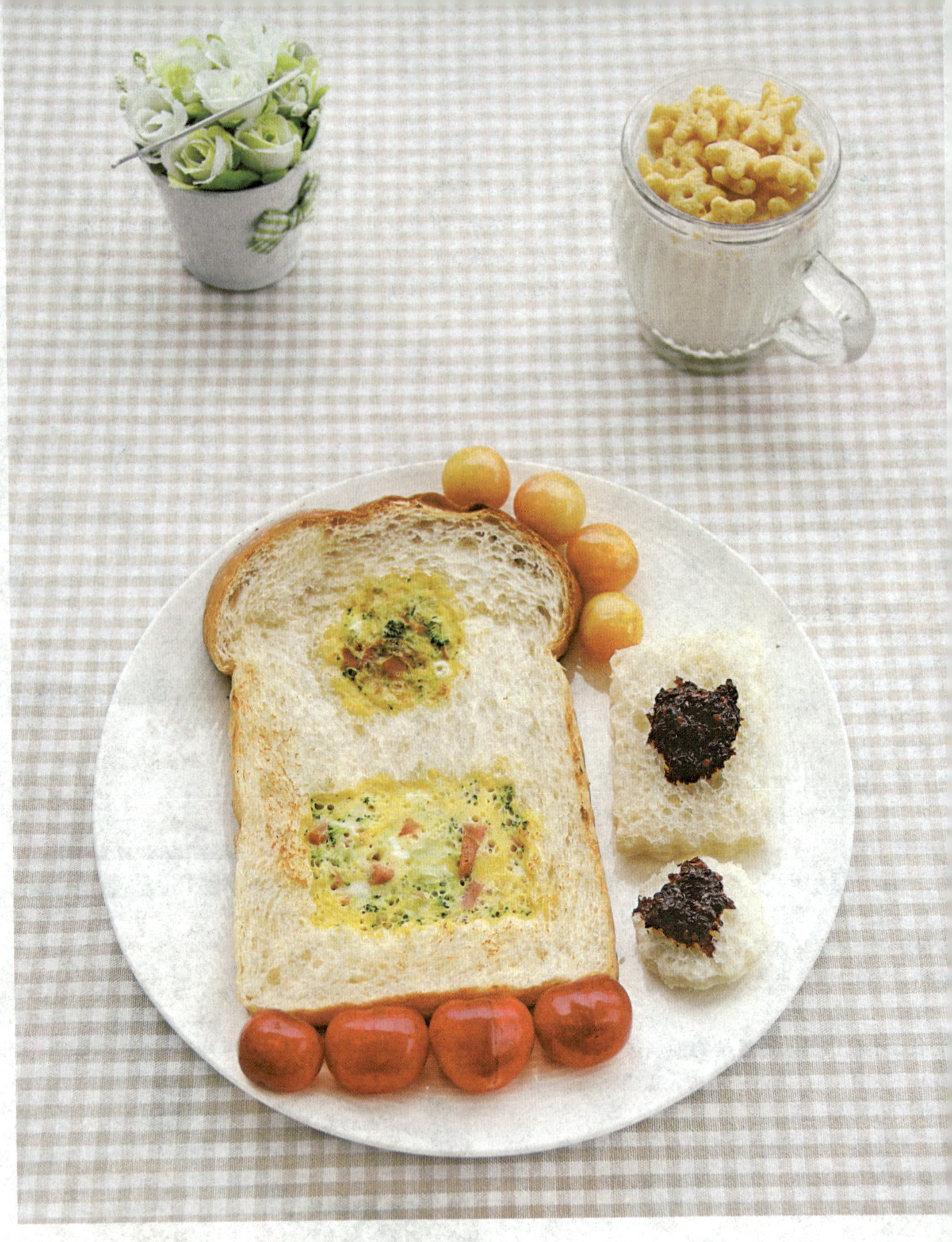

营养早参考

又看到牛奶跟麦片这对“黄金搭档”了，牛奶中的优质蛋白质同麦片中的丰富碳水化合物、膳食纤维搭配，使蛋白质能更好地被吸收利用。西蓝花香肠蛋嵌吐司、果酱吐司，通过对吐司巧妙利用，用一种吐司做出了两款营养美味小食，妙趣横生，食欲便被勾起来了。整款套餐营养丰富而均衡，且简单易操作。

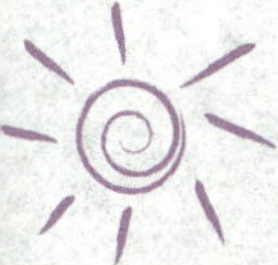

西蓝花香肠蛋嵌吐司套餐

主食 西蓝花香肠蛋嵌吐司+果酱吐司
汤粥 麦片牛奶
水果 樱桃

西蓝花香肠蛋嵌吐司

原料：西蓝花50克，香肠1小根，鸡蛋2个，吐司3片
调料：盐1/2茶匙，植物油适量

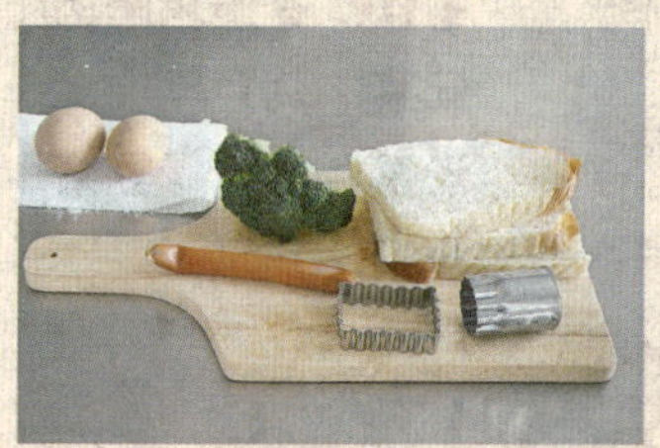

果酱吐司

原料：吐司边角（做西蓝花香肠蛋嵌吐司时剩余的吐司边角料即可）、自制果酱各适量

麦片牛奶

原料：牛奶每人250毫升，脆谷乐麦片适量

头天晚上准备

西蓝花和樱桃分别清洗干净，沥水。

次日早上完成

1. 牛奶热好。用模子在吐司上扣出形状，抠下的吐司留用（图1）。
2. 西蓝花和香肠切碎，加入打散的蛋液里，调入盐打匀（图2）。
3. 平底锅抹少许油，将吐司片放入，用最小火加热，在空洞里倒满蛋液（图3）。
4. 盖上锅盖，小火慢煎（图4）。
5. 煎到表面蛋液不浮动时翻面略煎一下（图5），取出装盘。
6. 热牛奶中撒入麦片。吐司边角料抹上自制果酱食用。

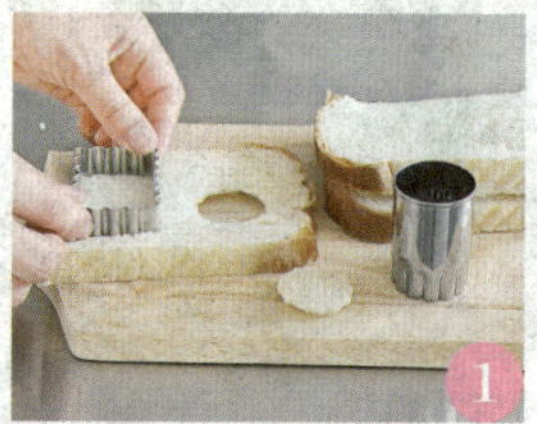
1

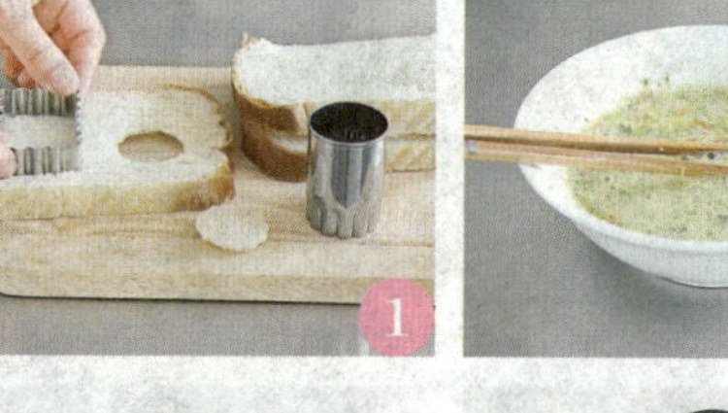
2

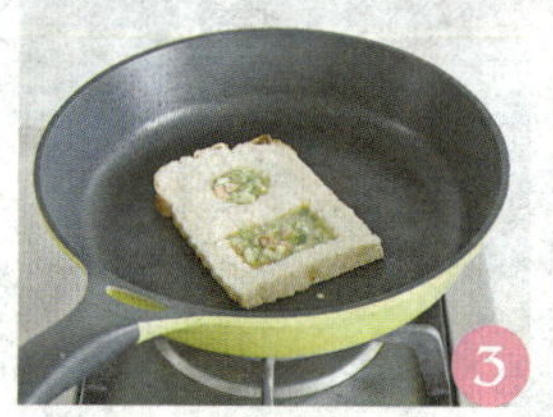
3

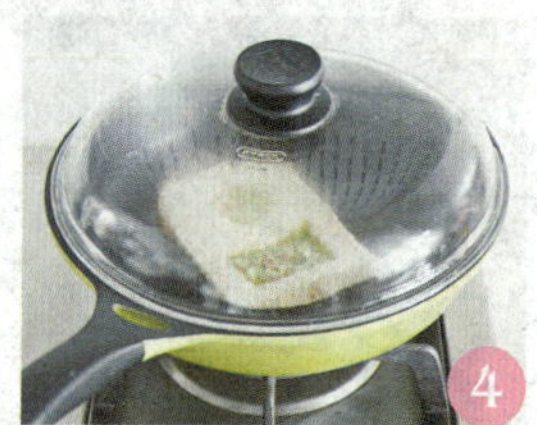
4

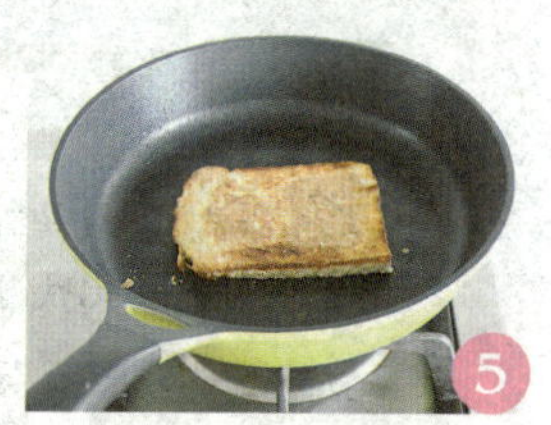
5

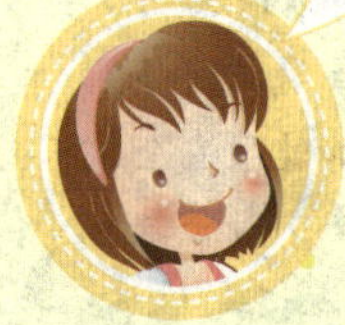

贴心小提示

1. 吐司要选用含糖低的吐司，不然上色快，容易焦煳。

2. 煎制时要用最小火慢慢将蛋液烘熟，不然吐司底部煳掉了蛋液还不熟。

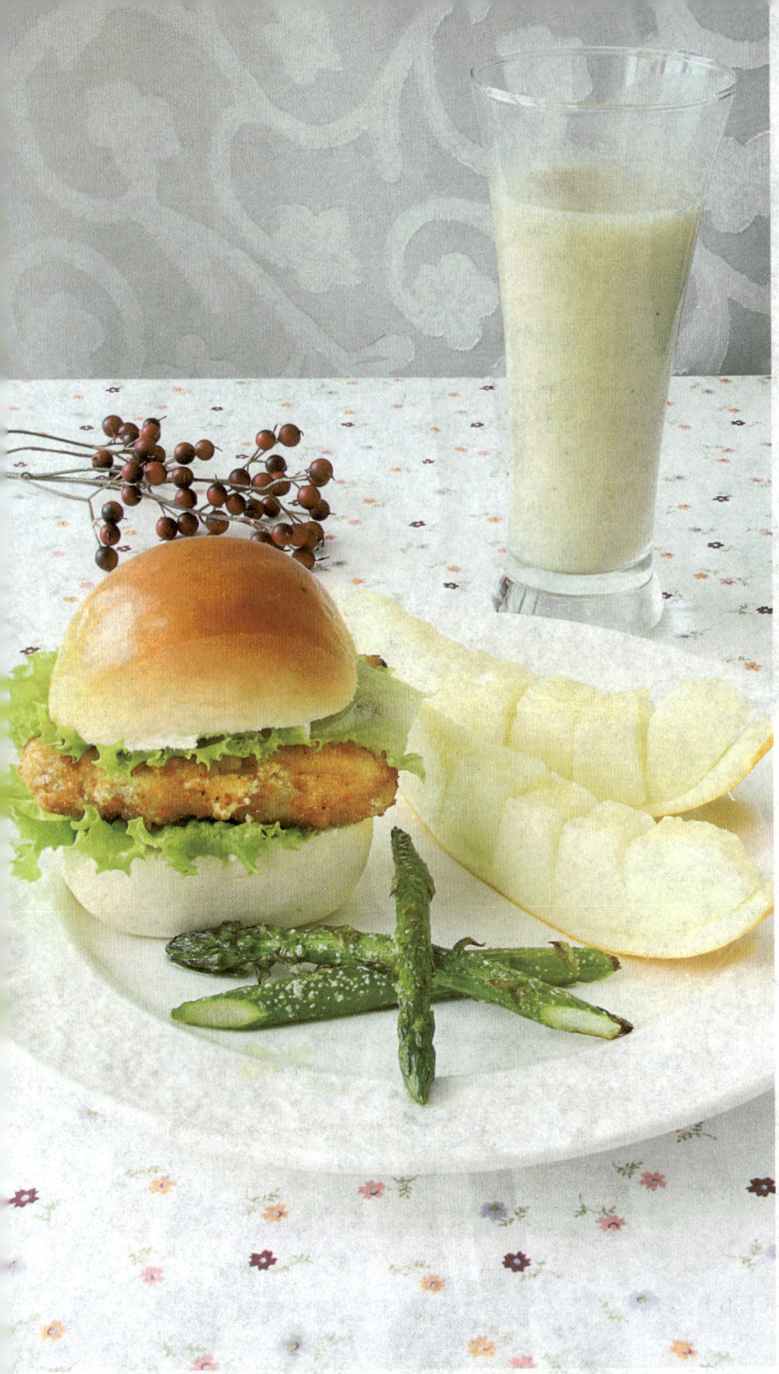

香脆鸡腿堡套餐

主食　香脆鸡腿堡
配菜　烤芦笋
汤粥　大米绿豆浆
水果　甜瓜

香脆鸡腿堡

原料：鸡全腿1只，面包3个，生菜适量
调料：料酒2汤匙，盐1茶匙，葱适量；糯米粉、蛋液、面包糠各适量；沙拉酱适量

烤芦笋

原料：芦笋4根
调料：橄榄油1汤匙，海盐1/2茶匙

大米绿豆浆

原料：大米1/3杯，绿豆1/3杯

营养早参考

借助自动豆浆机，我们可以将大米、绿豆制成大米绿豆浆，省时省力，而且补益功效要比摄入单一的谷物更好。在家里自己动手制作的香脆鸡腿堡，比快餐厅里的同种汉堡油脂量少，可以避免过多脂肪的摄入，更加健康安全，还享受到了与中式早餐不同的风味。有“蔬菜之王”美称的芦笋，富含氨基酸、矿物质，能帮助提高人体的免疫力。

头天晚上准备

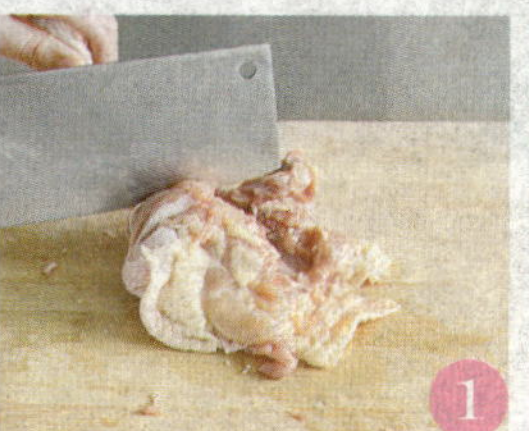

鸡腿去骨。

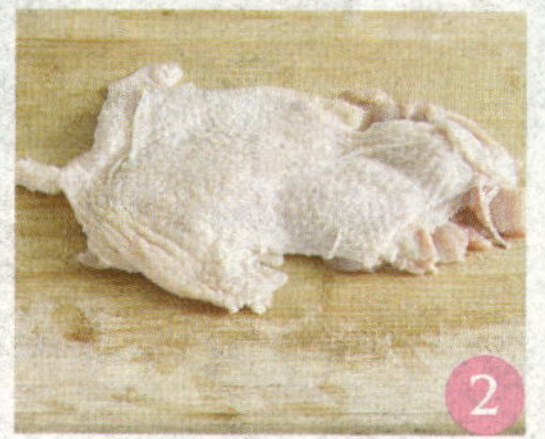

清洗干净并擦干。

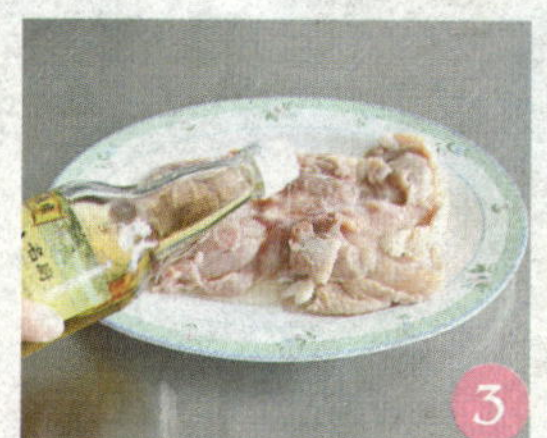

将鸡腿放在大盘中，淋上料酒，撒盐抹匀。

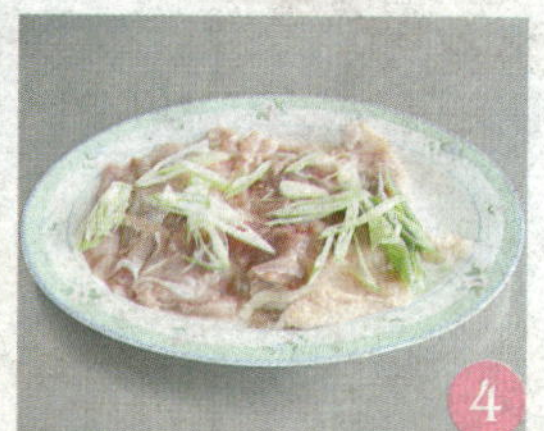

葱斜切成片，均匀撒在鸡腿上，放入冰箱冷藏过夜。

5.笋和生菜分别洗净，沥水。绿豆和大米分别淘洗干净，分别加清水浸泡。

次日早上完成

1.将绿豆再次清洗干净后倒入豆浆机，加入大米和泡米的水，补充水到刻度线，按“米糊”或“五谷豆浆”键，开始工作。
2.鸡腿放入烧开的蒸锅中蒸10分钟（图1）。
3.蒸好后取出，拣掉葱叶不要，将鸡腿切成大块（图2）。
4.油锅烧至五成热，将鸡腿依次裹上糯米粉、蛋液、面包糠，入锅（图3）小火炸至表面金黄，捞出，放在厨纸上吸掉多余油分。
5.芦笋切大段，放在铺了锡纸的烤盘上，均匀淋上橄榄油，再均匀撒上海盐（图4），放入预热至220℃的烤箱上层，烤6分钟。
6.面包横切开，切面抹上适量沙拉酱，中间夹入生菜和鸡块。烤好的芦笋装盘。米浆装杯。甜瓜切块，装盘。

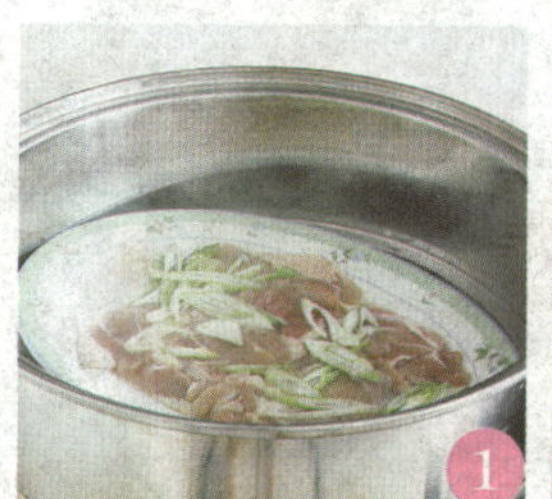

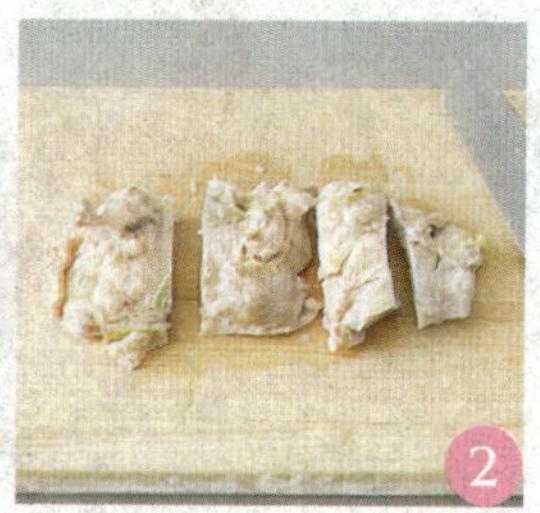

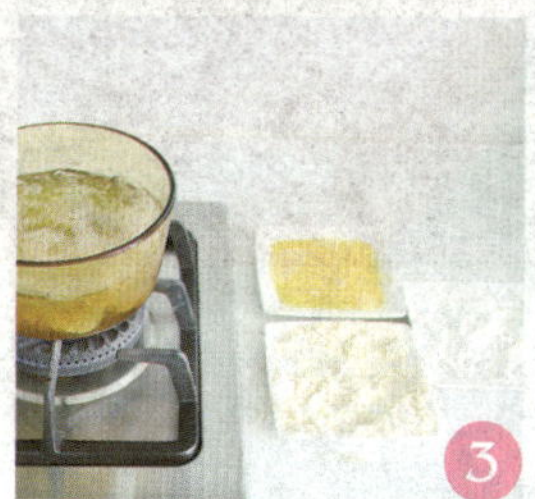

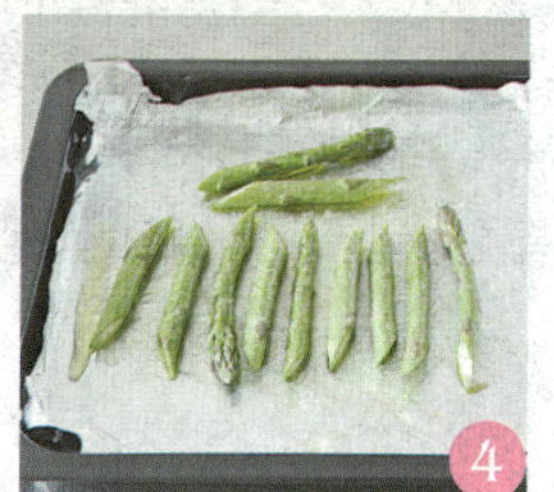

贴心小提示

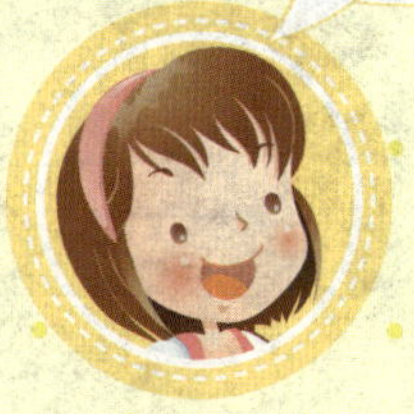

1. 鸡腿先蒸后炸，可以大幅缩短炸制的时间，还能减少吸油量，避免油炸食品容易引起上火的问题。

2. 用糯米粉代替淀粉来裹鸡腿，炸好后会有酥脆的口感。

3. 炸裹了面包糠的鸡腿时要用小火，不然容易煳。

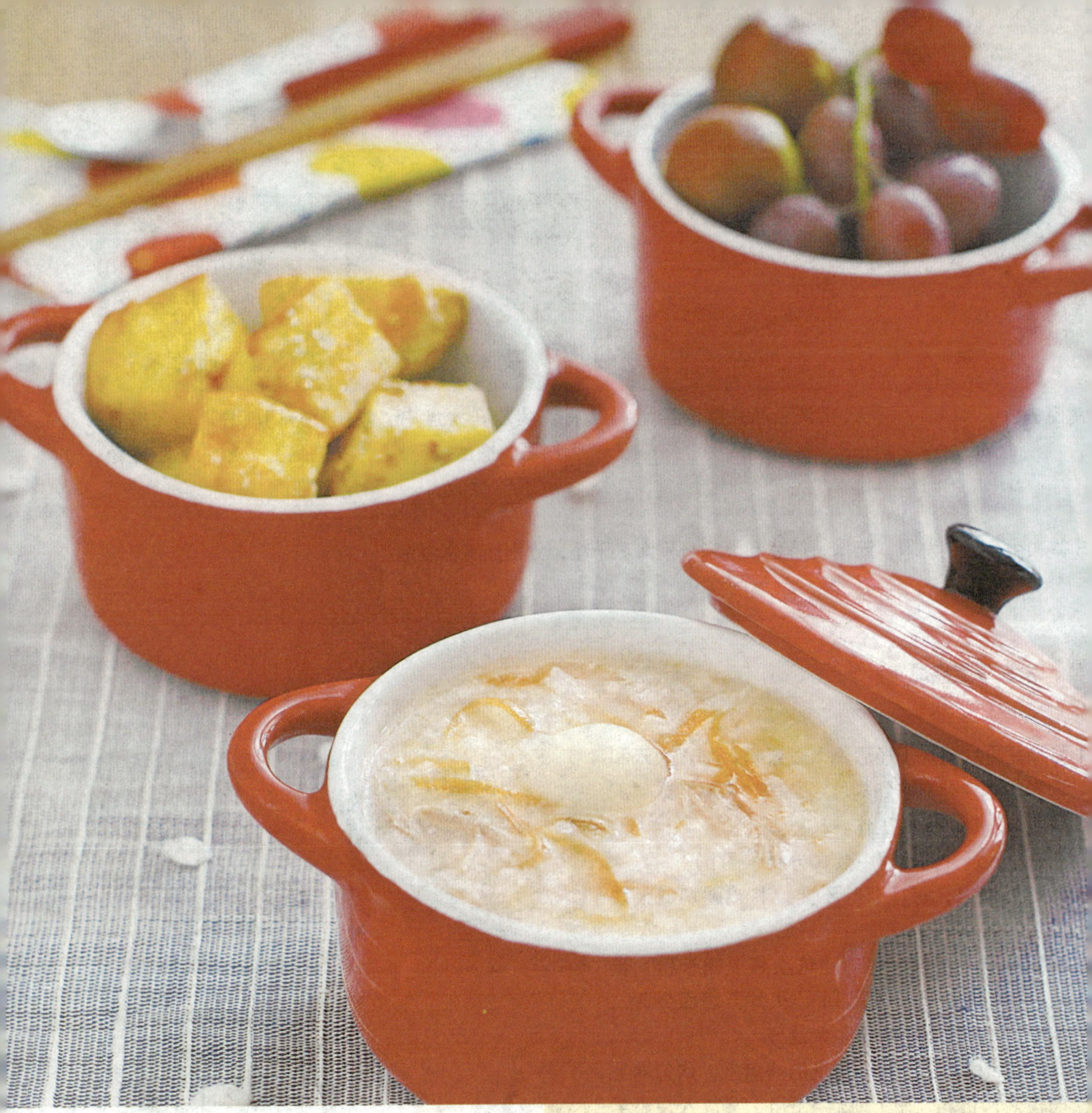

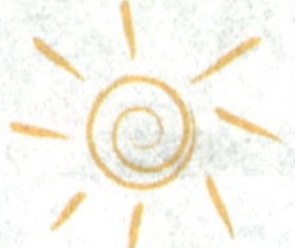

胡萝卜碎肉粥套餐

主食　芝麻蛋炒馒头
汤粥　胡萝卜碎肉粥
水果　葡萄+冬枣

芝麻蛋炒馒头

原料：馒头200克，大个鸡蛋1个，白芝麻1汤匙
调料：盐1/2茶匙，植物油适量

胡萝卜碎肉粥

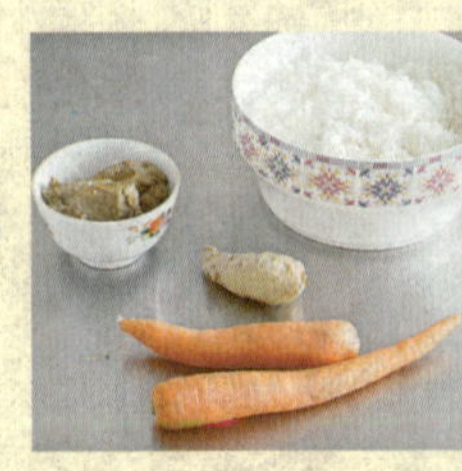

原料：熟米饭250克，胡萝卜80克，炖好的排骨2~3块，五香鹌鹑蛋6个
调料：姜2片，盐1/2茶匙，香油2茶匙，胡椒粉适量

营养早参考

胡萝卜碎肉粥在单纯米粥的基础上增加了肉和菜，除提供碳水化合物外还提供蛋白质、胡萝卜素等成分，能滋阴润燥。芝麻蛋炒馒头，蛋香与芝麻香气交汇，馒头松软，引人食欲大开。葡萄作为当季水果，能迅速补充身体所需的葡萄糖，为一上午的紧张的工作、学习保驾护航。

头天晚上准备

1.排骨提前炖好。鹌鹑蛋可以买成品，也可以自己提前卤熟。
2.胡萝卜洗净。葡萄和枣分别洗净，沥水。

次日早上完成

1.锅中倒入米饭，加1000克水，大火烧开后转小火煮20分钟左右（图1）。
2.胡萝卜擦成丝，姜切很细的丝，排骨的肉撕成丝或肉碎。
3.鸡蛋和盐在1个大碗里充分打散，再倒入芝麻打匀。馒头切小方块，倒入蛋液中充分搅匀（图2）。如果有多余的蛋液，需要将其滗出。
4.炒锅放油烧热，将馒头块倒入（图3），小火翻炒至呈均匀的金黄色（图4），盛出。
5.米粥煮至变稠，倒入胡萝卜、姜丝和肉碎，调入盐，再煮5分钟至胡萝卜熟软（图5）。
6.最后调入香油，喜欢胡椒粉的可以适当加点，搅匀，关火，放入剥壳的鹌鹑蛋，闷热即可。
7.葡萄和枣装小碗中，粥装碗中，炒馒头装盘。完成（图6）！

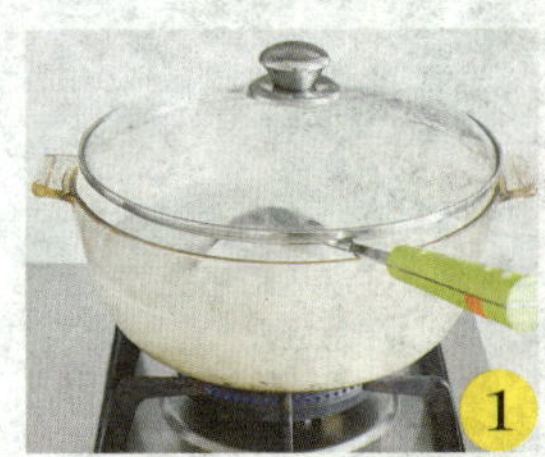
1

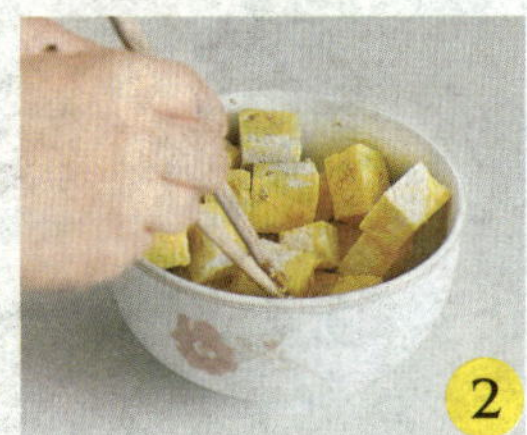
2

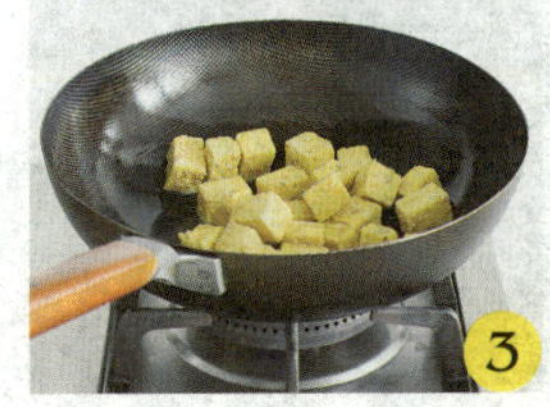
3

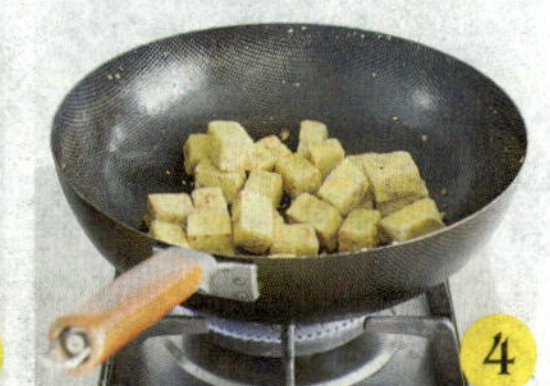
4

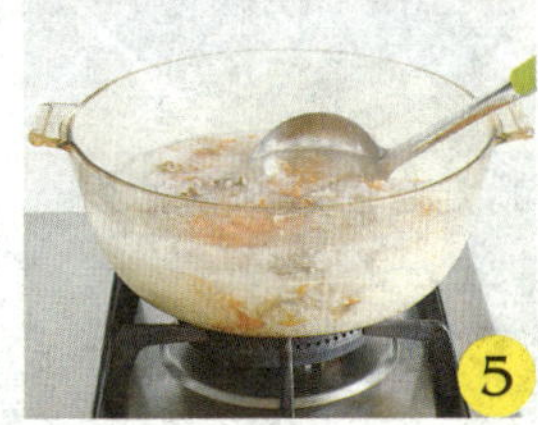
5

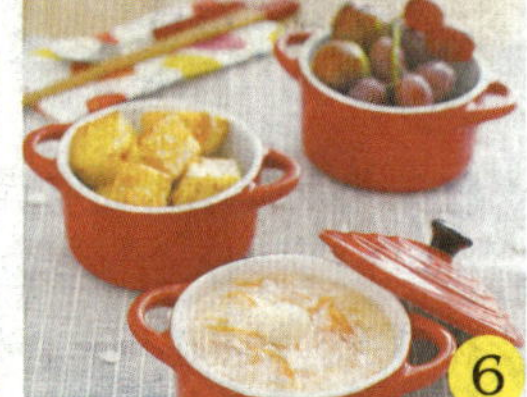
6

贴心小提示

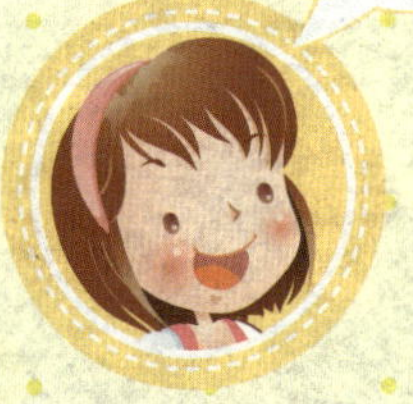

1. 要选硬一些的馒头或火烧来炒。太软的馒头做出来没嚼劲，泡蛋液也容易散，口感不好。

2. 这道套餐是用剩的熟米饭来做粥的，既可以解决剩饭的问题，又比用大米煮粥节约时间。

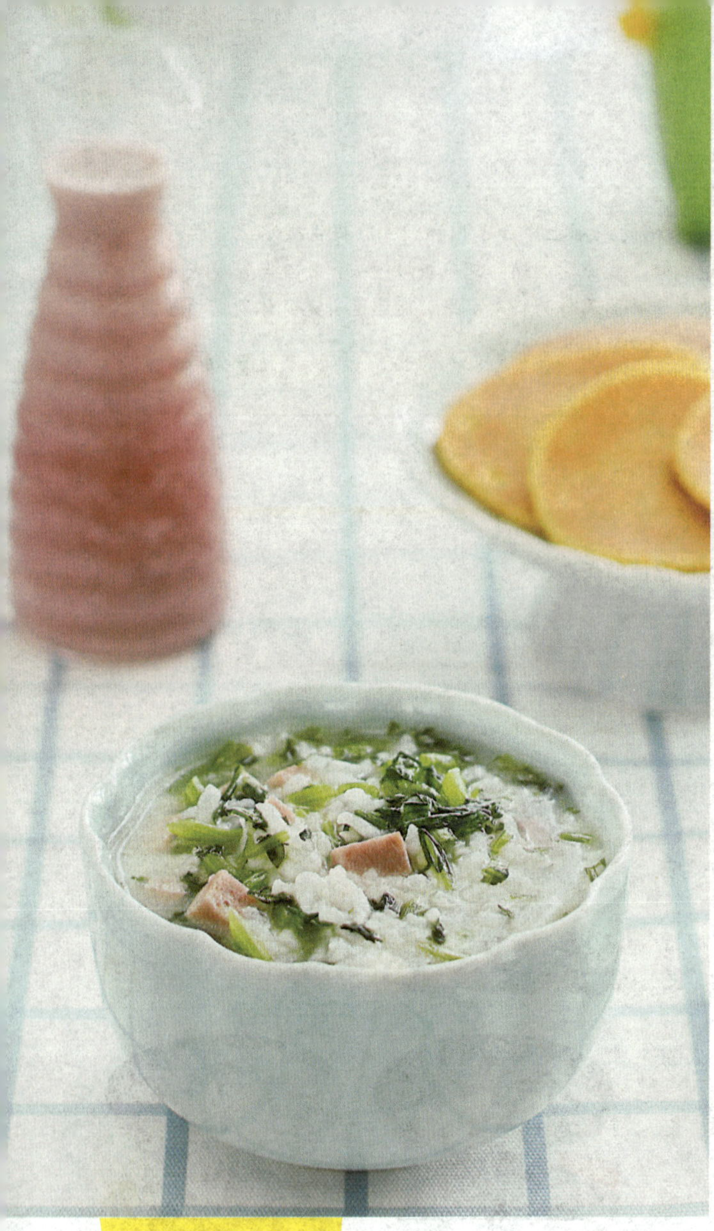

松饼菜粥套餐

主食 粟面小松饼

汤粥 茼蒿火腿菜粥

其他 石榴汁

粟面小松饼

原料：玉米面100克，小米面50克，面粉10克，鸡蛋2个，白糖20克，花生油15克，无铝泡打粉1/2茶匙

茼蒿火腿菜粥

原料：高粱米饭300克，茼蒿200克，火腿2片，姜1片

调料：盐1/2茶匙，香油1茶匙

石榴汁

原料：大石榴1~2个

头天晚上准备

1. 将玉米面、小米面和面粉混合后过筛到盆里（图1），倒入白糖搅匀。
2. 将蛋液、油和125克清水打匀后倒入混合粉中（图2）。
3. 搅拌均匀成可流动的糊状（图3），送入冰箱冷藏一夜。
4. 石榴剥出粒，清洗干净，用保鲜膜包起，放入冰箱冷藏（图4）。
5. 茼蒿洗净，沥水。
6. 米饭提前制熟（将大米和高粱米按10：1的比例蒸熟即成）。

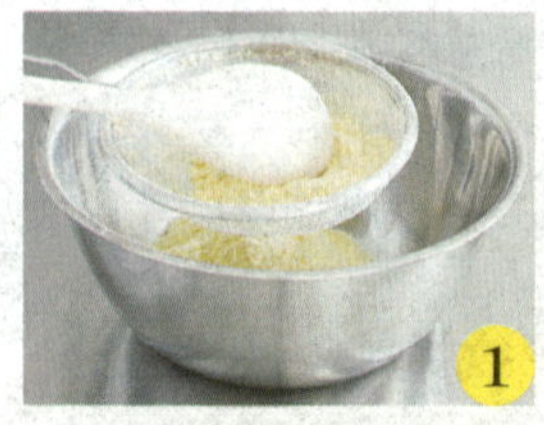

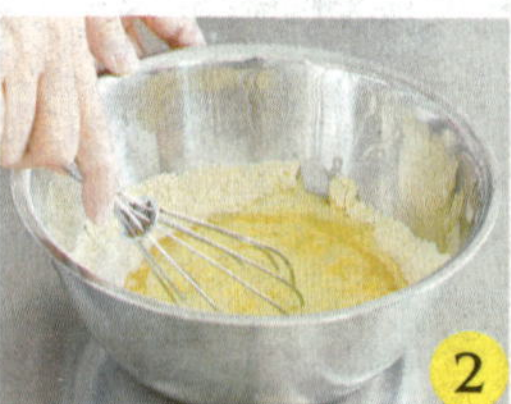

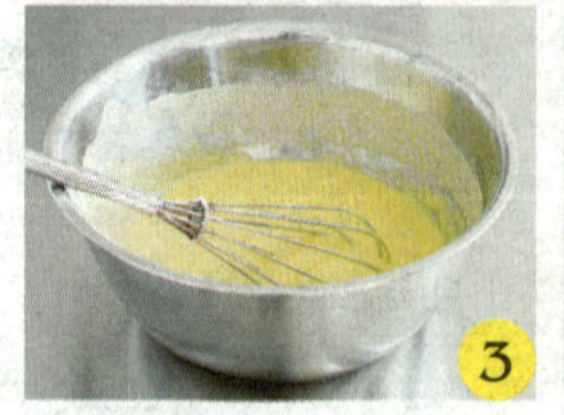

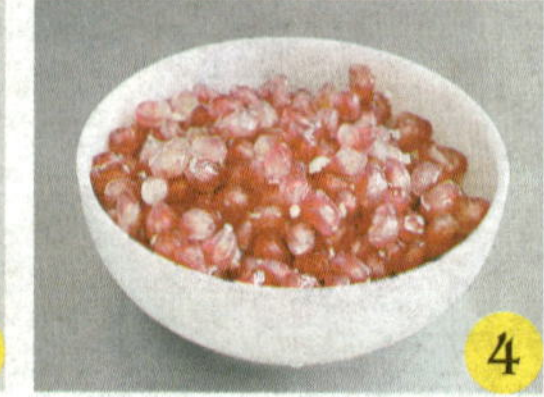

营养早参考

整套早餐较为清淡：茼蒿是秋季的应季蔬菜，可清热润燥，同火腿制成粥，能滋阴润燥，提供碳水化合物、蛋白质等营养素；含玉米面、小米面、鸡蛋成分的粟面小松饼，香甜适口，作为孩子的主食非常合适。石榴是秋季的应季水果，味甘酸，符合秋季宜多食酸的养生法则，用其榨成的汁富含果糖、维生素C，非常适宜秋季时适量饮用。

次日早上完成

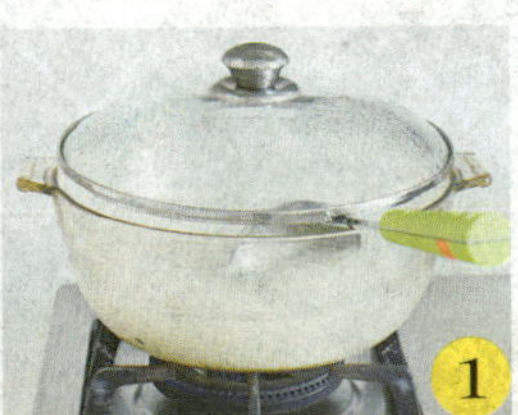

取出面糊，加入泡打粉，搅匀后静置10分钟。锅里倒入米饭，加入1200克水，大火烧开后转小火。

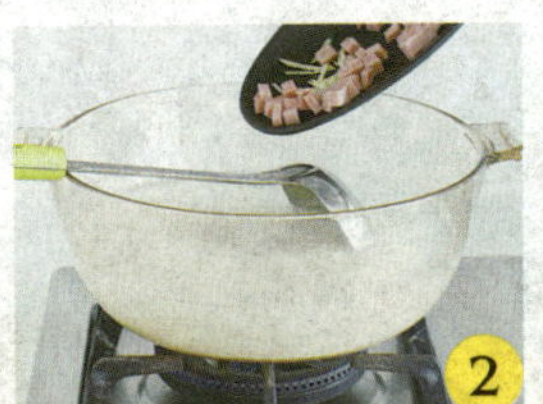

煮10分钟左右，加入切成粒的火腿和切得极细的姜丝，继续煮10分钟左右。

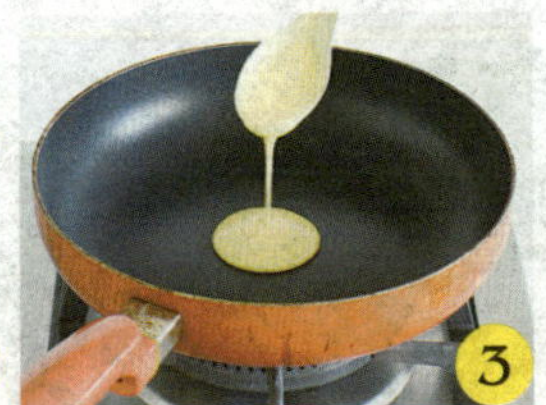

平底锅烧热后转小火，用汤匙盛取面糊，在锅中心上方，保持面糊从中心点上方滴落。

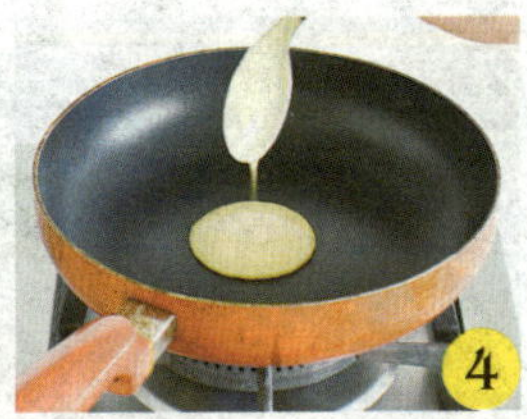

可以看到，面糊入锅后会自然摊成圆形，说明面糊的稠稀度正合适。

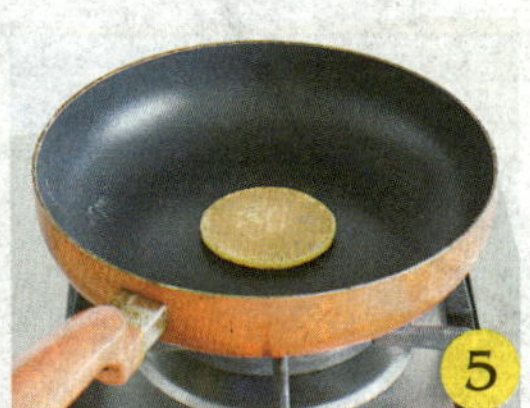

待表面生成很多小气孔时翻面，煎至两面上色均匀即可出锅。

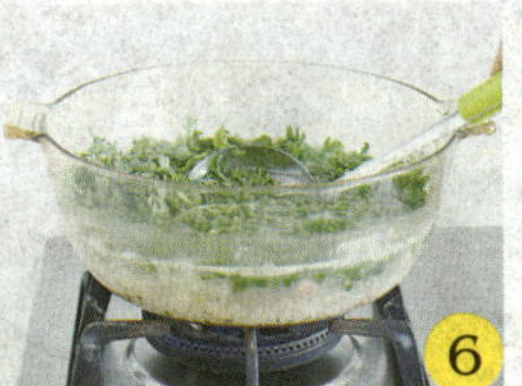

锅里的米粥煮至汤浓稠、米粒开花，调入盐，将茼蒿切碎倒入，滴入香油搅匀，煮1分钟后关火。

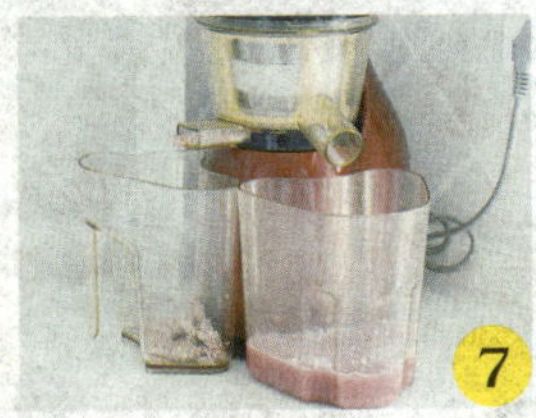

将石榴粒放入榨汁机，榨成石榴汁。

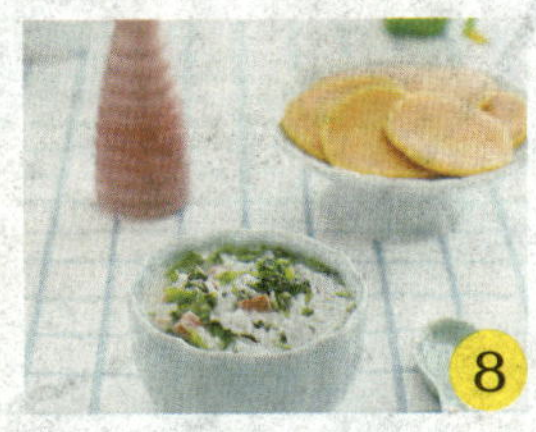

粥盛入碗里。小松饼装盘。石榴汁装杯。完成！

贴心小提示

1. 制作小松饼的面糊要稀稠度合适，太稠了摊不开，太稀了不成型。水的用量可以根据面糊的稠度自己调整，以面糊落入锅底可以自然摊开成圆形为宜。

2. 用汤匙盛取面糊，可以保证每次盛取的面糊量一样多，摊出来的饼大小一致。

3. 摊小松饼时用稍大些的平底锅，一次可以同时摊3~4个小饼，速度很快。

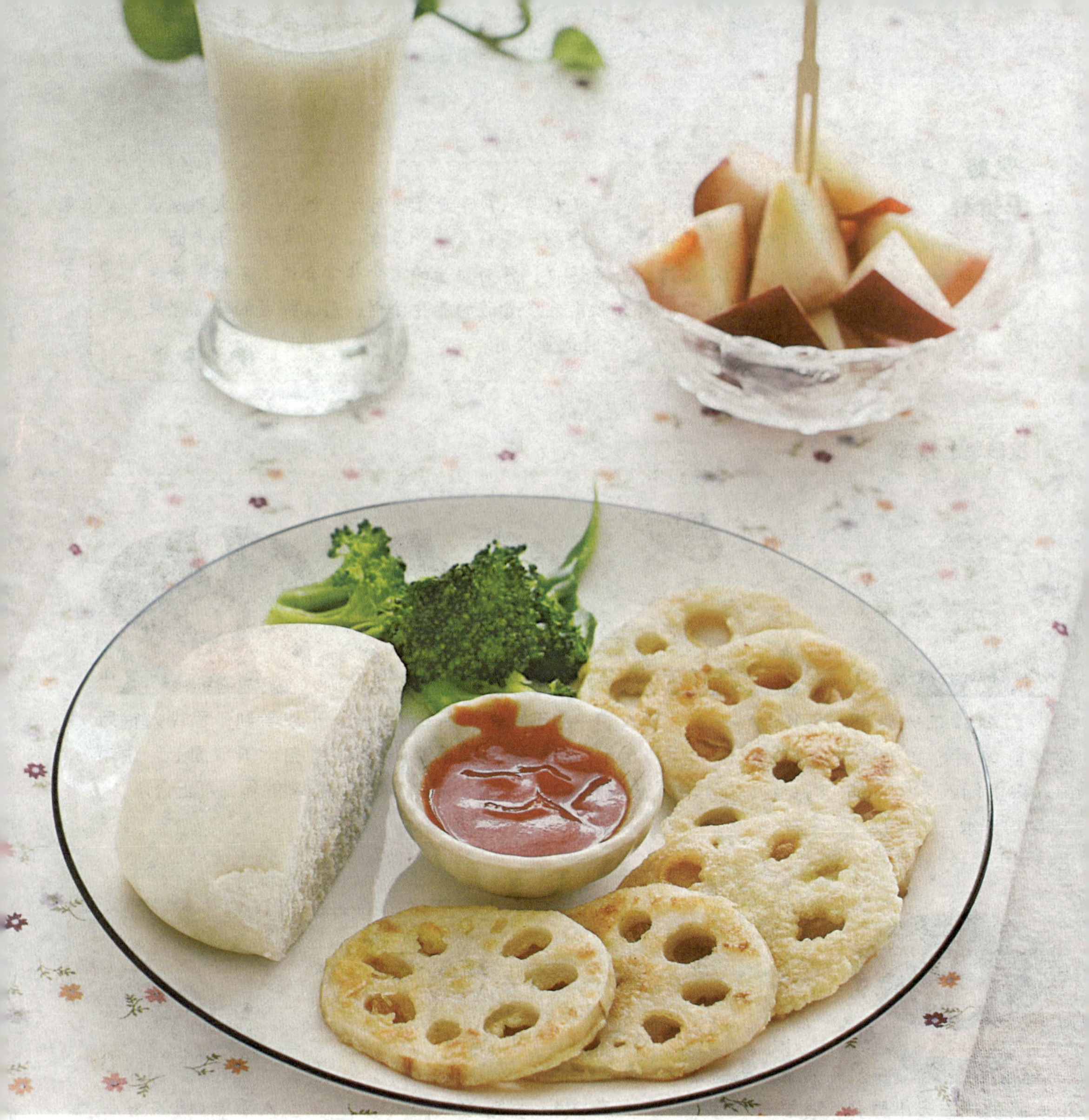

蛋煎藕片套餐

主食 馒头

配菜 蛋煎藕片+清炒西蓝花

汤粥 绿豆百合汤

水果 桃子

蛋煎藕片

原料：藕1根

调料：鸡蛋1个，面粉2汤匙，盐1/2茶匙，番茄沙司、植物油各适量

清炒西蓝花

原料：西蓝花150克

调料：盐1/2茶匙

绿豆百合汤

原料：绿豆2/5杯，干百合8克

调料：方糖1小块

头天晚上准备

1. 绿豆洗净，浸泡（图1）。干百合洗净，浸泡（图2）。西蓝花洗净沥水，掰成小朵。桃子洗净。
2. 藕洗净，去皮，用清水洗一下表面后擦干水分，装入保鲜袋，放入冰箱冷藏保存。
3. 馒头可以自己蒸，也可以提前购买。

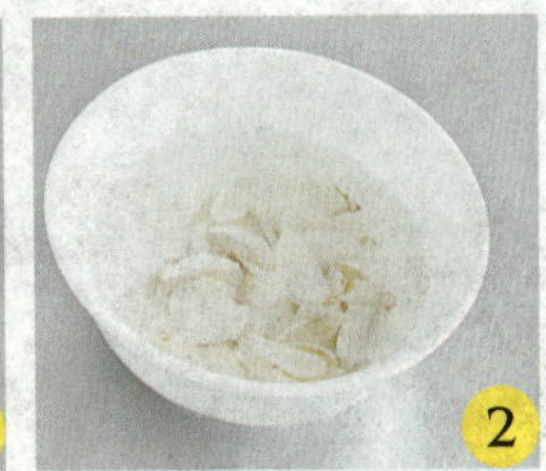

次日早上完成

1. 绿豆倒掉水，再次清洗干净，倒入豆浆机中。百合拣出有黑斑的不要，放入豆浆机中，补充清水到刻度线，按“绿豆沙”键开始工作（没有这项功能的，可以选你熟悉的功能）。
2. 馒头放入蒸锅加热。藕切成5毫米厚的片（图1），投入清水里清洗两遍，然后用清水浸泡防止变色。
3. 鸡蛋打入碗里（图2）。
4. 用打蛋器将鸡蛋充分打散后加入面粉，调入盐，充分搅匀（图3）。
5. 平底锅倒入油烧热，将藕片沥净水分，裹上蛋糊，入锅煎制（图4），待两面金黄时取出。
6. 锅底补充少许油烧热，油里撒入盐转匀，放入西蓝花（图5）。
7. 炒匀后淋入少许水，盖上锅盖（图6），焖1分钟即可。
8. 绿豆百合汤装杯，喜甜的可以放1小块方糖。馒头、煎藕片装盘，搭配番茄沙司食用。炒好的西蓝花装盘。
9. 桃子切块，装入小容器中。完成！

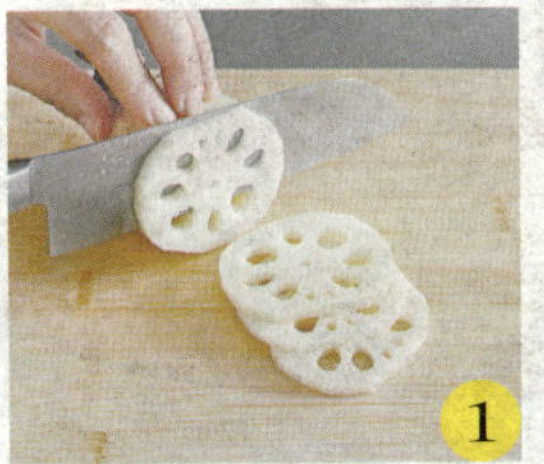

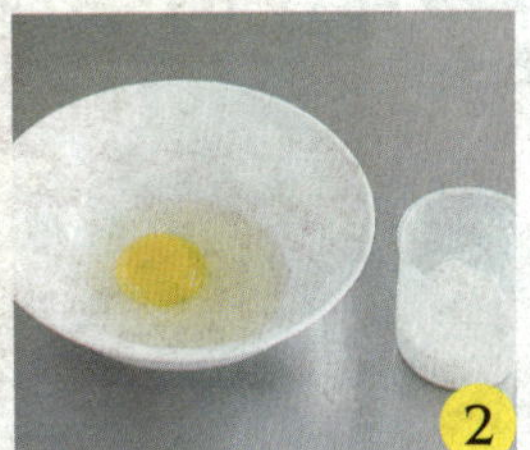

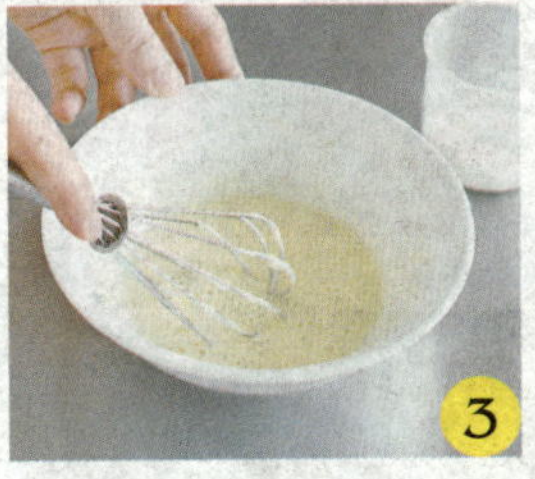

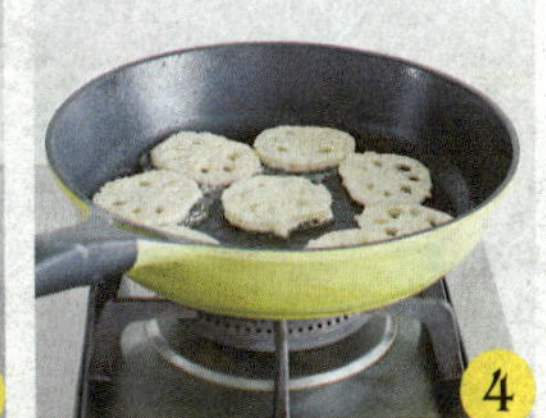

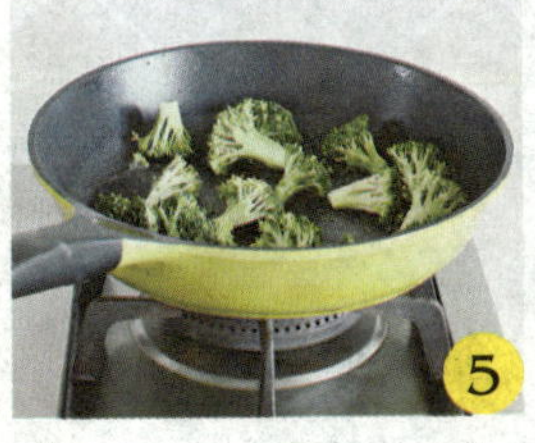

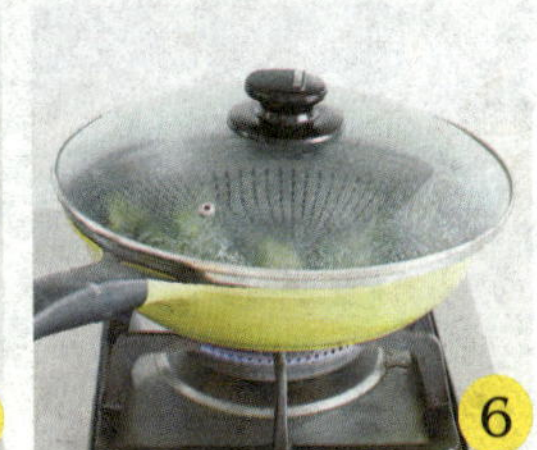

贴心小提示

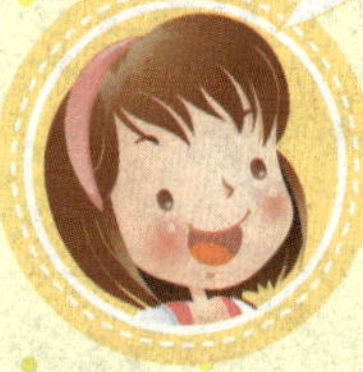

1. 藕不要切得太薄，不然煎好后软塌塌的不好看。

2. 炒西蓝花时先将盐放在油里，更容易均匀入味。炒制时不必一直大火，淋少许水后利用热蒸汽，短时间就可以把西蓝花焖熟，不仅省油，营养损失还小。

营养早参考

早餐来一份汤，能唤醒胃肠道，促进消化。绿豆百合汤可滋阴润燥、清热润肺，特别适合在初秋季节饮用。藕是秋季的应季佳蔬，熟藕能健脾养胃，同鸡蛋制成蛋煎藕片，鲜香适口。清炒西蓝花是一道简易小菜，能补充维生素、提高免疫力、促进肠道毒素排出。最后来点桃子，增加饱腹感的同时补充了维生素，保证了营养素摄取的均衡。

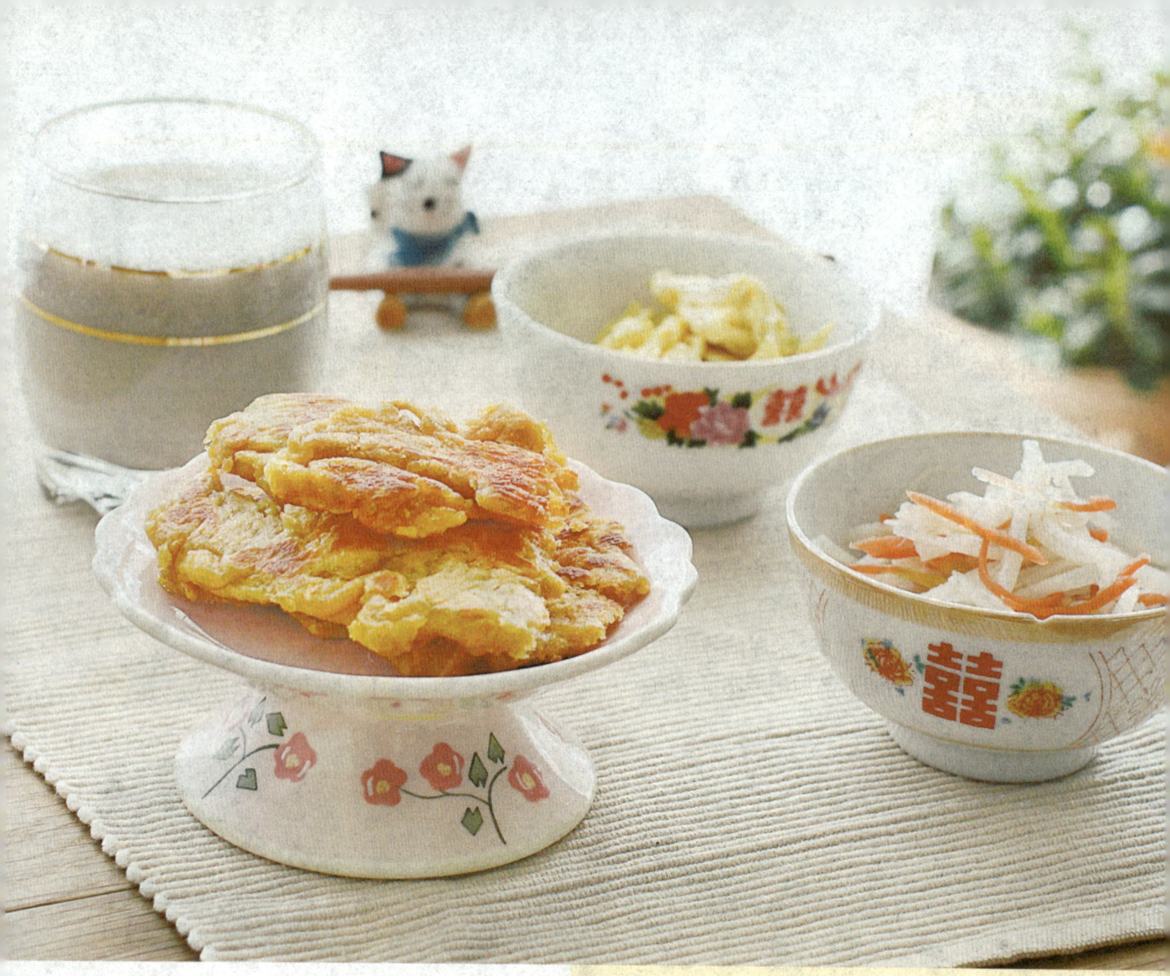

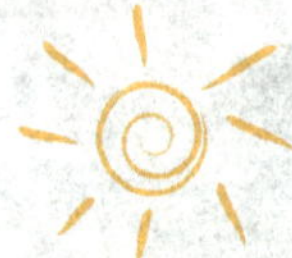

红薯饼黑豆浆套餐

主食 红薯饼

配菜 胡萝卜拌藕丝+虾皮炒蛋

汤粥 红枣黑豆浆

红薯饼

原料：红薯200克，面粉100克，白糖10克，植物油适量

虾皮炒蛋

原料：鸡蛋3个，虾皮20克

调料：盐1/4茶匙

胡萝卜拌藕丝

原料：胡萝卜100克，藕200克

调料：盐1.5茶匙，盐1/4茶匙，香油1茶匙，白醋1茶匙

红枣黑豆浆

原料：干红枣10颗，黑豆2/3杯

营养早参考

用红枣、黑豆打成的红枣黑豆浆，味道不错且食用方便，有较好的补血强身功效，即使是不喜欢这两种食材的人也会喝得津津有味。红薯中含有糖分，因此制作红薯饼时只需放少许糖，以顺应秋季少食甘、多食酸的饮食原则。虾皮炒蛋这一经典美味，由于虾皮的加入弥补了鸡蛋中钙质不足的缺点，营养丰富且味道鲜香。胡萝卜拌藕丝酸爽可口，能健脾养胃、平肝明目。

头天晚上准备

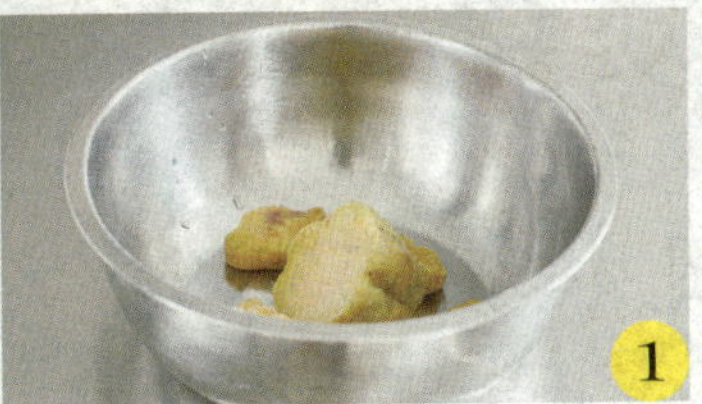
红薯蒸至熟烂，去皮，放在盆里。

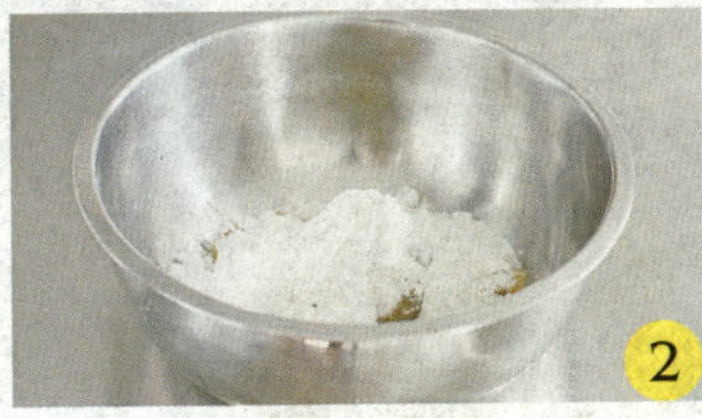
倒入面粉和白糖。

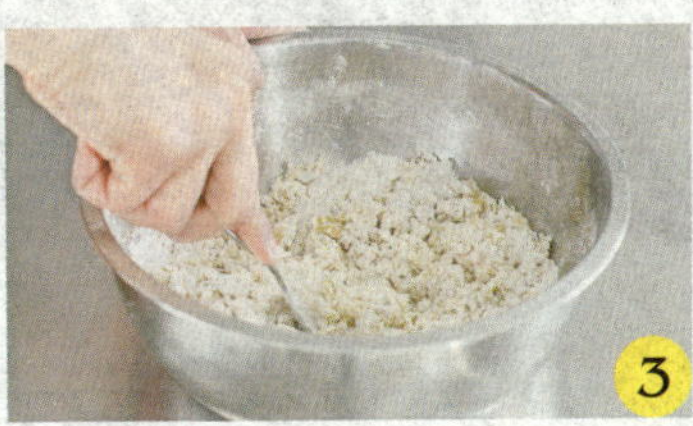
用叉子按压和匀。

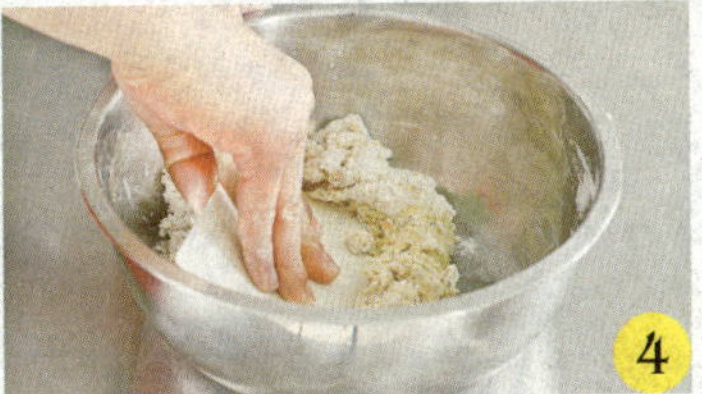
用刮板将盆刮净。

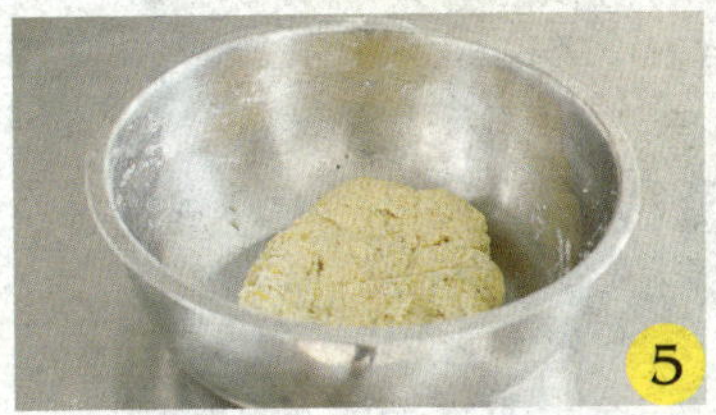
和成很软的面团，覆盖保鲜膜保存。

6.红枣、黑豆分别洗净，再分别加清水浸泡。胡萝卜、藕分别洗净，沥水。

次日早上完成

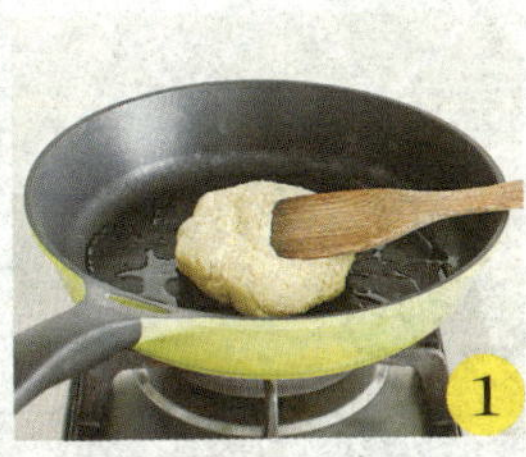
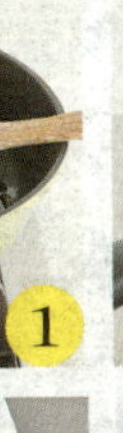
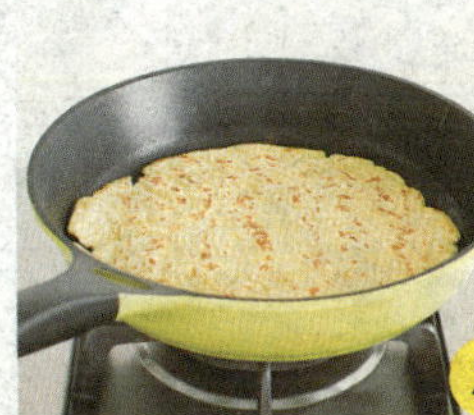
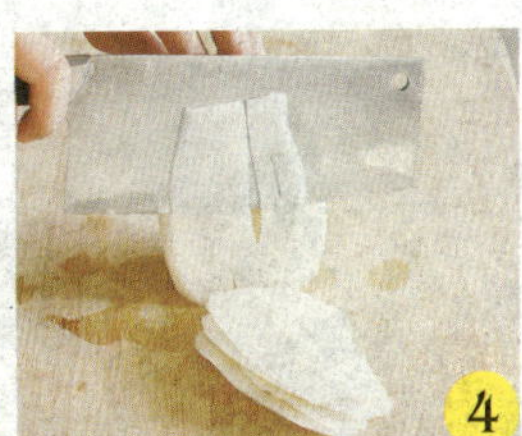
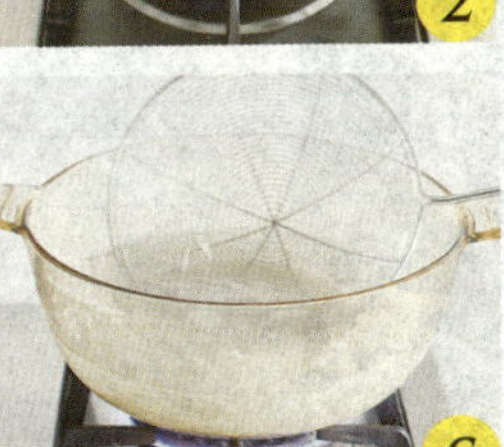
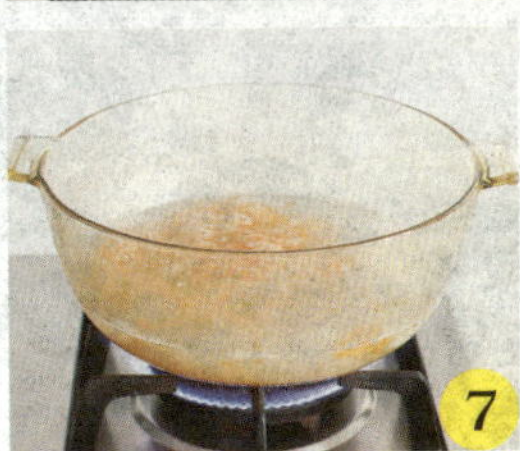
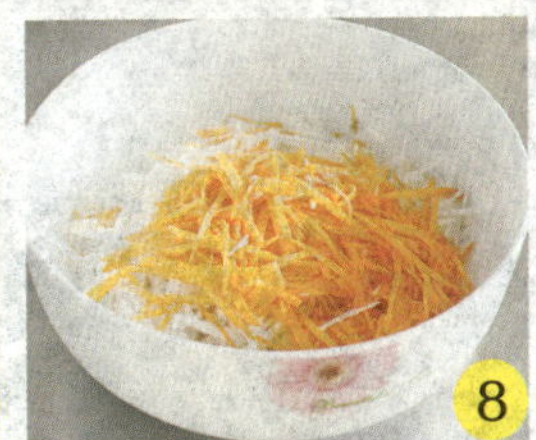

1.红枣去核，黑豆洗净，同放豆浆机中，补充水到刻度线，按“五谷豆浆”键开始工作。

2.平底锅倒入适量油烧热，放入红薯面团，用铲子将其在锅底按压着摊平成饼（图1）。

3.饼上表面刷油（图2），翻面，盖上锅盖。

4.小火煎至两面金黄上色（图3），即可取出。

5.藕去皮，先切片（图4）。

6.再切细丝（图5）。胡萝卜切细丝。

7.锅里放水烧开，调入1.5茶匙盐，下藕丝焯烫2分钟，捞出沥水（图6）。

8.再下胡萝卜丝焯烫1分钟（图7），捞出沥水。

9.藕丝和胡萝卜丝放入大碗里（图8），调入盐（1/4茶匙）、白醋和香油，拌匀。

10.鸡蛋打散，加入切碎的虾皮，调入少许盐打匀，放入热油锅中，大火快炒成碎块。

11.打好的豆浆装杯。红薯饼、胡萝卜拌藕丝、虾皮炒蛋分别装盘。

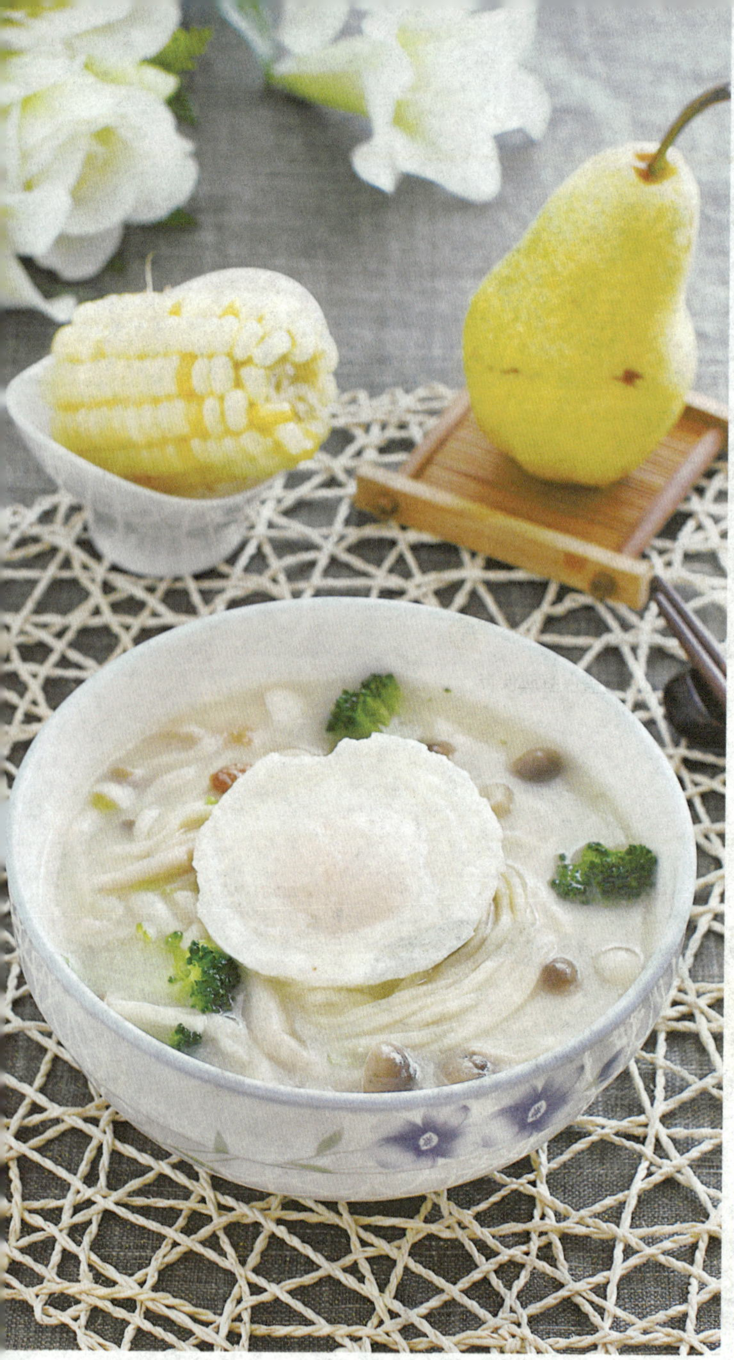

菌菇汤面套餐

汤粥 菌菇汤面

其他 煮玉米+梨

菌菇汤面

原料：冷冻鲜压面250克，白玉菇150克，蟹味菇150克，西蓝花50克，干海米30克，鸡蛋3个

调料：葱花适量，料酒1茶匙，生抽1茶匙，盐1.5茶匙，香油1/2茶匙，植物油适量

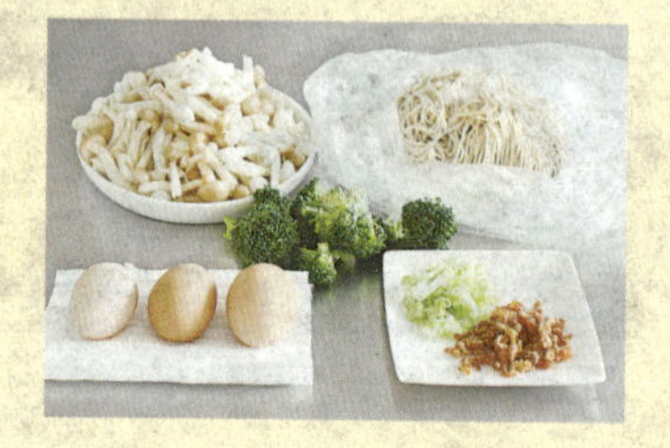

煮玉米

原料：新鲜玉米适量

营养早参考

早餐中应有一道含汤水的菜肴或主食，这样能唤醒沉睡了一夜的胃肠，润滑胃壁，起到养胃的作用，而且还能帮助控制食量，避免吃得过饱，菌菇汤面便是这样一款主食。一碗菌菇汤面，将鲜菇、蔬菜、鸡蛋囊括其中，蛋白质、B族维生素、钙、锌、膳食纤维等一网打尽。煮玉米完整地保留了玉米粒胚芽的营养，能提供维生素E、矿物质等。秋梨可润燥止咳，是解秋燥的首选水果。

头天晚上准备

1.白玉菇、蟹味菇洗净，沥水。西蓝花洗净沥水。
2.鲜玉米煮熟。

次日早上完成

1.将玉米放入蒸锅热透。从冷冻室取出面条。
2.炒锅放油烧至温热，下入干海米，温油炒香，再放入葱花（图1），转大火，淋入料酒、生抽，炒掉酒味儿。
3.炒锅中倒入白玉菇和蟹味菇，大火炒掉水气（图2）。
4.待白玉菇和蟹味菇炒软后倒入足量的水，烧开（图3）。
5.放入面条（图4）。
6.用筷子快速将面条搅开（图5），调入盐，中小火煮。
7.另起锅烧开足量水。炒勺内抹点儿油，将鸡蛋打入，使炒勺底部接触沸水，隔水煮蛋（图6）。
8.待蛋液表面凝固后将炒勺放入水里（图7），煮熟后取出，用刀子或牙签轻轻划一下底部就可以脱出荷包蛋了。
9.面条煮好后关火，放入西蓝花，用余温闷熟，淋入香油，搅匀（图8）。
10.煮好的面条盛入碗里，上面卧1个煮好的荷包蛋。玉米取出，梨洗好，装盘即可。

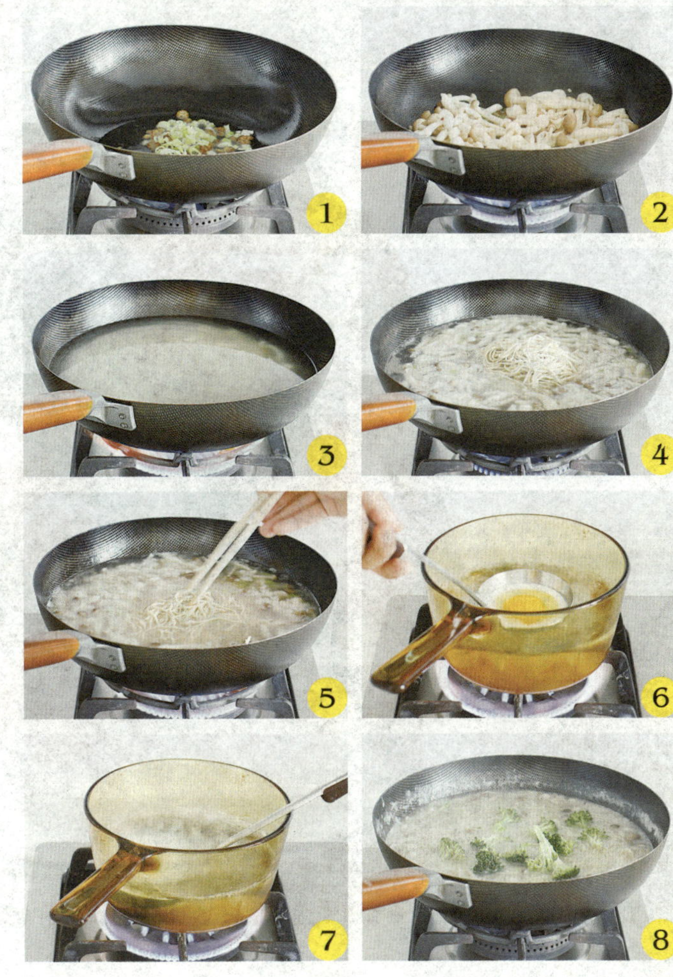

贴心小提示

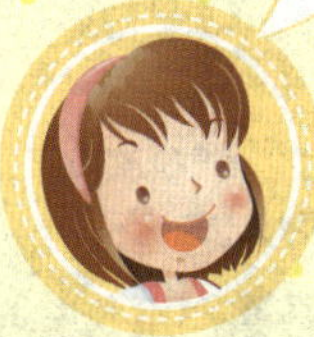

1. 将机器压的面条挂着晾干后就成了挂面。新鲜的面条也可以不必晾干，直接装入保鲜袋，放入冰箱冷冻保存。每次做饭时取出，不必解冻，直接放入沸水里煮就可以。

2. 压面较硬，可以直接入汤锅煮。如果是手擀面，质地较软，直接入汤锅煮会使汤变浑，最好是另起锅煮个八成熟，然后再捞进汤锅里稍煮并调味。

3. 荷包蛋可以直接打入沸水里煮，但用炒勺辅助，煮出来会比较漂亮。

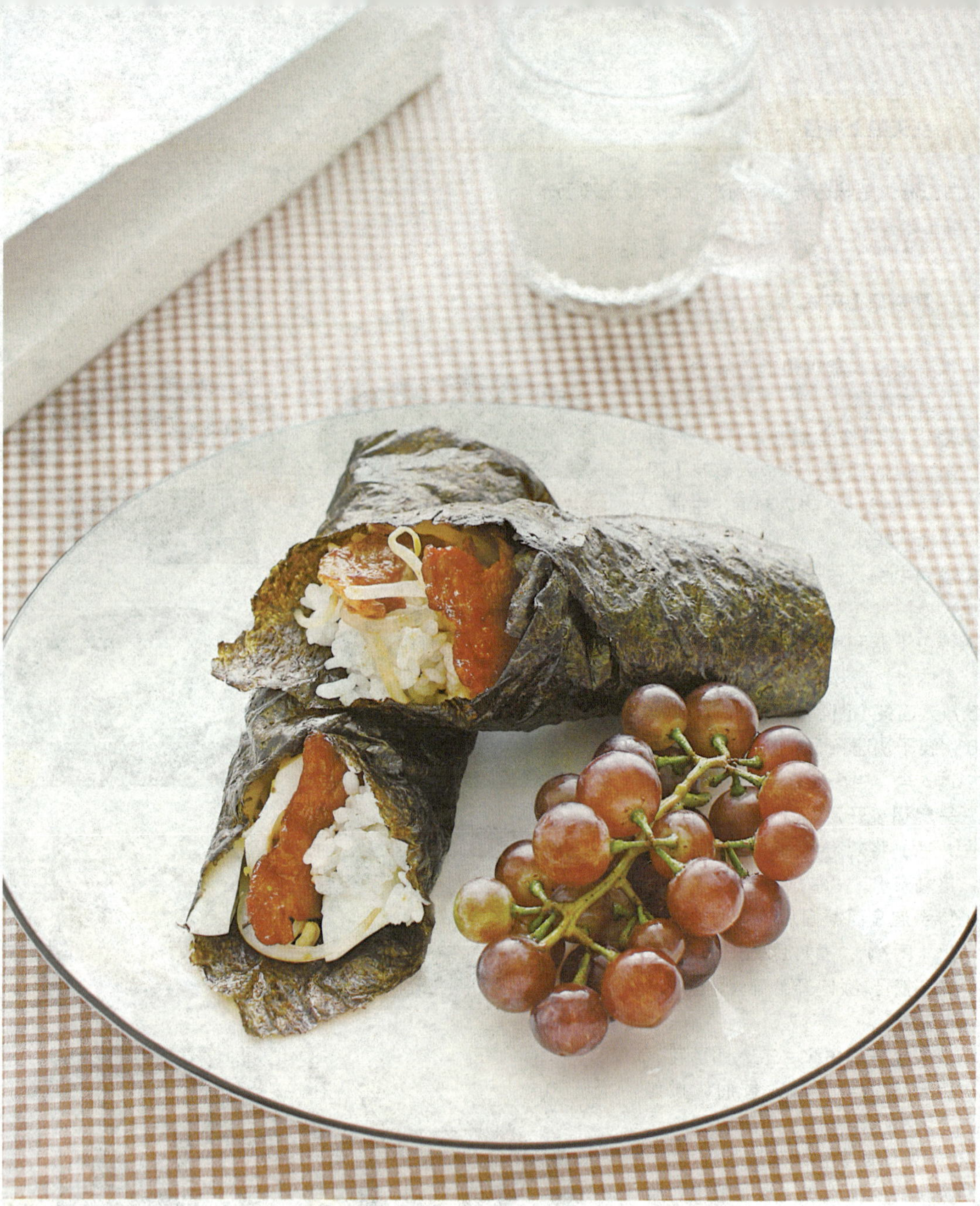

紫菜手卷套餐

主食	紫菜手卷
汤粥	蜂蜜牛奶
水果	葡萄

紫菜手卷

原料：紫菜6张，熟米饭约150克，鸡蛋1个，薄五花肉片100克，豆芽50克

调料：生抽2汤匙，白糖2茶匙，韩国辣酱1茶匙，料酒1茶匙，橄榄油适量

蜂蜜牛奶

原料：牛奶每人250毫升

调料：蜂蜜适量

头天晚上准备

1. 蒸熟米饭。如果家里电饭锅有预约功能，可以用预约方式蒸新鲜白米饭。
2. 豆芽洗净，沥水。
3. 葡萄清洗干净，沥水。

营养早参考

含优质蛋白质、钙质丰富的牛奶中加入蜂蜜，使其增加了滋阴润燥、宣肺止咳的作用，甜甜的口味也容易让不爱喝牛奶的人接受。充满韩式风情的紫菜手卷，色、香、味俱全，定能让家人食欲大增。最后再吃几颗葡萄，酸酸甜甜的味道带来一天的好心情！

次日早上完成

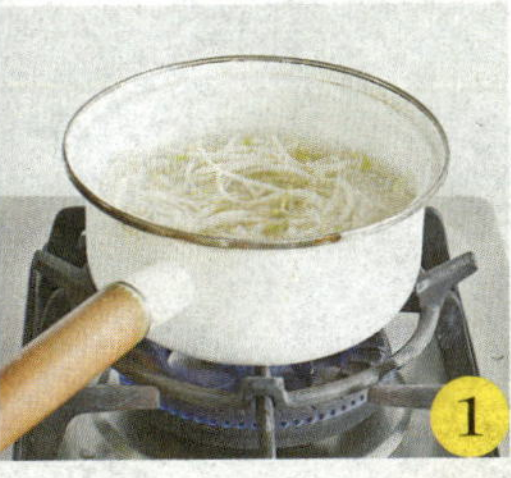
1

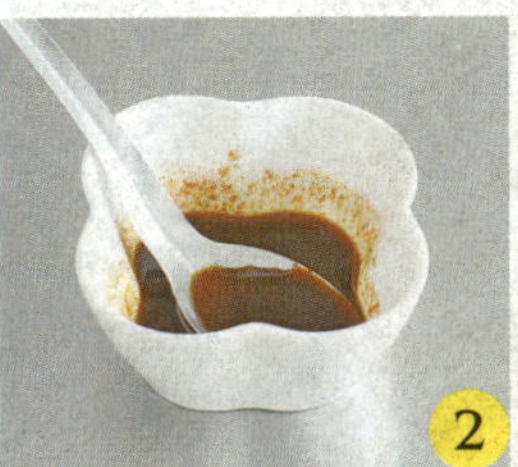
2

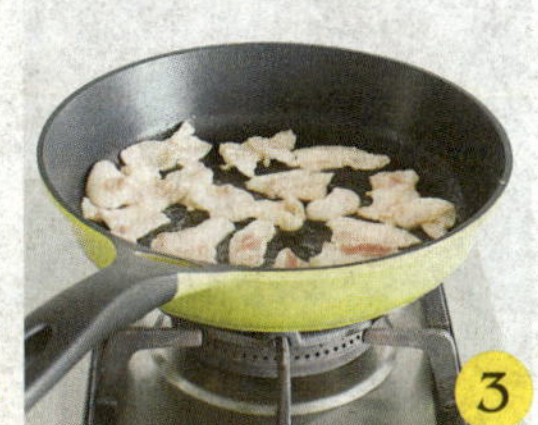
3

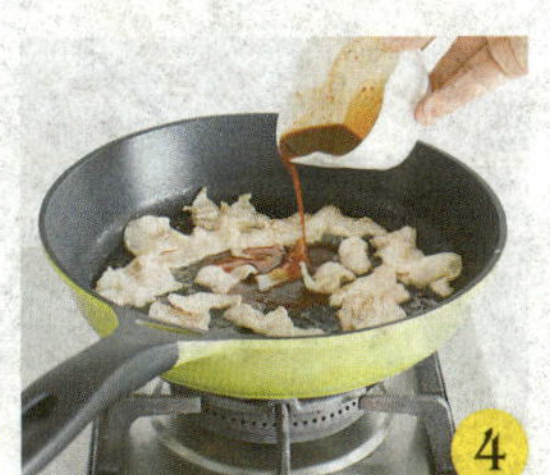
4

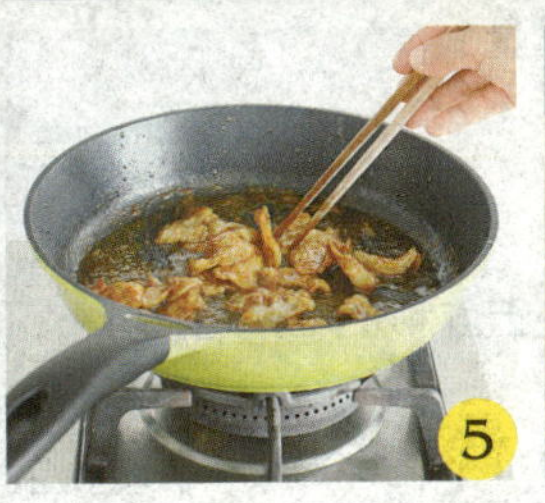
5

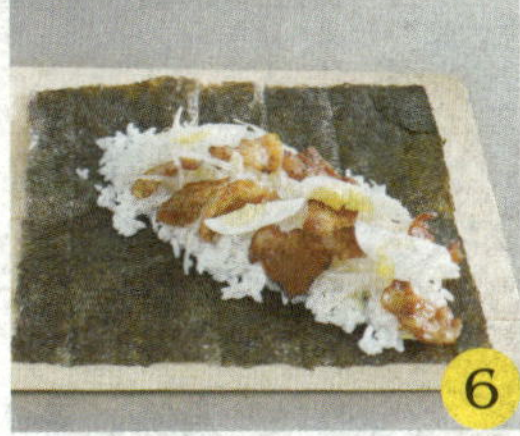
6

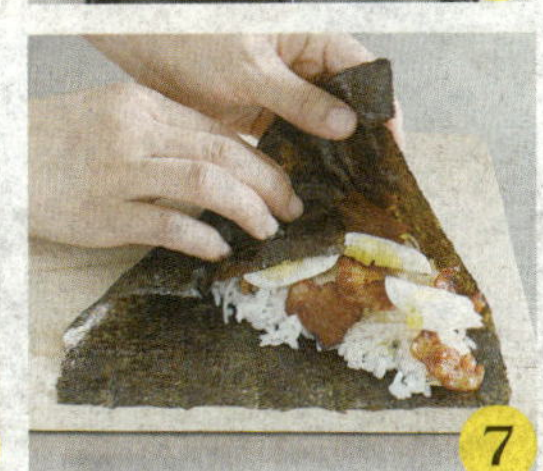
7

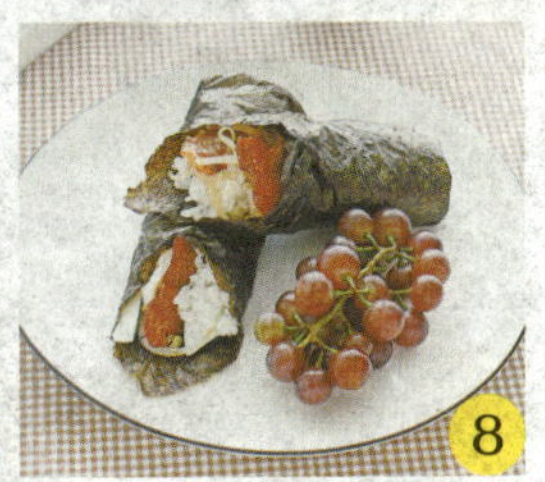
8

1. 牛奶倒入小锅中加热。鸡蛋煮熟后过冷水，剥壳。
2. 锅中烧开水，将豆芽焯煮2分钟（图1），捞出后过冷水，再沥净水分备用。
3. 将生抽、白糖、韩国辣酱和料酒放入小碗里调匀（图2）。
4. 炒锅烧热后倒入适量橄榄油，油热后下入肉片（图3）煎至变色，用厨纸将多余油吸掉。
5. 倒入步骤3中备好的酱汁（图4），小火煮至收汁入味，拌炒均匀（图5），关火。
6. 白煮蛋去壳，切长条形。
7. 案板上铺好一张紫菜，对角线方向铺约2/3长的米饭（一角留出不铺），再铺上豆芽、肉片和鸡蛋（图6），将底部向上翻折，左右搭着紧紧卷起（图7）。
8. 牛奶装杯，加适量蜂蜜调开。紫菜手卷装盘。葡萄装盘。完成（图8）！

贴心小提示

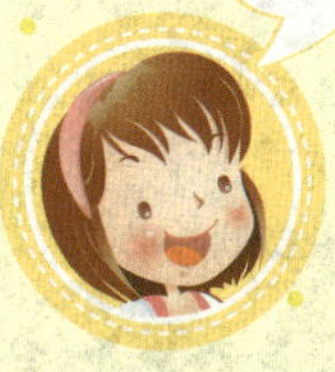

包卷紫菜手卷的时候，需要稍微用力将其卷紧，紫菜本身具有一定的黏性，可以卷得很紧，方便食用。

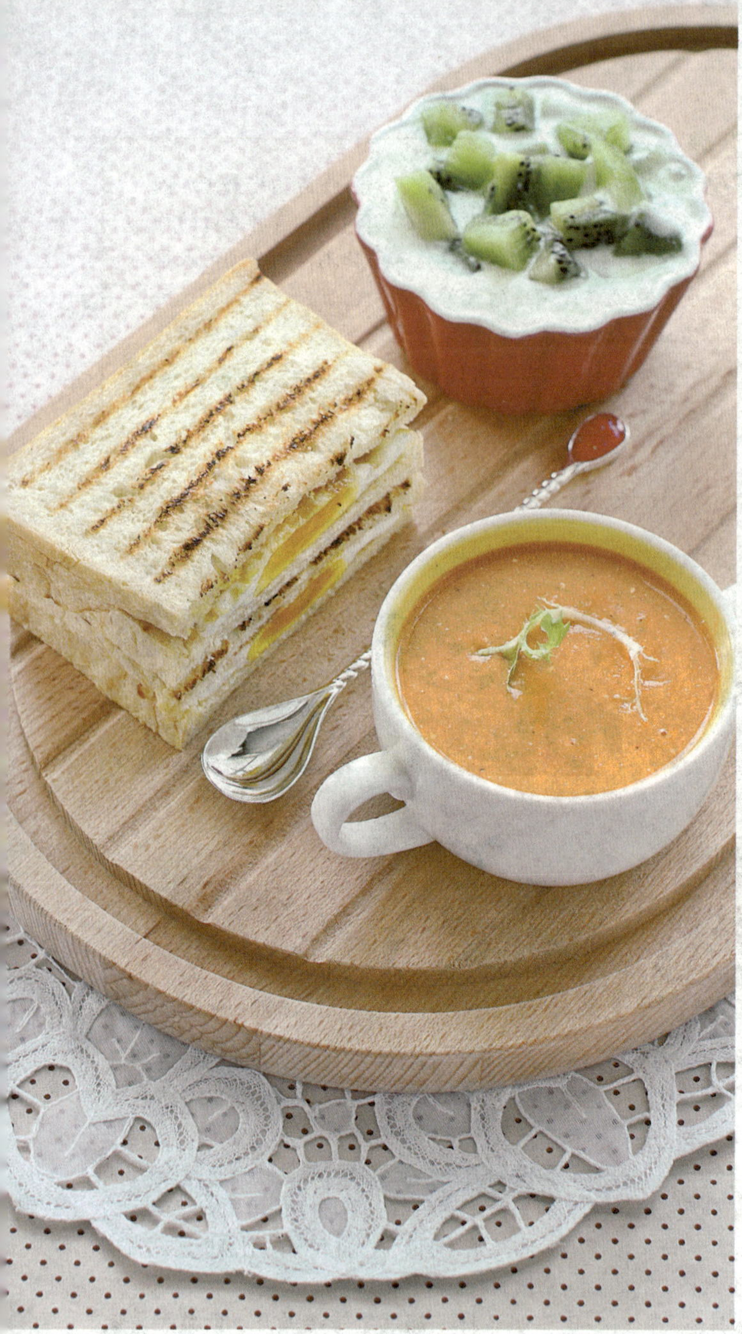

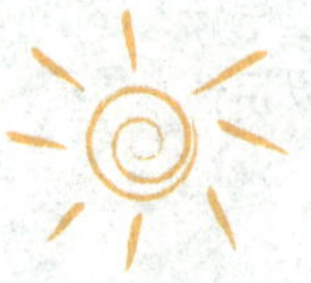

煎蛋三明治套餐

主食 煎蛋三明治

汤粥 番茄浓汤+猕猴桃果粒酸奶

煎蛋三明治

原料：吐司每人2片，鸡蛋每人1个

调料：盐适量

番茄浓汤

原料：中小西红柿2个，小土豆1个，洋葱1/4个

调料：蒜瓣1个，牛肉汤1小碗，盐1.5茶匙，月桂叶2片，淡奶油50毫升，现磨黑胡椒粉适量，橄榄油适量

猕猴桃果粒酸奶

原料：自制酸奶100克，猕猴桃1个

调料：蜂蜜适量

营养早参考

番茄浓汤这款充满意式风情的小食，用料考究，浓浓的意式风味能赢得家人的喜爱，还能提供丰富的维生素和矿物质。煎蛋三明治制作简便，作为主食，除了提供碳水化合物外，还能提供丰富的蛋白质。猕猴桃果粒酸奶，其中的乳酸菌能改善肠道菌群，促进肠道毒素排出。

头天晚上准备

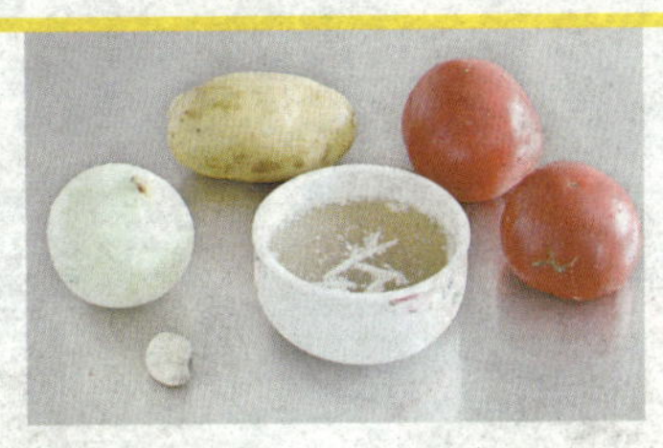

1.西红柿洗净备用。
2.洋葱去皮洗净，备用。
3.蒜瓣去皮洗净。

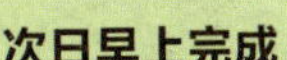

次日早上完成

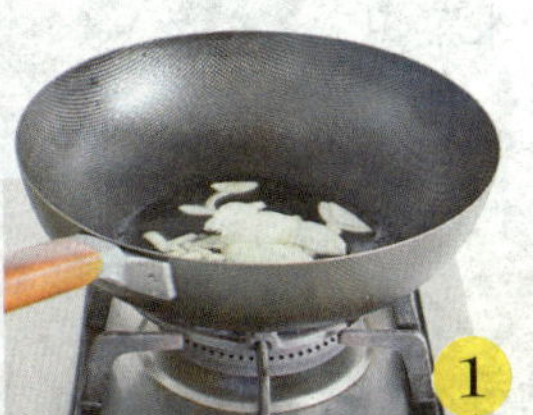

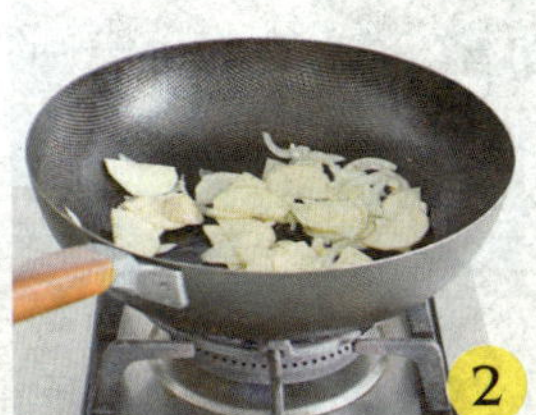

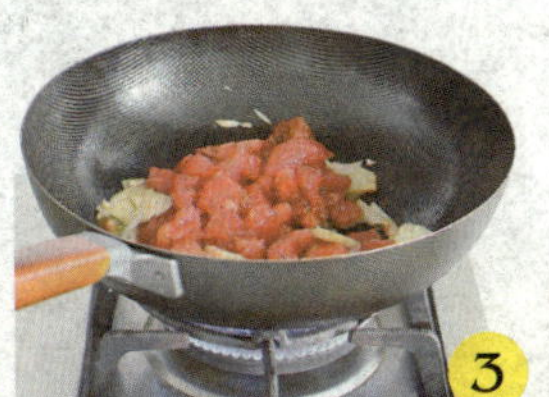

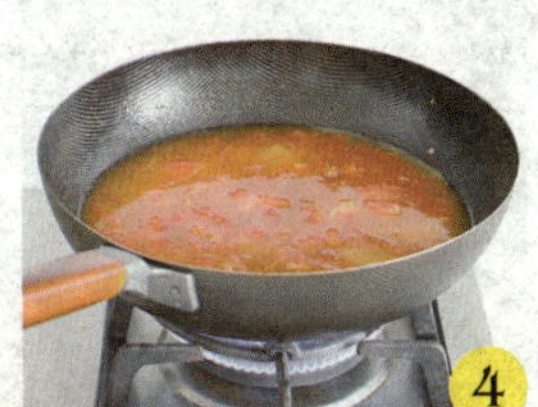

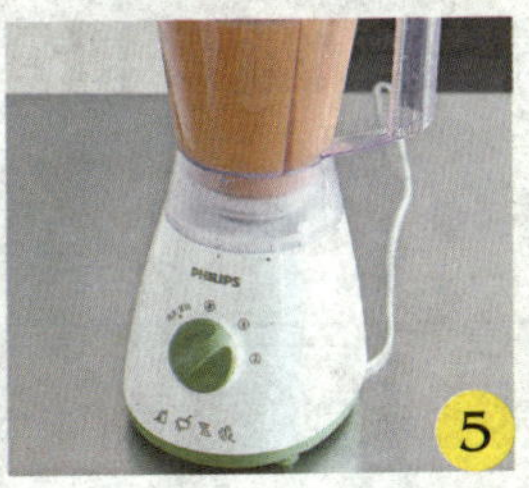

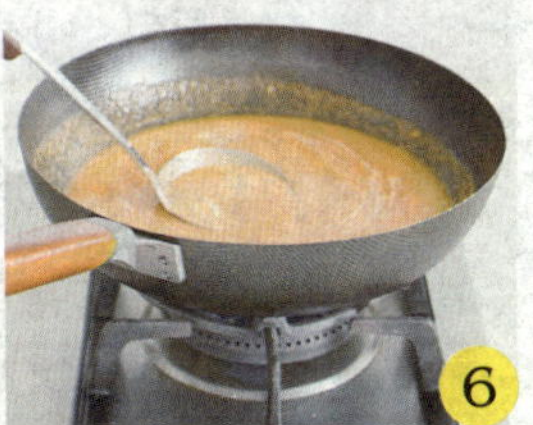

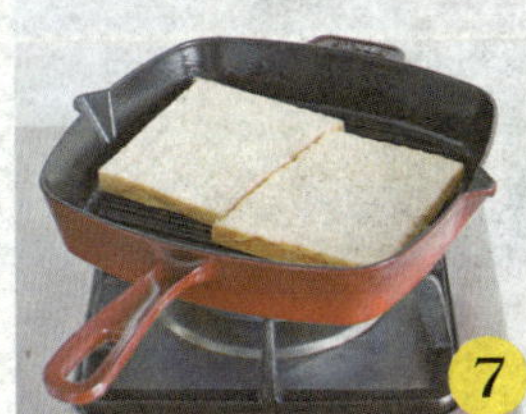

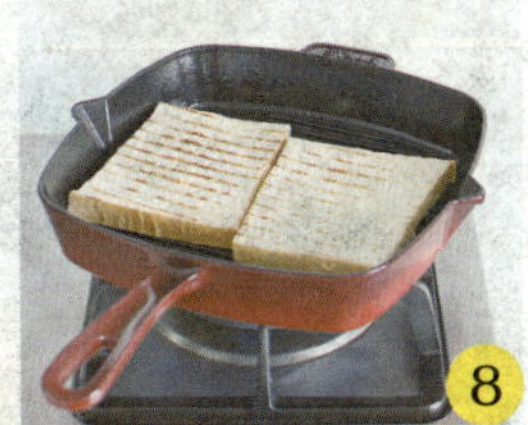

1.西红柿去皮，切小块。洋葱切片。蒜拍一下后切碎。土豆去皮，切片。
2.炒锅烧热，倒入适量橄榄油，先下洋葱和蒜碎（图1），小火炒香。
3.再下土豆片炒半分钟（图2）。
4.倒入西红柿（图3），大火翻炒1分钟。
5.倒入牛肉汤和水，调入盐，放月桂叶（图4），大火烧开后转小火煮10~15分钟，关火，静置5分钟晾凉。
6.煮好的汤倒入搅拌机中搅打成细泥（图5）。
7.将打好的细泥倒回锅里烧开，加入淡奶油，调入现磨黑胡椒粉，搅拌着煮1~2分钟（图6）。
8.煮汤的同时另起平底锅，加适量油烧热，打入鸡蛋煎好，煎的过程中在蛋表面均匀撒适量盐。
9.吐司片放入烧热的铸铁锅（图7）。
10.中小火略焙一下，至两面酥脆即可（图8）。
11.煎好的鸡蛋夹入两片吐司中，再从中间切开，装盘。番茄浓汤装杯。自制酸奶装入小碗里，调入蜂蜜搅匀。猕猴桃去皮，切成小丁，放在酸奶上，吃时拌开即可。

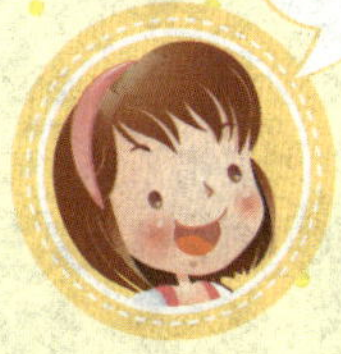

贴心小提示

1. 牛肉汤可以给浓汤提味儿，如果没有，只加水也可以。总水量适当多一些，不然搅打后再煮出来会太浓。

2. 用铸铁锅焙烤吐司会出现漂亮的横纹，如果没有这种锅，用普通平底锅也可以。

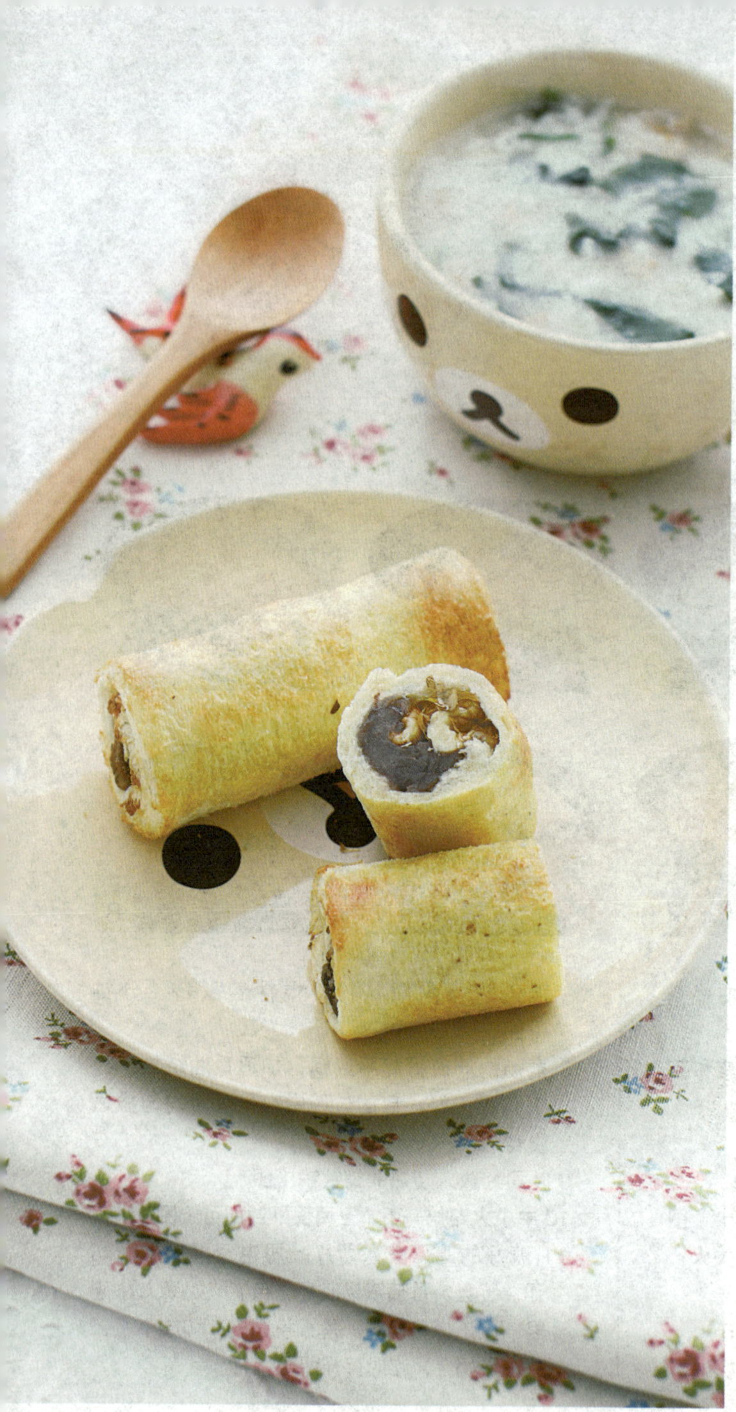

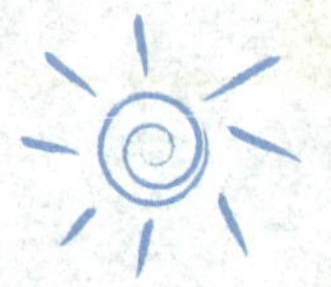

豆沙核桃吐司套餐

主食 豆沙核桃吐司

汤粥 肉末菜粥

豆沙核桃吐司

原料：吐司3~6片，核桃3~6个，豆沙适量

调料：蛋液适量

肉末菜粥

原料：菠菜100克，绞肉100克，熟米饭200克

调料：姜1片，料酒1茶匙，生抽1茶匙，盐1/2茶匙，植物油适量

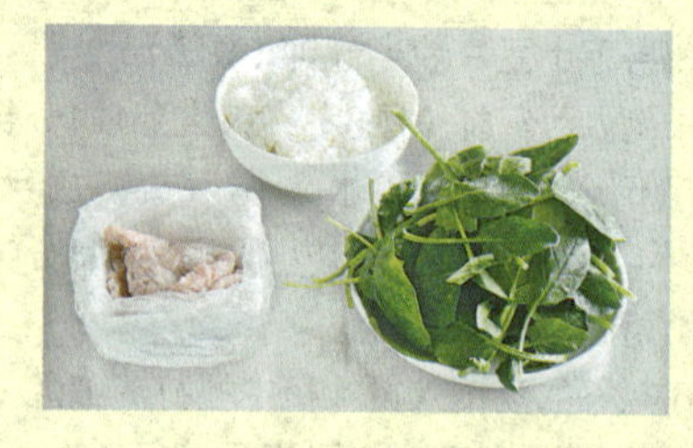

营养早参考

一碗热气腾腾的粥，能为寒冷的冬季早晨增添一份温暖。肉末菜粥采用了菠菜这种绿叶蔬菜，能提供胡萝卜素，有益视力健康。豆沙核桃吐司，其中的核桃、鸡蛋富含蛋白质、不饱和脂肪酸、卵磷脂等，能健脑益智，抗疲劳，豆沙加核桃的味道还很别致哦！

头天晚上准备

1.米饭蒸熟。
2.菠菜洗净，沥水。
3.核桃剥壳取仁，入烤箱以120℃烤约20分钟（或放入空气炸锅中，以150℃炸约15分钟）。

次日早上完成

1.锅里加入足量水，倒入熟米饭，大火煮开后转小火煮10~15分钟（图1）。
2.另起锅烧开水，放入菠菜焯烫1分钟（图2），捞出冲凉，挤掉水分，切碎。姜切细丝。
3.炒锅放油烧热，放入肉末炒至变色（图3），加入一半姜丝，调入料酒、生抽，炒至变干，放入煮稠的粥里。
4.加入剩下的姜丝，调入盐，再煮5分钟。待粥稠度合适、米粒软烂时加入菠菜碎（图4），再煮1分钟，关火。
5.吐司切掉四边（图5），用擀面杖擀压成薄饼（图6）。
6.在一端放上豆沙、核桃（图7），紧紧地卷起（图8）。
7.接口处涂些蛋液帮助粘合（图9）。
8.全部做好后在表面刷满蛋液（图10），放入烤盘中，置于烤箱中层，以200℃烤至表面金黄、外酥内软。也可放入空气炸锅中，以180℃炸8分钟左右。
9.菜粥装碗中。吐司卷装盘。完成！

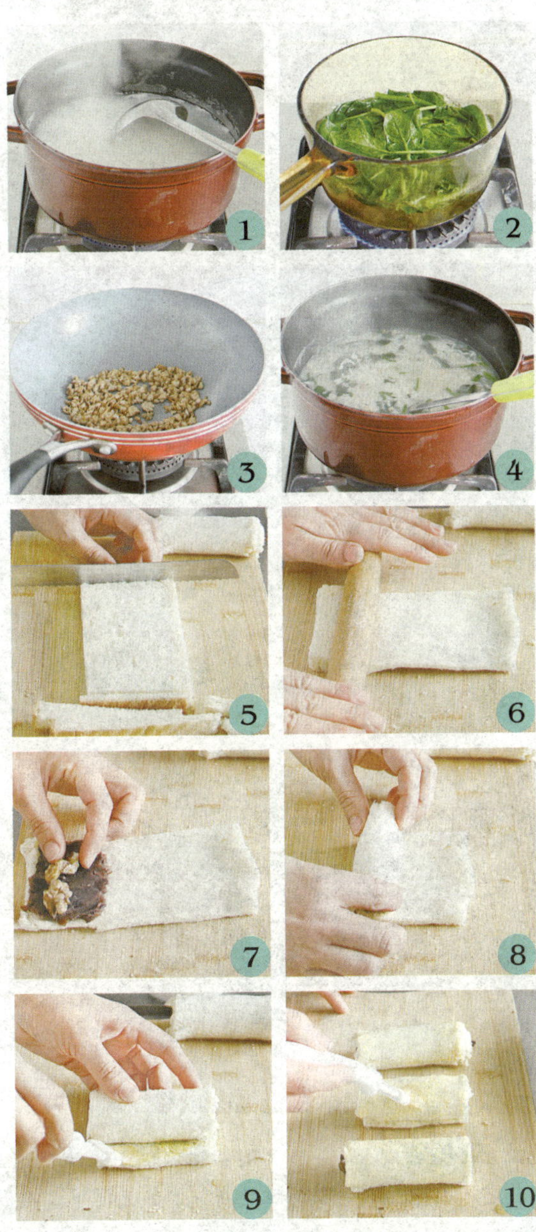

贴心小提示

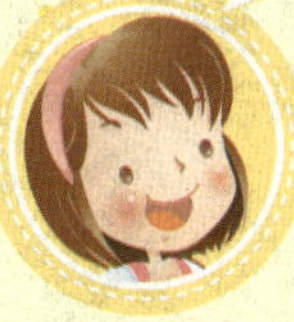

1. 吐司擀压后更方便操作，容易卷起且不开裂。

2. 如果你喜欢吃生核桃，可以省掉烤核桃仁这一步。

3. 多吃核桃可以健脑，但不同品种的核桃味道会有差异，所以说自己不爱吃核桃的人，有可能只是没选对核桃的品种，我的亲身经验哦。

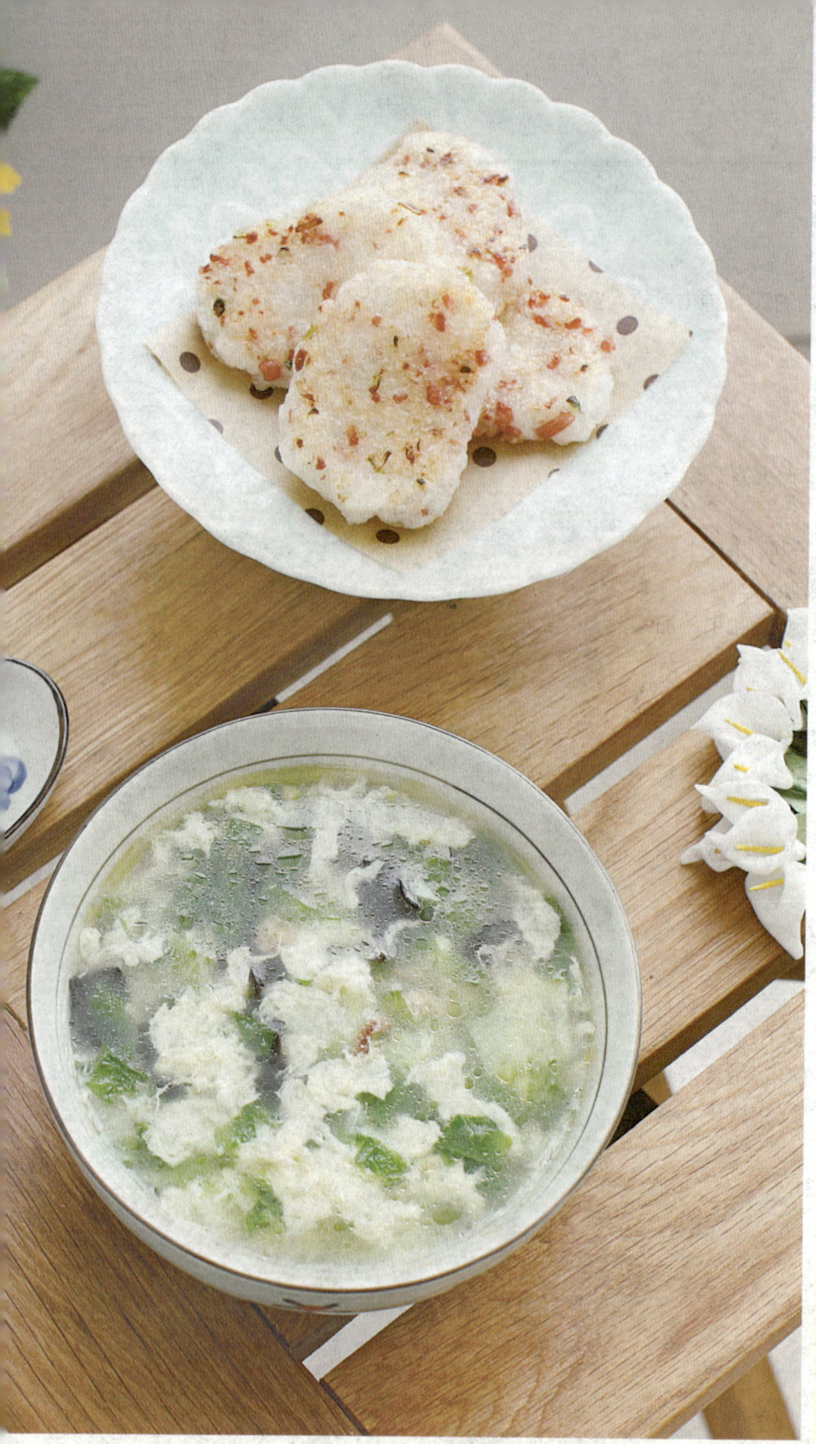

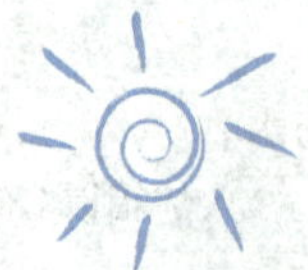

火腿糍粑煎糕套餐

主食 火腿糍粑煎糕
汤粥 青菜蛋花汤

火腿糍粑煎糕

原料：糯米200克，火腿2片，小葱2根
调料：盐1/4茶匙，植物油适量

青菜蛋花汤

原料：小白菜（或其他绿叶菜）120克，海米20克，泡发木耳50克，鸡蛋1个
调料：料酒1茶匙，姜丝适量，水淀粉1汤匙，盐1茶匙，香油1茶匙，植物油适量

营养早参考

火腿糍粑煎糕，用油煎过后热量增加，能提供较多的碳水化合物、脂肪，适合在身体热量消耗大的冬季食用。青菜蛋花汤是一款鲜香清爽的家常汤，青菜可解油腻，促进消化，提供多种维生素。

头天晚上准备

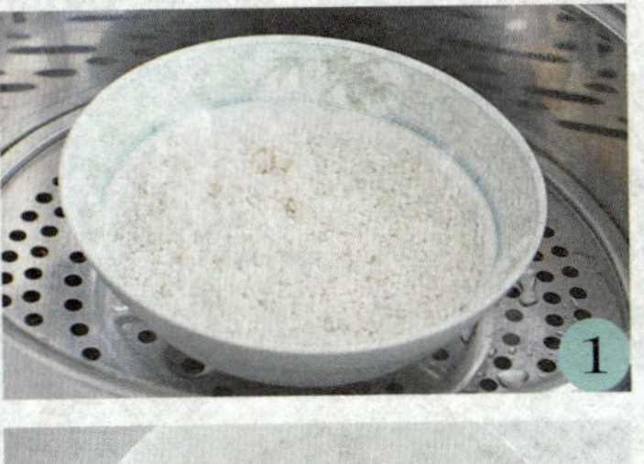
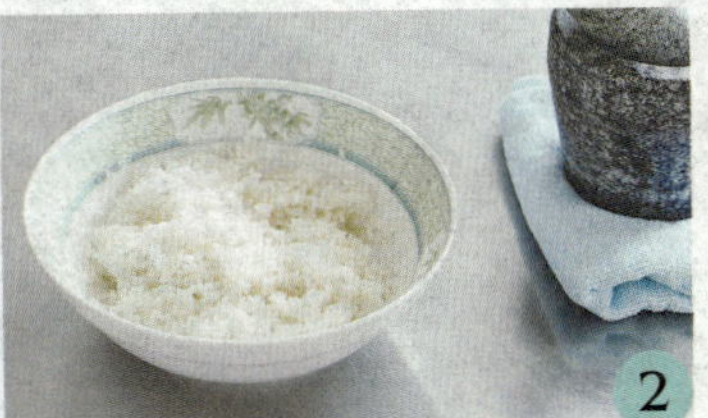
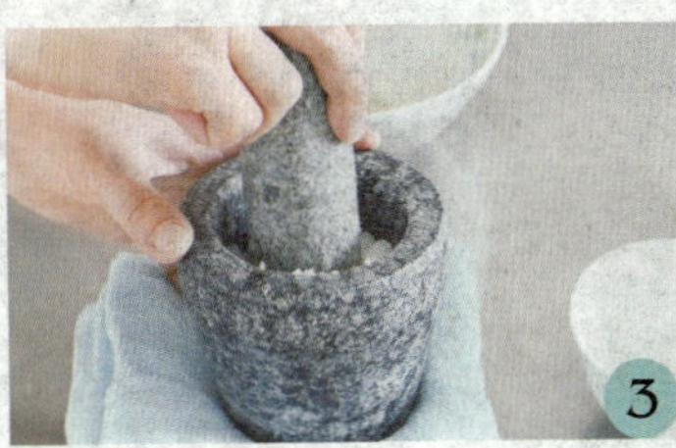
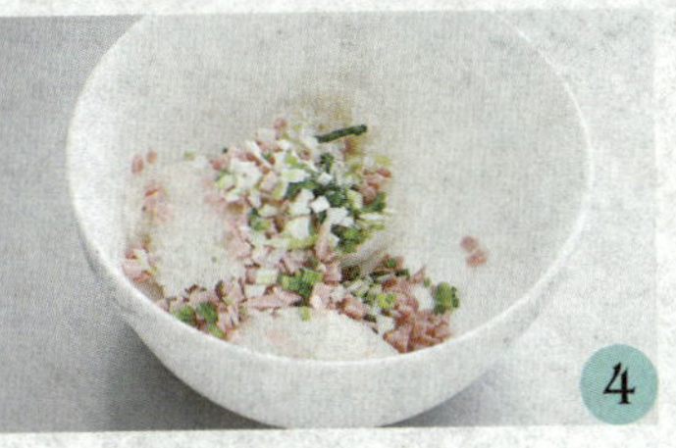
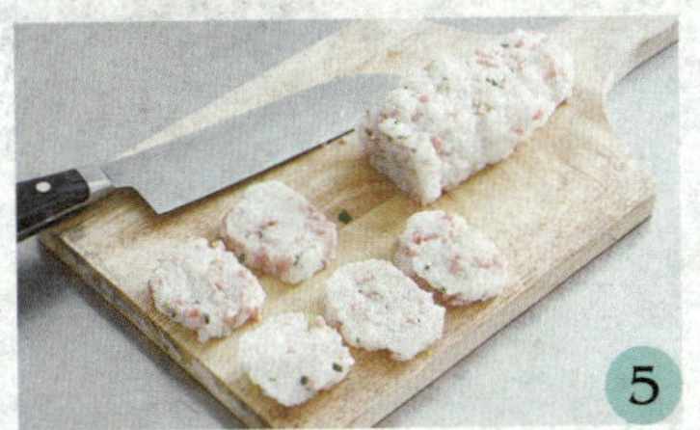
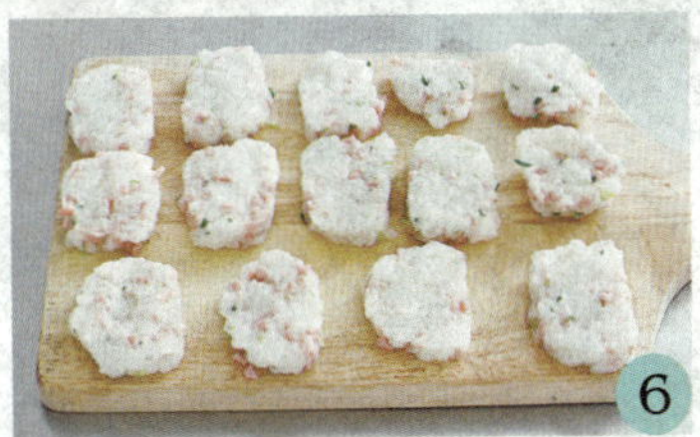

1.糯米淘洗干净，提前浸泡（图1），要泡10小时以上。倒掉浸泡的水，将糯米上锅蒸40分钟，中途翻一翻，淋点水，防止蒸得太干。

2.取出蒸好的糯米，准备1个石臼（图2）。

3.少量多次地将糯米放入石臼中（图3），捣成糍粑糕。石杵蘸白开水后再捣可以防粘。

4.做好的糍粑糕中加入切碎的小葱和火腿（图4），调入盐，和匀成团。

5.案板上刷油，放上火腿糍粑米糕，整理成长方形状，切成厚片（图5）。

6.切好后（图6）覆盖保鲜膜保存过夜，室温高的话要放入冰箱。

7.青菜洗净，沥水。木耳泡发后洗净，撕成小碎片。

次日早上完成

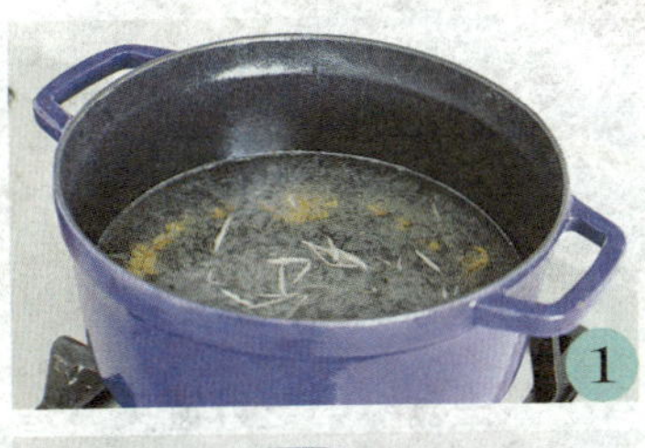
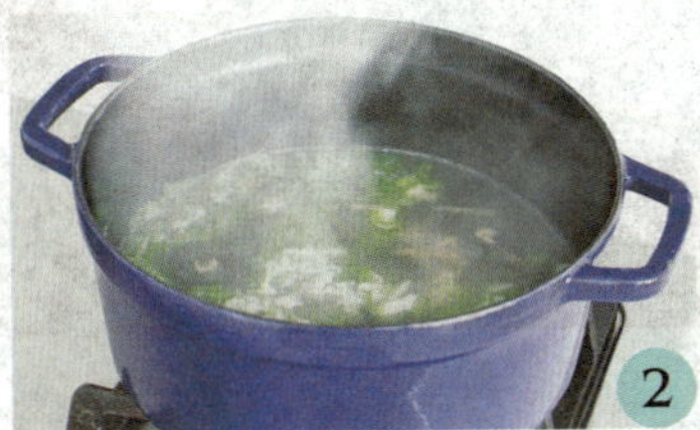
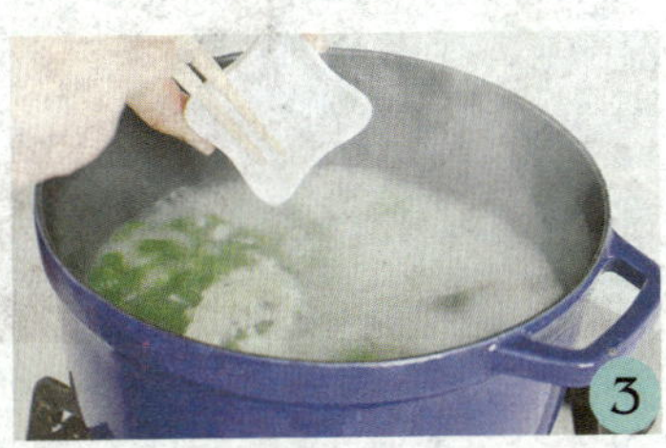
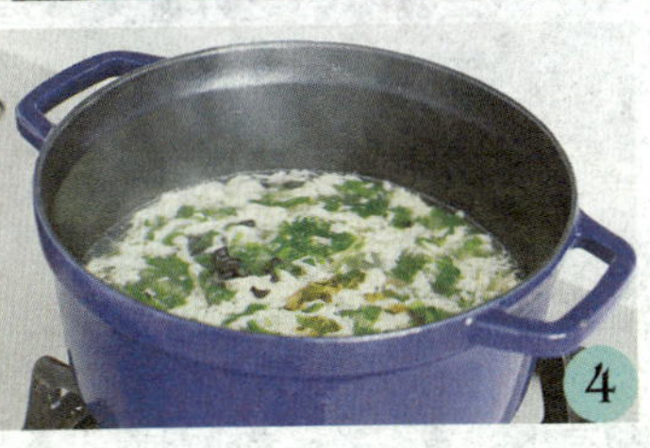
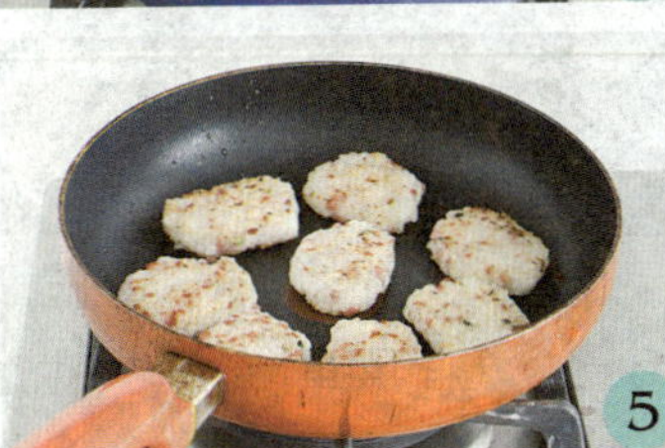
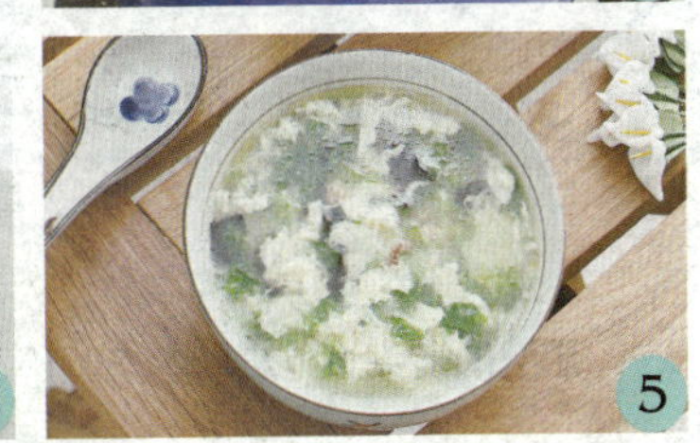

1.炒锅放油烧热，转成小火，放入姜丝和海米炒一下，淋入料酒，大火炒掉酒味儿后倒入足量的水，烧开后放入木耳，煮2分钟，撇掉浮沫。

2.青菜切碎，放入锅中，调入盐，转大火。

3.淋入水淀粉搅开，煮1分钟。

4.鸡蛋磕入碗中，充分打散，淋入锅中搅开，关火，淋入香油，轻轻搅匀。

5.平底锅加热，加少许油转开，放入火腿糍粑糕，中小火煎至两面金黄，盛出装盘。

6.青菜蛋花汤盛出装碗。完成！

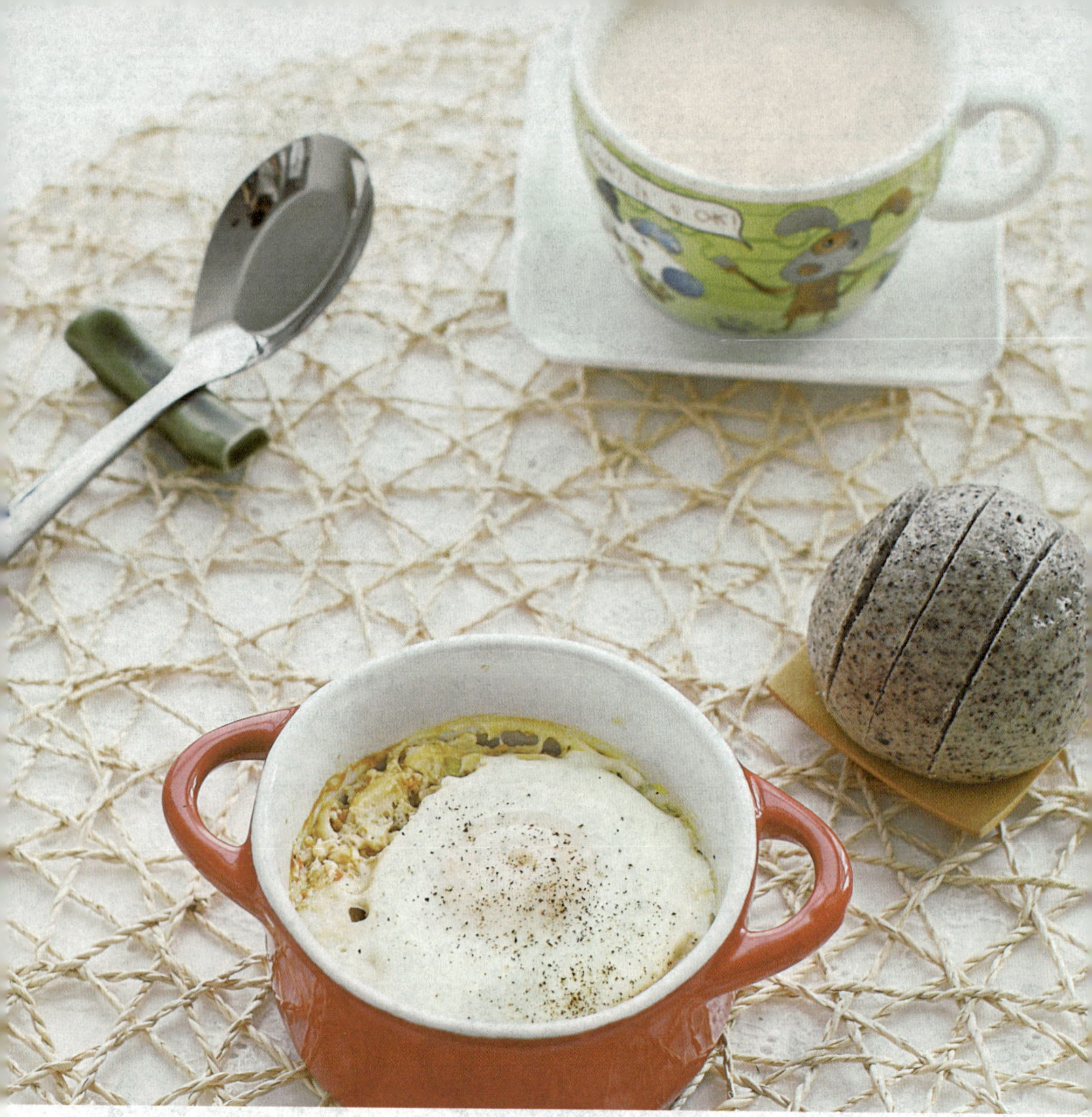

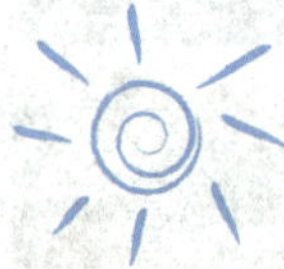

肉蒸蛋套餐

主食 黑芝麻馒头
配菜 肉蒸蛋
汤粥 花生米乳

黑芝麻馒头（做法见本书p.157）

花生米乳

原料：花生50克，大米50克
调料：冰糖4块

肉蒸蛋

原料：猪绞肉150克，胡萝卜35克，卷心菜40克，鸡蛋3个
调料：料酒1茶匙，生抽1茶匙，老抽1/2茶匙，蚝油1.5茶匙，胡椒粉少许，香油1茶匙，淀粉1汤匙，盐1/4茶匙

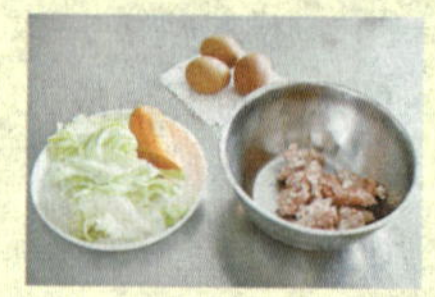

头天晚上准备

1.蒸好黑芝麻馒头。

2.大米淘洗净，浸泡一夜。花生放入烤箱中，以120℃烤20分钟。也可用干锅炒熟花生，或放入空气炸锅以150℃炸15分钟（图1）。

3.至能轻松捻掉花生皮即可，取出放凉（图2）。

4.花生脱皮后放入搅拌机干磨杯，打成细碎的花生粉（图3），备用。

5.猪绞肉中加入料酒、生抽、老抽、蚝油、胡椒粉，少量多次地淋入水，至能拌开即可，加入香油拌匀（图4），最后加淀粉拌匀，覆盖保鲜膜冷藏一夜。

6.卷心菜和胡萝卜分别洗净，沥水。

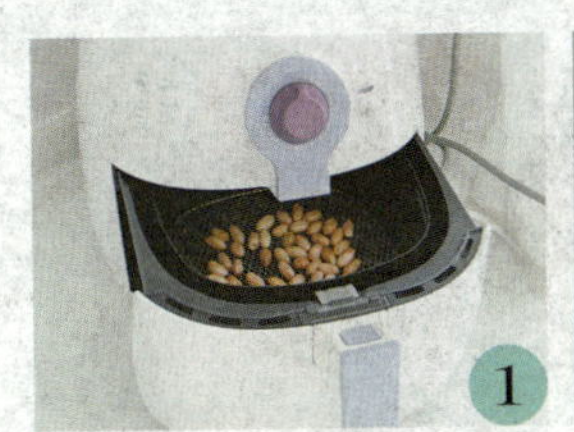
1

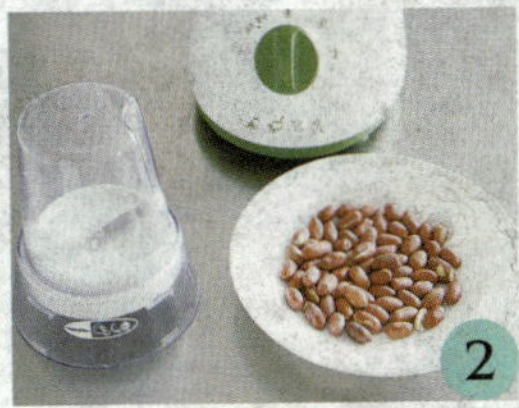
2

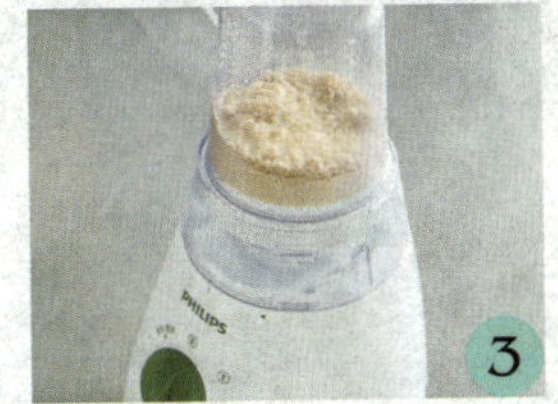

3

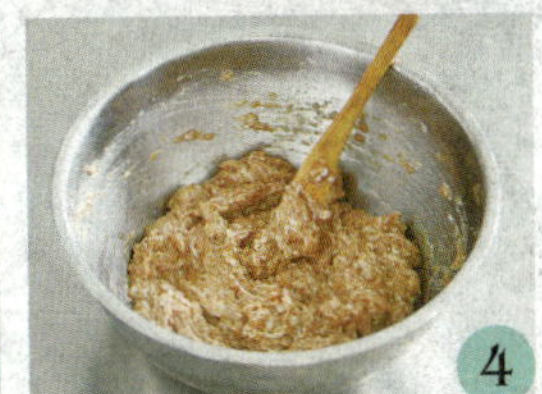
4

次日早上完成

1.胡萝卜擦成细丝，切碎。卷心菜切碎，与胡萝卜碎一起加入肉馅中，调入盐拌匀（图1）。

2.取3个蒸碗，把调好的肉馅装入碗里，整理一下，中间留出1个窝，打入鸡蛋（图2）。

3.蒸锅水烧开，将蒸碗盖上盖子，放入蒸屉中，旁边放入黑芝麻馒头，中火蒸10分钟左右，至蛋黄微硬（或家人喜欢的程度）即可。

4.将泡好的大米连同水一起倒入搅拌杯中，打好的花生粉也一起倒入（图3），搅打成细腻的米浆（图4）。

5.米浆倒入锅中，补充足量的水（米浆煮开后会变稠，所以要适量加水），加入冰糖，煮开后继续搅拌着小火煮10分钟左右（图5）。

6.肉蒸蛋蒸好出锅。黑芝麻馒头出锅。花生米乳装杯。完成（图6）！

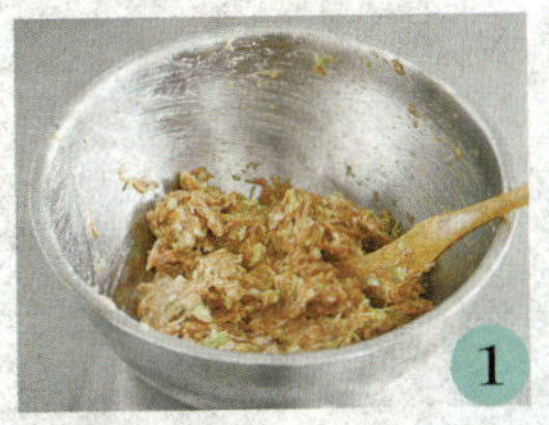
1

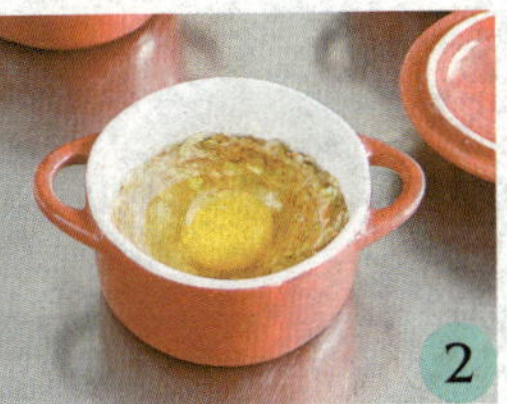
2

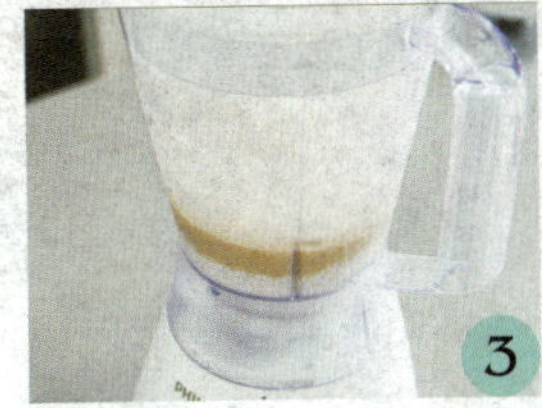
3

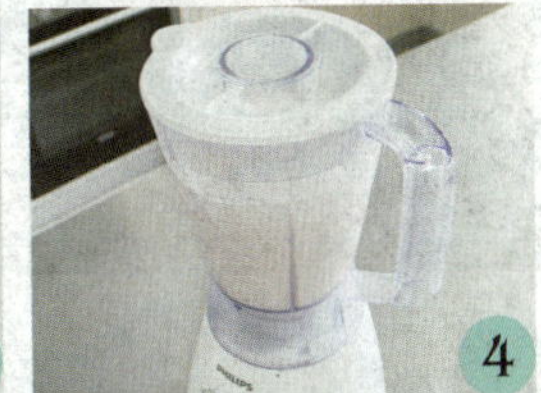
4

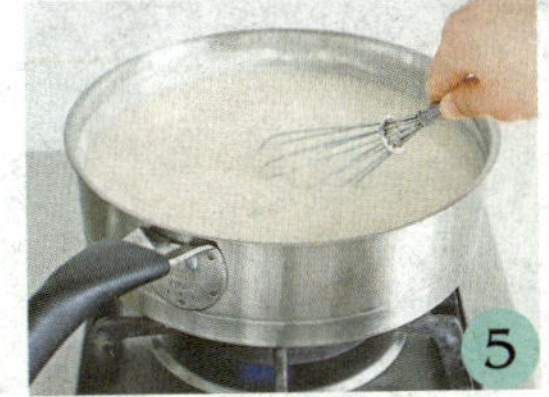
5

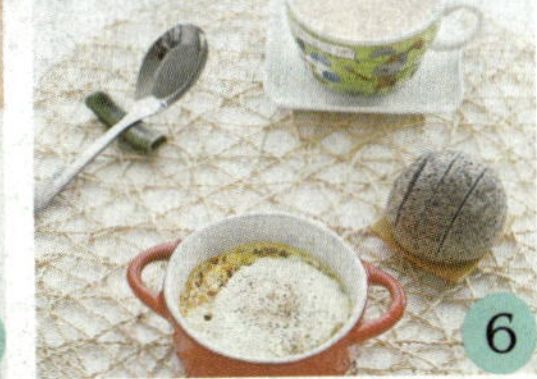
6

营养早参考

《黄帝内经》中有“五谷为养”的说法，花生米乳、黑芝麻馒头所用之食材，都属于“五谷”之列。借助于自动豆浆机制作花生米乳，操作简便速度快，能提供丰富的不饱和脂肪酸、碳水化合物等。黑芝麻馒头中由于牛奶的加入，使馒头的营养价值提高，补益效果更好。肉蒸蛋提供了丰富的优质蛋白质，能增强饱腹感，保证一上午精力充沛。

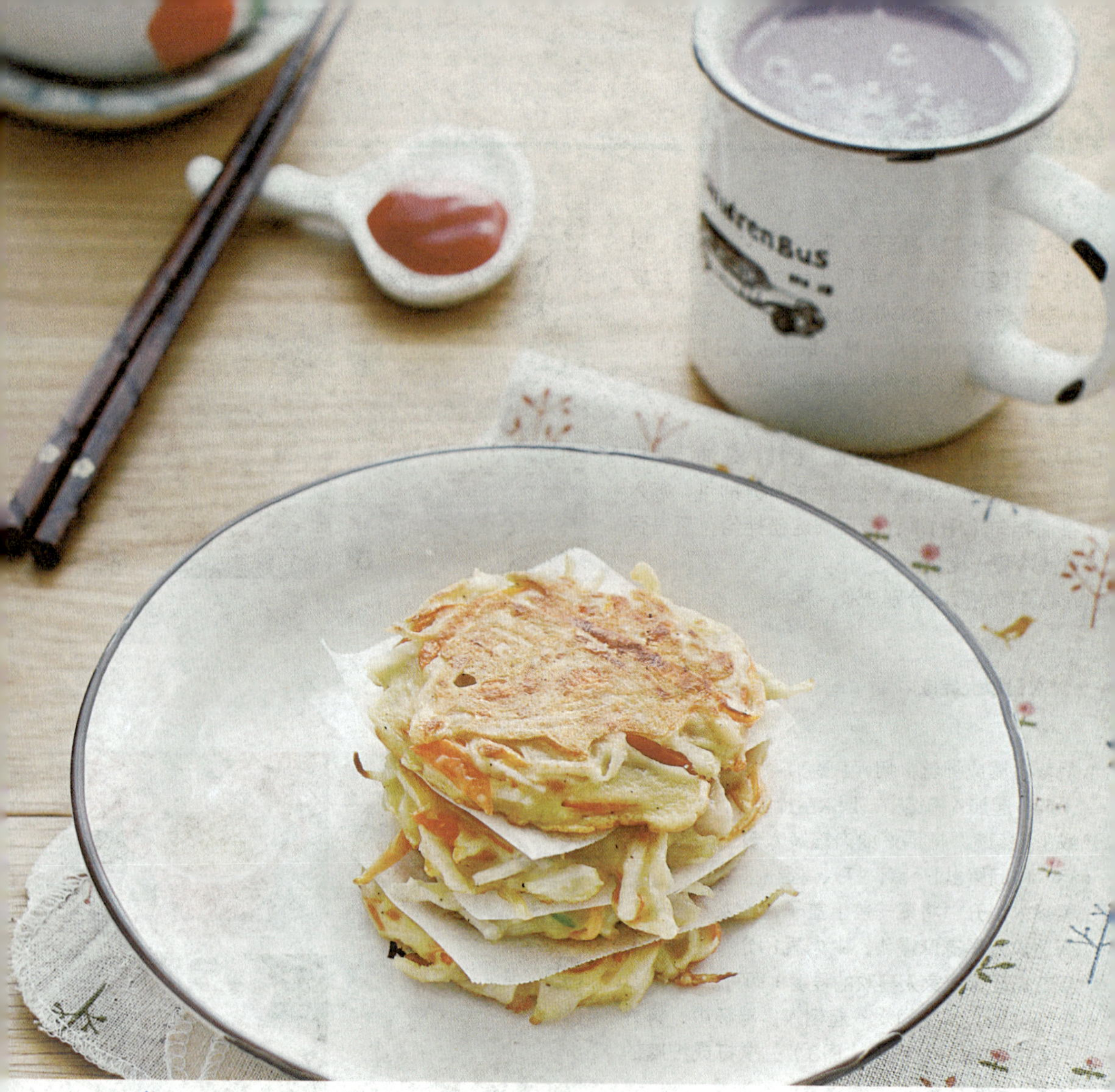

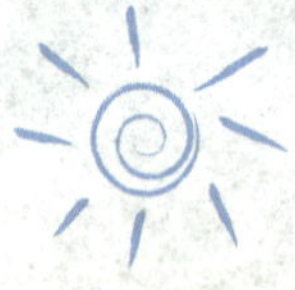

鲜藕菜饼套餐

主食 鲜藕菜饼
汤粥 紫薯银耳豆浆

鲜藕菜饼

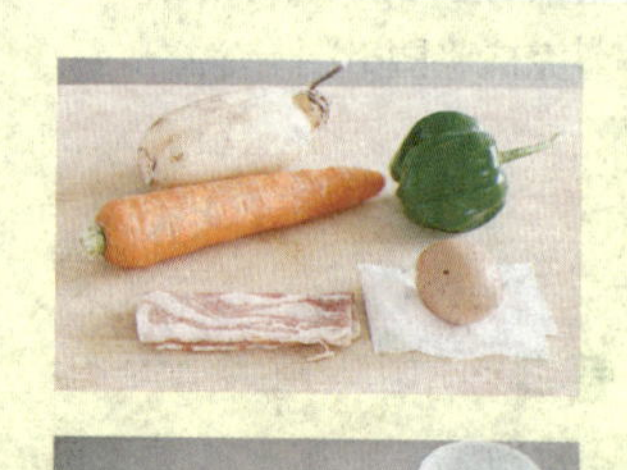

原料：莲藕250克，胡萝卜90克，青椒38克，培根15克，鸡蛋1个，低筋面粉40克，玉米淀粉20克
调料：盐1.5茶匙，香油1茶匙，黑胡椒粉1/4茶匙，植物油适量

紫薯银耳豆浆

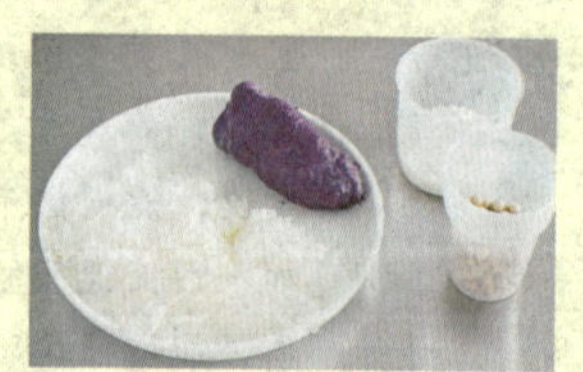

原料：紫薯80克，黄豆2/5杯，糯米1/5杯，泡发银耳50克
调料：白糖适量

营养早参考

体必需的七大营养素中，碳水化合物能转变为葡萄糖，从而提供大脑运转所需的能白质是组成身体、保证各器官功能正常运转的基本物质之一；脂肪能较长久地提供能量，且是组成身体的重要成分。本套早餐中，鲜藕菜饼所用的原料种类较多，提供的营养素种类也比较齐全。紫薯银耳豆浆中的紫薯含花青素，具有很好的抗疲劳功效。

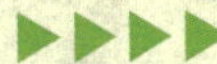

头天晚上准备

1. 莲藕洗净去皮，切成细丝，用清水洗两遍去除淀粉。胡萝卜洗净，去皮，切成细丝。
2. 烧开一锅水，放入1匙盐，水沸后先倒入藕丝（图1），焯烫1分钟。
3. 再放入胡萝卜丝，一起焯烫1分钟（图2），捞出放盆中，放凉后覆盖保鲜膜冷藏保存。

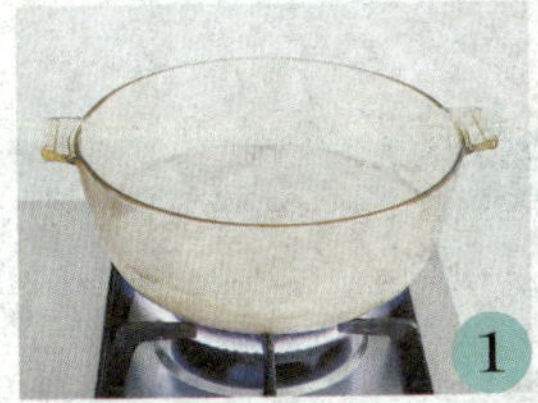

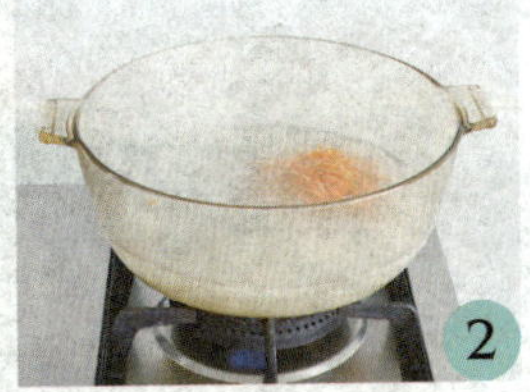

4. 紫薯蒸熟。银耳泡发后洗净，撕成小朵。黄豆洗净，浸泡一夜。糯米洗净，浸泡一夜。青椒洗净，沥水。

次日早上完成

1. 倒掉泡黄豆的水，将黄豆再次洗净后放入豆浆机中，倒入糯米和浸泡的水，放入银耳和去皮的紫薯碎块，补充水到刻度线，按“五谷豆浆”键开始工作。
2. 青椒切很细的丝，培根切丝，一起放入装藕丝和胡萝卜丝的盆里，打入鸡蛋（图1）。
3. 倒入低筋面粉和玉米淀粉（图2），调入（1/2茶匙）盐、香油和现磨的黑胡椒粉，拌匀。
4. 电饼铛两面刷油，加热，盛取适量菜糊间隔放入（图3）。
5. 扣上上盖，煎至两面金黄上色即可（图4）。
6. 打好的豆浆装杯，根据口味调入白糖。藕饼装盘，可以搭配番茄沙司一起吃。

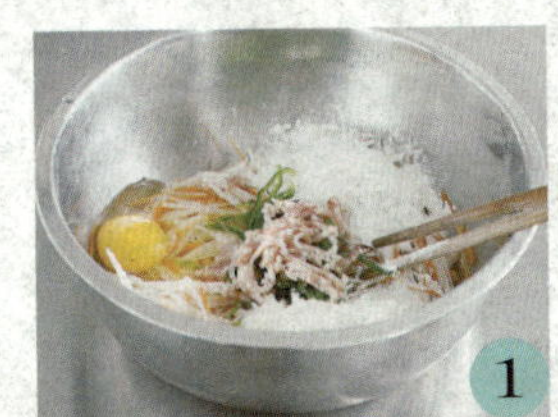

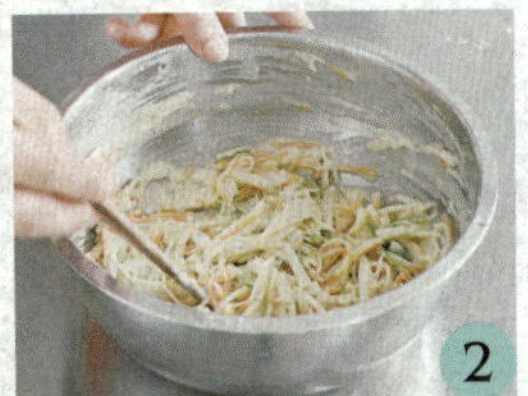

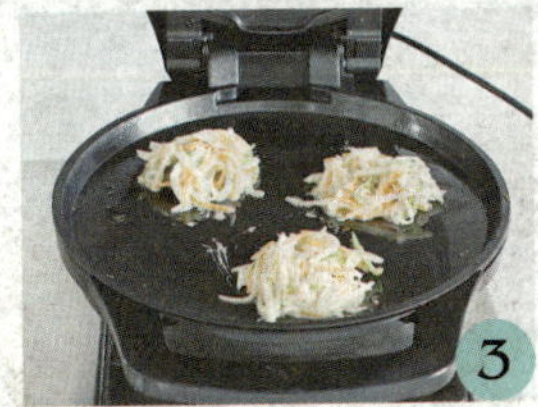

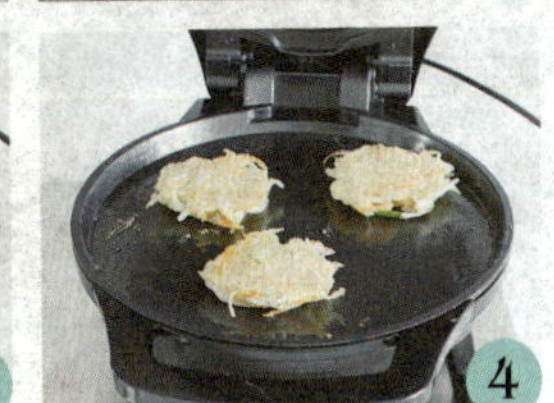

贴心小提示

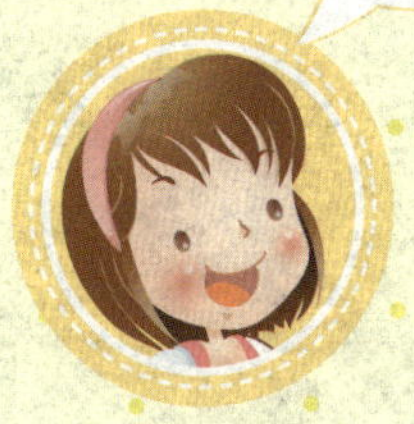

1. 青椒可以换成尖椒或甜椒。我个人比较喜欢青椒，因为它壁薄，没有尖椒那么辛辣，又比甜椒更有椒味儿。

2. 用低筋面粉和玉米淀粉做菜饼，质地会非常松软。如果没有，也可以用普通面粉来做。

3. 如果没有电饼铛，可以用平底锅来做。翻面时如果感觉较干，可以刷些油再煎。

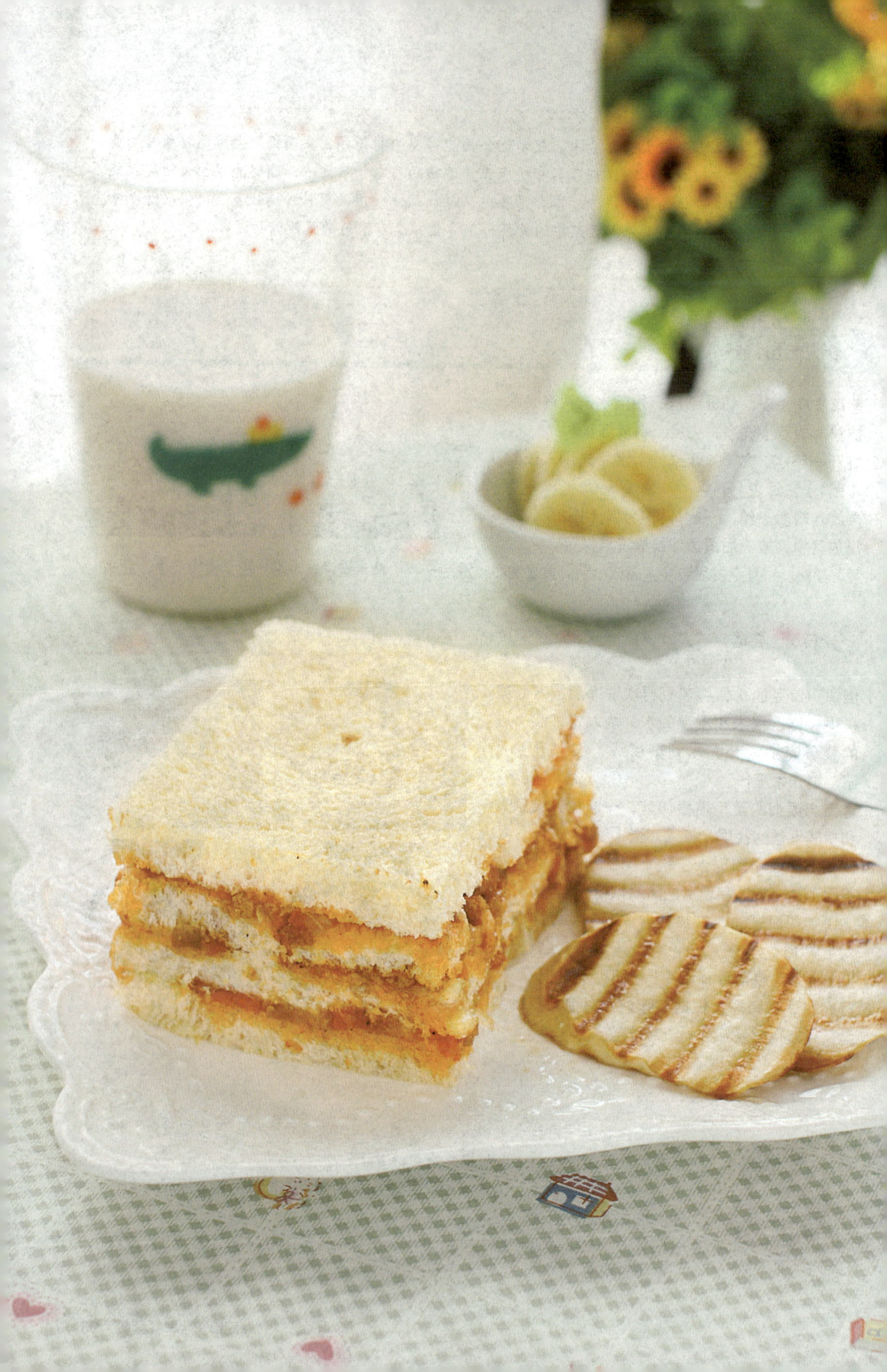

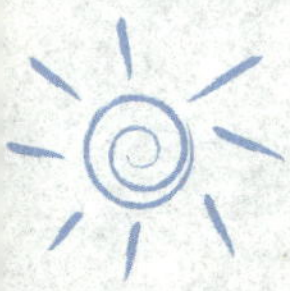

吐司披萨三明治套餐

主食	吐司披萨三明治
配菜	煎杏鲍菇
汤粥	牛奶
水果	香蕉

吐司披萨三明治

原料：吐司4片，披萨肉酱3汤匙，马苏里拉奶酪30克

煎杏鲍菇

原料：杏鲍菇1只

调料：油适量，海盐1/2茶匙

头天晚上准备

1.披萨肉酱提前做好，做法见本书p.134~135。
2.杏鲍菇洗净，沥水。

次日早上完成

1.热上牛奶。
2.取3片吐司，每片上均匀涂抹披萨肉酱，撒上马苏里拉奶酪碎（图1），放在铺好锡纸的烤盘上，送入预热200℃的烤箱上层，烤5分钟至奶酪融化。
3.杏鲍菇切成厚约7毫米的片（图2）。
4.煎锅用中小火加热（不必放油），放入杏鲍菇片，小火煎制（图3）。
5.待步骤2中的奶酪软化后打开烤箱，将3片吐司对齐摆在一起（图4），盖上第四片吐司（图5），放回烤箱再烤2分钟。
6.杏鲍菇一面煎软后翻面，刷油（图6），均匀撒上海盐，再翻面后也刷油、撒盐，煎至两面金黄上色。
7.牛奶装杯。披萨三明治一切为二，装盘。煎好的杏鲍菇装盘。完成！

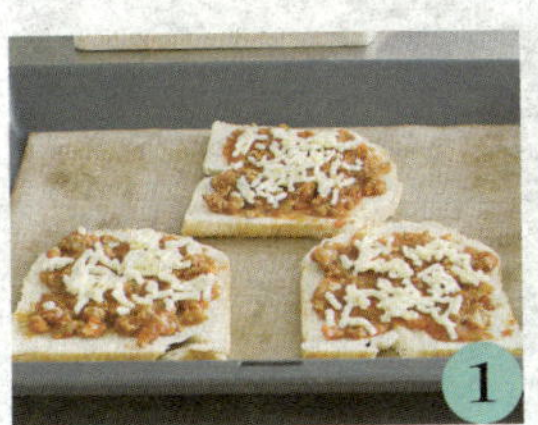
1

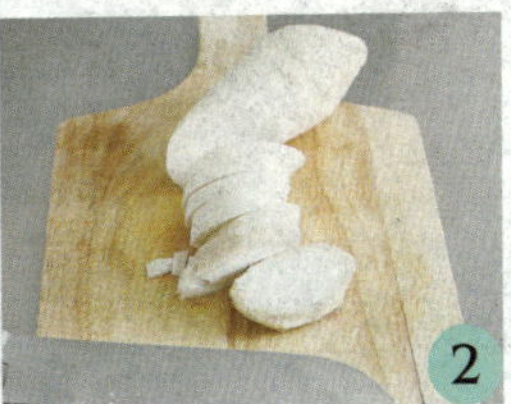
2

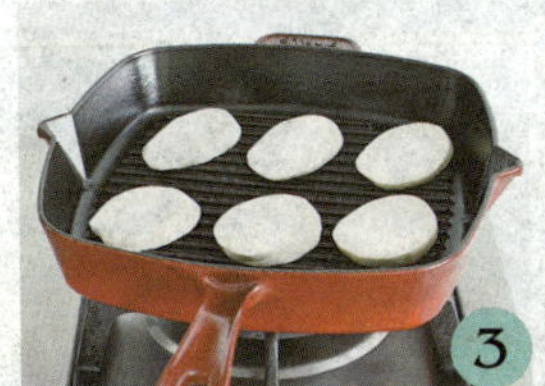
3

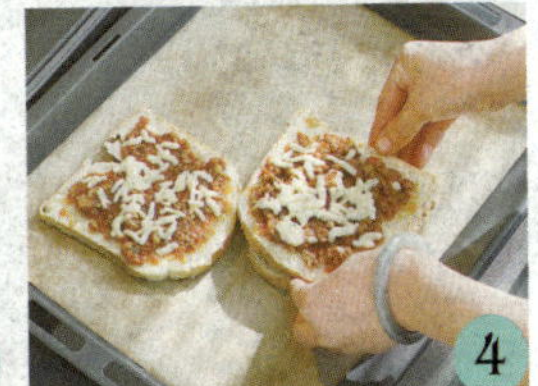
4

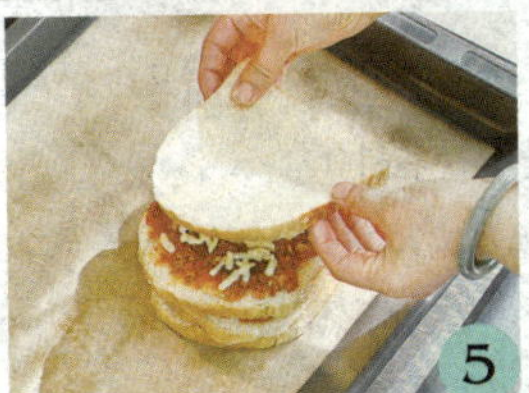
5

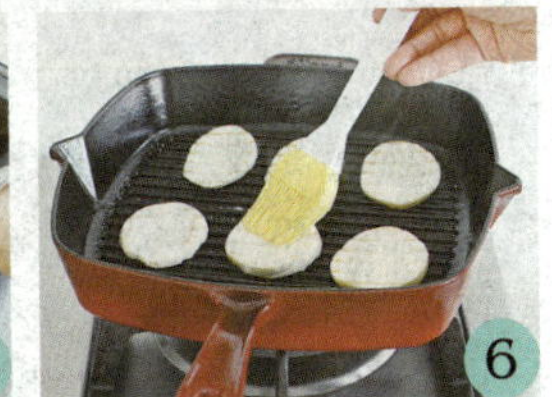
6

营养早参考

寒冷的冬日早晨，先喝一口温热的牛奶，能唤醒沉睡一夜的肠胃。主食是吐司披萨三明治，充满浓郁的意式风情，富含碳水化合物、蛋白质、脂肪，高热量，能帮助人体抵御寒冬。杏鲍菇富含对神经系统发育有益的氨基酸、维生素、矿物质等，还能提高机体免疫力。香蕉富含钾、5-羟色胺，让工作、学习更有效率，心情更舒畅。

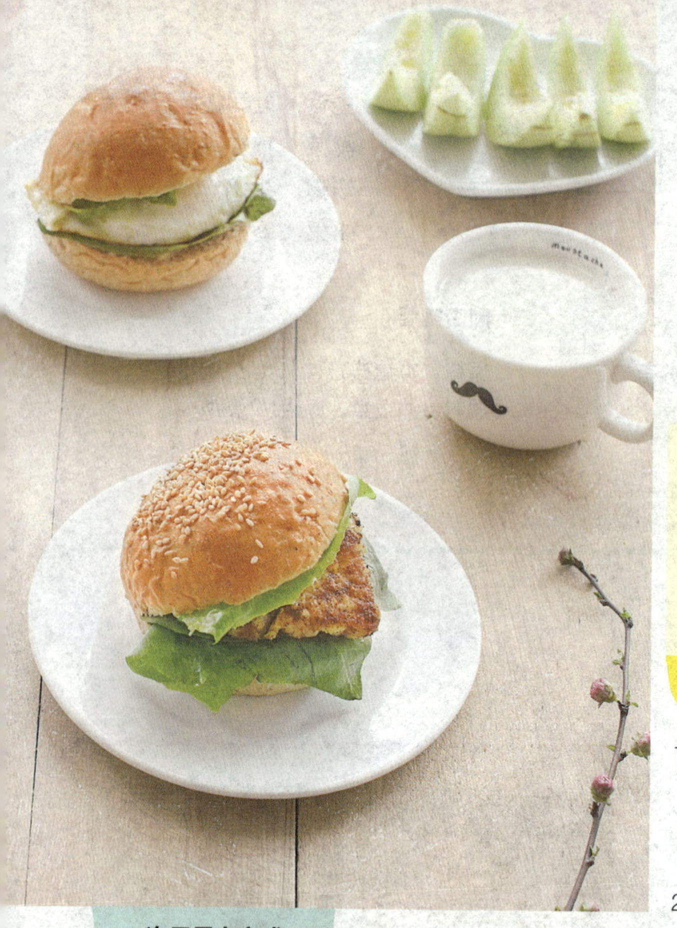

肉排小汉堡套餐

主食 肉排小汉堡+小蛋堡
汤粥 牛奶
水果 甜瓜

肉排小汉堡/小蛋堡

原料：薏米红豆餐包（做法见本书p.22）6个，里脊肉1/2条，油麦菜适量，鸡蛋3个
调料：料酒2茶匙，海盐1茶匙，现磨黑胡椒1/2茶匙，面粉、蛋液、面包糠各适量

头天晚上准备

1.里脊肉切成两大块，去除白色筋膜，再横向片成厚度约7毫米的片，用刀背在肉的正反面轻轻剁松，两面都均匀地撒上海盐、黑胡椒粉、料酒，按揉均匀。
2.油麦菜和甜瓜分别洗净，沥水。

次日早上完成

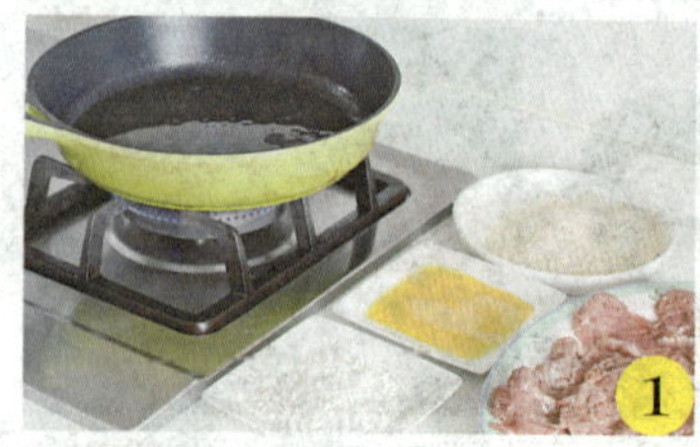
1

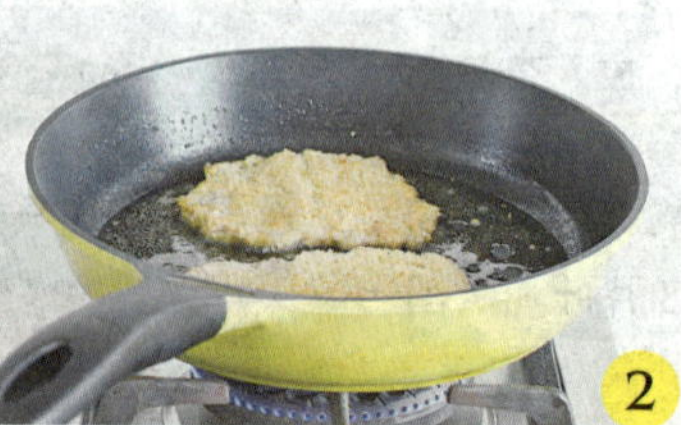
2

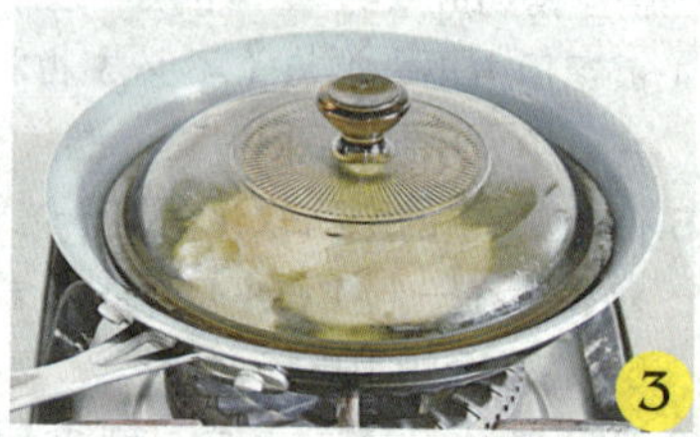
3

1.牛奶放入奶锅中加热。蛋液打散，与面粉、面包糠分别放入3个小盘里（图1）。
2.平底锅烧热，倒入少许油烧热，将肉片依次裹面粉、蛋液、面包糠，放入热油锅里（图2），小火煎至两面金黄，取出沥油，一切为二。
3.平底不粘锅倒少许油加热，打入鸡蛋，将底部煎至上色后滴入几滴水，盖上锅盖（图3），煎至蛋黄微硬。
4.餐包横剖开（不切断），用烤箱150℃烤3分钟左右至温热，一份夹入肉排和油麦菜，一份夹入煎蛋和油麦菜。牛奶装杯。甜瓜切块。完成！

营养早参考

在家亲手制作的汉堡不会太油腻，既省钱又健康。夹肉和夹蛋的两种汉堡，碳水化合物、蛋白质供给充足，热量较高，再配以牛奶，能供给孩子生长发育所需要的大量蛋白质。最后再来几块甜瓜，清清爽爽、营养丰富的早餐就解决了。

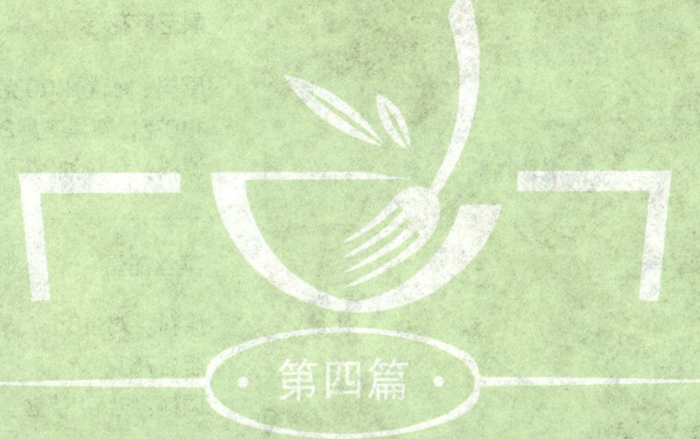

丰富花样早餐套餐

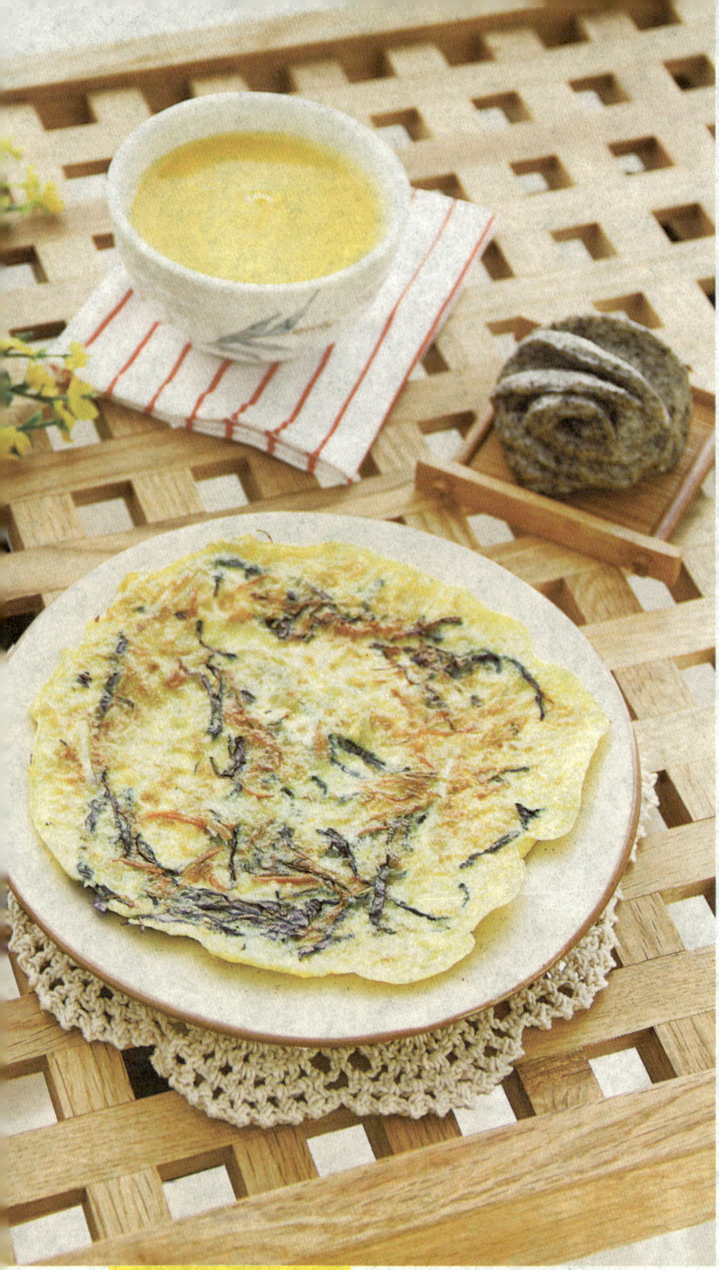

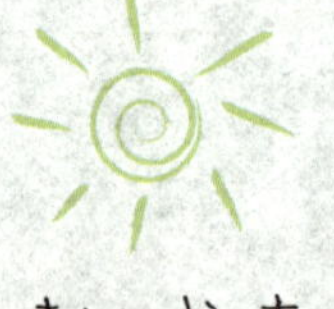

韩式南瓜粥套餐

主食 黑芝麻花卷
配菜 菜丝摊蛋
汤粥 韩式南瓜粥

黑芝麻花卷

原料：面粉200克，酵母2克，牛奶110克，熟黑芝麻20克
调料：色拉油2茶匙，盐1/2茶匙

菜丝摊蛋

原料：鸡蛋3个，胡萝卜、生菜、紫甘蓝各75克
调料：盐1/2茶匙

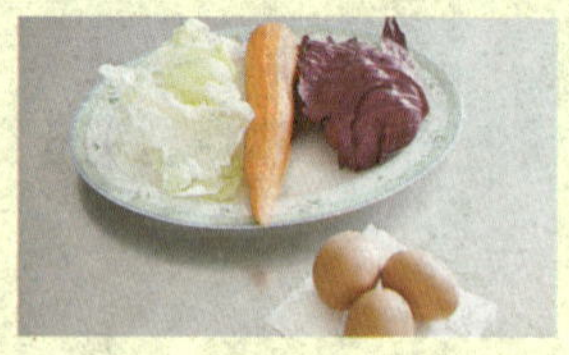

韩式南瓜粥

原料：南瓜300克，糯米粉1汤匙
调料：冰糖3~4块

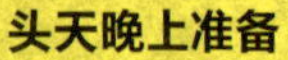

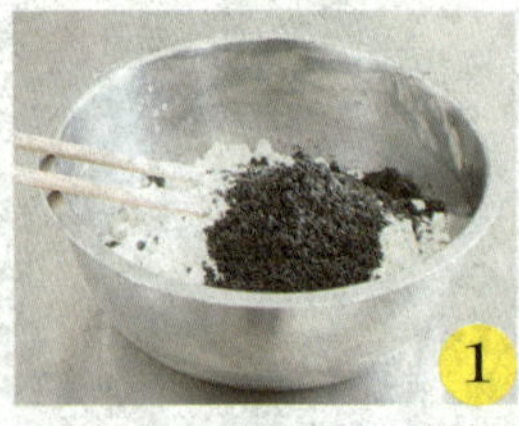

头天晚上准备

1 熟黑芝麻放入搅拌机干磨杯，打成细粉。酵母和牛奶混合均匀后倒入面粉和熟黑芝麻粉。

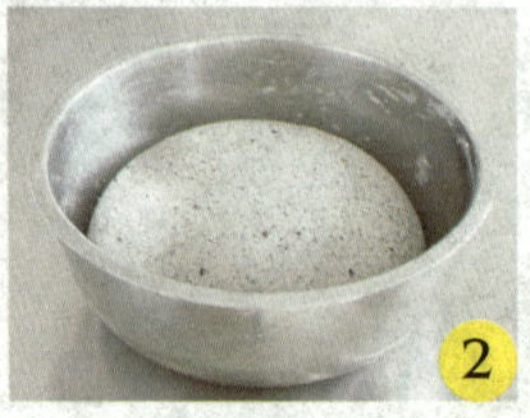

2 揉成光滑柔软的面团，发酵至原体积2倍大。

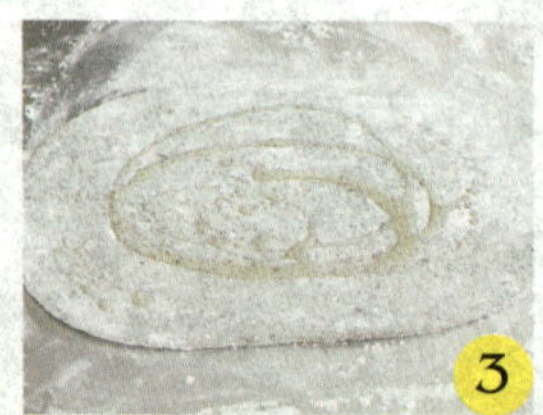

3 将面团揉匀排气，擀开成长方形，淋上色拉油抹匀。

4 均匀撒上盐，由一端开始卷起，分切成2~3厘米宽的小段。

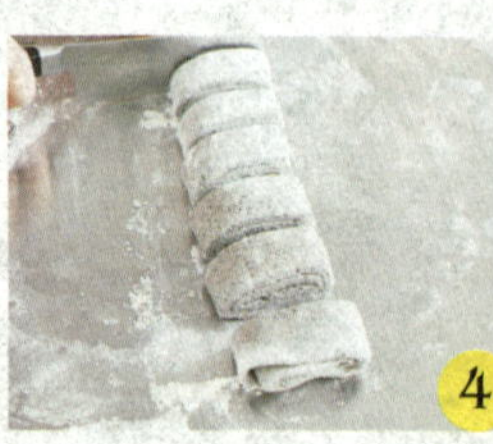

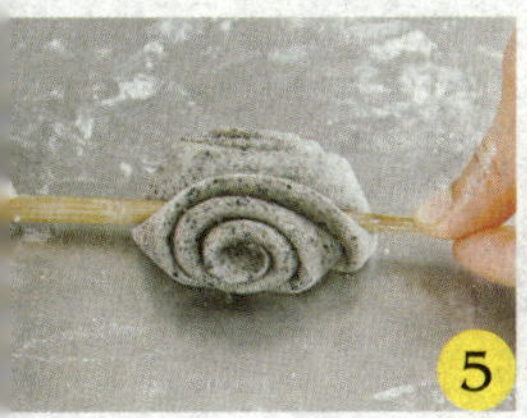

取一段，用筷子在中间压下，两端略抻。

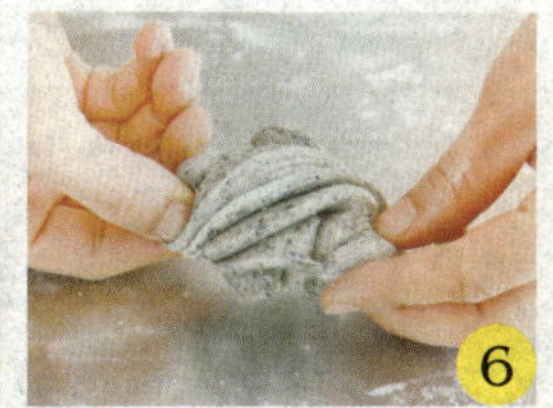

两手捏两端，同时向相反的方向拧0.5~1圈。

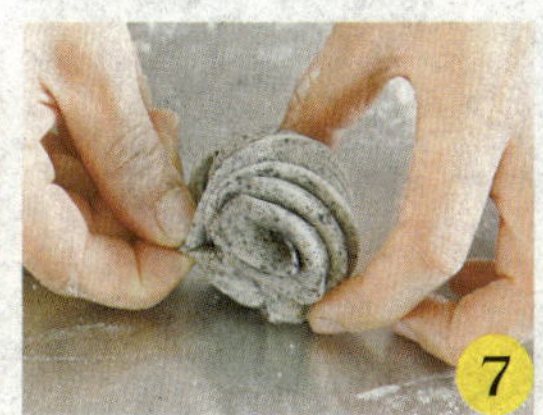

将底部捏紧，醒发20~30分钟。蒸锅内垫好干净的纱布，烧开水后放入花卷生坯，大火蒸10分钟，出锅放凉后收起。

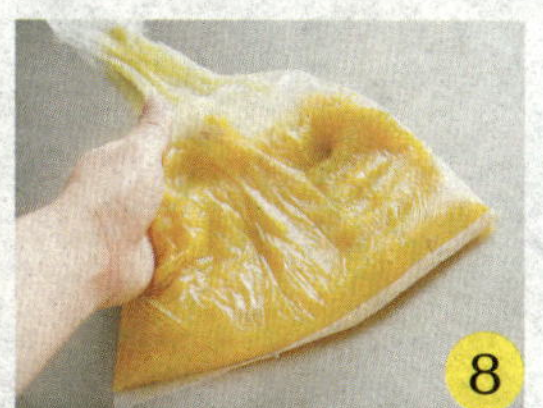

南瓜去皮、瓤，蒸至熟透，放凉后放进保鲜袋按压或敲打成泥，或加水用搅拌机打成更为细腻的糊。胡萝卜、生菜、紫甘蓝分别洗净。

次日早上完成

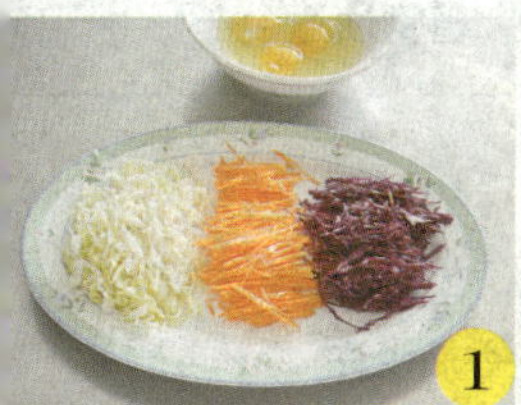

花卷放蒸锅中蒸透。做摊蛋的各种菜切成很细的丝。鸡蛋打散，加入盐，打匀。

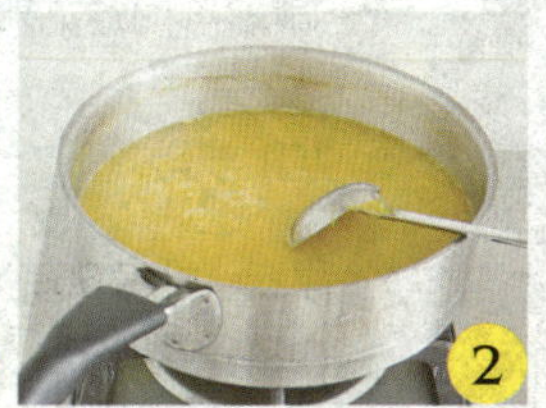

把南瓜泥（或糊）倒入锅里，酌情加水，煮开后小火煮10分钟左右。

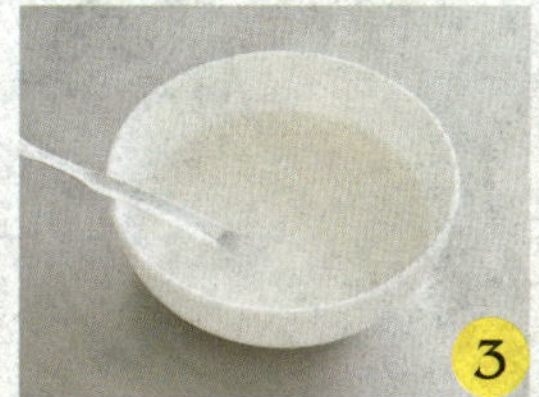

糯米粉中加入水，调成稀糊。

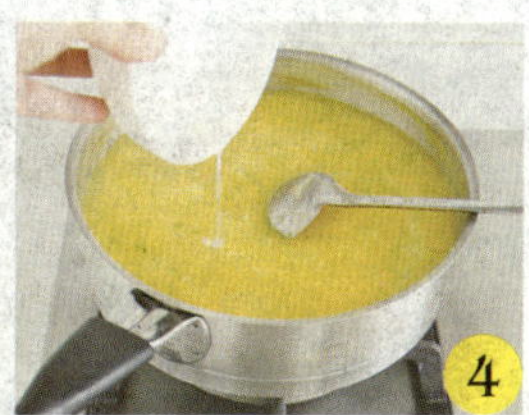

稀糊倒入煮锅里，边倒边搅拌均匀，放冰糖，再煮5分钟左右至稠度合适即可。若太稠可稍加水调整。

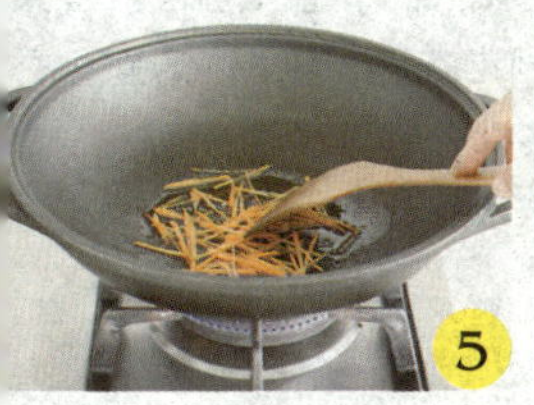

炒锅加油烧热，放入1/3量的胡萝卜丝炒1分钟。

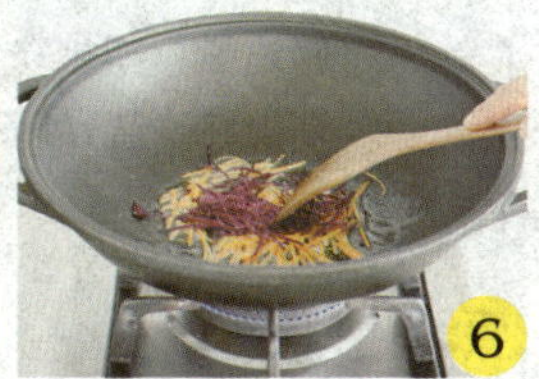

放入1/3量的紫甘蓝丝翻炒半分钟，再放入1/3量的生菜丝略炒。

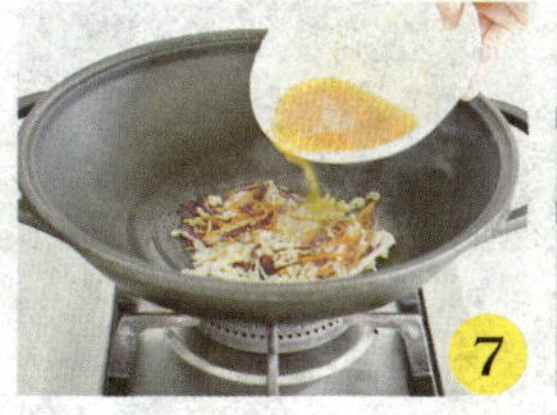

倒入1/3量的蛋液。

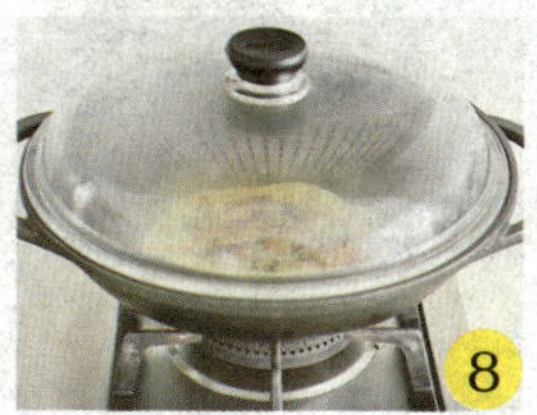

摊匀后盖上锅盖，煎至表面凝住，再翻面略煎即可出锅。相同方法做好3个摊蛋，装盘。南瓜粥盛碗中，花卷装盘。完成！

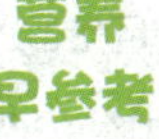

在春天，宜多食甘、少食酸，南瓜粥便是一道适宜春季多食的粥品。南瓜粥富含碳水化合物、胡萝卜素、钙等，一碗热粥下肚，顿觉浑身温暖舒畅，在乍暖还寒的初春饮用最适合不过。黑芝麻花卷能提供上午紧张的工作和学习所需的碳水化合物，保证精力充沛。菜丝摊蛋能提供卵磷脂、膳食纤维、维生素，能满足脑力及体力消耗的需要。

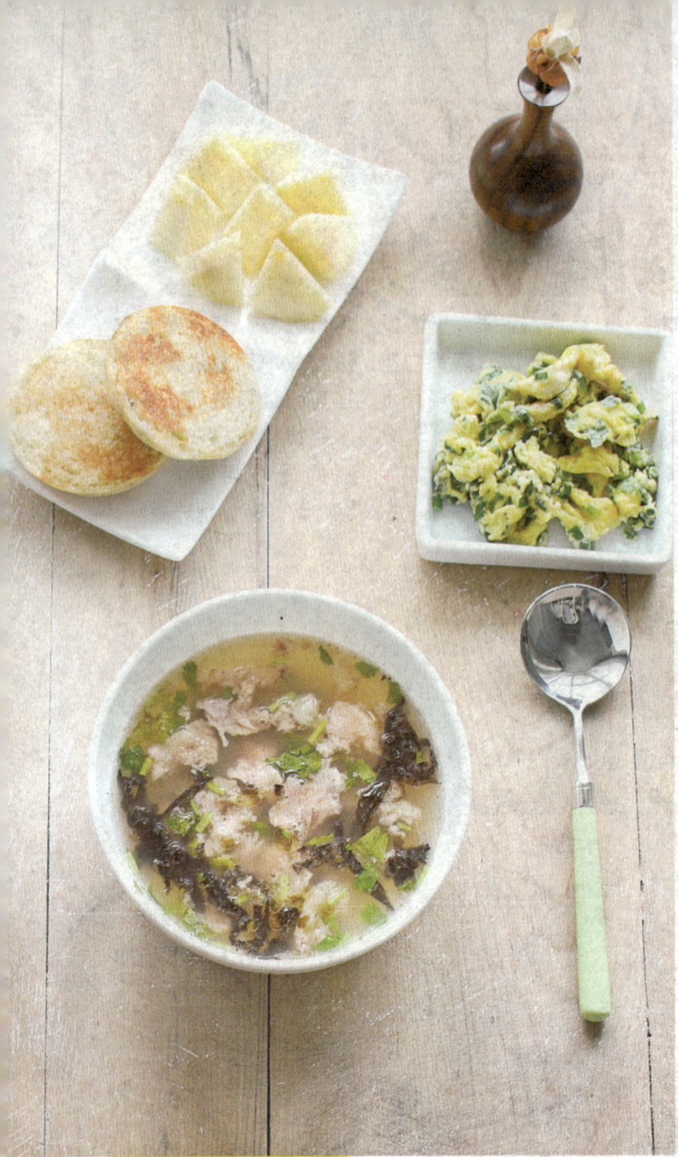

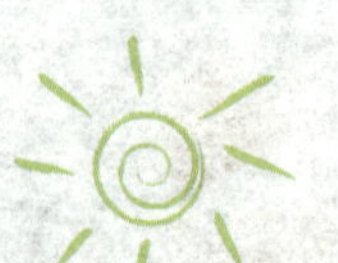

酸辣汤套餐

主食	煎馒头片
配菜	韭菜炒蛋
汤粥	酸辣汤
水果	苹果

煎馒头片

原料：绿豆馒头（做法见本书p.13）3个
调料：盐1/2茶匙，植物油适量

韭菜炒蛋

原料：韭菜66克，鸡蛋3个
调料：盐1茶匙，香油少许

酸辣汤

原料：猪棒骨1700克
调料：料酒4汤匙，调料包（装入八角3个，小茴香2茶匙，草果1个，香叶3片），葱3段，姜2大片，盐1汤匙，香菜碎适量，胡椒粉1/2茶匙，米醋1汤匙，香油少许，盐1/4茶匙，紫菜少许

头天晚上准备

1

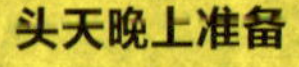

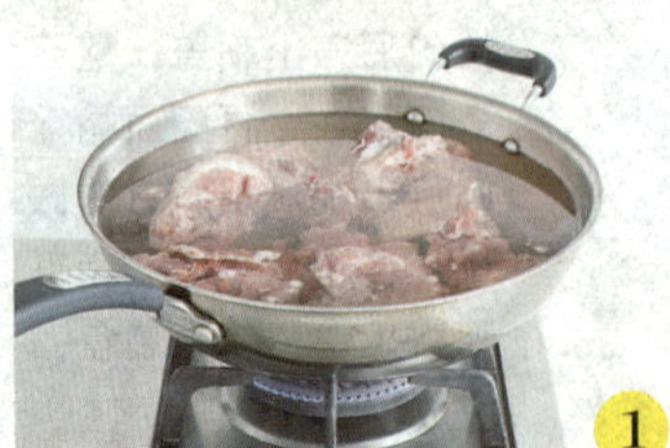

锅中倒入足量清水，放入洗净的猪棒骨。

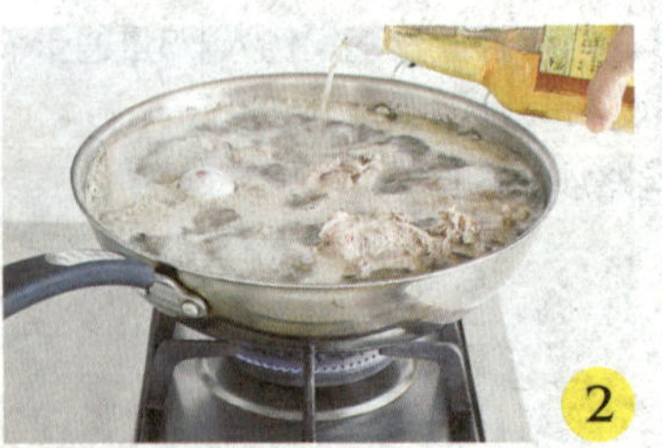

2

大火烧开后倒入料酒，继续煮5分钟。

3

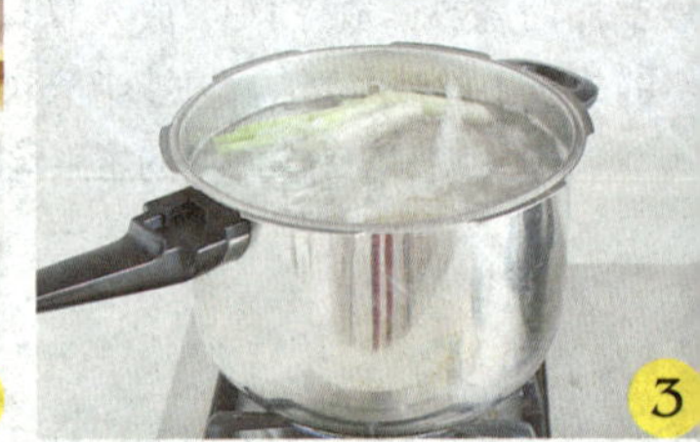

旁边灶上起锅，烧开足量的水，待棒骨氽好后捞入这个开水锅内，继续煮沸，放入调料包、葱、姜和盐，大火煮开5~10分钟。

4.盖上锅盖，转小火炖1.5~2小时至肉烂，捞出肉骨头放凉，待表面变干后包上保鲜膜，放入冰箱。骨头汤盛入大碗里，放进冰箱冷藏。韭菜择洗干净，沥水。

次日早上完成

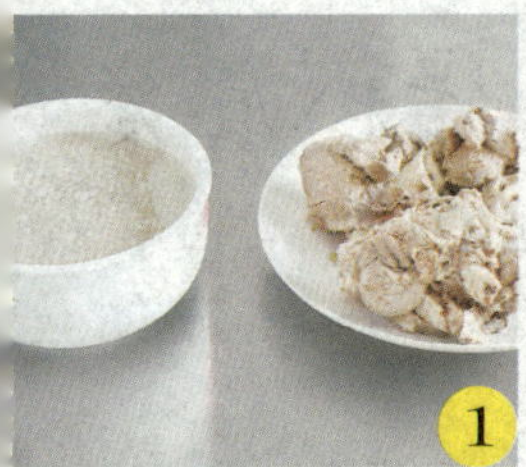

冰箱里取出骨头汤和肉骨头。

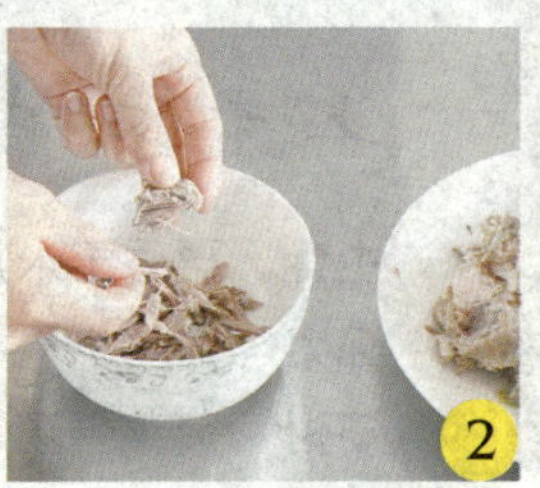

拆下骨头上的瘦肉，撕碎，放入碗里。

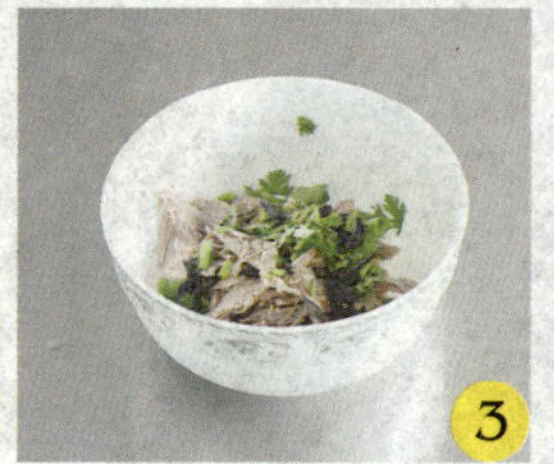

紫菜撕碎，与香菜碎一同放入碗中，调入胡椒粉、米醋、盐，滴几滴香油。

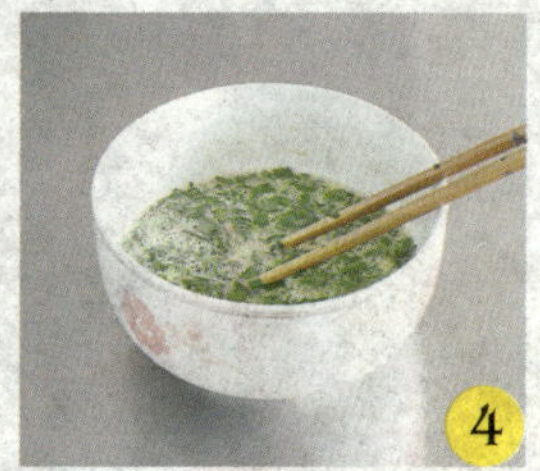

鸡蛋打散，放入切碎的韭菜，调入盐打匀。

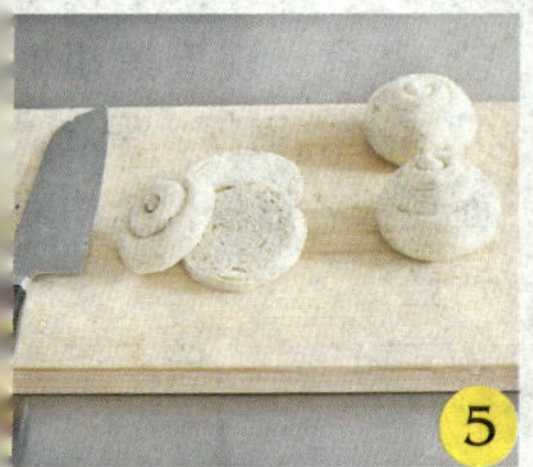

碗里倒入适量水，加入盐拌匀成淡盐水。小馒头横向切成片。

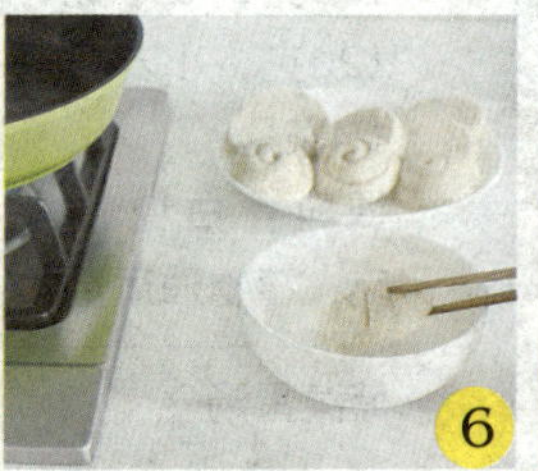

平底锅中烧热适量油，用筷子夹着馒头片在淡盐水中快速浸泡一下。

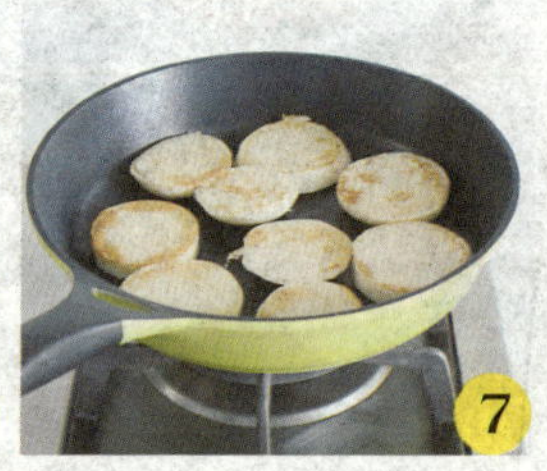

放入锅里小火煎至两面金黄，取出装盘。

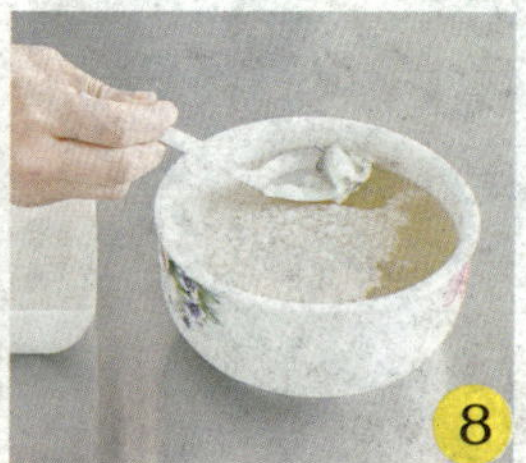

用勺子将骨汤表面的白油撇掉。

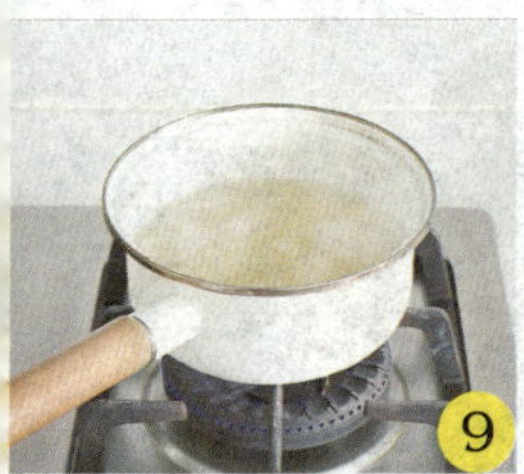

骨汤倒入小锅中加热。

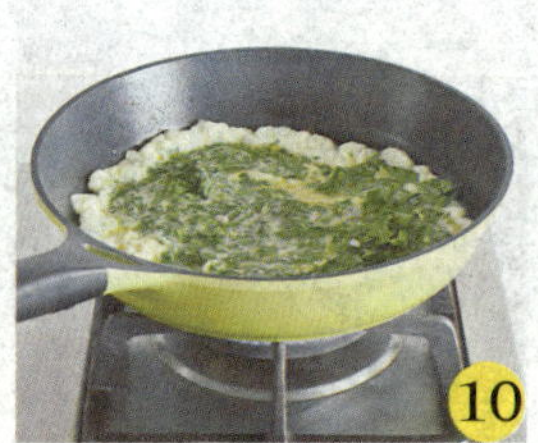

煎完馒头片的锅里继续倒入油烧热，倒入韭菜蛋液。

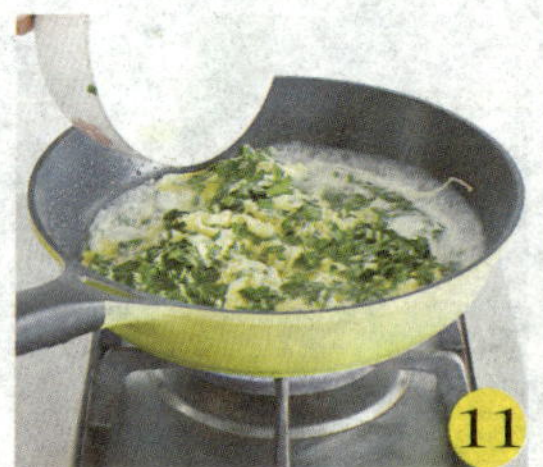

盛蛋液的碗底倒少许水涮一下，也倒入锅里，大火快速翻炒至熟，点少许香油，出锅。

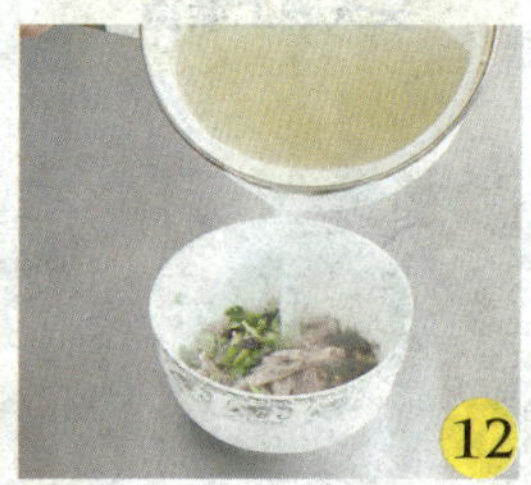

烧开的骨汤冲入装碎肉和调料的碗里，拌匀。苹果削皮后切块，装盘。完成！

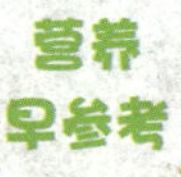

韭菜是春天的应季蔬菜，质嫩味浓。将韭菜与鸡蛋同炒，便制成了一道简单却很下饭的佳肴。对于不喜欢吃煮蛋的人来说，韭菜炒蛋是一个不错的选择，能补充优质蛋白质、卵磷脂、膳食纤维、B族维生素等。煎馒头片外酥里软，配以酸辣汤，汤水充足，利于消化。最后配一个苹果，丰富的维生素也被收入腹中。

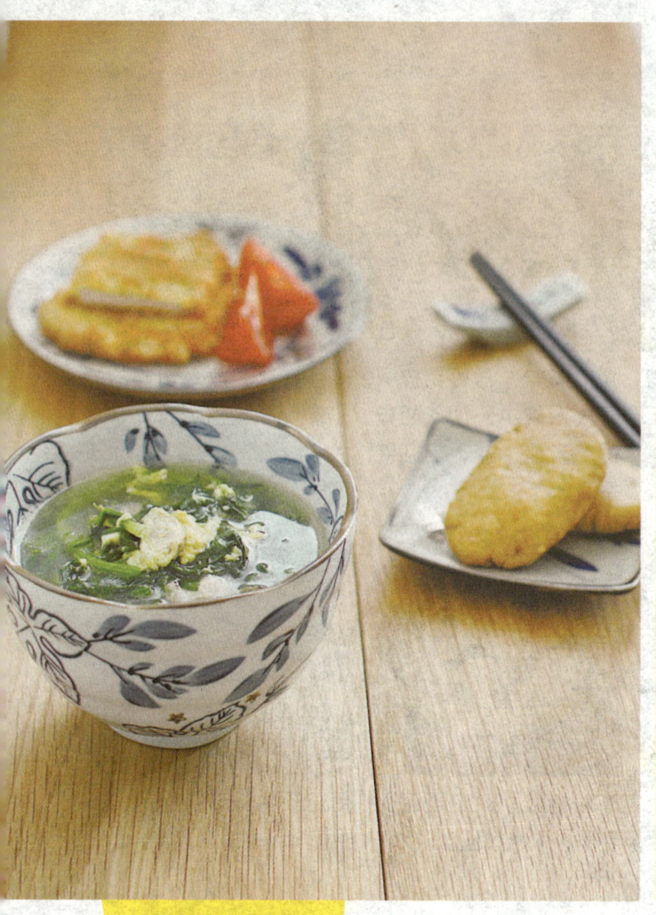

玉米片片猪扒套餐

主食 栗香玉米片片

配菜 炸猪扒

汤粥 菠菜蛋汤

其他 西红柿块

栗香玉米片片

原料：细玉米面100克，栗子泥120克，小苏打1/4茶匙

调料：白糖10克，植物油适量

炸猪扒

原料：新鲜猪里脊1/2条

调料：料酒2茶匙，海盐1茶匙，现磨黑胡椒1/2茶匙，面粉、蛋液、面包糠各适量，植物油适量

菠菜蛋汤

原料：菠菜400克，鸡蛋1个，干海米30克

调料：姜丝适量，料酒1茶匙，盐1茶匙，香油少许，植物油适量

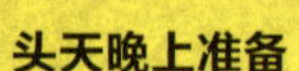

头天晚上准备

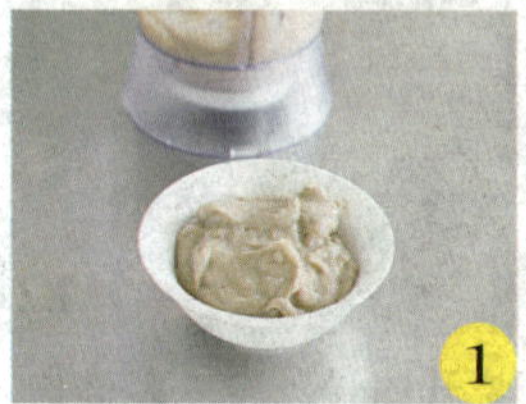

1 栗子用电压力锅煮熟，放入搅拌机中，加点煮栗子的水，打成细泥状。

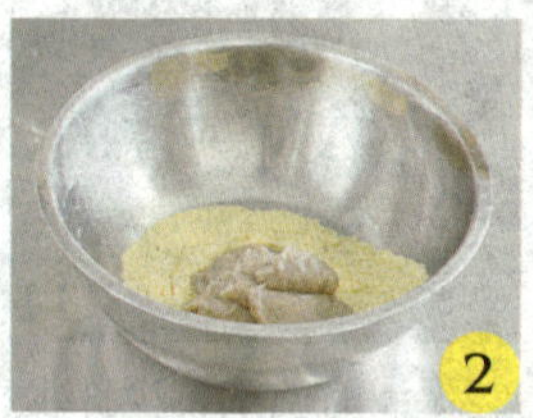

2 玉米面中加入白糖、小苏打和栗子泥。

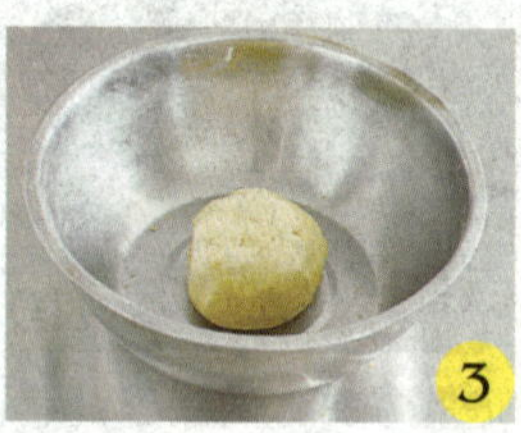

3 和成均匀偏软的面团，松弛10分钟。

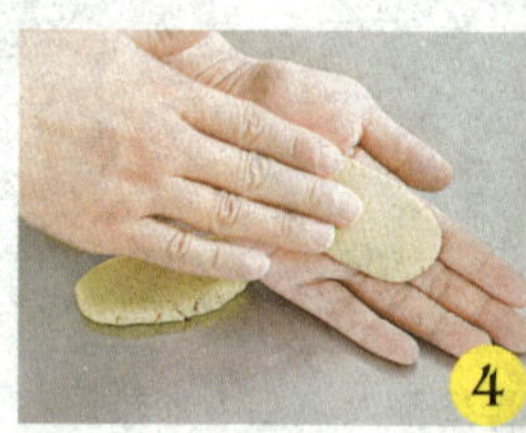

4 面团分成每个约30克的剂子，逐个揉搓成粗条，拍扁成片片生坯。

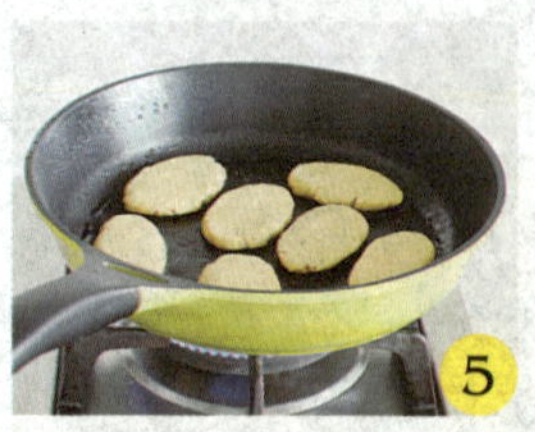

5 平底锅抹少许油烧热，摆放入生坯，略煎。

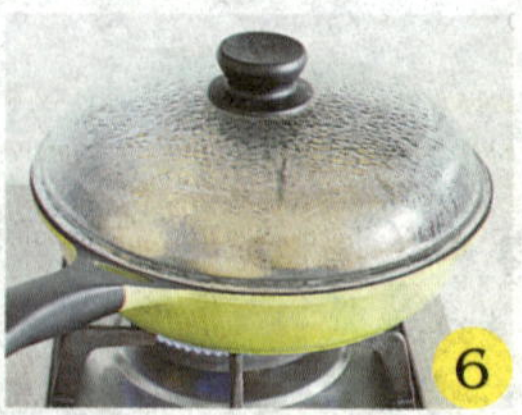

6 倒入热水（没过片片一半高度），盖锅盖煮至水干、片片底部金黄。

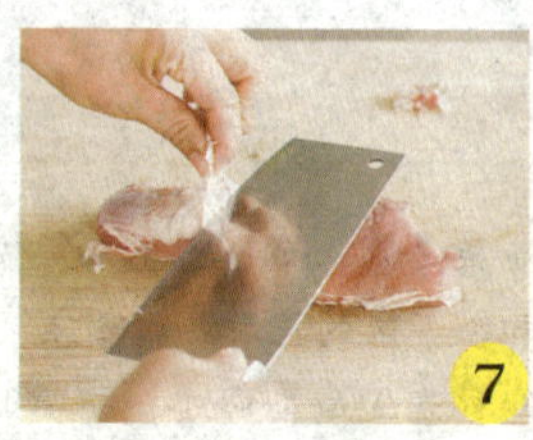

7 里脊肉洗净，擦干，切掉白色筋膜。

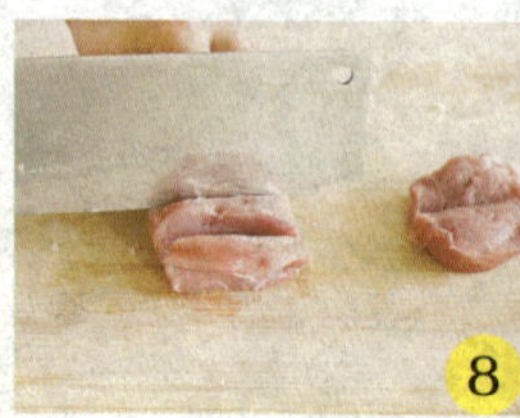

8 间隔1厘米宽度切，第一刀不到底，第二刀切断，然后将肉掰开摊平。

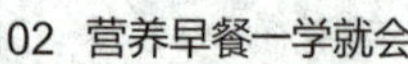

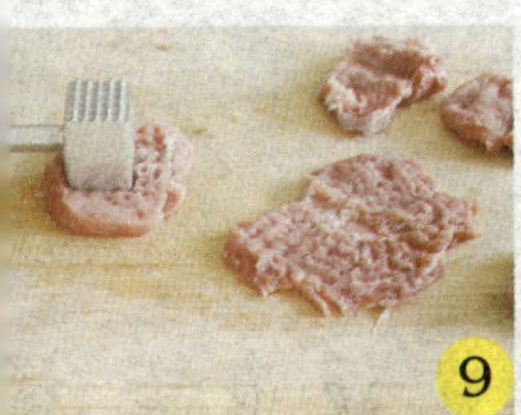

用肉锤将肉片两面分别捶散捶薄，两面均匀淋上料酒。

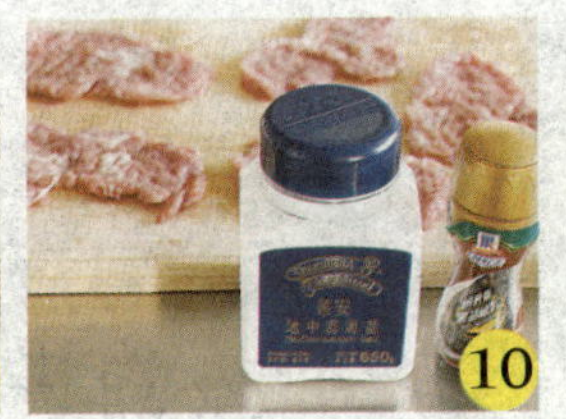

撒海盐和黑胡椒粉，装盘，覆盖保鲜膜，放入冰箱冷藏。菠菜择洗净，沥水。西红柿洗净。

贴心小提示

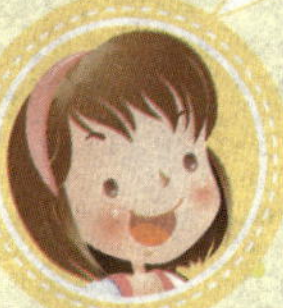

炸猪扒采取煎炸的方法比较好，需注意的是，煎炸用的油量要比炒菜油量略多一些，油少炸不脆，油多了口感发腻又费油。如果家里有空气炸锅是最好的，不需要油也可以炸出脆嫩的猪扒。

次日早上完成

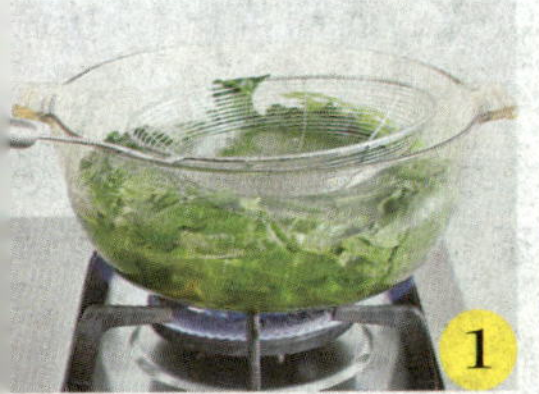

将栗香玉米片片放蒸锅或微波炉中加热。菠菜入开水锅焯煮1分钟，捞出过凉水，挤干水分，切小段。

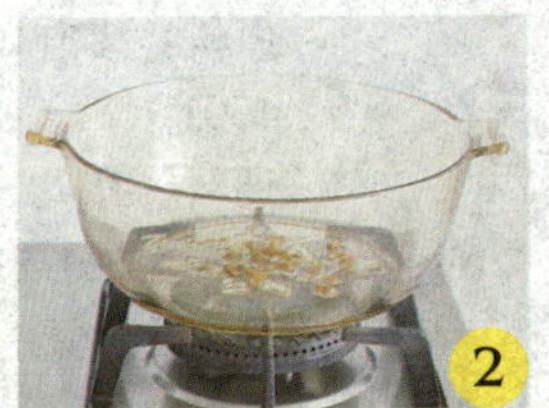

锅底烧热油，放入姜丝和海米。

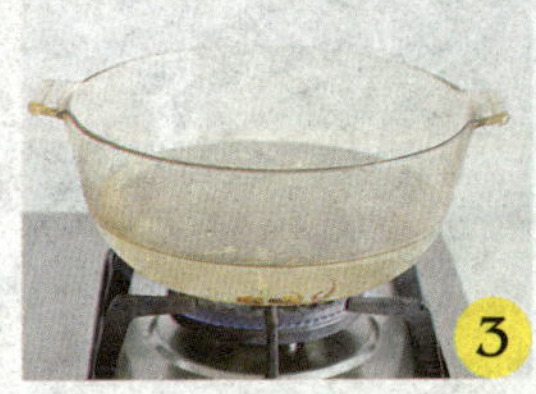

小火略炒，淋入料酒，散掉酒味儿后倒入足量的水，烧开2~3分钟。

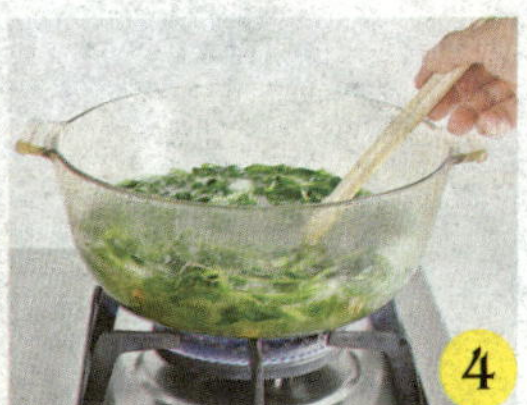

放入菠菜，调入盐搅一下，大火煮1分钟。鸡蛋充分打散，加1茶匙水充分打匀。

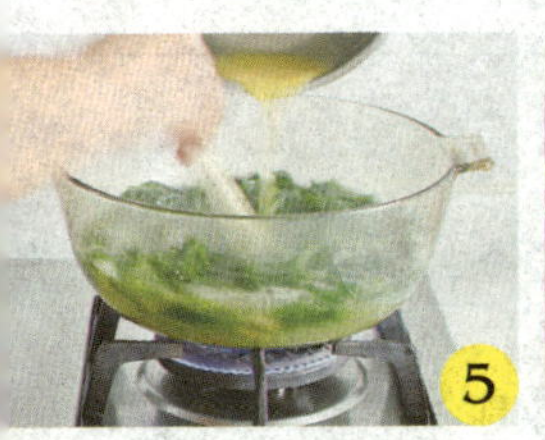

将汤搅动着转起来，淋入蛋液，关火，点少许香油，轻轻搅匀。

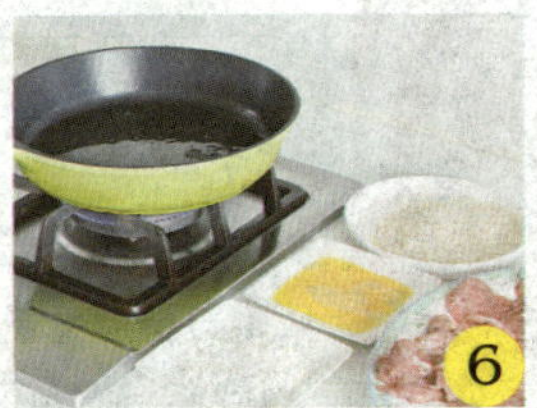

将面粉、蛋液、面包糠分别装在3个小盘里。平底锅倒入没过锅底的油，烧热。

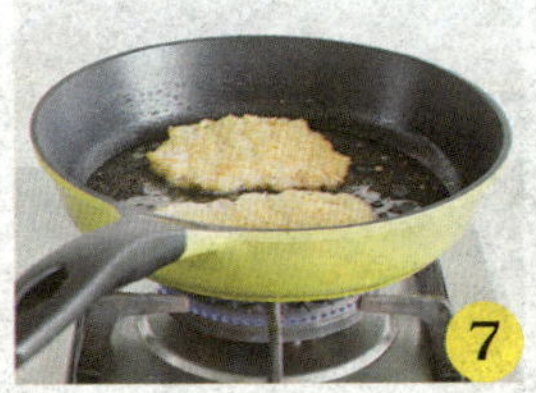

油热后转小火，将肉片从冰箱中取出，依次裹匀面粉、蛋液和面包糠，放入锅里煎至两面金黄。

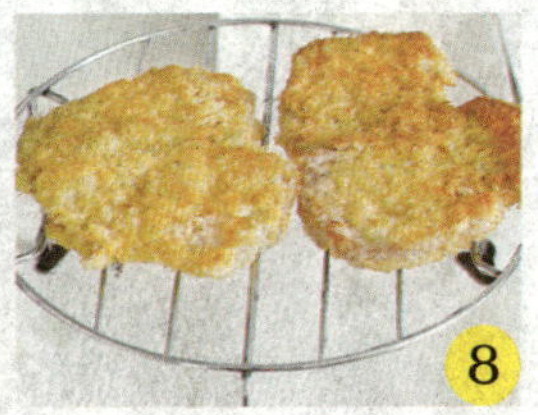

取出肉片，放在架子上沥油，切件，装盘。西红柿切块，摆在旁边。菠菜蛋汤装碗。栗香玉米片片装盘。完成！

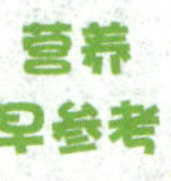

栗香玉米片虽然是一款粗粮，但香气诱人，含丰富的矿物质、维生素、膳食纤维，家人一定会喜欢。菠菜蛋汤能提供胡萝卜素、优质蛋白质、钙、铁等，保护视力。炸猪扒提供优质蛋白质、脂肪，能帮助维持饱腹感，提供大脑所需的蛋白质。吃完炸猪扒后，来点富含维生素C、番茄红素的西红柿，能解油腻、提高机体抵抗力。

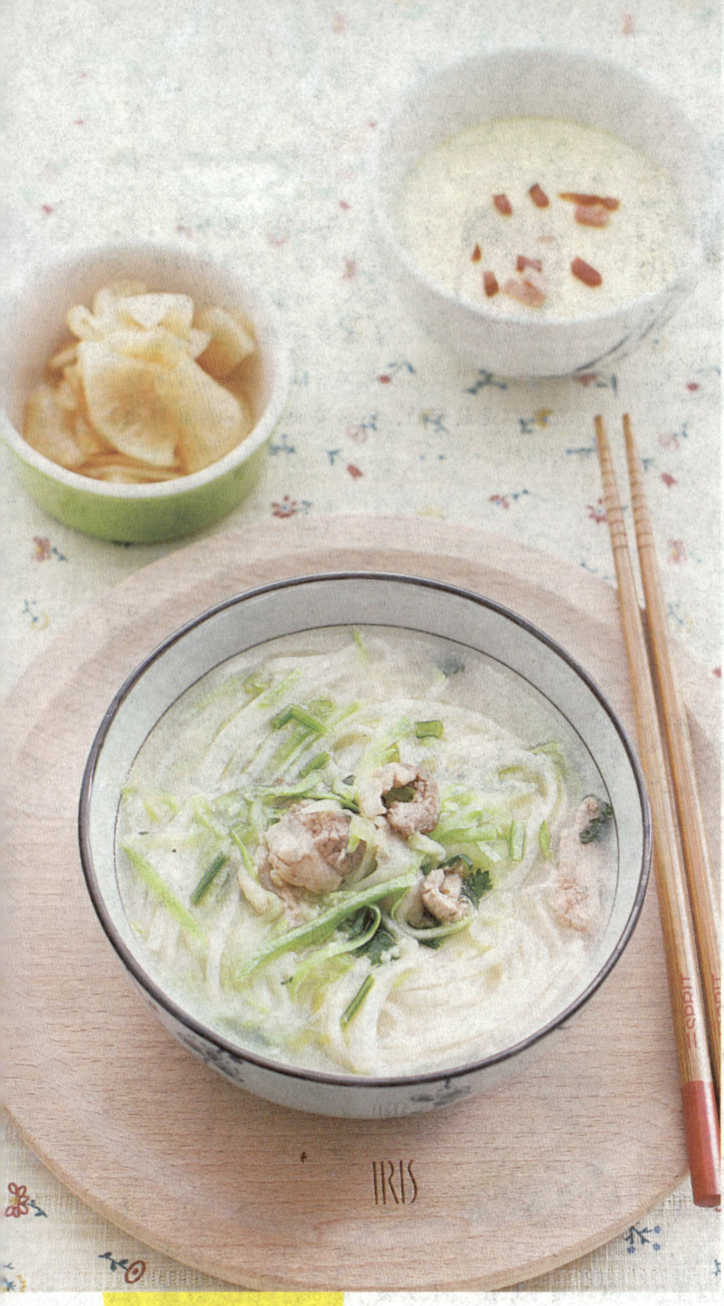

西葫芦肉汤面套餐

主食 西葫芦肉汤面

配菜 脆爽萝卜片+肉丁蒸蛋羹

西葫芦肉汤面

原料：猪肉100克，西葫芦1个，挂面150克

调料：葱花、姜丝各适量，料酒1茶匙，生抽1/2茶匙，盐1茶匙，香菜适量，香油少许，植物油适量

脆爽萝卜片

原料：白萝卜250克

调料：盐1/2茶匙，味极鲜酱油1汤匙，米醋1/2汤匙，白糖1/2汤匙，香油少许

肉丁蒸蛋羹

原料：鸡蛋2个，凉开水约120毫升（与蛋液等量），熟咸肉少许

调料：盐1/4茶匙

头天晚上准备

1. 猪肉切片，用保鲜膜包住冷藏。
2. 西葫芦洗净，白萝卜洗净。

营养早参考

春季天气乍暖还寒，气温不稳定，饮食也要及时调节。在天气变暖的时候，饮食也宜随之清淡些。一碗西葫芦肉汤面，有肉、有菜，营养搭配合理，咸淡适口，定能让你的胃口为之一振。肉丁蒸蛋羹制法清淡，在保证充足蛋白质的同时，减少了多余脂肪的摄入。脆爽萝卜片虽是点缀于餐桌间的一道小菜，却能令人胃口大开。

次日早上完成

1.白萝卜去皮，纵切成四份，切成小片（图1）。
2.白萝卜片装进大碗里，撒上盐，拌匀后静置15分钟（图2）。
3.酱油、米醋、白糖放进小碗里，再滴2滴香油，搅匀备用（图3）。
4.鸡蛋磕入碗中搅散，再加入等量的凉白开水（图4）。
5.调入盐搅匀，通过滤网滤掉泡沫，平均分倒入3个小碗里（图5）。
6.熟咸肉切成小碎丁（图6），分别撒点儿在蛋液碗里。
7.蒸锅加水烧开，将蛋碗放入，每个上面再盖1个小碟子，中火蒸8分钟左右，至倾斜蛋碗而表面不流动、蛋羹中心处微微晃时关火，盖上锅盖闷5分钟。
8.炒锅放油烧热，下肉片（图7）炒至变色。
9.加入葱、姜炒香（图8），淋入料酒和生抽，炒掉酒味。
10.倒入足量水，大火烧开后下入挂面（图9）。
11.再次煮开后撇掉浮沫（图10），继续中火煮。
12.西葫芦用擦子擦成细丝（图11）。
13.锅里的面煮至断生，调入盐，放入西葫芦丝，再煮1分钟，放入切碎的香菜搅匀（图12），关火，淋少许香油。
14.把白萝卜片中杀出的水倒掉不要（图13）。
15.再用手稍微挤干白萝卜中的水分，倒入调好的调料（图14），拌匀。
16.取出蒸蛋羹。汤面装碗。拌萝卜装盘。完成！

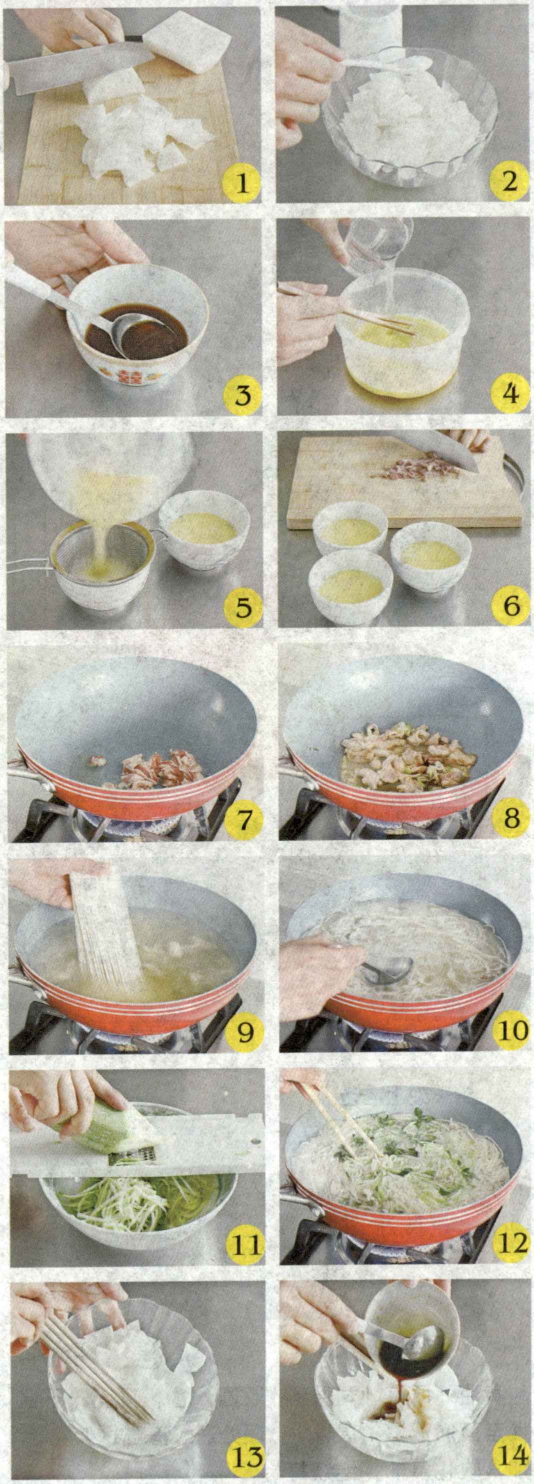

1 2 3 4 5 6 7 8 9 10 11 12 13 14

贴心小提示

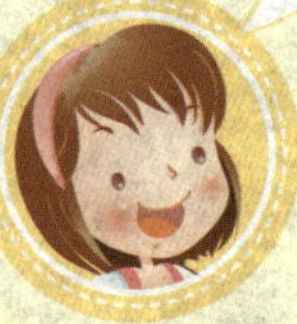

1. 熟咸肉可任意选购，以猪肉为好，酱牛肉与蛋羹味儿不搭。

2. 要想蒸出嫩滑的蛋羹，有以下几个小诀窍：用凉白开水；加入的水量和蛋液量要相等；将蛋液的泡沫过滤掉；每一小碗上都要盖盖子（或覆盖保鲜膜）再蒸。

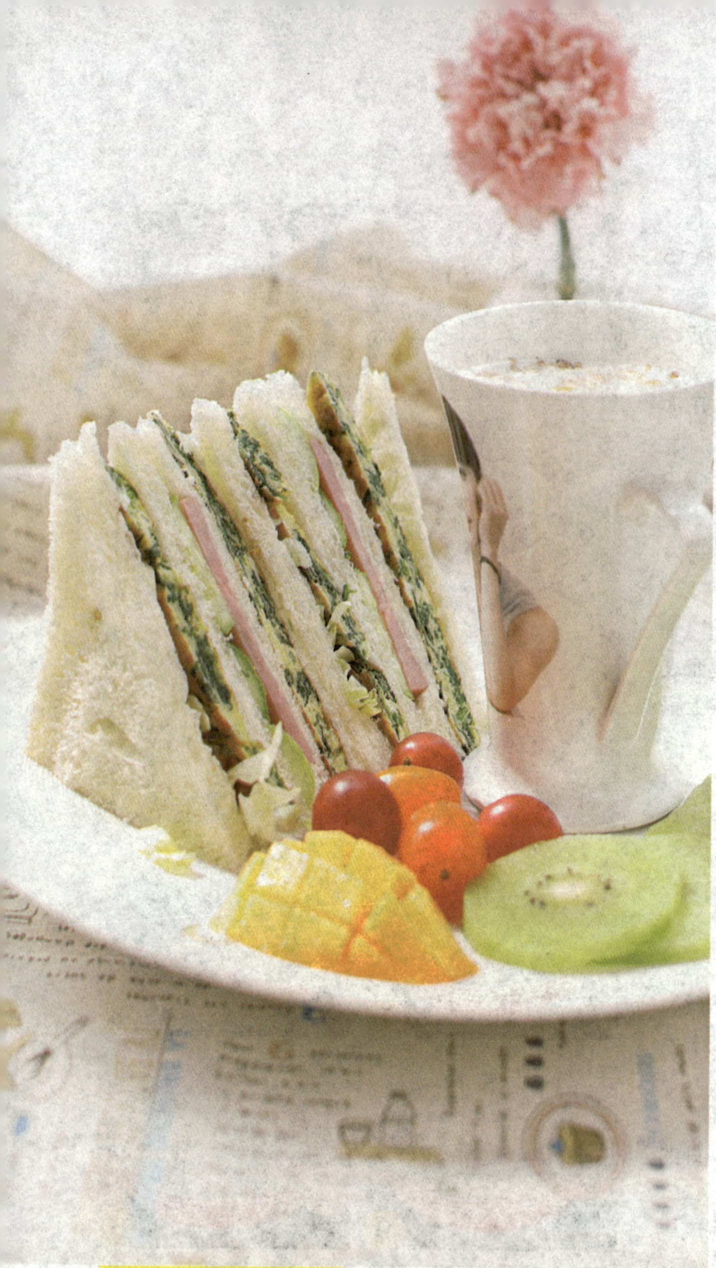

菠菜蛋饼三明治套餐

主食　菠菜蛋饼三明治

汤粥　麦片牛奶

水果　猕猴桃+圣女果+芒果

菠菜蛋饼三明治

吐司原料：高筋面粉175克，低筋面粉75克，酵母3克，白糖33克，盐4克，水99克，蛋液25克，淡奶油50克，黄油25克

三明治原料：菠菜50克，鸡蛋2个，马苏里拉奶酪碎（或其他奶酪）30克，吐司4片，黄瓜片适量，火腿1片，脆生菜适量

调料：盐1/4茶匙，沙拉酱、植物油各适量

麦片牛奶

原料：早餐奶每人1盒，即食麦片适量

头天晚上准备

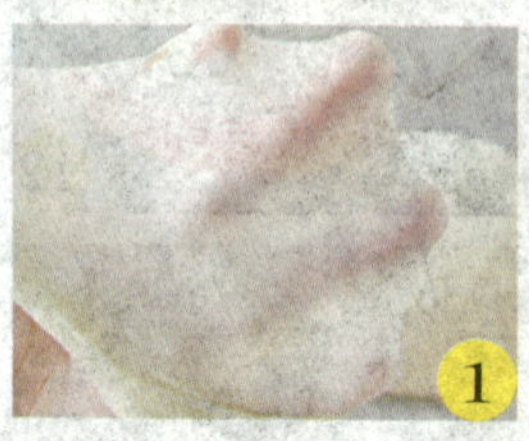

1 除黄油外所有吐司原料揉至面筋能够扩展开，加入软化黄油，继续打至面筋完全阶段。

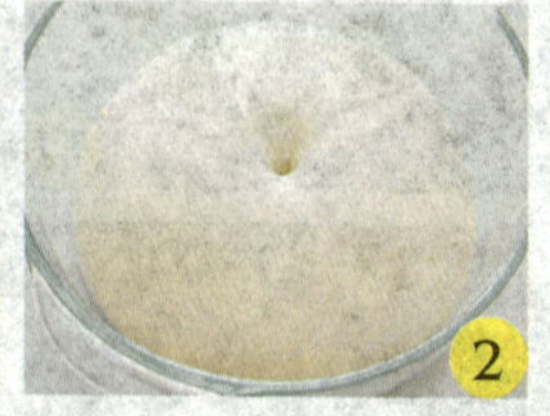

2 收圆入盆，覆盖，于温暖处进行基础发酵。

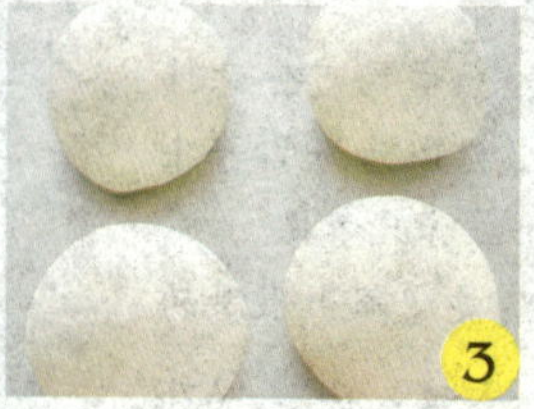

3 取出排气，分割4等份，滚圆，进行中间发酵20分钟。

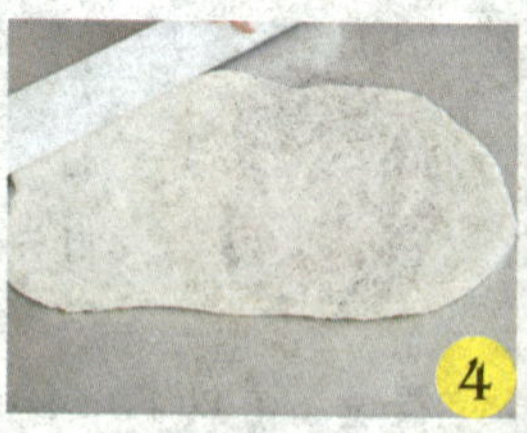

4 取一个面团擀开。

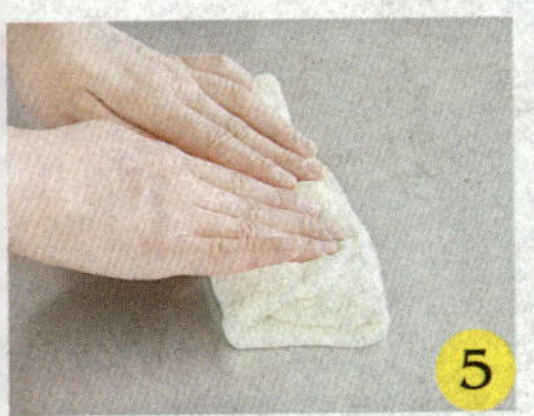

折三折，按紧。

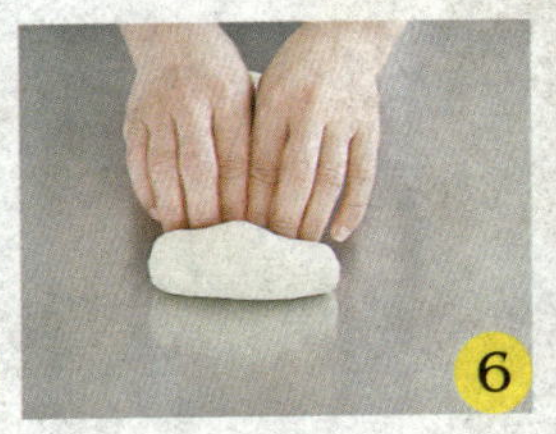

顺长再均匀擀开，紧紧卷起。

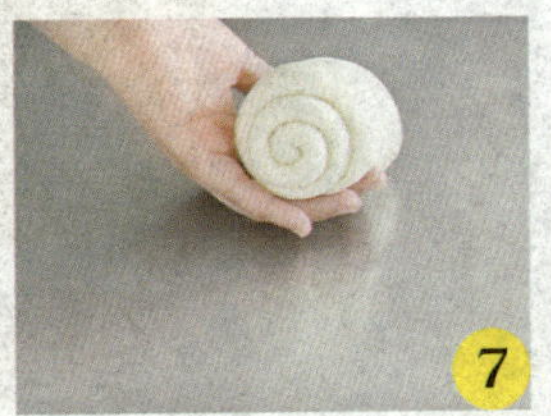

摆放入模具内，进行最后发酵。

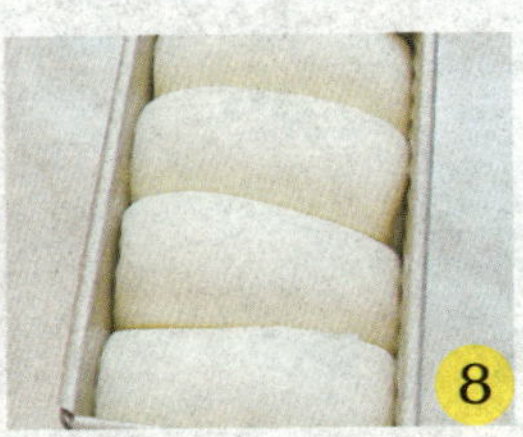

最后发酵至模具八九分满，盖上盖子。烤箱180℃预热好，烤盘放入烤箱下层，烤40分钟，出炉立刻脱模。

9.菠菜、生菜分别择洗净。所有水果洗净。

次日早上完成

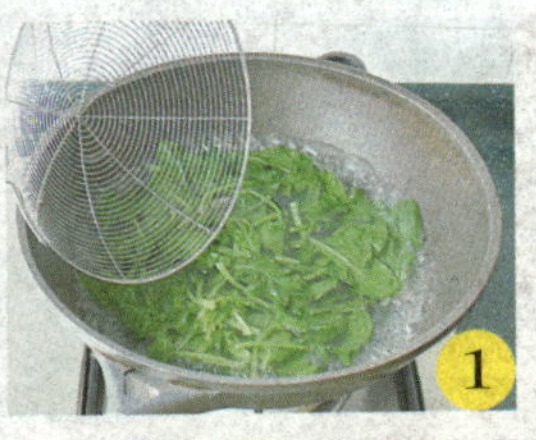

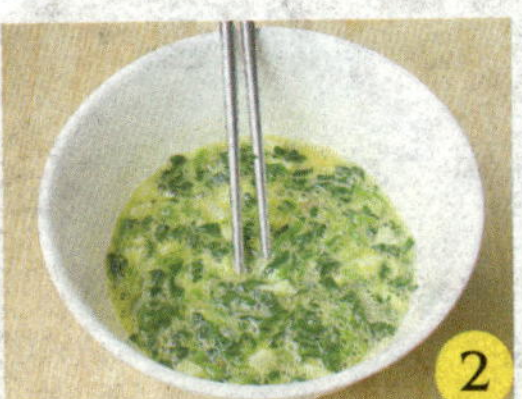

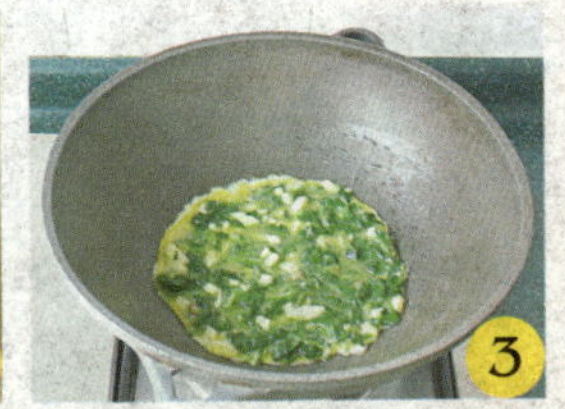

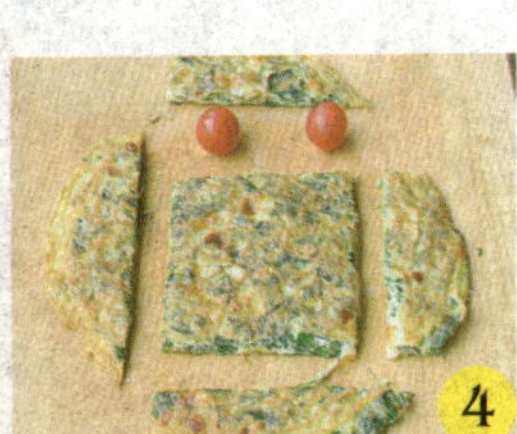

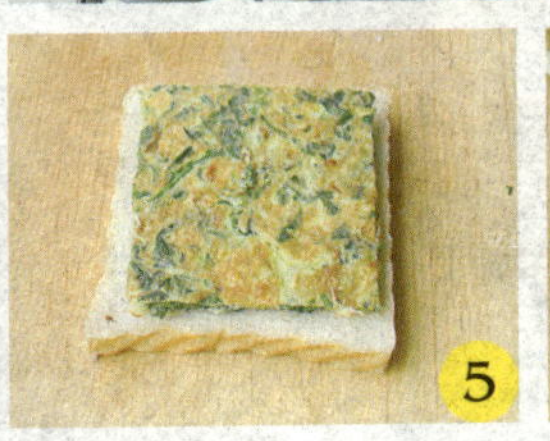

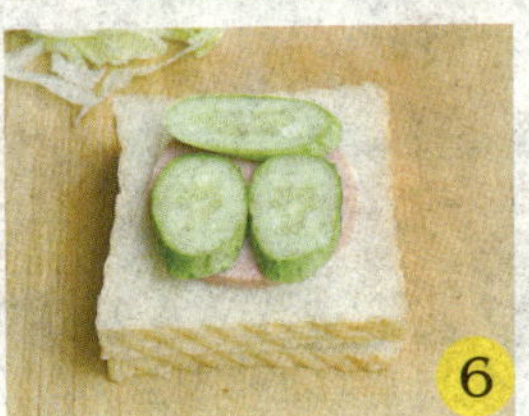

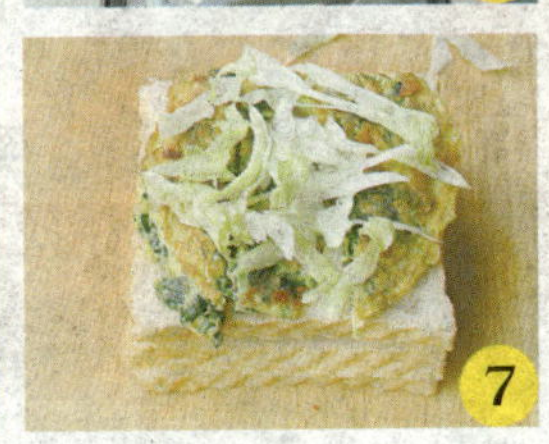

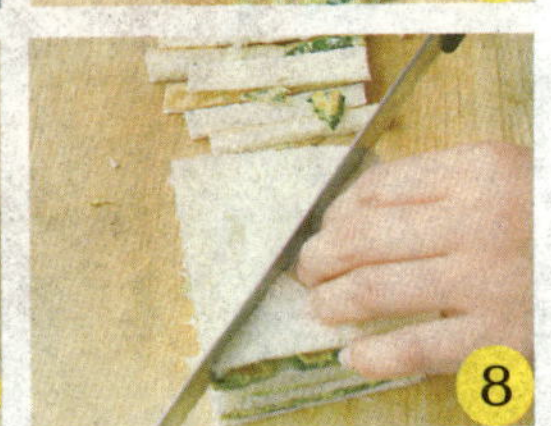

1.牛奶倒入奶锅中加热，微沸时关火，放入即食麦片稍闷。

2.菠菜入沸水锅里焯烫1分钟（图1），捞出稍挤水分，切碎段。

3.鸡蛋打散，倒入菠菜碎、奶酪碎，调入少许盐，打匀（图2）。

4.锅烧热，倒入少许油，倒入蛋液混合物（图3），小火煎至两面金黄。

5.取出，在案板上切掉边，切成与吐司大小相同或稍小的正方形（图4）。

6.取一片吐司，在上面放上菠菜蛋饼（图5）。

7.再放上一片吐司，上面摆上火腿片和黄瓜片（图6）。

8.再放上一片吐司，将蛋饼切下的边并排摆上，再铺上些生菜叶，挤上沙拉酱（图7），最后再摆上一片吐司。

9.切去四边，沿对角线轻轻切开（图8），呈立起的三角形并排摆放。

10.麦片牛奶装杯中。猕猴桃去皮切片。苹果一切两半，去核，果肉切花刀。所有水果装盘。完成！

营养早参考

牛奶泡麦片，这一经典的搭配是有其营养基础的：麦片提供大量的碳水化合物和膳食纤维，牛奶提供丰富的优质蛋白质。菠菜蛋饼三明治，在西式鸡蛋三明治的基础上，配以菠菜等蔬菜，使碳水化合物、脂肪、蛋白质搭配更合理。最后再来一颗水果，一天的生活学习便开了个好头！

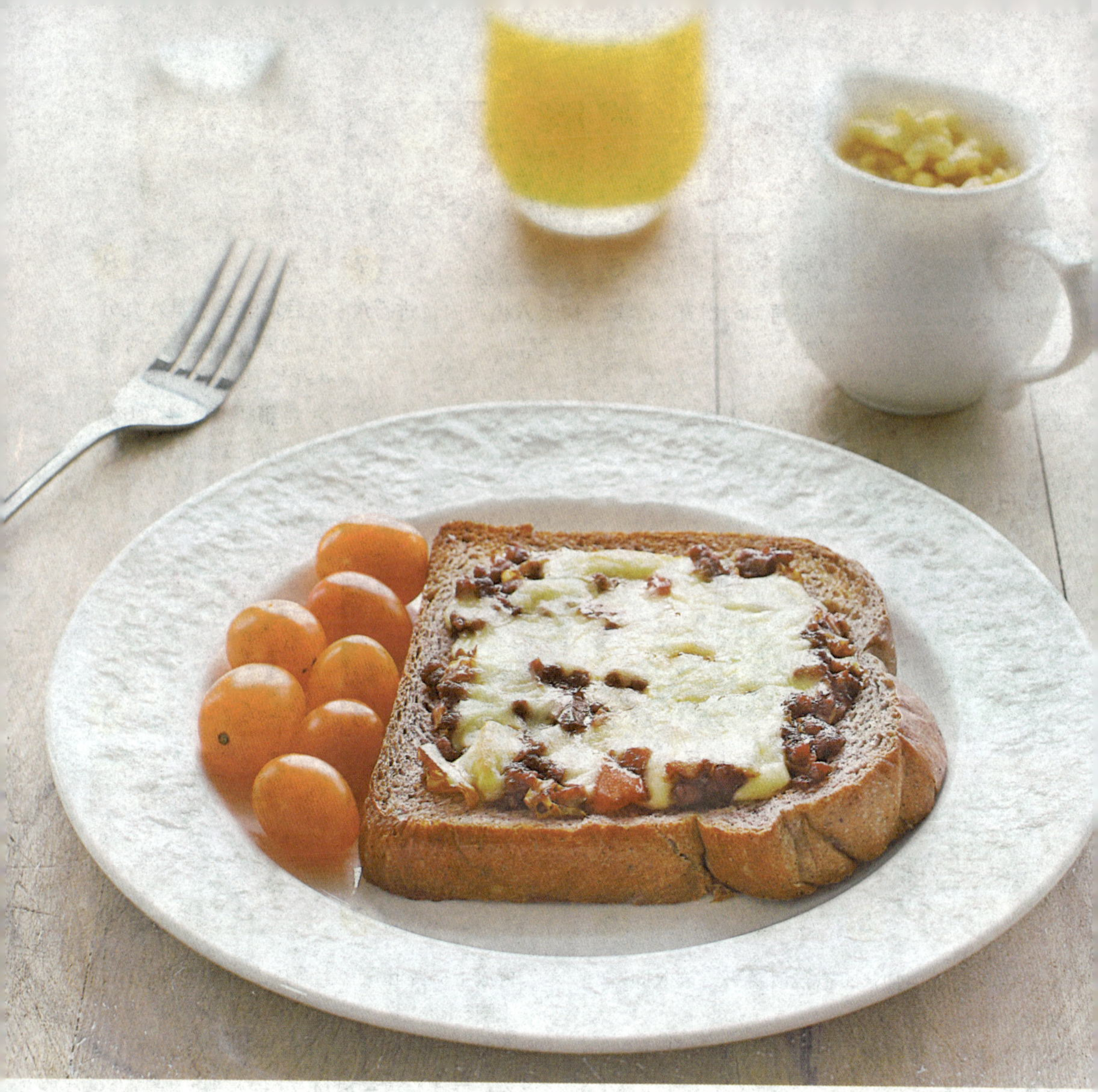

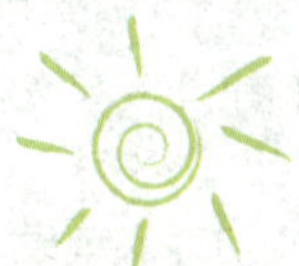

吐司肉末披萨套餐

主食 吐司肉末披萨
汤粥 麦片牛奶
其他 玉米汁+圣女果

吐司肉末披萨

原料：厚黑米吐司片（做法见本书p.20）3片，猪绞肉150克，洋葱80克，小西红柿1个，卷心菜80克，马苏里拉奶酪碎60克

调料：白葡萄酒1汤匙，生抽、老抽各1茶匙，蚝油1汤匙，番茄沙司2汤匙，橄榄油适量

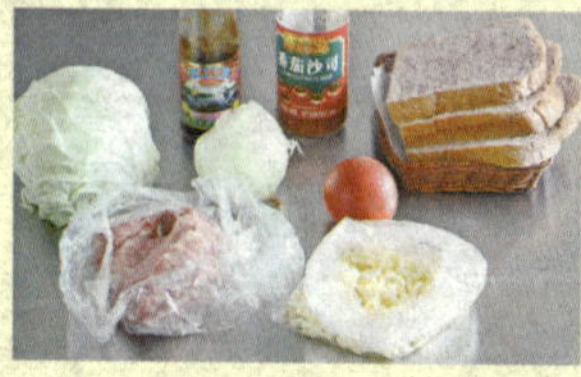

麦片牛奶

原料：牛奶450毫升，麦片适量

玉米汁

原料：熟的鲜玉米1穗

头天晚上准备

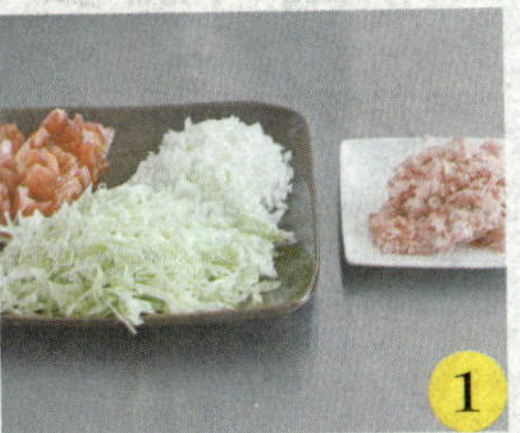

西红柿洗净，切小块。洋葱切碎。卷心菜洗净，切细丝。

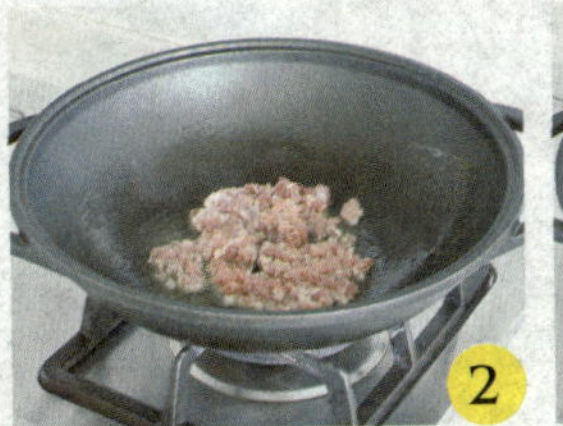

炒锅烧热，加橄榄油烧热，倒入猪绞肉煸炒。

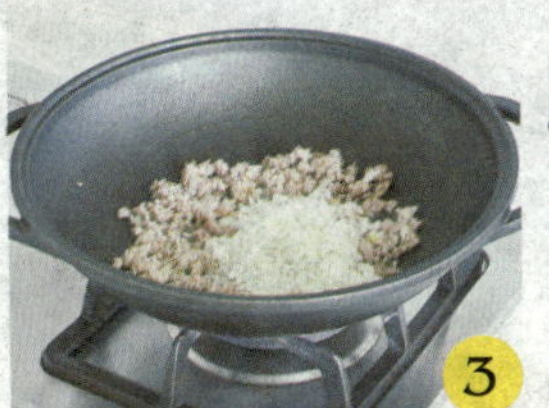

炒散至变色后加入洋葱碎，继续煸炒至洋葱变得透明。

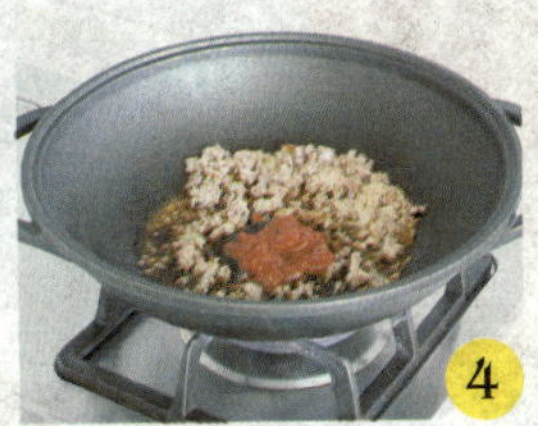

倒入酒、生抽、老抽、蚝油和番茄沙司。

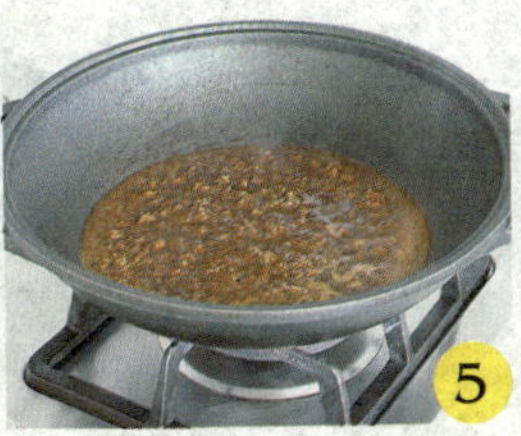

翻炒均匀后倒入适量水，略没过原料。

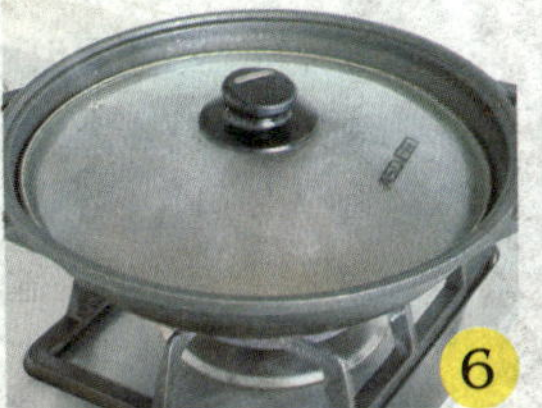

盖上锅盖，小火煮10分钟左右至汤汁收浓。

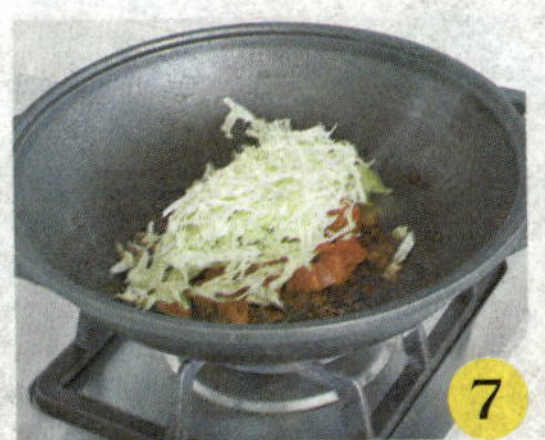

倒入菜丝和西红柿块。

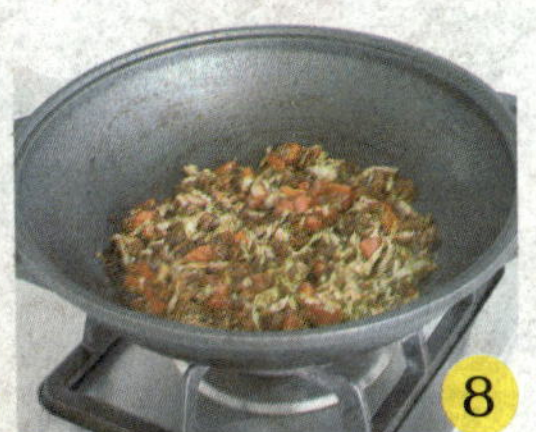

炒匀即成披萨馅，关火，放凉后收入保鲜盒冷藏保存。

9.马苏里拉奶酪碎从冰箱冷冻室取出，放入冷藏室解冻。圣女果洗净，沥水。

次日早上完成

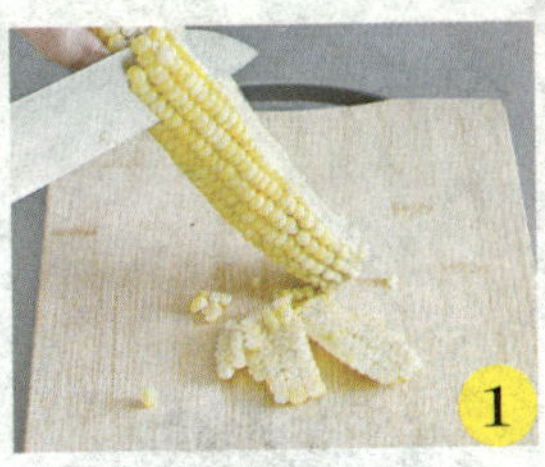

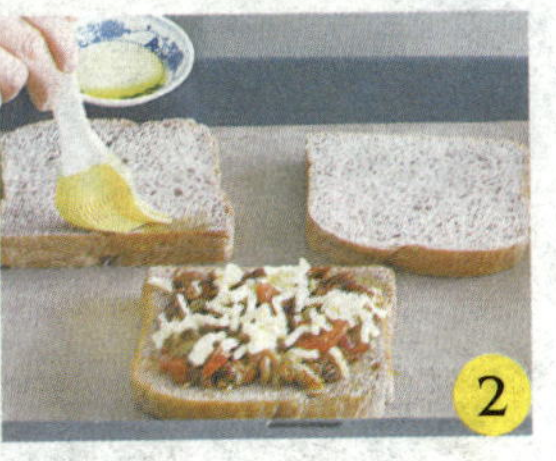

1.牛奶放入奶锅中加热。
2.用刀切下熟玉米上的玉米粒（图1），放入豆浆机中，补充水分到刻度线，接通电源，按“玉米汁”键开始工作。
3.吐司片放入烤盘中，先在表面四边刷上融化的黄油（或橄榄油），铺上之前炒好的披萨馅，撒上奶酪碎（图2）。
4.烤箱预热至200℃，烤盘放于中上层，烤5~6分钟至奶酪融化。
5.热牛奶装杯，撒上免煮麦片。玉米汁装杯。烤好的吐司披萨装盘，黄色圣女果摆边上。完成！

营养早参考

麦片跟牛奶是一对“黄金搭档”，其营养素相互搭配，能充分被人体吸收。吐司肉末披萨包含了多样蔬菜及肉、奶酪，蛋白质含量高，热量高。黄色圣女果、玉米汁为人体提供丰富的天然胡萝卜素、维生素E、番茄红素等。整套餐热量较高，尤其适宜乍暖还寒的初春食用。

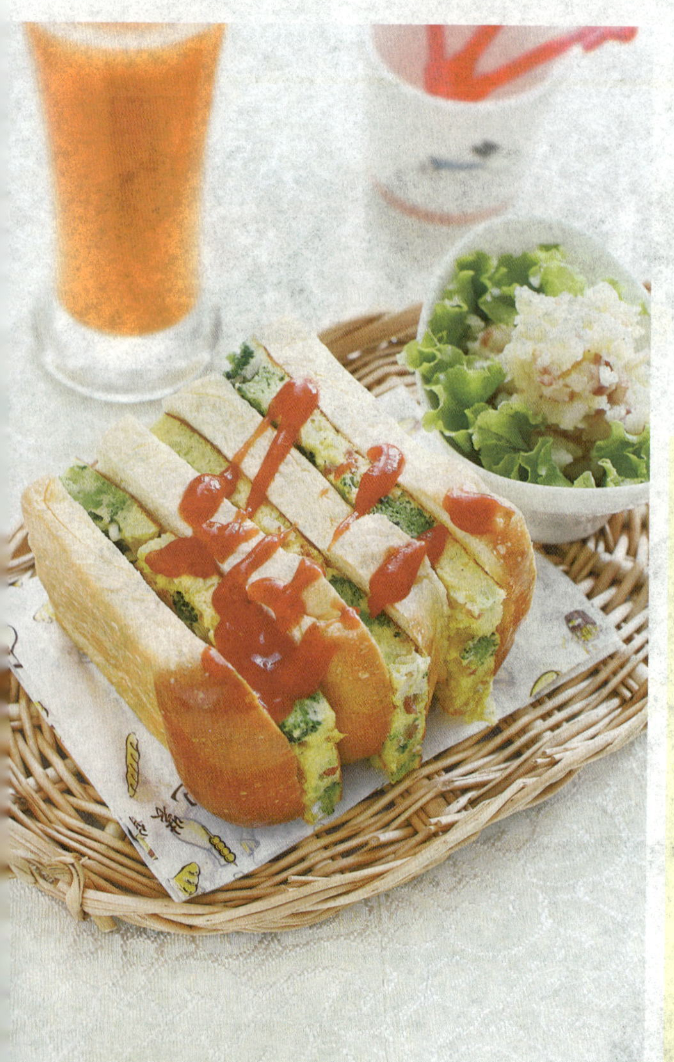

西班牙煎蛋三明治套餐

主食 西班牙煎蛋三明治

配菜 土豆泥

其他 胡萝卜苹果汁

西班牙煎蛋三明治

原料：土豆泥50克，西蓝花80克，小洋葱1/2个，鸡蛋2个，牛奶1.5汤匙，淡奶小吐司每人3~4片

调料：盐1/2茶匙，沙拉酱、番茄沙司、色拉油各适量

土豆泥

原料：大土豆1个，培根1片，小洋葱1/4个

调料：盐1/2茶匙，黑胡椒粉1/4茶匙，色拉油适量

胡萝卜苹果汁

原料：胡萝卜2根，大苹果2个

头天晚上准备

1. 洋葱去外皮，洗净（图1）。培根切碎。1/4个小洋葱切碎。土豆削皮，洗净，切成长条，煮10分钟左右至熟透，捞出。
2. 平底锅倒入适量色拉油（可以根据自己的喜好换成黄油），小火加热，倒入培根碎先煎炒一下，放入洋葱碎（图2）继续煸炒。
3. 放入煮熟的土豆条（图3）。
4. 边炒边压成泥（如果偏干，可以加入适量牛奶），炒至变得润且稠时调入盐和黑胡椒粉，炒匀即成土豆泥（图4），用保鲜膜包好，放入冰箱冷藏。
5. 胡萝卜和苹果分别洗净。西蓝花洗净，沥水。

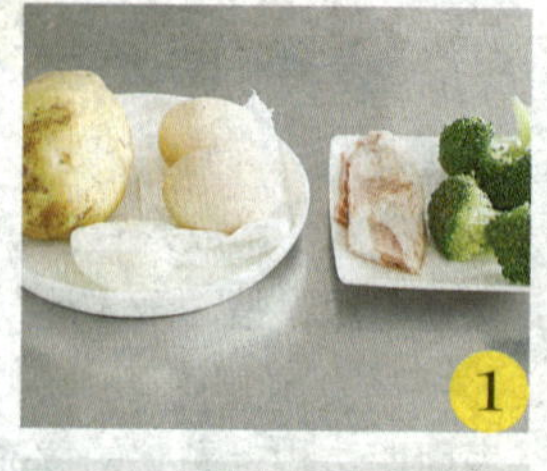
1

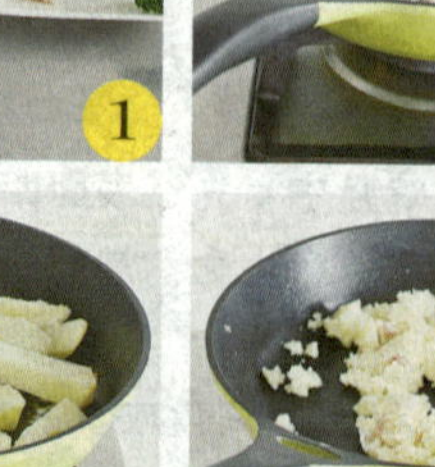
2

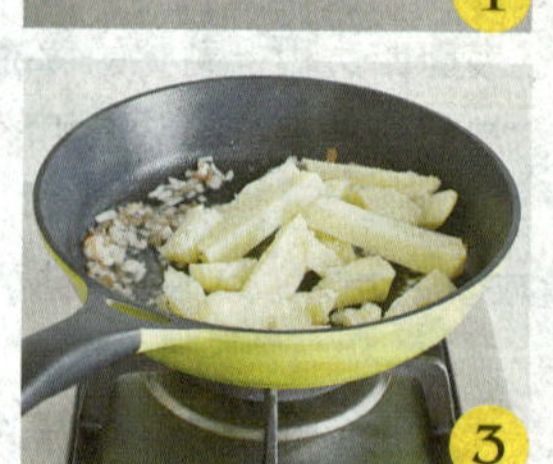
3

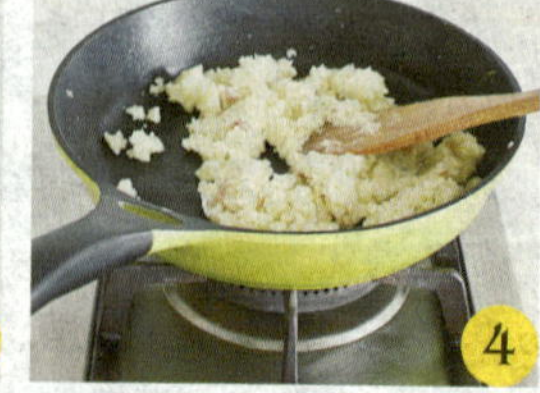
4

次日早上完成

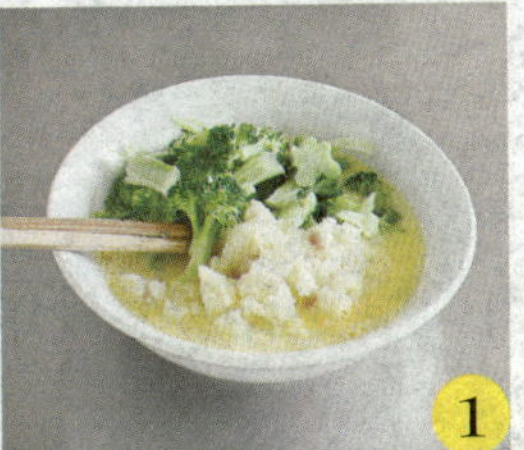
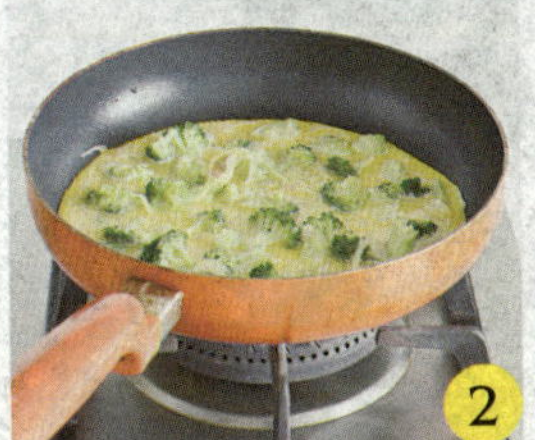
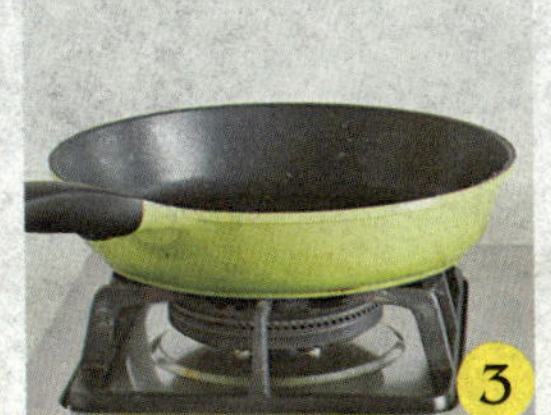
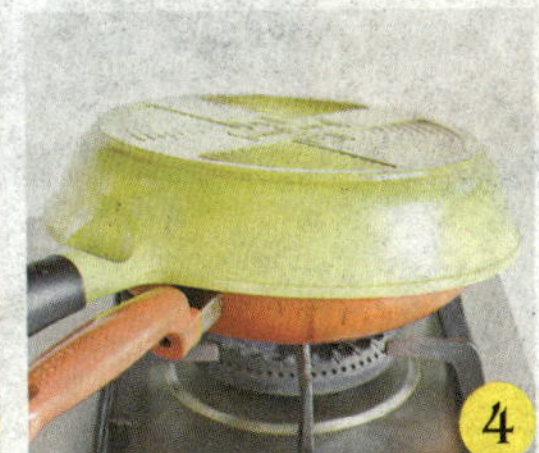
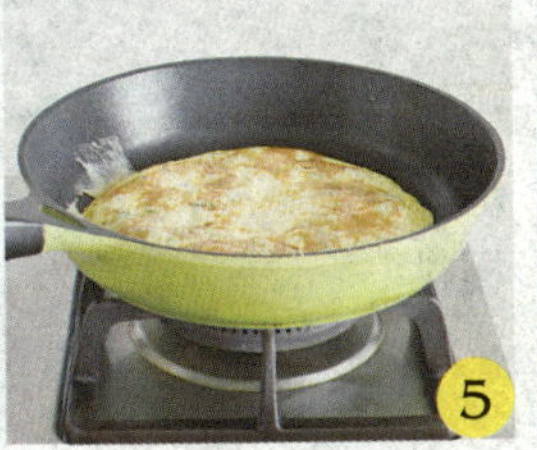
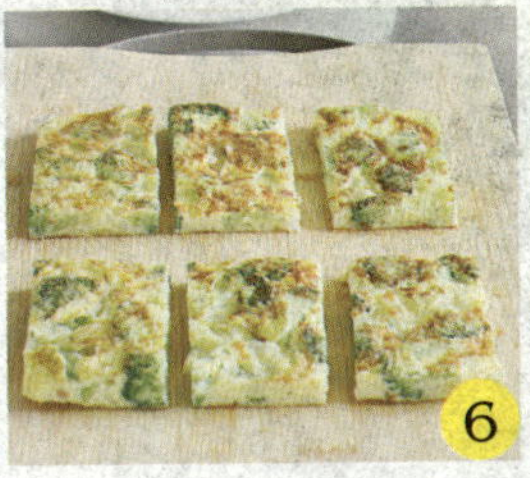
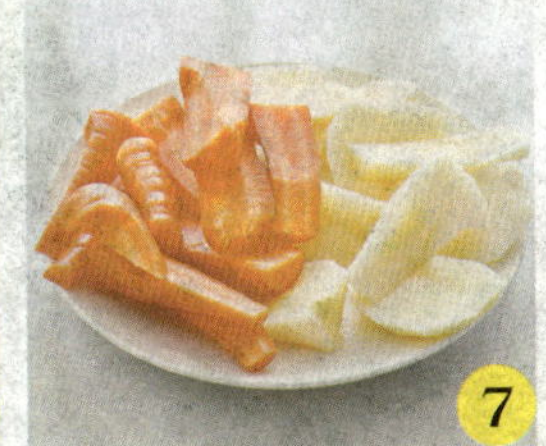
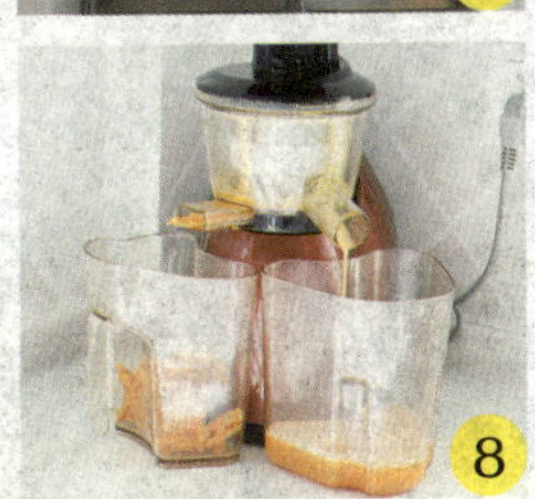

1.取1/2个小洋葱切细丝。锅内烧开水，西蓝花掰成小朵，放入锅中焯烫1分钟，捞出放凉。鸡蛋磕入碗中打散，加入牛奶打匀，加入洋葱丝、西蓝花及50克炒好的土豆泥，加入盐，调匀。吐司送入烤箱，以150℃烤5分钟至温热。

2.取略小的平底锅，烧至温热，淋少许油转匀，倒入混合蛋液摊开，盖上锅盖小火煎1分钟。

3.同时将另一略大的平底锅烧至温热，锅底抹匀少许油。

4.将大锅扣在煎蛋的小锅上。

5.将两个锅快速翻转过来，蛋饼留在大锅里，继续小火煎另一面。

6.煎好蛋饼后取出，放在案板上，切成与吐司相同大小的块。吐司片内侧抹沙拉酱，按一片吐司、一块蛋饼的顺序叠放，最后表面淋少许番茄沙司，装入盘中。

7.胡萝卜切粗条，苹果去皮切大块。

8.胡萝卜和苹果一同入榨汁机榨成混合果汁，装杯。完成！

贴心小提示

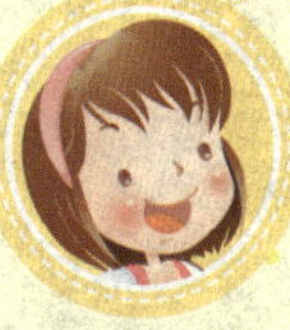

1. 这种煎蛋因为加了较多蔬菜而没有加面粉，翻动时容易碎，所以要使用特别的方法，就是步骤3~5的方法。若用电饼铛煎则不必翻面，操作更简单。

2. 对于不喜欢胡萝卜的人，苹果的分量要略多一些，打出来的汁不会有太浓重的胡萝卜味儿，口感也更好。

营养早参考

西班牙蛋饼三明治，以土豆泥、西蓝花、鸡蛋、牛奶等为原料制作，欧式风味，荤素搭配合理，营养全面。土豆的营养成分不可小觑，搭配上培根等食材制作的土豆泥，即使单吃，也是很赞的一款小食哦！再配上鲜榨的胡萝卜苹果汁，一顿营养丰富的西式早餐就好了！

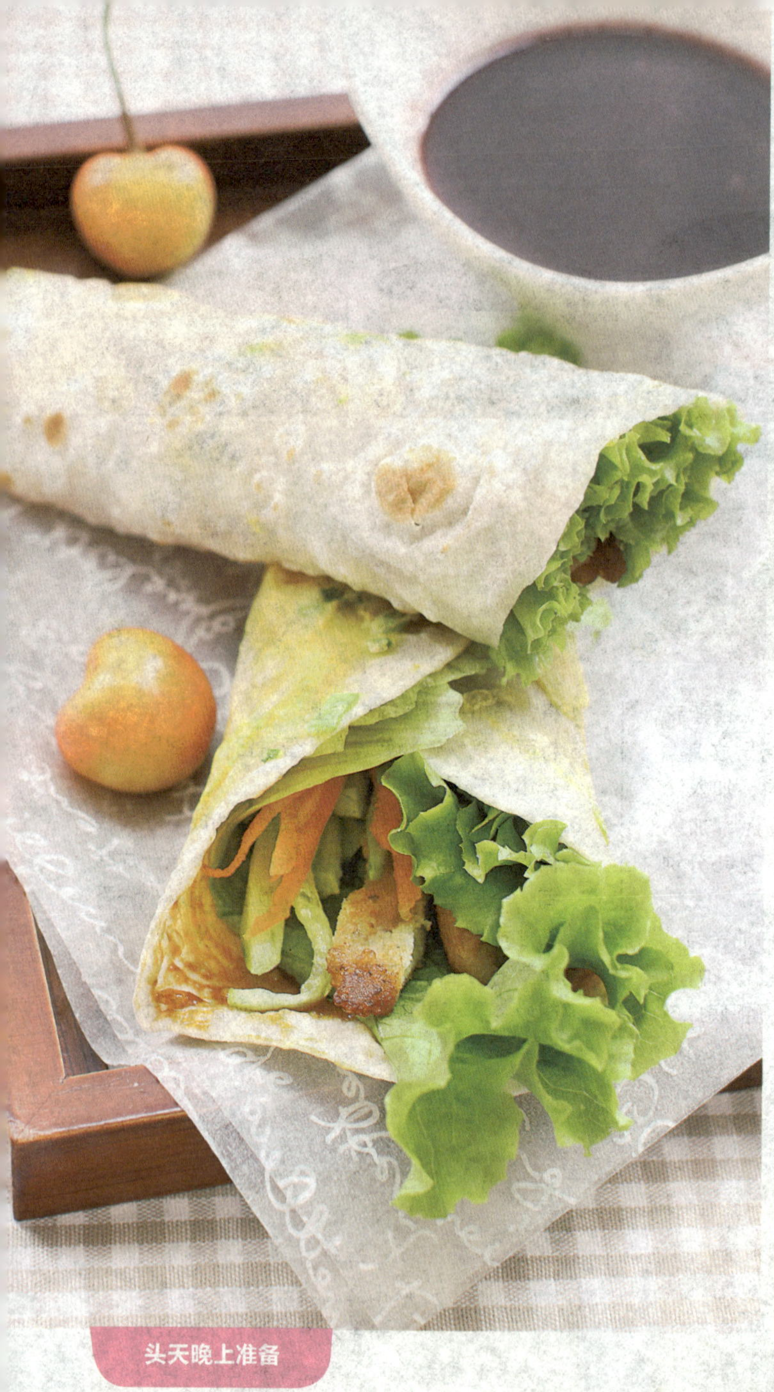

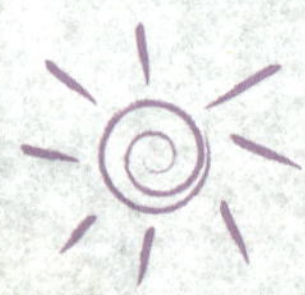

烙饼摊蛋卷饼套餐

主食	烙饼摊蛋卷饼
汤粥	黑米糊
水果	樱桃

烙饼摊蛋卷饼

原料：面粉100克，沸水75克，鸡蛋3个，小葱3根

调料：黄瓜丝、胡萝卜丝、生菜、煎鸡排肉（或其他熟肉）、甜面酱各适量

黑米糊

原料：黑米75克，鸡蛋1个

调料：冰糖3块

头天晚上准备

1. 黑米放入搅拌机打成细粉，多打几次，过筛后备用（图1）。
2. 将沸水冲入面粉中，快速搅匀，温度稍降后用手揉匀成烫面面团（图2）。刚开始是粗糙的面团，放一会儿再揉就光滑了。
3. 烫面面团晾凉后装入保鲜袋，放入冰箱冷藏。黄瓜、胡萝卜、樱桃分别洗净，装入保鲜袋，放入冰箱冷藏。

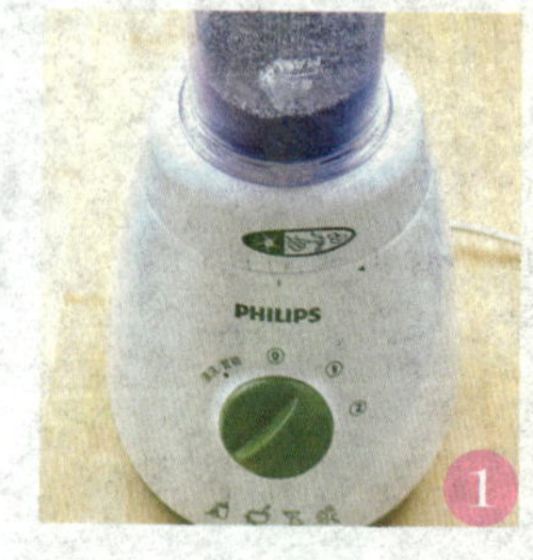

1

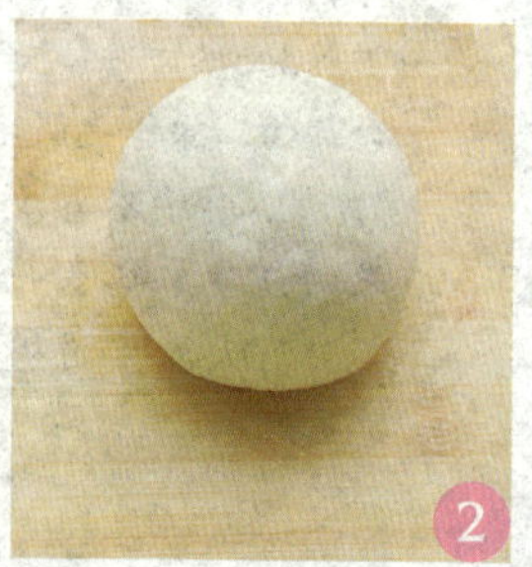
2

次日早上完成

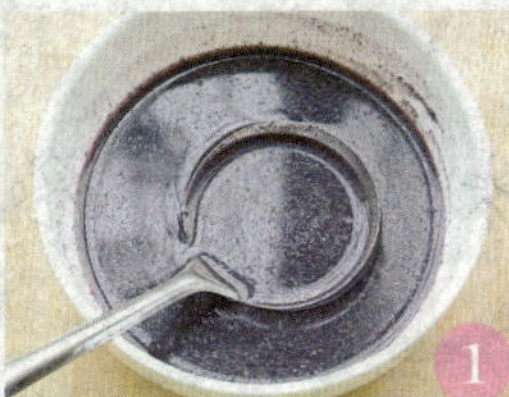
将黑米粉和100克水混合均匀成生浆。

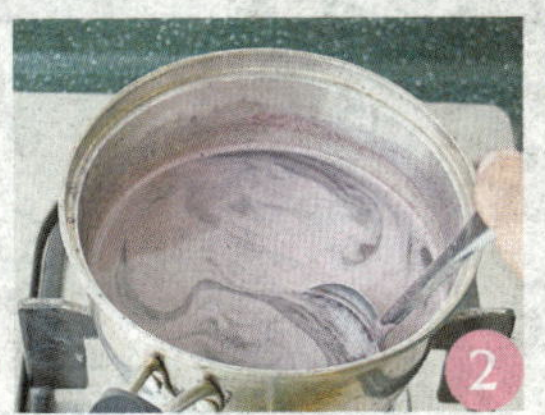
锅内倒入650克水煮沸，倒入黑米生浆，加入冰糖，再煮沸后转小火，不断搅动着煮5分钟左右。

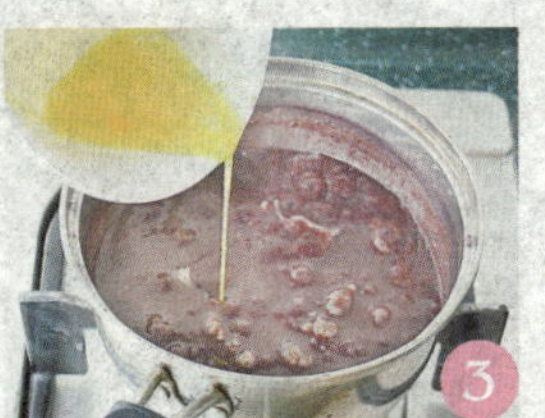
至黑米糊开始变稠时将打散的蛋液淋入，搅动一下，关火。

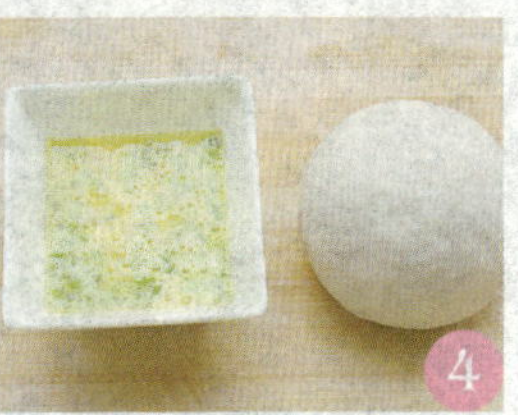
鸡蛋打散，小葱切碎，混合均匀。

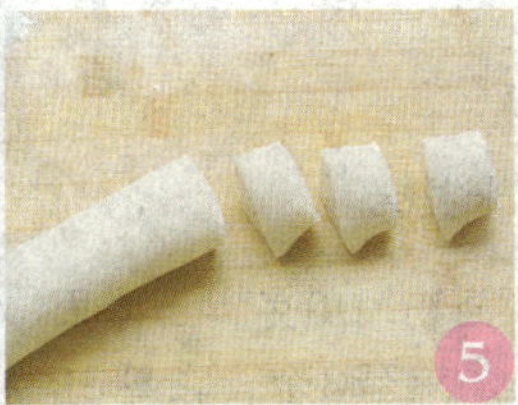
将烫面面团揉成长条，分切成约28克的剂子。

逐个擀开成薄薄的圆形面片。

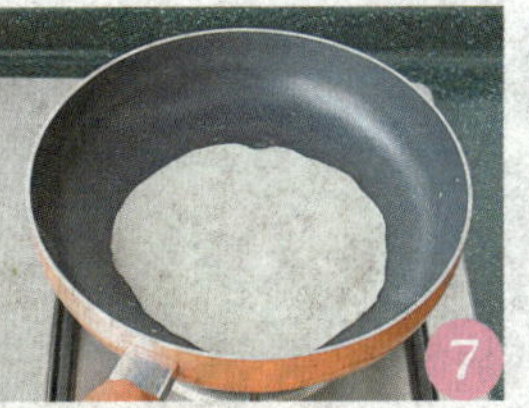
平底锅烧热，将面片放入，中火烙约5秒钟至底面刚变色即可翻面。

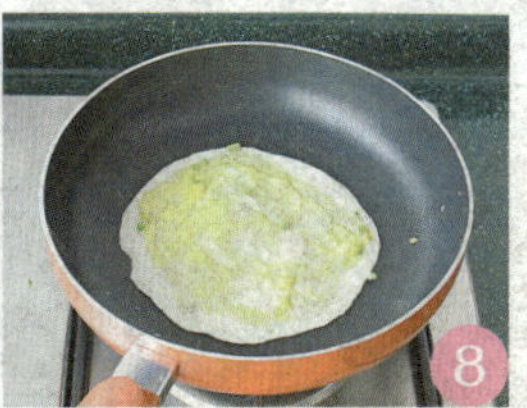
翻面后转小火，在饼皮上倒上蛋液，用木铲轻轻摊平。

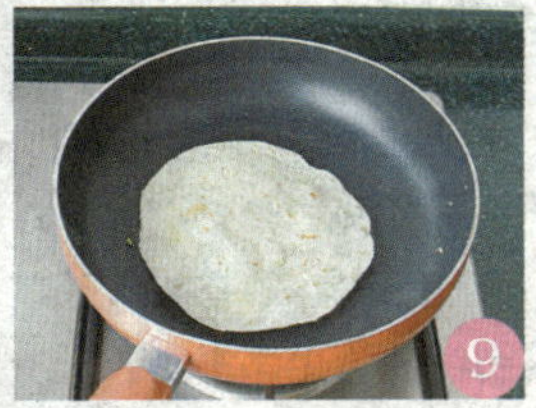
待蛋液刚凝固，再次翻面，稍微一烙即可出锅。

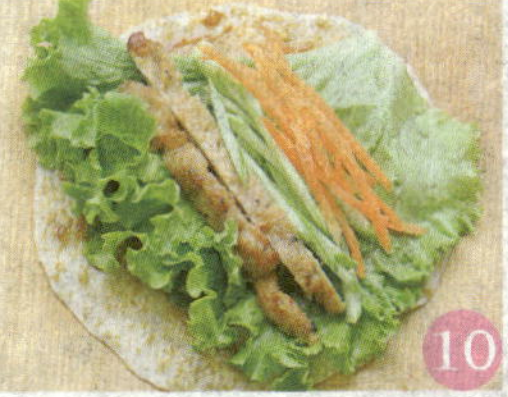
将烙好的饼刷上甜面酱，铺上生菜叶、黄瓜丝、胡萝卜丝和熟肉，卷起。

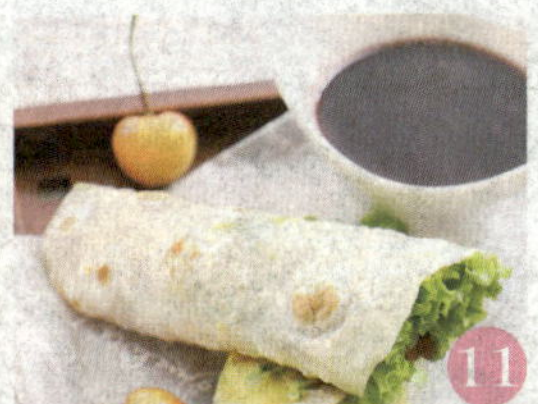
黑米糊装碗。卷好的饼装盘。完成！

贴心小提示

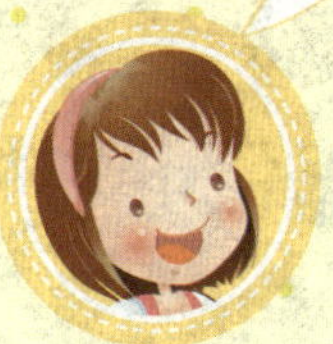

1. 黑米打成粉再煮粥，可以大幅缩短煮制的时间。最后淋入蛋液可以增加口感，也可以只淋入蛋清。

2. 烫面面团不能和得太软，否则不容易擀。饼要尽量擀薄些，烙出来才柔软好吃。

3. 烙饼所需时间很短，可以等所有的饼都烙好后再进行后面的卷饼操作。烙好的饼要盖好以保湿。

营养早参考

黑米含丰富的花青素、矿物质，能抗疲劳，加入了鸡蛋的黑米糊，营养素更容易被人体吸收利用。烙饼摊蛋卷饼中的黄瓜、胡萝卜、生菜清新爽口，能消暑解热，鸡排香气诱人，让人在夏天也能有好胃口。最后来一个樱桃，一顿色香味形俱佳的夏日早餐便完成了。

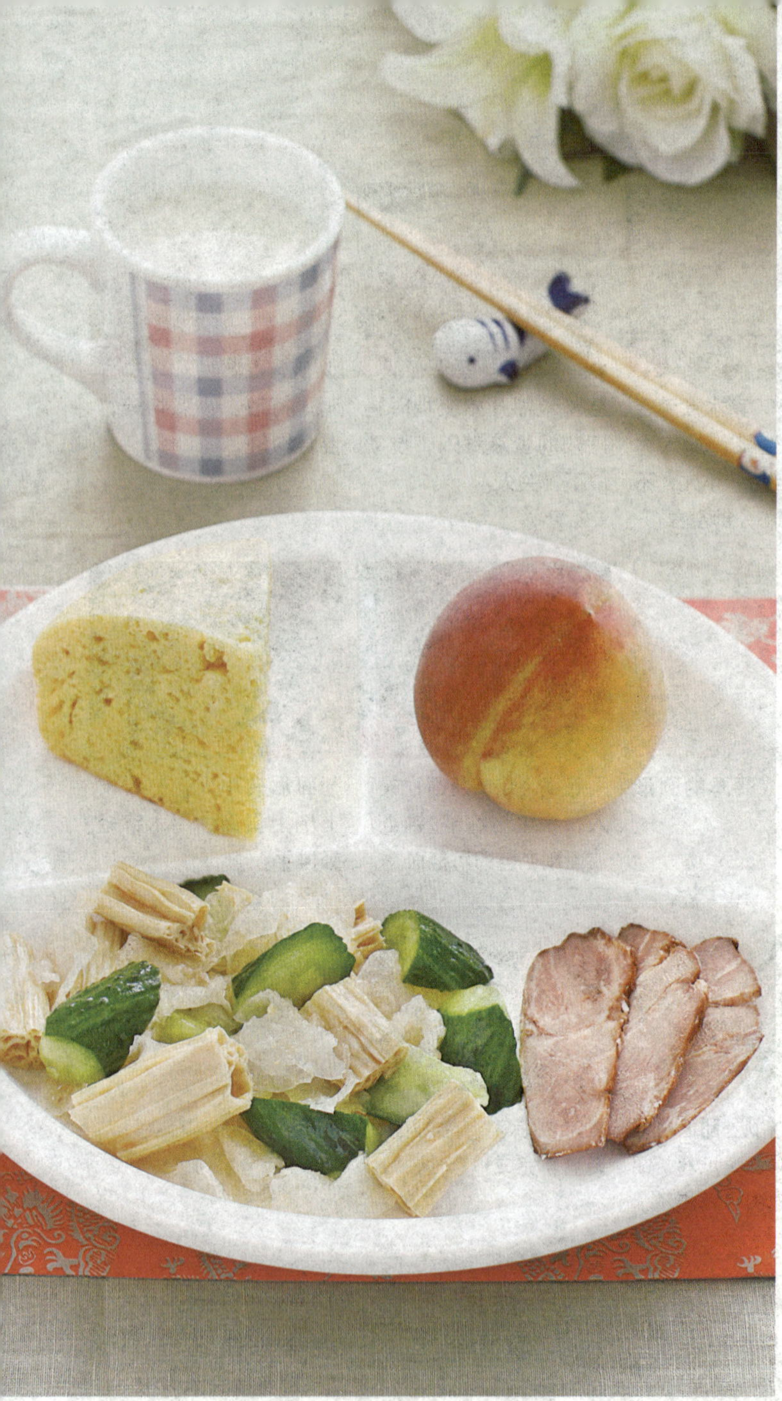

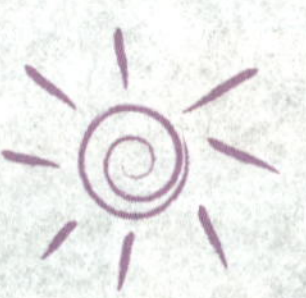

玉米发糕套餐

主食 香甜玉米发糕

配菜 黄瓜腐竹拌银耳+五香酱牛肉

汤粥 豆浆

水果 黄桃

香甜玉米发糕

原料：面粉100克，玉米面100克，鸡蛋3个，白糖30克，油25克，酵母3~4克，无铝泡打粉5克

黄瓜腐竹拌银耳

原料：黄瓜1根，干腐竹30克，干银耳10克

调料：盐1茶匙，香油1茶匙，自制红油（见本书p.56）1茶匙

五香酱牛肉

用料及做法见本书p.26

豆浆

原料：黄豆2/3杯

营养早参考

玉米发糕松软香甜，让家人的主食摆脱单一的米、面制品，使品种更加多样化。黄桃性温，鲜嫩多汁，富含铁、钾，既能补水，还能补充部分随出汗流失的矿物质。酱牛肉中脂肪含量相对较低，蛋白质含量则较高，加入早餐中可使营养价值明显提高。

头天晚上准备

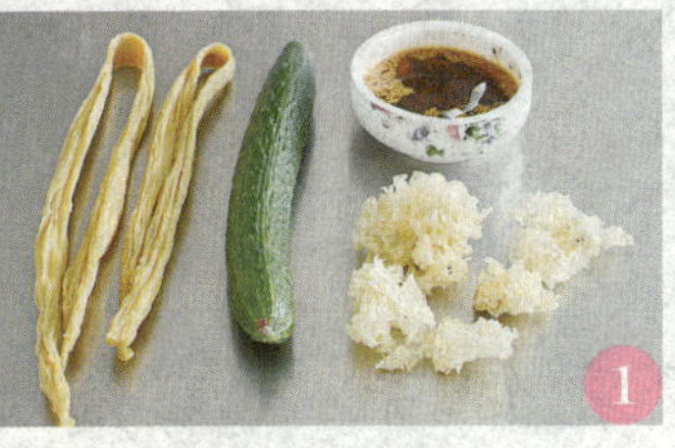
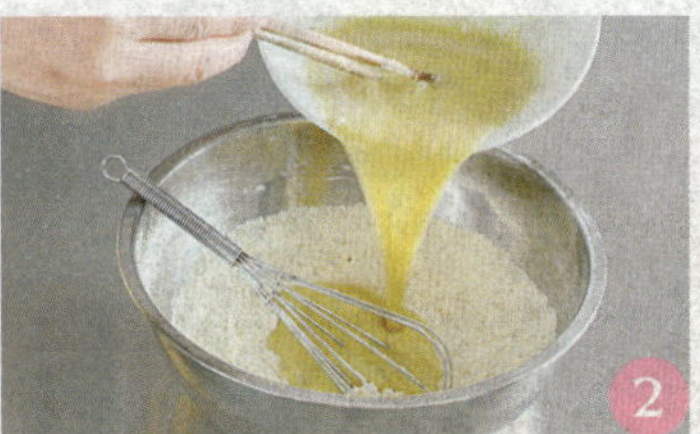
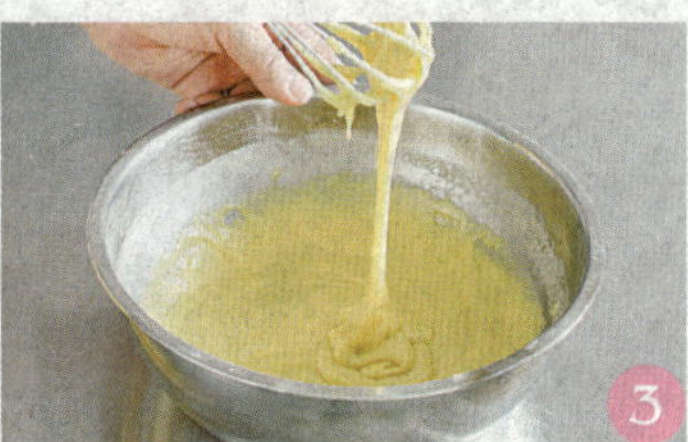
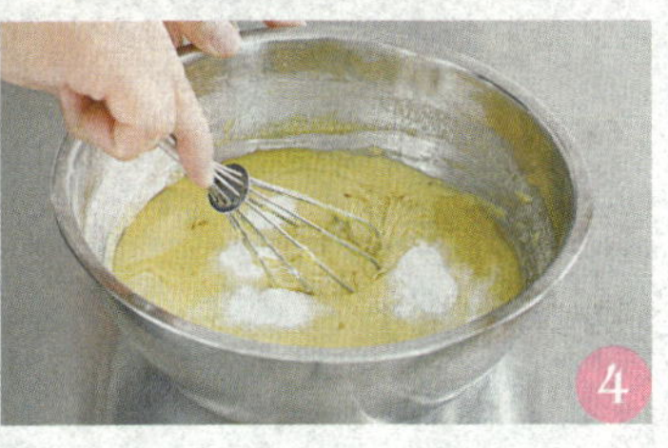
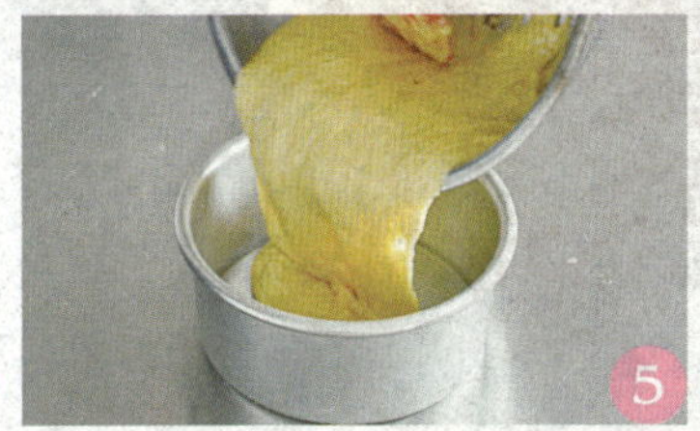
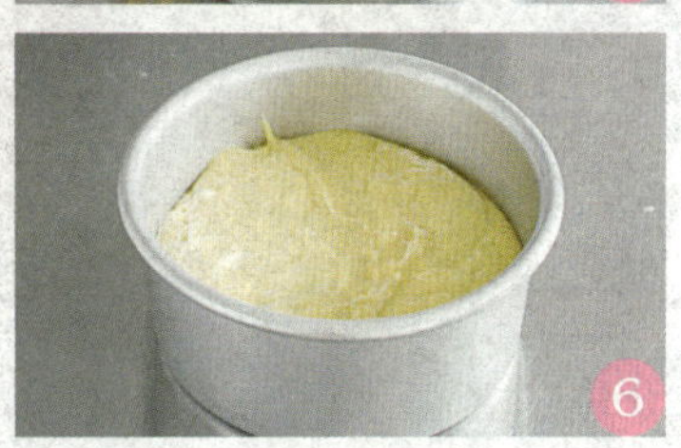

1.干腐竹用温水泡发4小时以上至软。银耳泡发后洗净，撕成小朵。黄豆洗净，浸泡一夜。黄桃洗净，沥水。黄瓜洗净（图1）。
2.玉米面过筛，和面粉混合均匀。蛋液充分打散，加白糖、酵母和50~60克水混合均匀，倒入混好的面粉中（图2）。
3.搅匀成糊状，用打蛋器抽打至黏稠但可顺利流下、纹路清晰的状态（图3）。
4.将面糊醒发1小时，撒入泡打粉，淋入油，搅匀（图4）。
5.倒入六吋脱底圆模中（图5）。
6.将表面弄平整（图6），开水上锅，大火蒸28分钟后出锅，脱模即成玉米发糕。
7.五香酱牛肉做好，也可从熟食店购买。

次日早上完成

1.玉米发糕放入蒸锅或微波炉中加热。倒掉浸泡黄豆的水，将黄豆再次清洗一下，放入豆浆机中，补充清水到刻度线，接通电源，按“全豆豆浆”键开始工作。
2.黄瓜切小滚刀块（图1），加1/2茶匙盐抓匀，放置10分钟后，将渗出的水分倒掉不要。
3.腐竹清洗干净，切小块（图2）。
4.锅内烧开足量的水，倒入银耳和腐竹，大火焯烫2~3分钟（图3）。
5.捞出银耳和腐竹丝冲凉，沥净水后放入盛黄瓜的大碗里（图4）。
6.碗内调入1/2茶匙盐、自制红油和香油，拌匀即可（图5）。
7.煮好的豆浆装杯。酱牛肉切片，和发糕、凉拌菜、黄桃分别装盘（图6）。

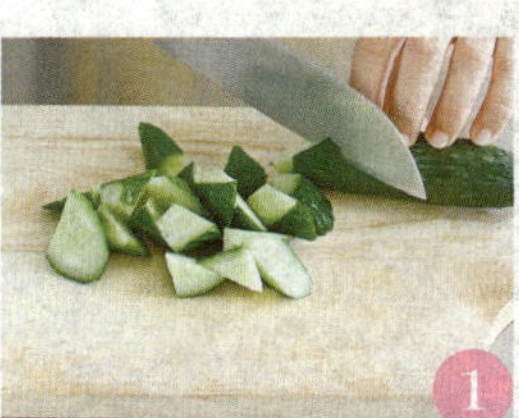
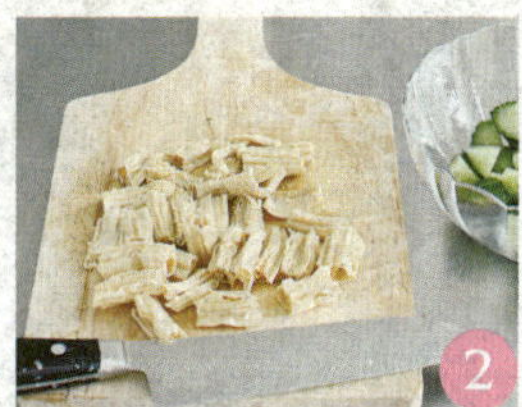
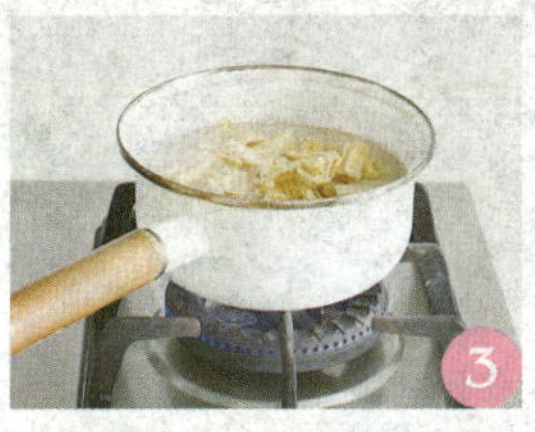
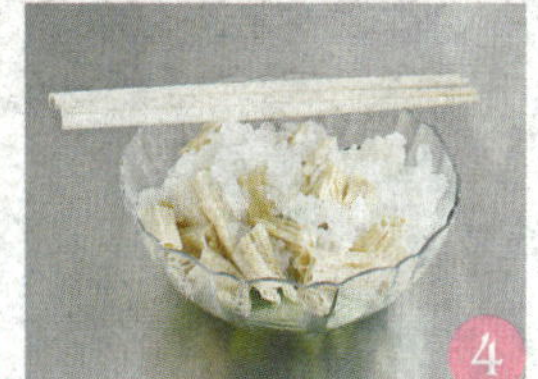
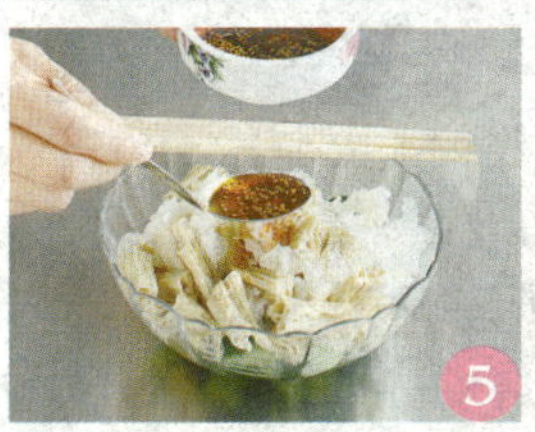
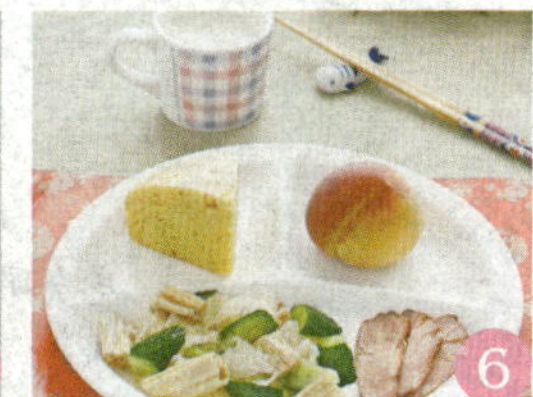

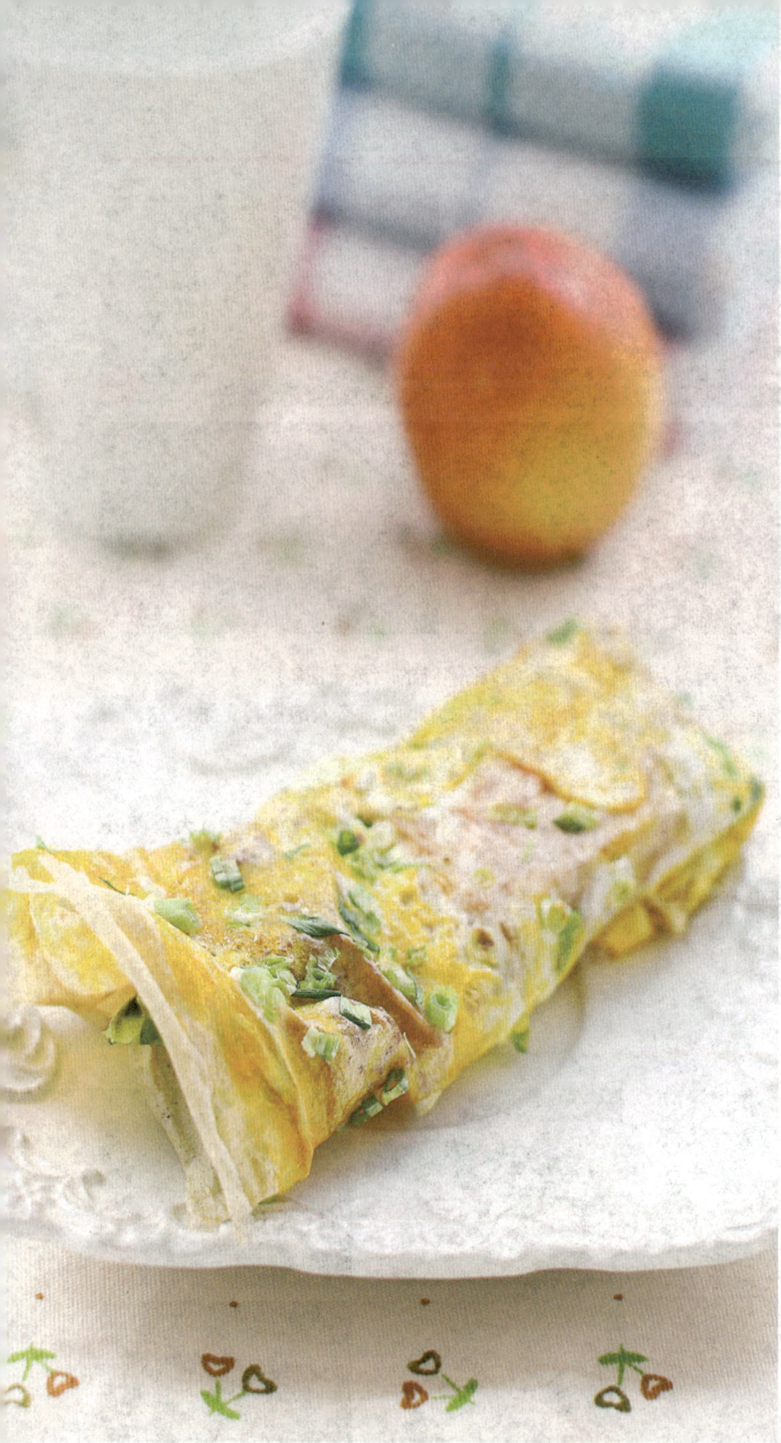

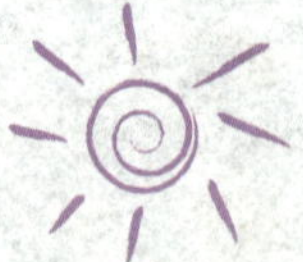

煎饼果子套餐

主食 煎饼果子
汤粥 牛奶
水果 桃子

煎饼果子

原料：绿豆60克，小米20克，水225克，生菜、火腿、油条（或油饼、薄脆等）、小葱各适量，鸡蛋2~3个（此量约可做5张饼）

调料：甜面酱、腐乳各适量

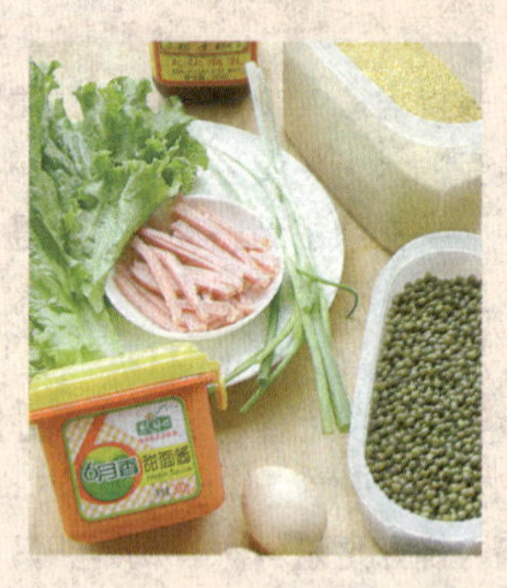

营养早参考

可清热解毒的绿豆，搭配富含氨基酸的小米，制成的煎饼果子尤其适合夏季早晨食用。火腿、鸡蛋是一对好搭档，能提高蛋白质吸收利用率。桃子能补益气血，尤其适合身体瘦弱的家人食用。

头天晚上准备

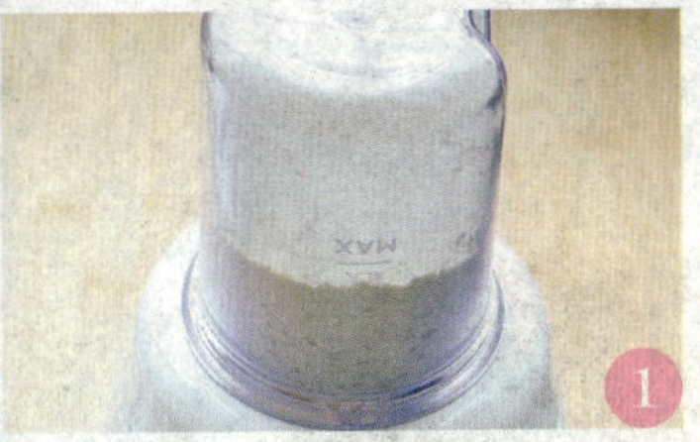

将绿豆用搅拌机打成细粉，倒入大碗里。

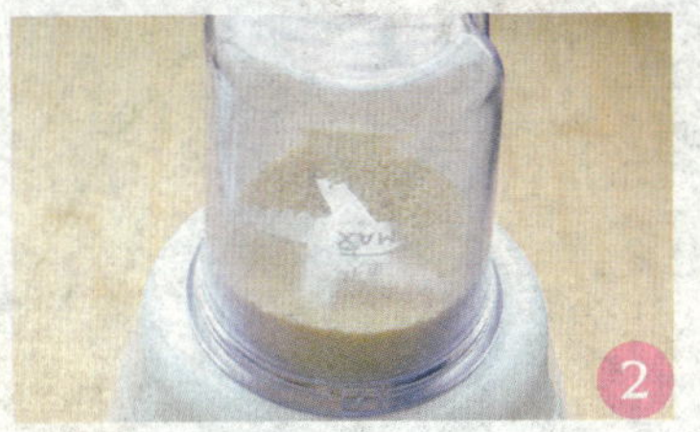

将小米用搅拌机打成细粉，倒入同一个大碗里。

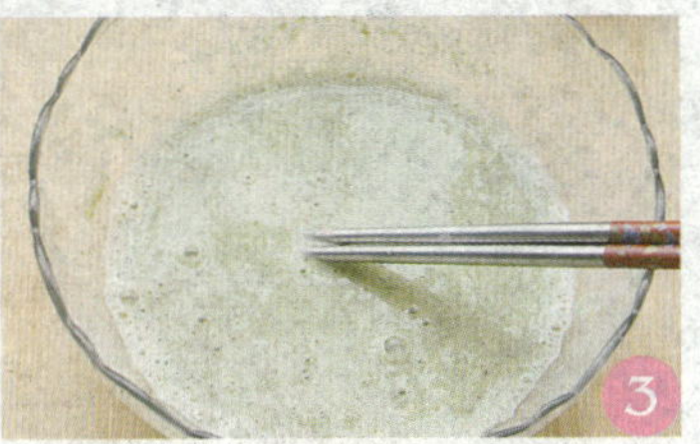

碗中倒入水，将绿豆粉和小米粉充分混匀，盖好，放进冰箱冷藏一夜使其更好地融合。生菜、小葱、桃子分别洗净。

次日早上完成

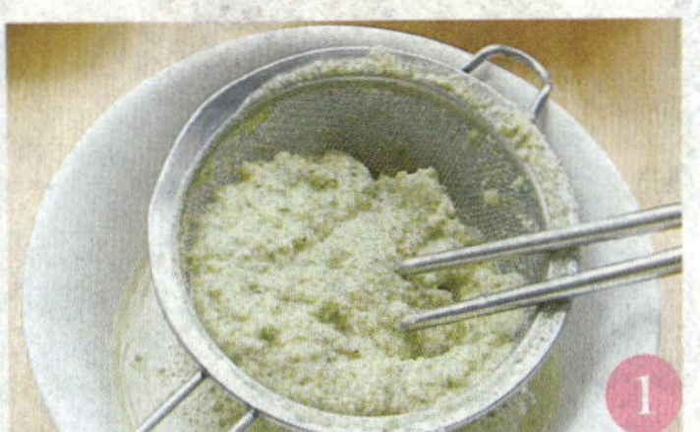

牛奶热好。将绿豆粉浆过滤，滤网上的渣挤干水分后扔掉不要（也可加些面粉摊饼）。

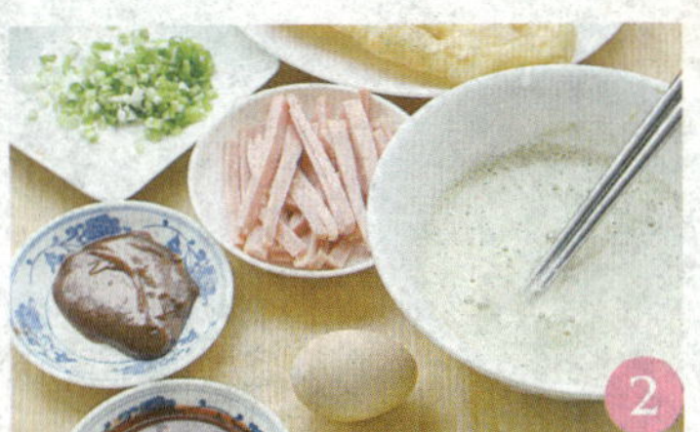

小葱切细葱花。火腿切丝。甜面酱和腐乳碾匀。油条（或油饼、薄脆等）放入烤箱烤至表面酥脆。鸡蛋打在碗里，大体搅碎。

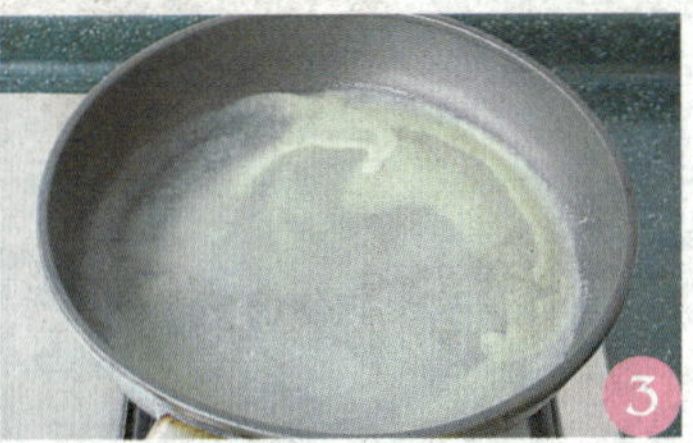

小火加热平底不粘锅，温热时抬起锅，倒入粉浆，一次倒入的量以转开后刚刚可以铺满锅底为宜，转动锅底小火加热。

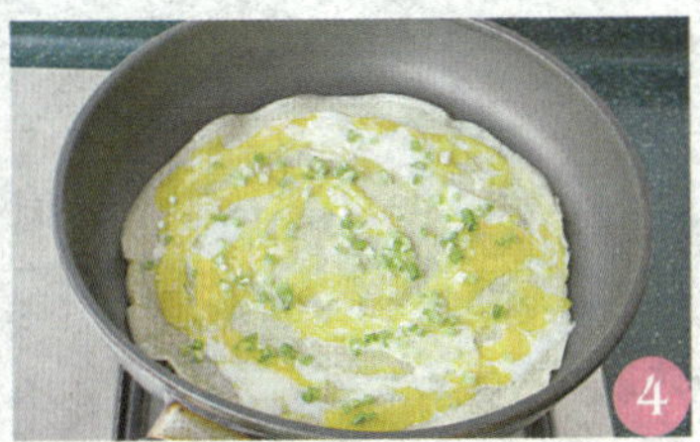

待饼底可以剥离锅底时，轻轻翻面，在饼皮表面倒入适量蛋液，用木铲将其均匀在饼皮上铲散摊开，撒上小葱花。

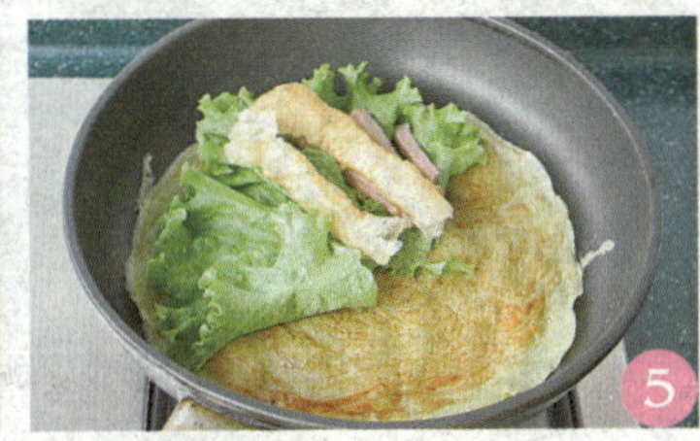

待蛋液略凝固时再翻面，刷上酱，放上油条（或油饼、薄脆等）、生菜和火腿丝，卷起即可。

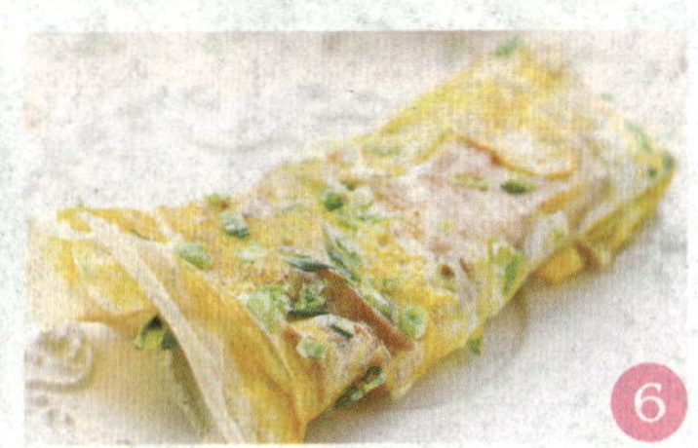

煎饼果子、桃子分别装盘，牛奶装杯，上桌即可。

贴心小提示

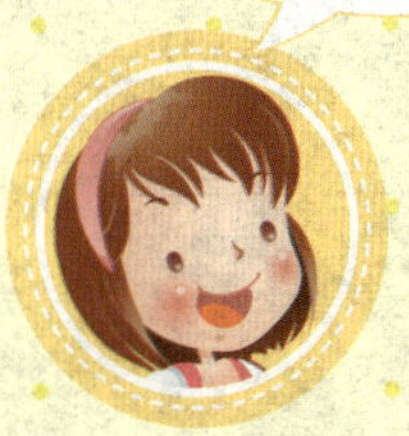

1. 如果嫌磨粉太麻烦，可以购买现成的绿豆粉和小米粉。

2. 饼皮一定要摊得很薄才香脆好吃，厚了口感非常不好。除了多练习外，一款好用的不粘锅也可以让你事半功倍。

3. 生浆下锅时锅子一定不能太热，否则摊不开。第一张做完后要等锅子离火降温后再做第二张。为了节约时间，我会直接用水冲洗一下锅子，快速降温。

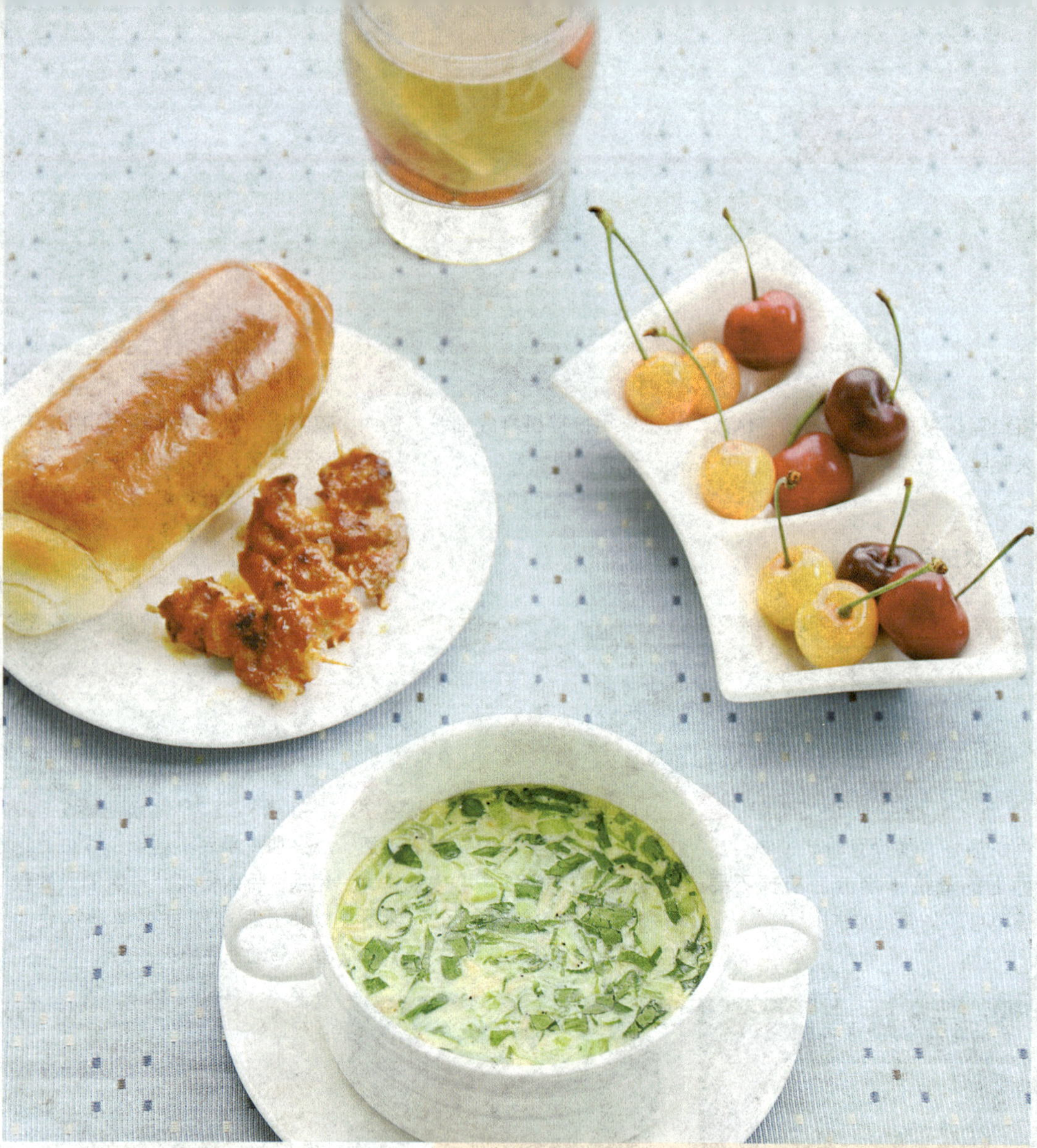

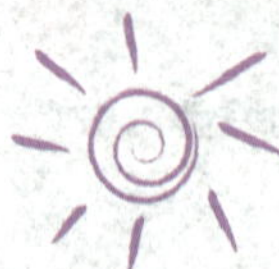

餐包牙签肉套餐

主食 紫薯餐包
配菜 牙签肉+青菜虾皮蛋羹
汤粥 莲藕枸杞糖水
水果 樱桃

紫薯餐包 用料及做法见本书p.154

牙签肉

原料：梅花肉80克
调料：盐1/2茶匙，烧烤料、韩国辣酱、植物油各适量

青菜虾皮蛋羹

原料：小油菜100克，虾皮15克，鸡蛋3个
调料：盐1/2茶匙，香油适量

莲藕枸杞糖水

原料：莲藕1小节，枸杞30粒
调料：冰糖2~3块

头天晚上准备

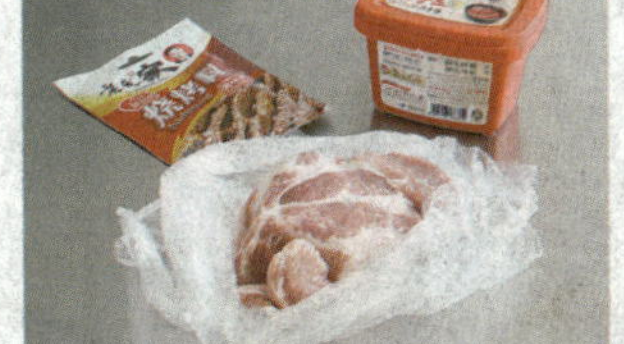

1.梅花肉切片，用盐抓匀，放入冰箱冷藏过夜。
2.莲藕洗净。小油菜洗净，沥水。樱桃洗净。
3.做好紫薯餐包。

次日早上完成

1.莲藕削去皮，切成薄片（图1），用清水冲洗两遍，放入锅里。
2.再放入洗净的枸杞，倒入足量的水（图2），加入冰糖，大火烧开后转小火煮15分钟成糖水。
3.鸡蛋打散，加入凉开水打匀（图3）。
4.小油菜切碎，虾皮切碎，一起加入蛋液中，再次打匀（图4）。
5.蒸碗内壁和底部抹上香油，将混合蛋液倒入3个小碗里（图5），将碗放入大火烧开的蒸锅中，盖上小碟子，转小火蒸7~8分钟，至摇动蒸碗时表面不晃动即可。
6.梅花肉片用牙签穿好，辣酱用少许水调开，装碟中。烧烤料装碟中（图6）。
7.平底锅烧热适量油，转小火，将牙签肉摆入锅中（图7）。
8.快速煎至肉串两面都变色，两面刷辣酱，撒烧烤料，再略煎即出锅（图8）。
9.莲藕枸杞糖水装杯。餐包（喜欢热的可以用烤箱热一下）和牙签肉装盘。蒸蛋上桌。樱桃装盘。完成！

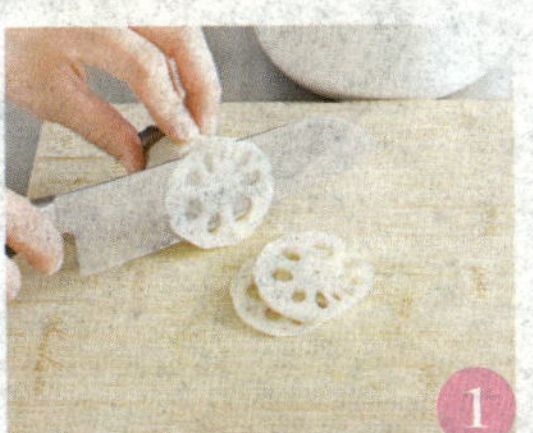
1

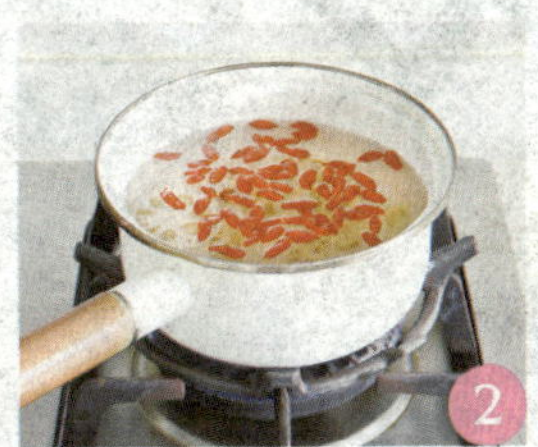
2

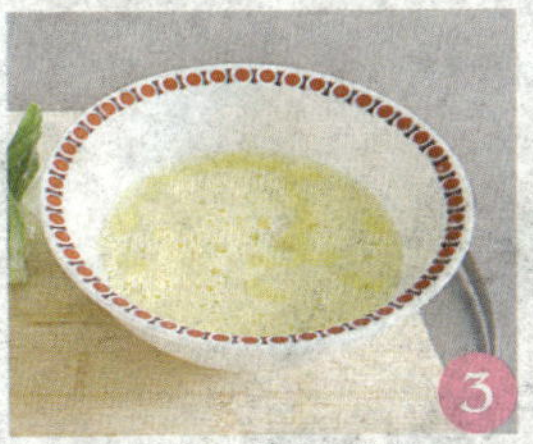
3

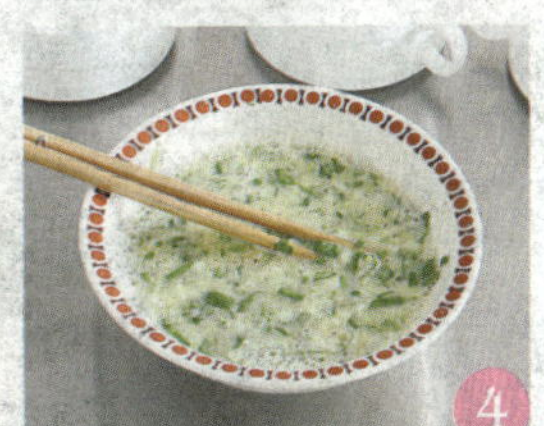
4

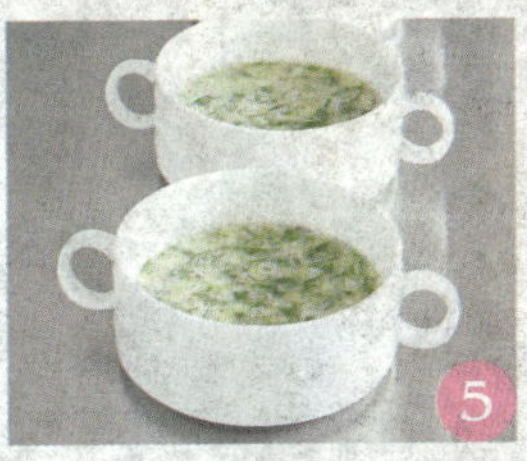
5

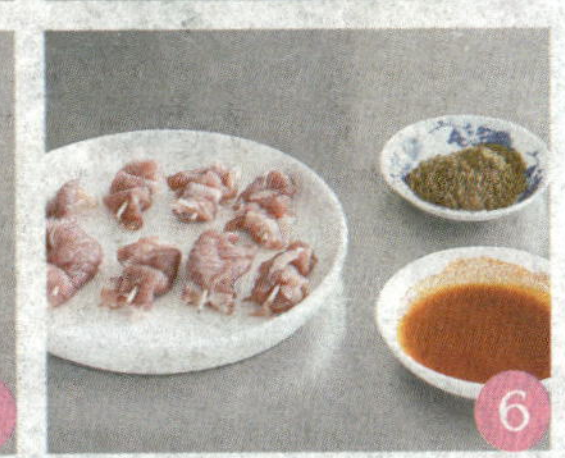
6

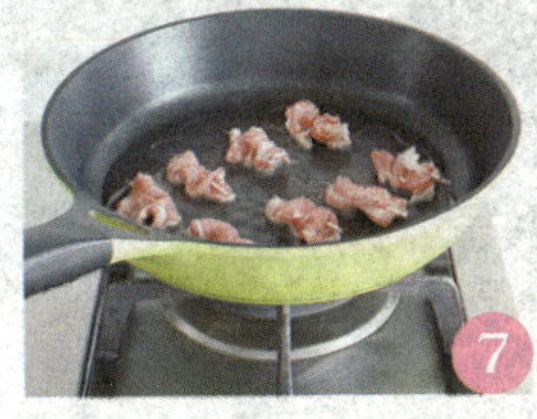
7

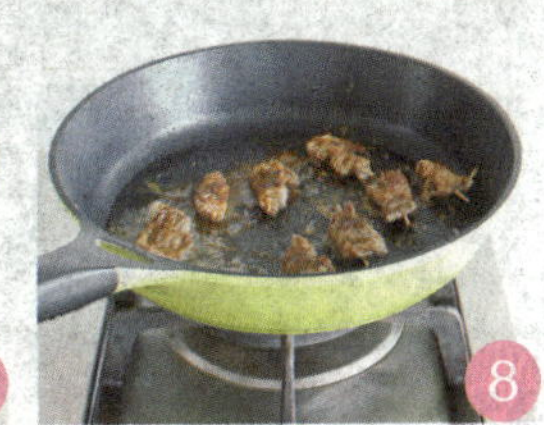
8

营养早参考

莲藕性凉，与枸杞搭配，能滋阴清热、益肝明目。餐包作为主食，提供丰富的碳水化合物，香软适口。青菜与虾皮、鸡蛋搭配，青菜中的维生素C能促进虾皮中的钙、铁的吸收。梅花肉香嫩不油腻，最后配上樱桃，光是看一看，就令人食指大动了。

贴心小提示

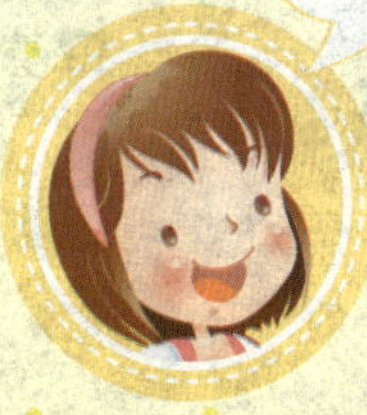

梅花肉又称前槽肉、一号肉，肥瘦相间，煎着吃口感很嫩。如果是里脊肉，最好用盐抓匀后用淀粉抓匀，然后再煎。

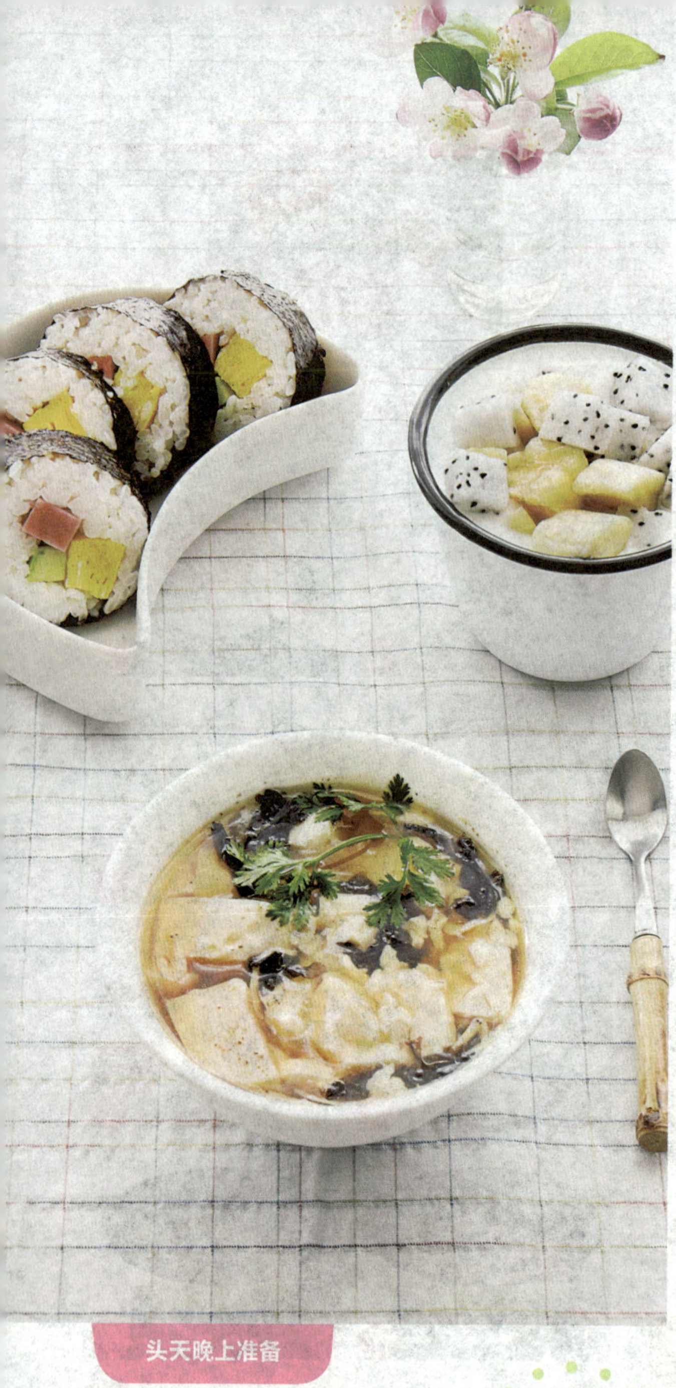

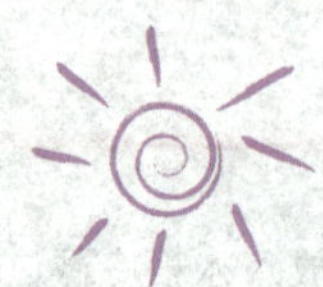

紫菜包饭套餐

主食 紫菜包饭

汤粥 虾皮紫菜豆腐汤

其他 酸奶拌水果

紫菜包饭（3~4人份）

原料：寿司紫菜3~4张，米饭1小碗/份，鸡蛋3个，火腿2片，黄瓜1/2根

调料：盐1/2茶匙，植物油适量

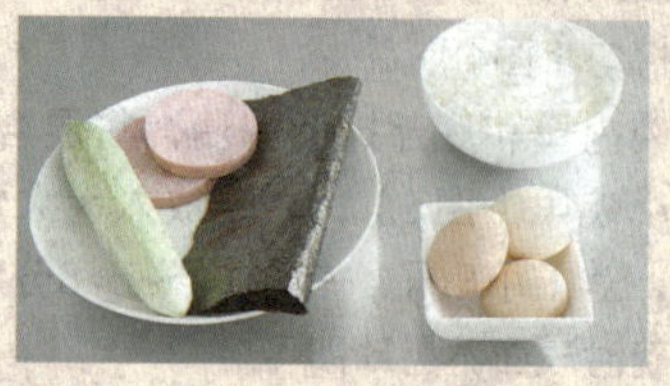

虾皮紫菜豆腐汤

原料：虾皮1茶匙，紫菜适量，内酯豆腐50克

调料：盐1/4茶匙，味极鲜酱油1茶匙，胡椒粉适量，香菜少许，高汤（鸡汤或骨汤都可）250毫升

酸奶拌水果

原料：酸奶每人150毫升，香蕉、火龙果各适量

头天晚上准备

1. 大米淘洗干净，按平常煮米饭的方法（水可略微少一些）放入电饭煲中，选择预约方式，比早起时间提前半小时煮熟。（如果没有带预约功能的电压力锅或电饭煲，可以用隔夜的熟米饭，第二天早上热一热）
2. 黄瓜和香菜分别洗干净，沥水。

营养早参考

汤菜既能养胃又可帮助控制食量。虾皮紫菜豆腐汤含丰富的蛋白质、钙质、碘等营养素，还能补充水分。紫菜包饭是一款日式风情主食，多数人会喜欢。酸奶与水果相伴，可谓营养与美味兼得。

次日早上完成

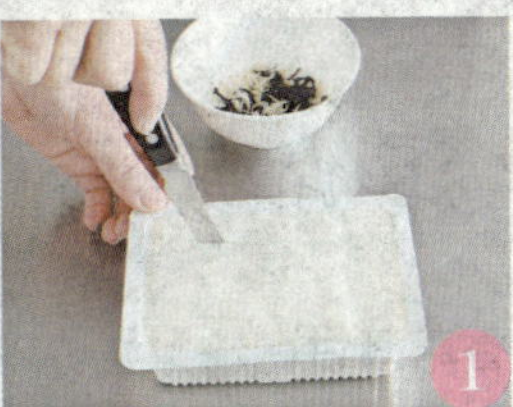

将熟米饭取出，用铲子铲散，放置散散热气。内酯豆腐用小刀先划成小格子块。

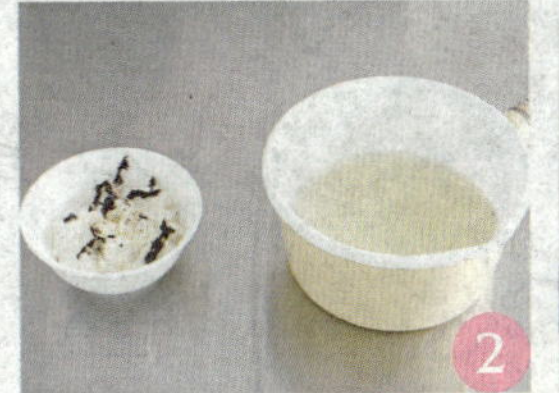

用勺子将豆腐块放入碗里，再加入紫菜、虾皮、香菜碎、盐、味极鲜酱油、胡椒粉。高汤倒入小锅中，加热。

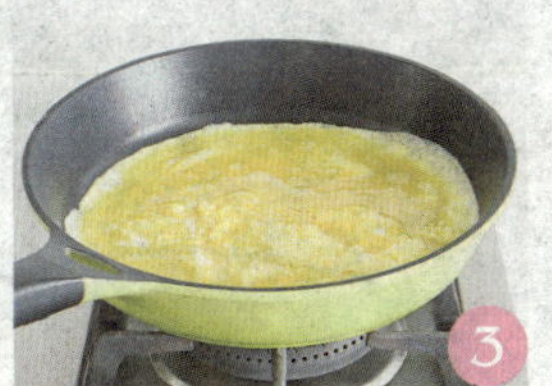

鸡蛋打散，加盐调味，打匀。平底锅中倒入少许油，小火烧热，倒入蛋液。

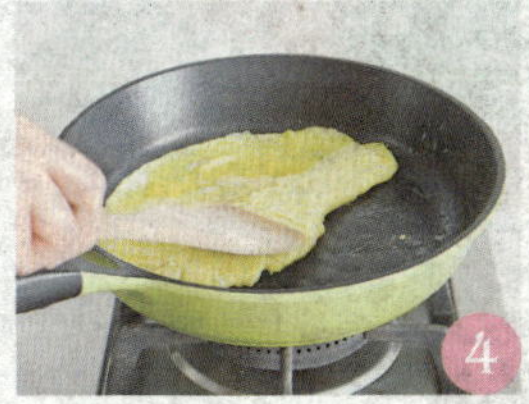

在底部定型前用筷子快速搅几下，使上面的蛋液渗下去，待底部定型后，将蛋饼折叠起来。

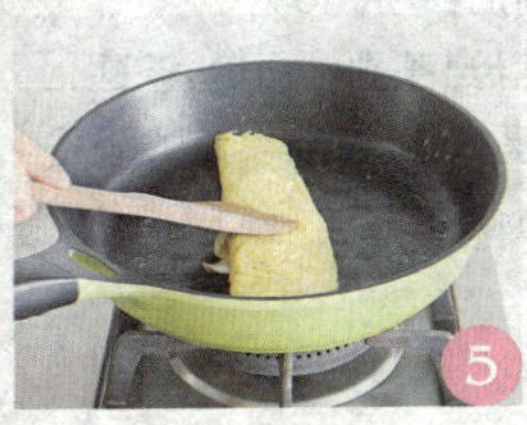

再小火煎至熟透，出锅稍放凉。

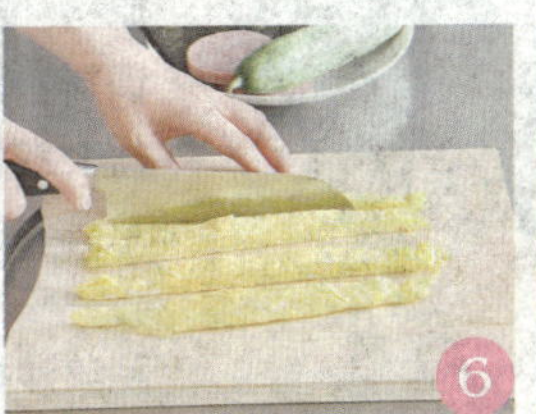

取出蛋烧，切成长条。

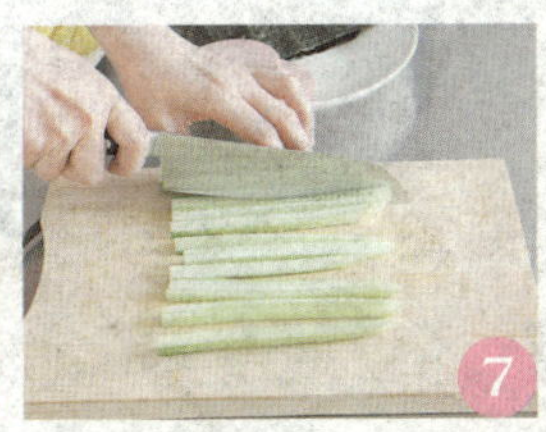

黄瓜和火腿切成粗细相同的长条状。

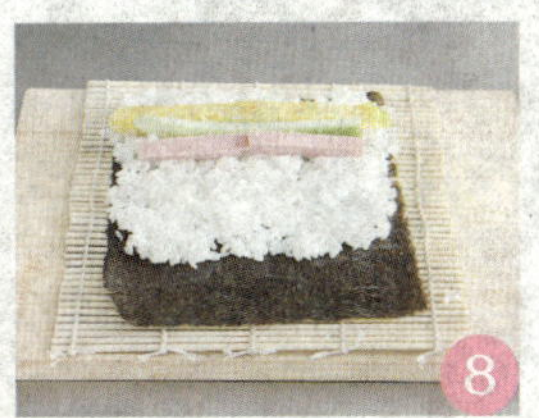

寿司帘上先铺紫菜，再铺一层米饭，留出尾段不铺，在开始端铺上蛋烧、火腿和黄瓜。

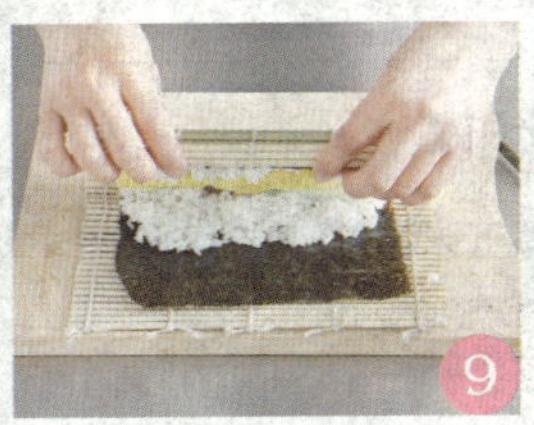

从开始端兜起寿司帘将其紧紧卷起。

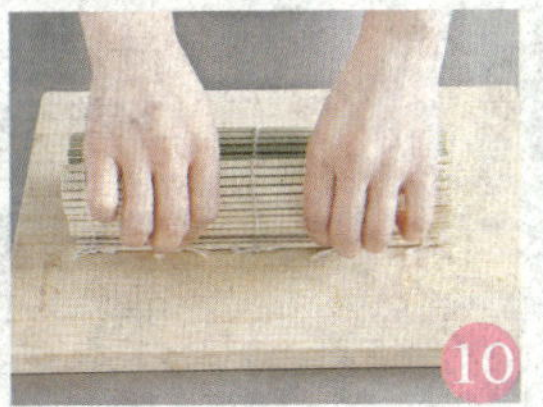

边卷边将寿司帘的前部分撤出，最后把住两端再向内收紧固型，用利刀切成小段，装盘。

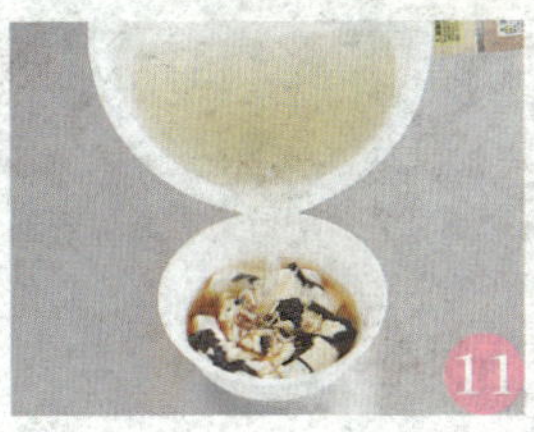

烧沸的高汤冲入步骤2备好的碗里，轻拌匀。

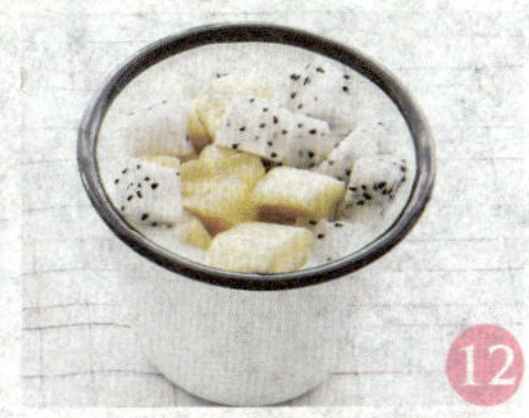

香蕉和火龙果分别去皮，切小块，倒入杯或小碗里，倒入酸奶拌开。完成！

贴心小提示

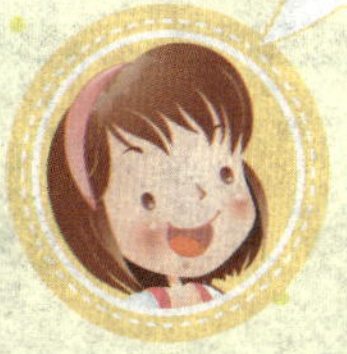

1. 切紫菜包饭或寿司时要用锋利的刀，刀要边蘸水边切，才能切得既快又好，还不粘刀。

2. 虾皮紫菜汤最好用高汤来做，味道非常好。如果没有，也可以换成沸水，最后加几滴香油增加香气和油星儿。

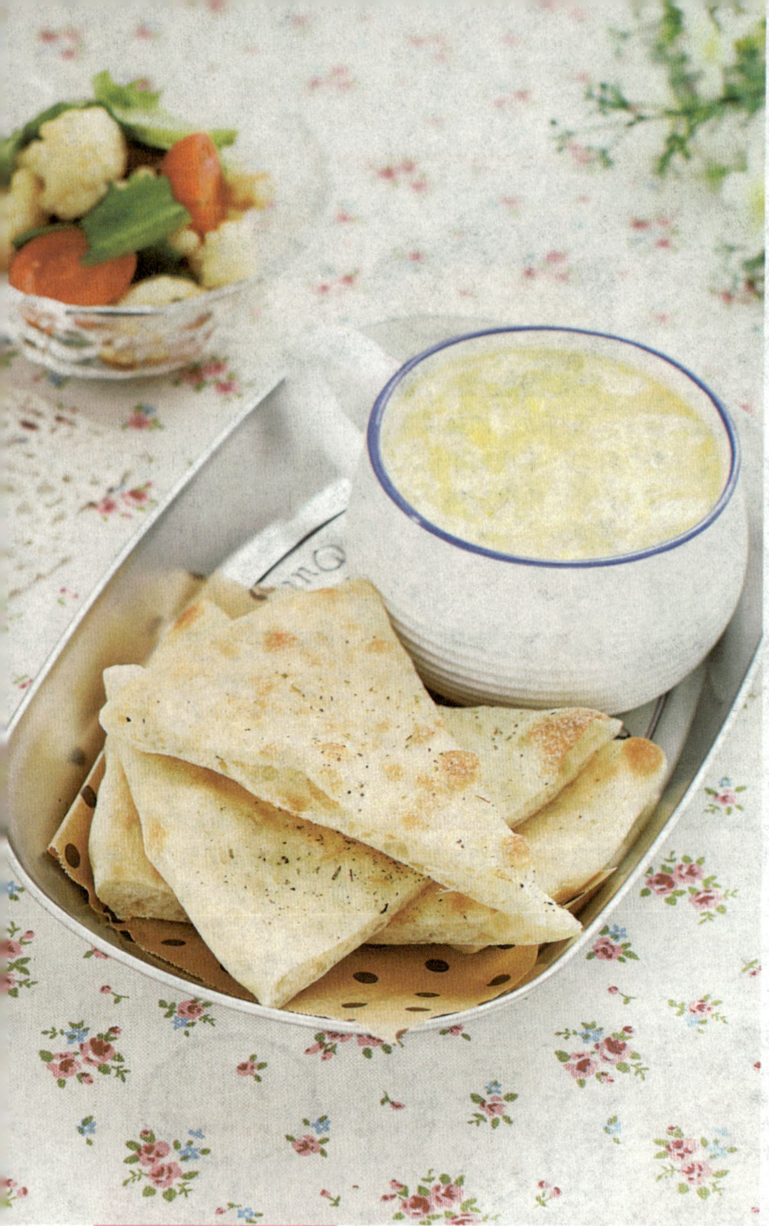

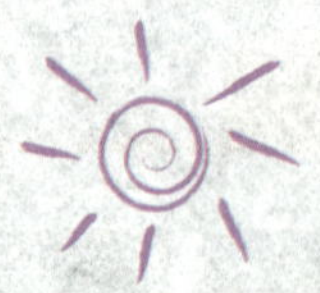

香草薄饼套餐

主食 香草薄饼
配菜 蔬菜沙拉
汤粥 蛋花玉米甜羹

香草薄饼

原料：高筋面粉140克
调料：酵母1茶匙，白糖1茶匙，盐1/2茶匙，橄榄油、意式干香草碎各适量

蔬菜沙拉

原料：菜花100克，圣女果100克，油麦菜50克
调料：味极鲜酱油1汤匙，寿司醋（普通醋亦可）1/2汤匙，白糖1/2汤匙，香油少许

蛋花玉米甜羹

原料：糯玉米楂60克，鸡蛋2个
调料：白糖30克

头天晚上准备

1.酵母溶于95克温水中搅匀。高筋面粉、白糖、盐混合均匀，倒入酵母水（图1）。
2.搅匀并揉成面团，加入1茶匙橄榄油（图2）。
3.将油一点一点揉入面团中，直至揉成1个光滑柔软的面团（图3）。
4.发酵至原体积2倍大，用手按压使其排气，重新滚圆（图4），覆盖保鲜膜，放入冰箱冷藏室。
5.玉米楂淘洗干净，放进电压力锅中，倒入足量的水，选择预约煮粥。
6.菜花、圣女果、油麦菜分别洗净，沥水。

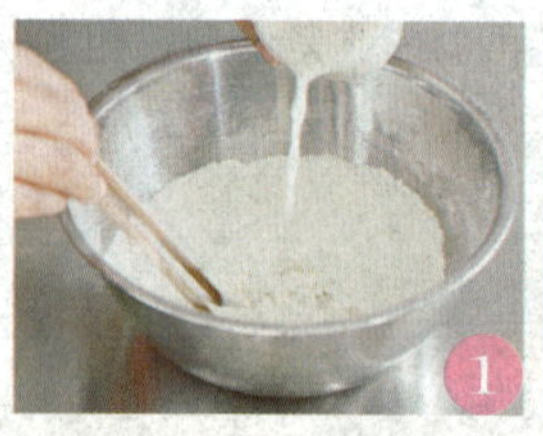
1

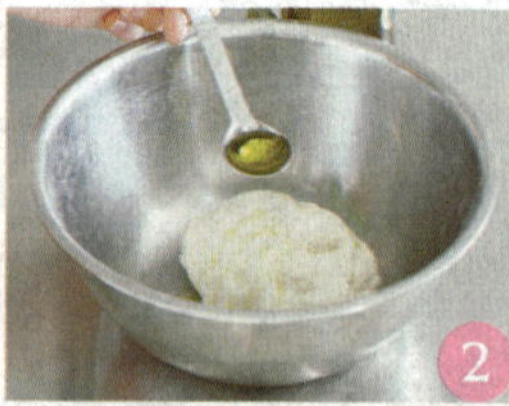
2

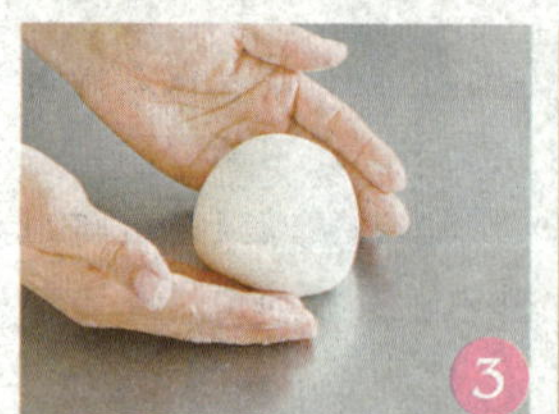
3

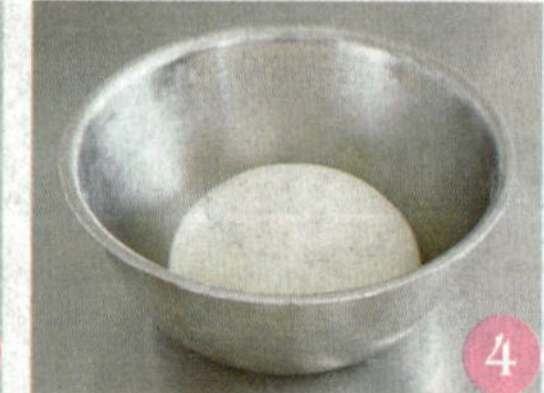
4

次日早上完成

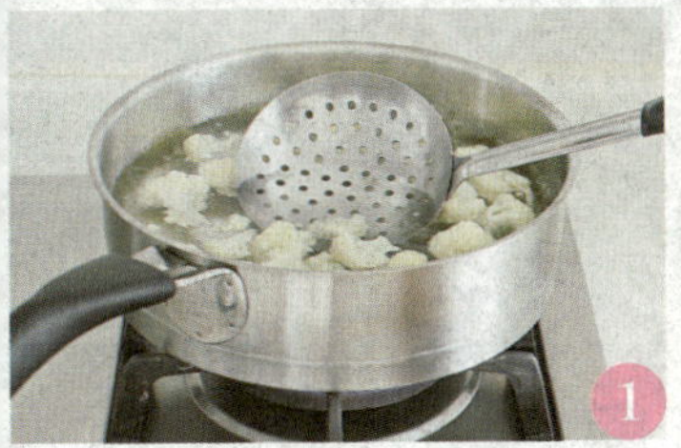

取出冰箱里的面团，静置回温。锅里放水烧开，加入1勺盐，放入掰成小朵的菜花，焯烫1.5分钟，捞出，控水后装进沙拉碗里。

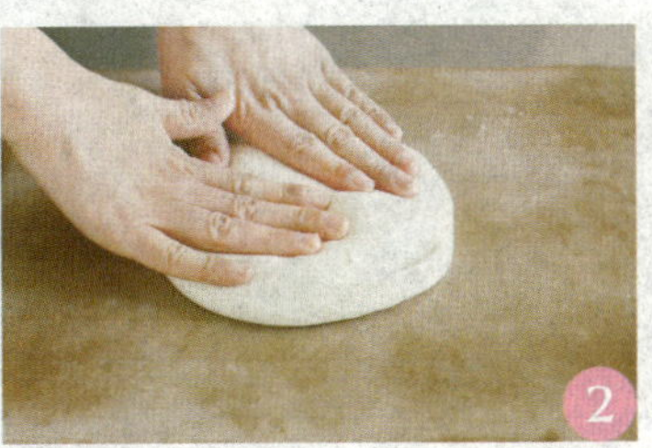

烤箱预热至220℃，将烤盘放入烤箱中层。取出面团，先均匀压扁排气。

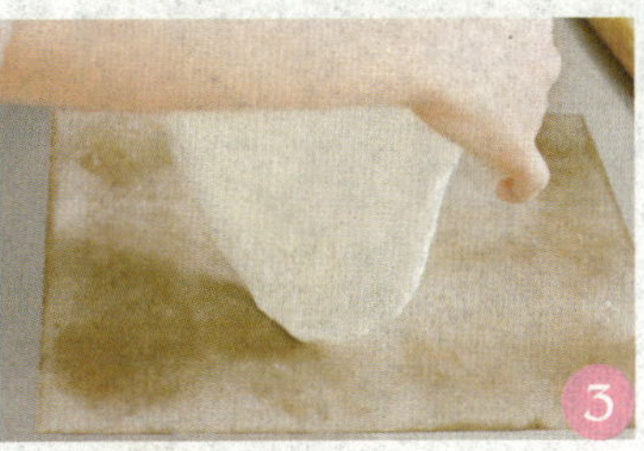

再将面团竖立，双手旋转面团，将其抻成均匀的薄饼。

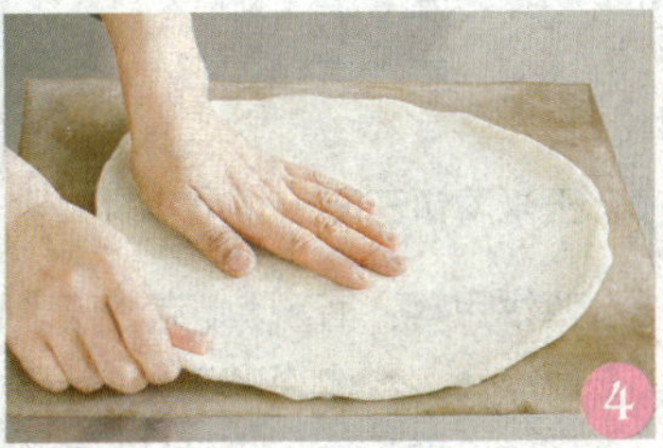

摊在高温油布（或锡纸、油纸均可）上，再用手抻拉使其更薄更均匀。

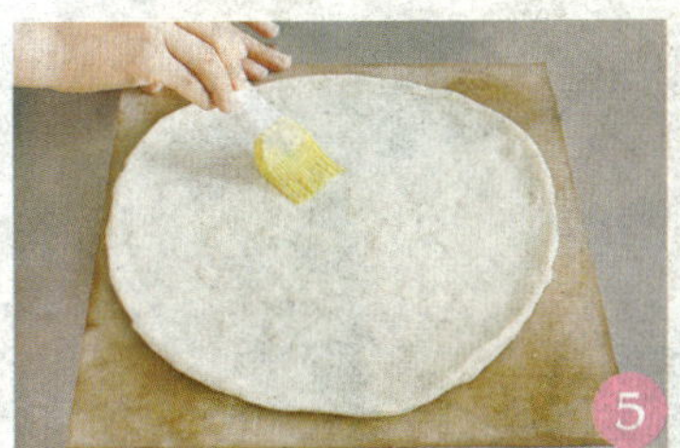

薄饼表面刷橄榄油。

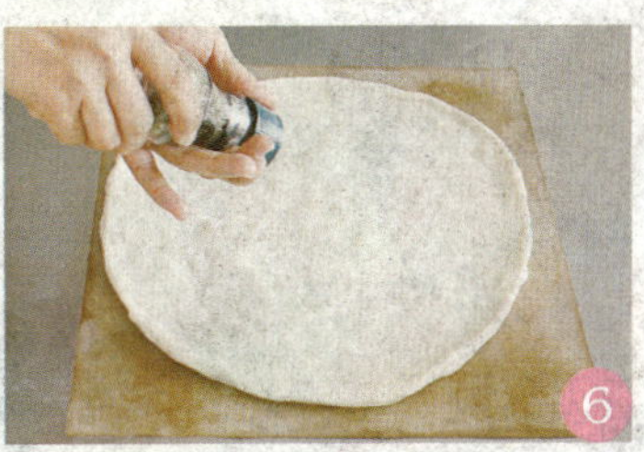

撒上些许干香草碎，抬起高温布，将薄饼送入预热好的烤箱中层烤盘上，烤6~7分钟至表面上色、按压有弹性即可取出，切三角块，装盘。

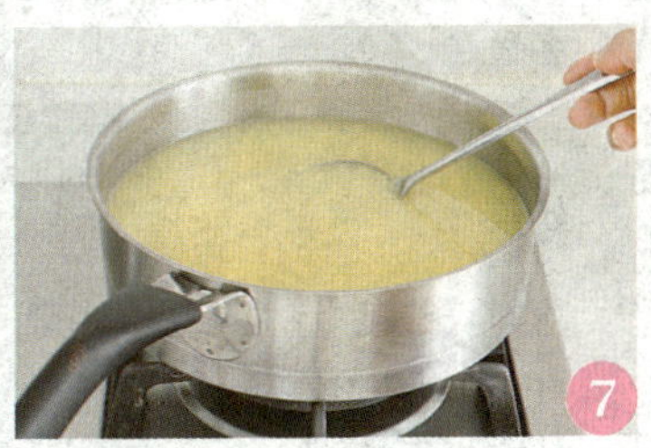

玉米楂粥倒入锅里，放入30克白糖，边搅拌边加热。

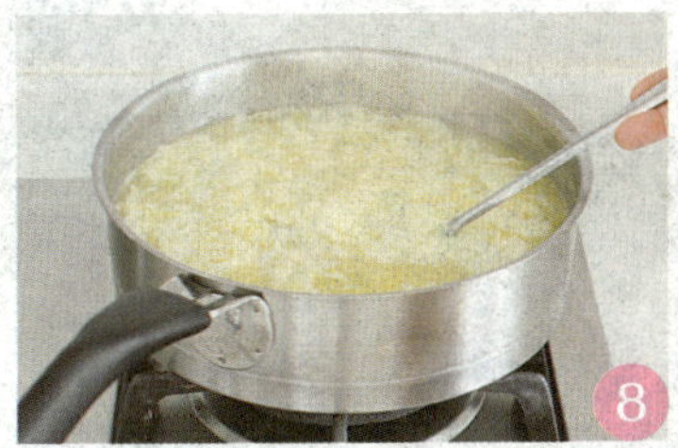

煮开后淋入打散的蛋液，搅开成蛋花，马上关火，盛入碗中。

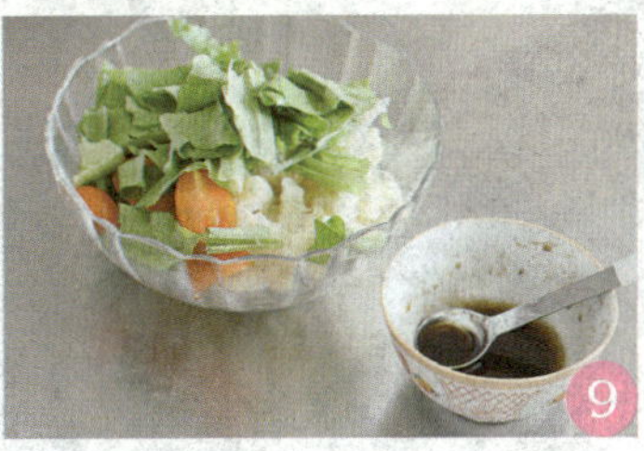

圣女果一切两半，油麦菜撕碎，和菜花一起放在沙拉碗里。酱油、醋、白糖和香油搅匀，浇入菜里拌匀即可。

营养早参考

酷暑季节，人们会经常没有食欲，这时千万不要强迫进餐，以免产生厌食情绪。可以尝试做一些清淡且诱人食欲的饮食，如本套早餐。蛋花玉米甜羹易消化；香草薄饼类似传统酥油饼，却带一股意式香草味，诱人食欲；蔬菜沙拉是亮点，能增进肠道蠕动，帮助排毒。

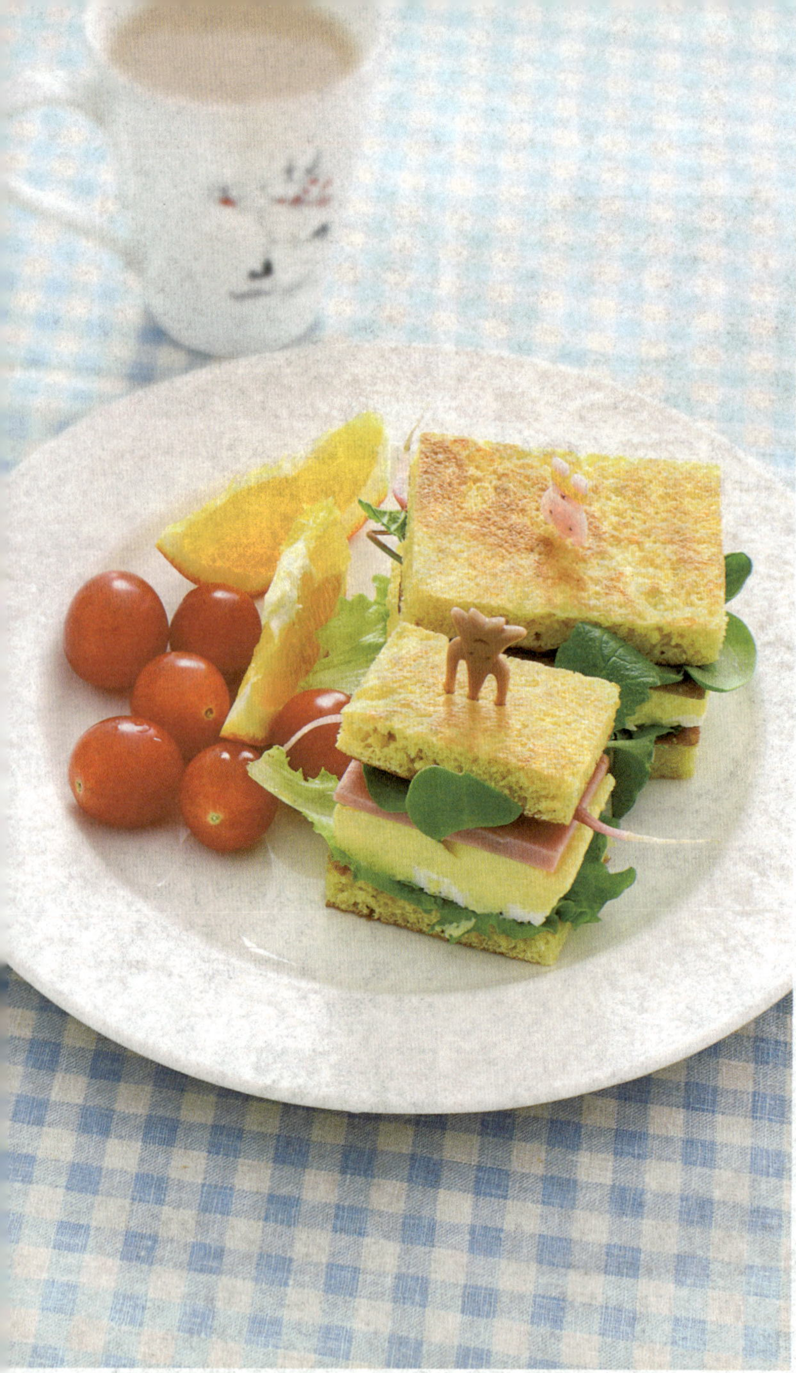

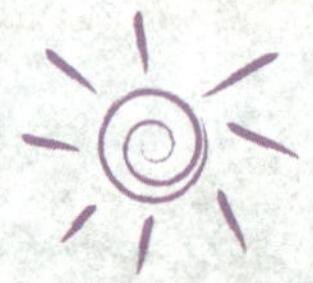

玉米薄饼三明治套餐

主食 玉米薄饼三明治
汤粥 奶茶
水果 橙子+圣女果

玉米薄饼三明治

薄饼用料：面粉100克，玉米面50克，小米面50克，酵母3克，白糖10克，牛奶150克，食用碱1克，温水1汤匙
夹馅用料：鸡蛋2个，水2汤匙，盐1/4茶匙，生菜2张，小水萝卜苗适量，火腿（或牛肉片）2片，甜面酱、香油各适量

奶茶

原料：红茶1汤匙，水150毫升，牛奶100毫升
调料：方糖1块，炼乳适量

营养早参考

此款健康奶茶用纯牛奶、红茶制成，跟工厂化生产的奶茶相比，不含色素、防腐剂、其他调味剂等，饮用起来更放心。玉米薄饼三明治中玉米面、牛奶的加入，使B族维生素的含量得到提升，而鸡蛋、生菜、火腿的加入则使蛋白质、维生素C、膳食纤维等得到增加。最后配上橙子和圣女果作为餐后水果，清爽一天就此开始！

头天晚上准备

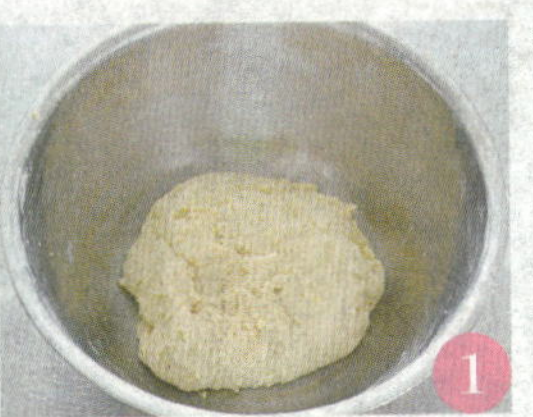
酵母和牛奶混合均匀，倒入白糖，搅匀，倒入玉米面、小米面和面粉，混合成面团。

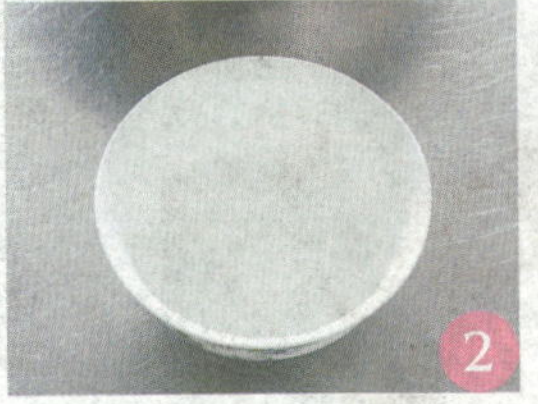
将面团发起至原体积的2~3倍大。食用碱和温水在小碗里调匀化开。

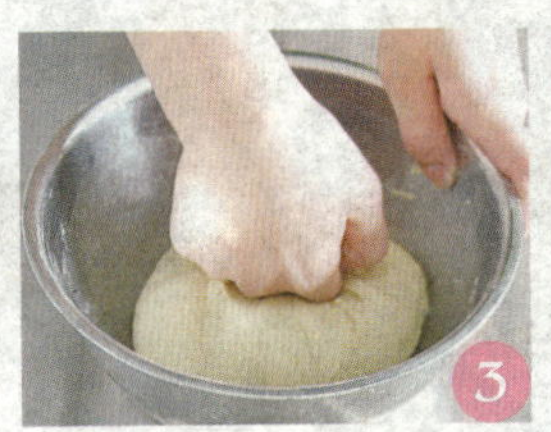
用手捞取碱水揉进发好的面团中。

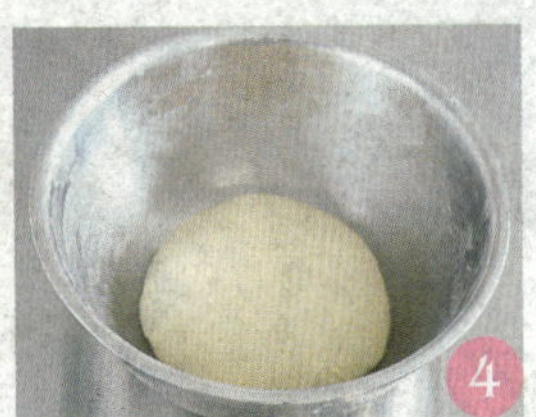
揉匀后收圆，稍微发起后放入冰箱冷藏。生菜、小水萝卜苗、圣女果分别洗净，沥水。

次日早上完成

1.早起半小时将冰箱里的面团取出，放在温暖处回温，此时应该发到原体积2~3大（图1）。
2.鸡蛋打散，加入水和盐打匀。长方形深盘内侧抹上香油，倒入蛋液，蒸锅大火烧开，放入深盘，再盖上1个盘子，小火蒸5~6分钟成蛋羹。
3.电饼铛加热，将回温好的面团轻轻取出放入饼铛中，用刮板轻轻将饼摊开摊薄（图2），盖上饼铛盖子，烙2~3分钟，至打开盖子后上下都不粘、按压侧面有弹性即是熟了。
4.小锅里加入水烧开，放入茶叶，小火煮5~10分钟（图3），滤出茶叶，倒入牛奶（图4）和方糖，略煮，加炼乳（图5）搅匀，关火。
5.取出蒸好的蛋羹，切成长方块。烙好的玉米饼取出切小块，两块一组，内侧各抹少许甜面酱，夹入蒸蛋羹、火腿(或牛肉片)、生菜、小萝卜苗。奶茶装杯（图6）。橙子切块，和圣女果、三明治一起装盘。完成！

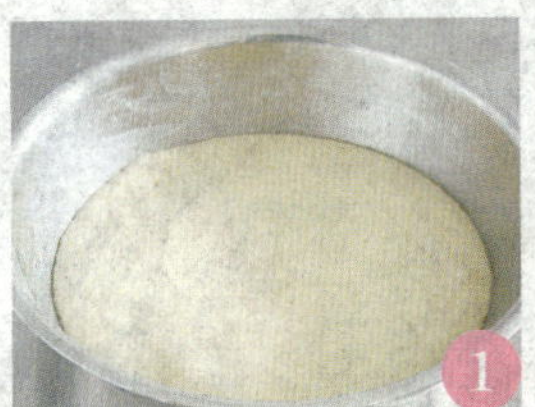
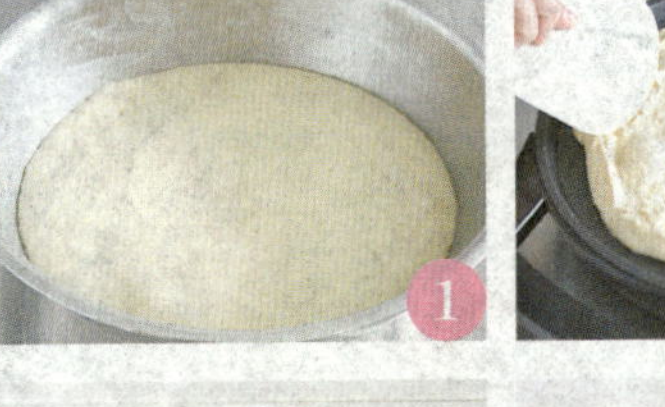
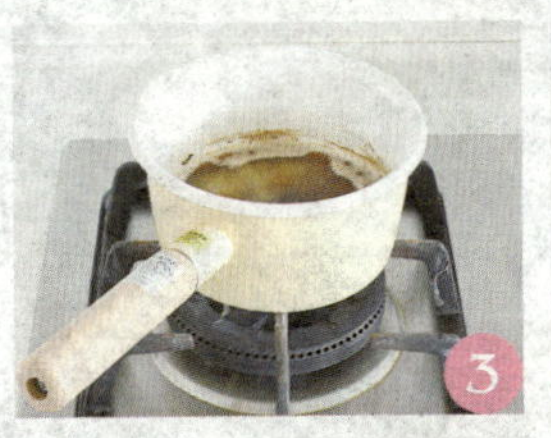
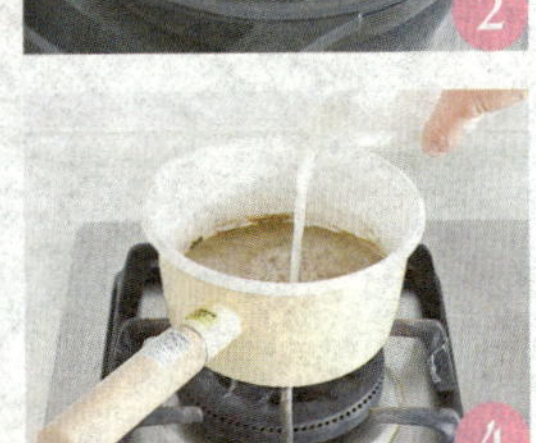
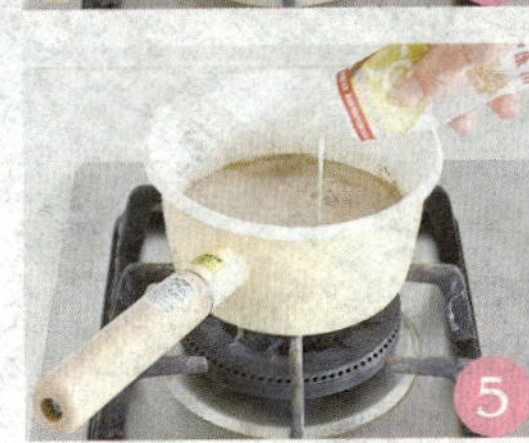
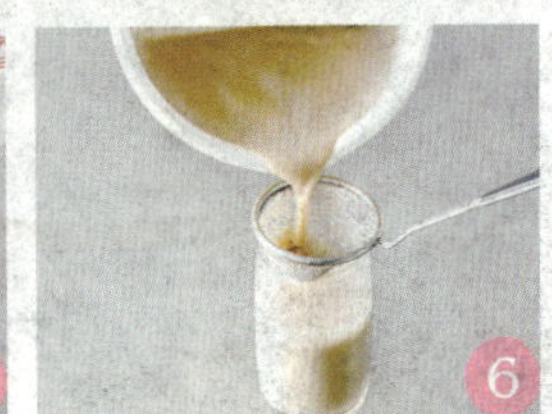

贴心小提示

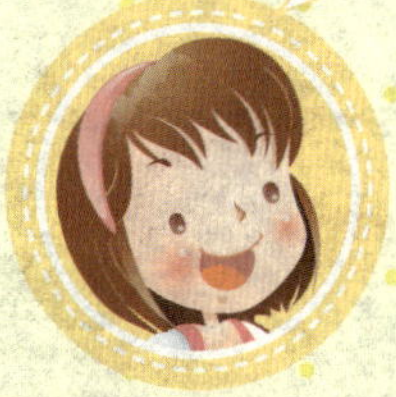

1. 和好的面是湿软的，又经过两次充分的发酵，所以烙好的玉米饼会很松软。

2. 早上现烙现吃的发面饼，需要头天晚上把面发上，那么，怎样确保第二天早上用的时候刚发好，又不发过头呢？这就需要经验了。

酵母的使用量，室温下的发酵速度，进冰箱前的发酵程度，冰箱温度对发酵速度的影响，回温的温度和时间，这些要都考虑在内，才能保证在早上使用时面团呈现最合适的发酵状态。

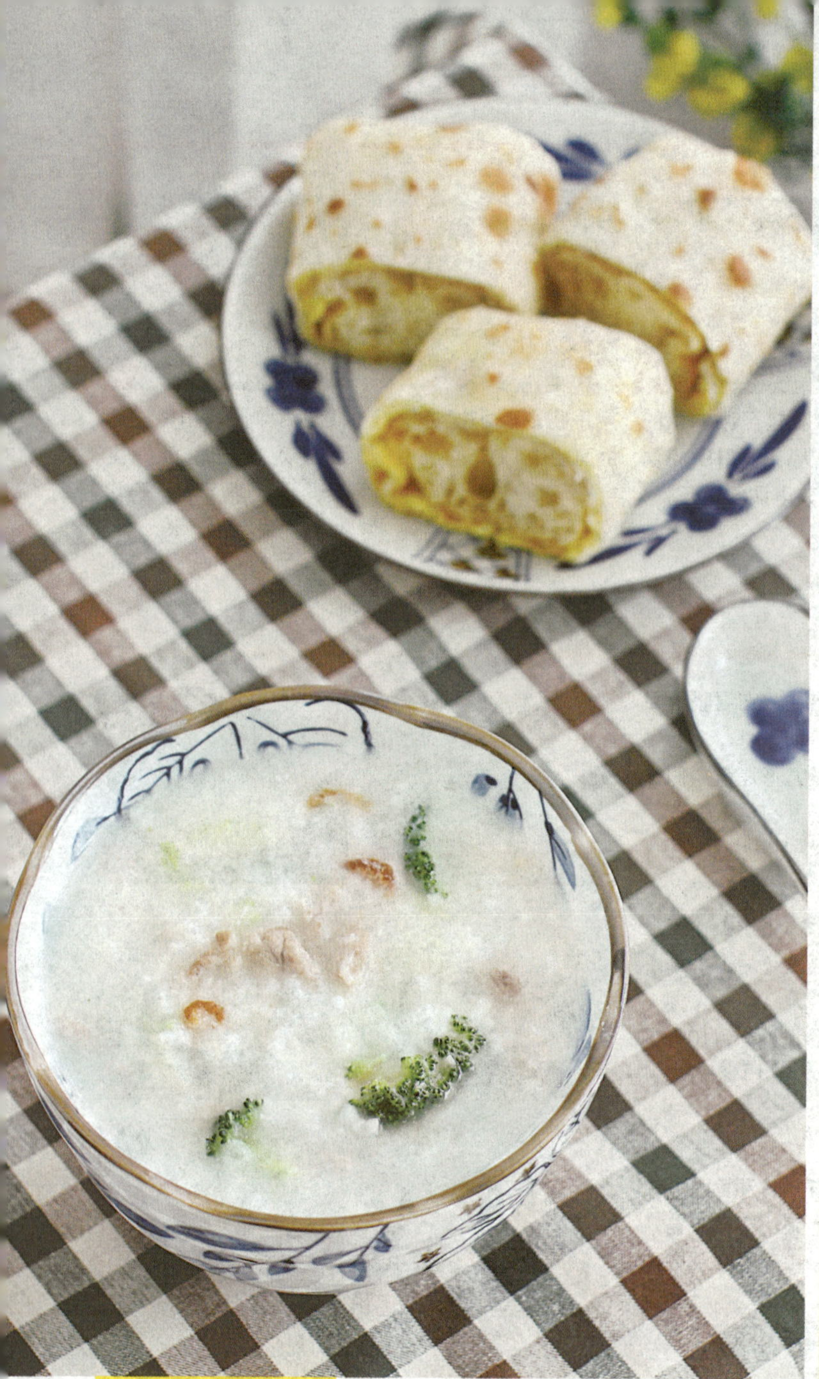

蛋饼油条包套餐

主食　蛋饼油条包

汤粥　瘦肉粥

蛋饼油条包

原料：烫面面团150克，鸡蛋3个，油条2~3根

调料：葱花适量，盐1/2茶匙，植物油适量

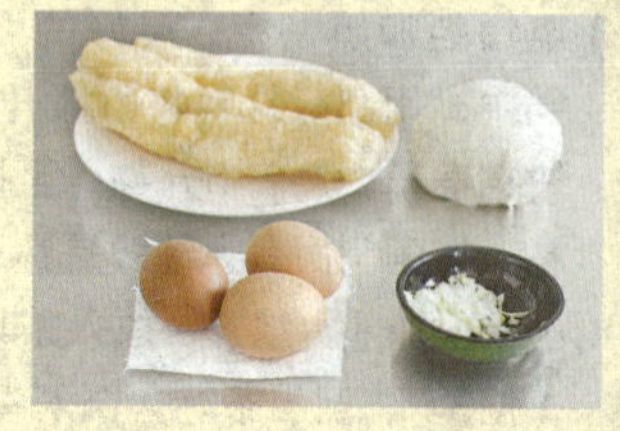

瘦肉粥

原料：瘦肉100克，小白菜80克，西蓝花60克，海米20克，洋葱20克，熟米饭250克

调料：盐3/4茶匙，料酒2茶匙，生粉1茶匙，植物油适量

头天晚上准备

1.瘦肉切丁，加1茶匙料酒、1/4茶匙盐、1茶匙生粉（图1），抓匀，腌制一夜。

2.和好烫面面团（做法见本书p.112），装入保鲜袋，冷藏。

3.小白菜、西蓝花、洋葱分别择洗净。米饭蒸好（图2）。

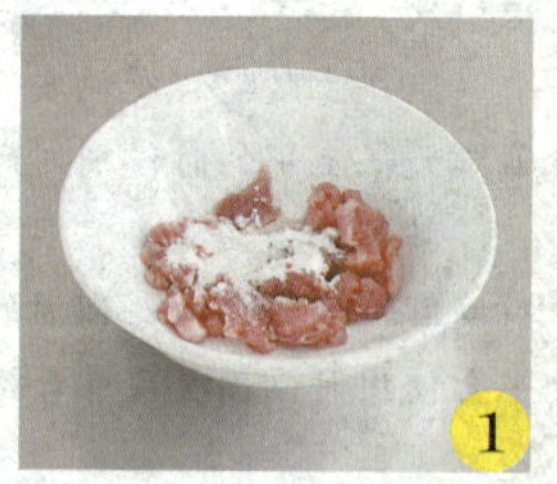

1

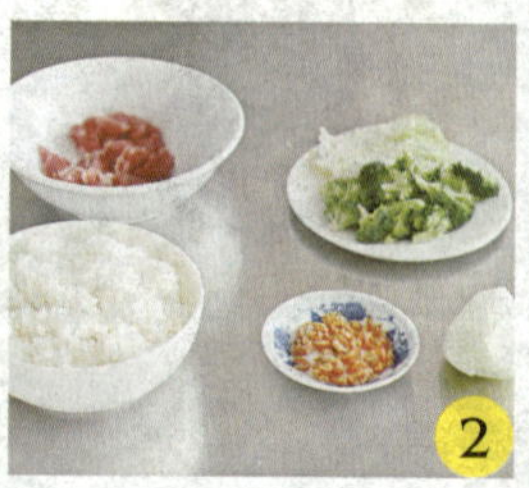

2

次日早上完成

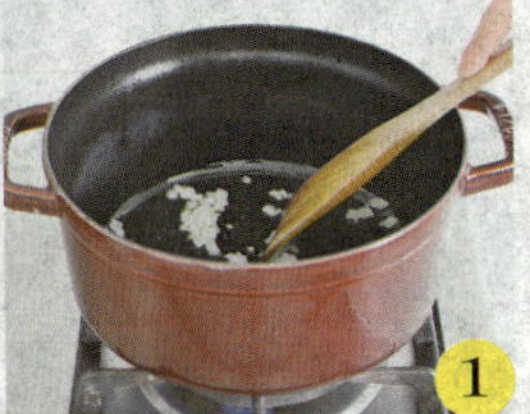
洋葱切碎。锅底放油烧热，下洋葱煸炒至透明。

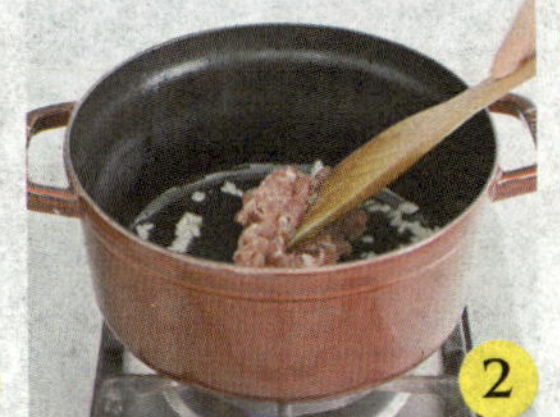
下肉丁炒至变色。

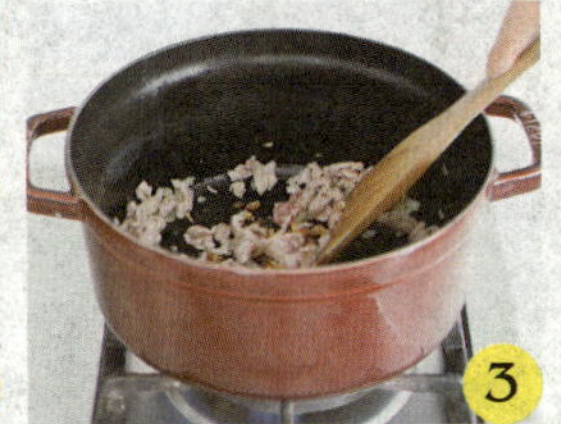
放入海米炒匀，淋入料酒，炒掉酒味儿。

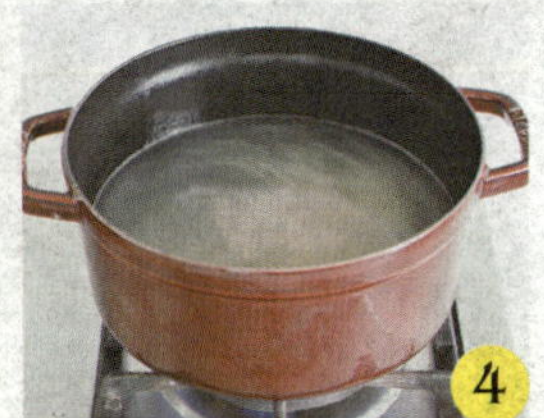
倒入足量的水烧开。

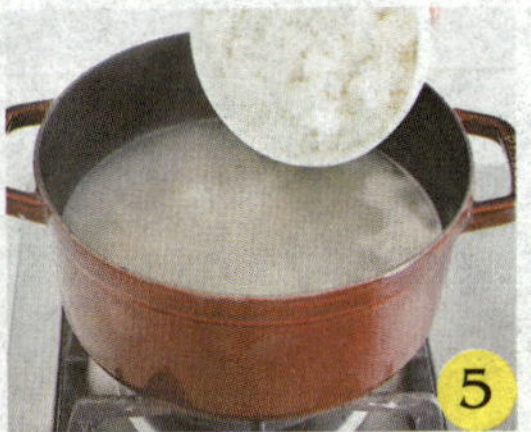
撇掉浮油和沫，倒入米饭，烧开后转小火煮15~20分钟。

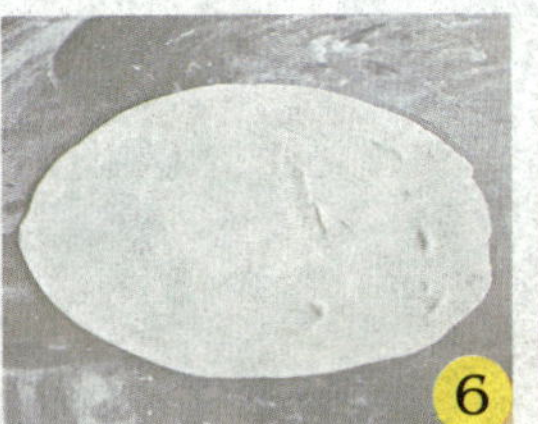
烫面团分3份，分别擀成尽量薄的圆形饼皮。油条入烤箱（不必预热），以150℃烤5分钟。

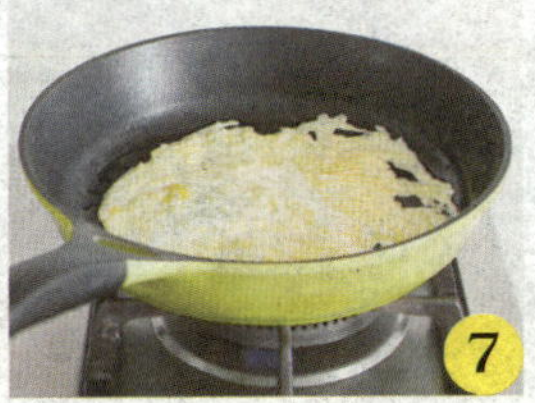
蛋液打散，加入盐和葱花，打匀。平底锅中倒入少许油转开，倒入1/3蛋液。

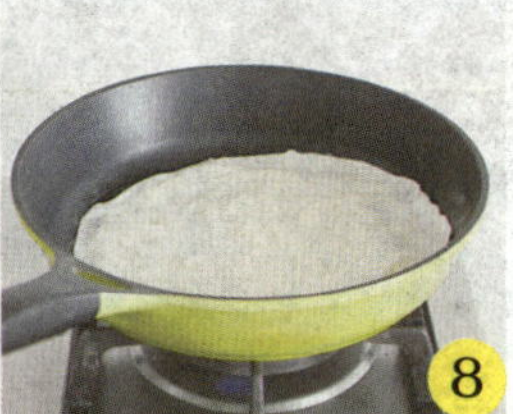
将蛋液摊开摊薄，上面放上圆形烫面饼皮。

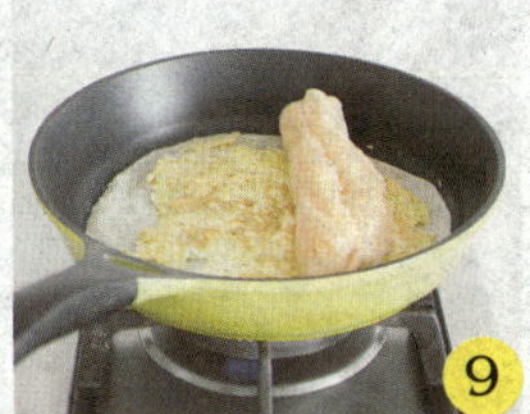
翻面，放上一根油条。

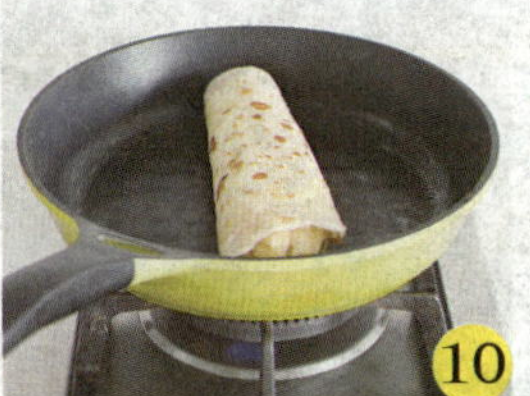
待底部饼皮上色后，紧紧卷起，接口处朝下再略煎。

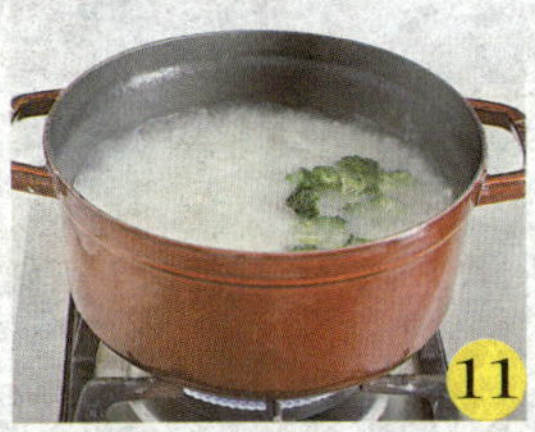
粥煮至米粒软烂，加入切碎的小白菜和掰成小块的西蓝花，调入剩下的盐，再煮1~2分钟即可。

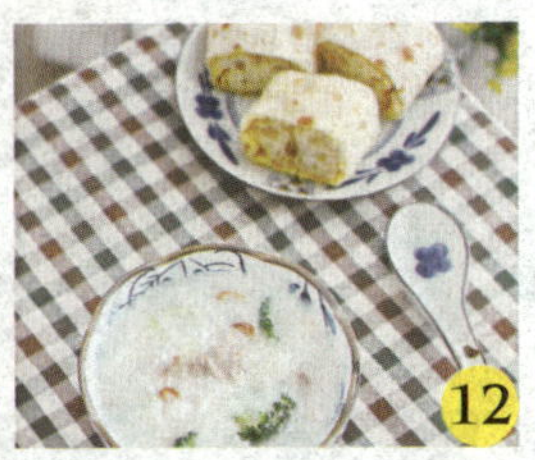
粥装碗。蛋饼油条包出锅，切段装盘。

贴心小提示

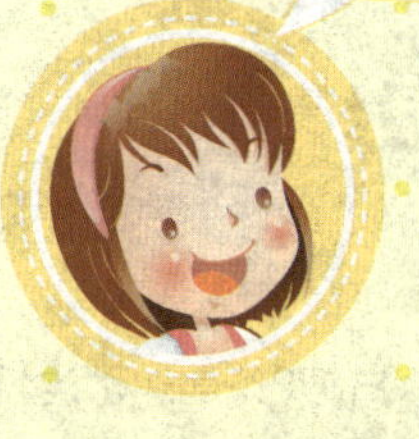

海米如果很干，需要提前泡软再用，浸泡时可加一点酒去腥味。

营养早参考

这款瘦肉粥不仅包含瘦肉，还提供了海米和两种蔬菜，使营养更均衡、更易吸收。蛋饼油条包使用的油条是自制的，不含有害的铝离子，更安全、营养。这套中式早餐，吃完后感觉肚子热乎乎的，满足感由“胃”而生。

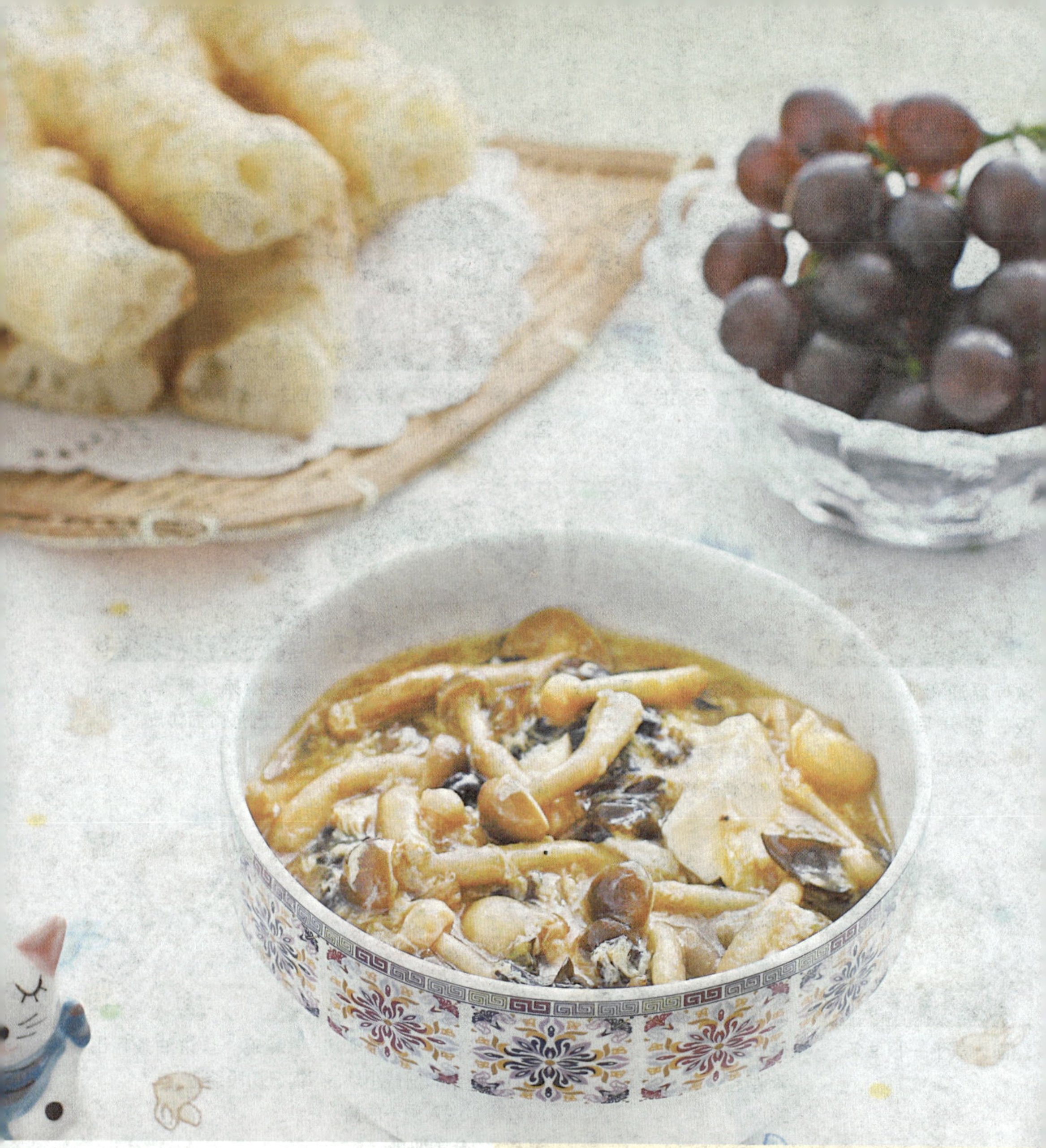

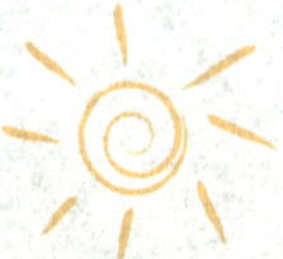

鲜香菌菇豆腐脑套餐

主食 面鱼

配菜 鲜香菌菇豆腐脑

水果 葡萄

面鱼 用料及做法见本书p.15

鲜香菌菇豆腐脑

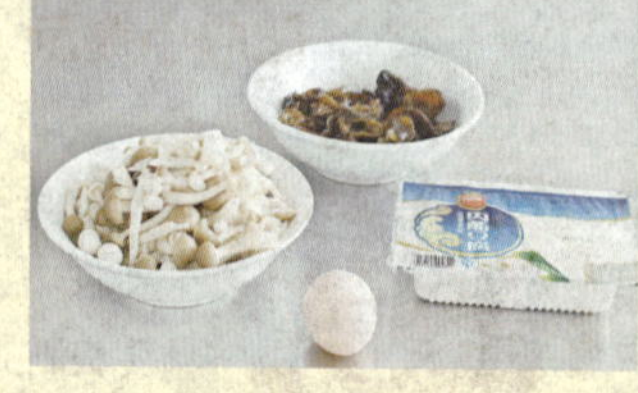

原料：盒装内酯豆腐2盒（约700克），蟹味菇、白玉菇各150克，泡发木耳80克，鸡蛋1个

调料：小葱1根，生抽2汤匙，白糖2茶匙，水淀粉1汤匙（用1茶匙淀粉加2茶匙水调匀），香油少许，植物油适量

营养早参考

食材的搭配形式可以是丰富多彩的。鲜香菌菇豆腐脑用内酯豆腐为原料，加入了双菇、木耳、鸡蛋，使蛋白质实现互补，更易吸收，多种菇多糖还能增强人体免疫力。面鱼作主食，其别致的外观能增强食欲。酸甜的葡萄是秋季最美味的应季水果之一，能为大脑工作提供充足的葡萄糖。

头天晚上准备

1.面鱼炸好。
2.木耳泡发，择洗干净。
3.蟹味菇和白玉菇洗净，沥水。
4.葡萄洗净，沥水。

次日早上完成

1.将内酯豆腐用勺子挖出大块儿，放入碗里（图1），上锅，和面鱼一起蒸2~3分钟至热透。
2.小葱切葱花。木耳切细丝。
3.炒锅烧热适量油，下葱花爆香，倒入蟹味菇、白玉菇和木耳，大火炒至水分收干（图2）。
4.倒入生抽（图3）、白糖，炒匀后倒入水没过原料（图4），烧开后小火继续煮5分钟。
5.鸡蛋充分打散。水淀粉调好。
6.将水淀粉淋入锅里，边淋边用锅勺顺一个方向搅动（图5）。
7.汤汁变稠后，再细细地淋入蛋液，边淋边搅动（图6）。
8.关火，滴几滴香油搅开，即成“素菌菇卤”。
9.取出蒸好的豆花，将菌菇卤浇在上面即可。

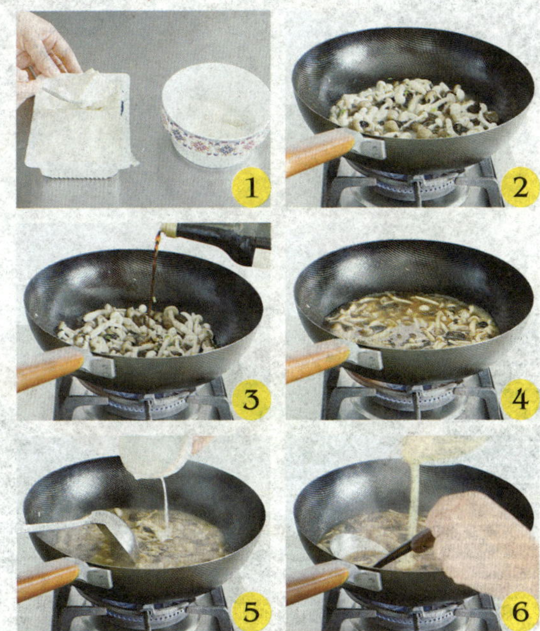

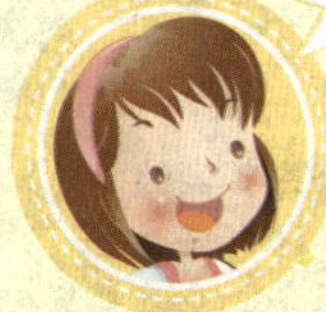

贴心小提示

1. 内酯豆腐跟豆腐脑（也叫豆花）的制作原料和工艺是相同的，所以我们想吃豆腐脑的时候，可以用超市买来的内酯豆腐自己制作，更方便快捷、省时省力，也更干净卫生。

2. 用香菇、木耳、黄花菜等原料来做这个卤子，味道也很好，做法是一样的。

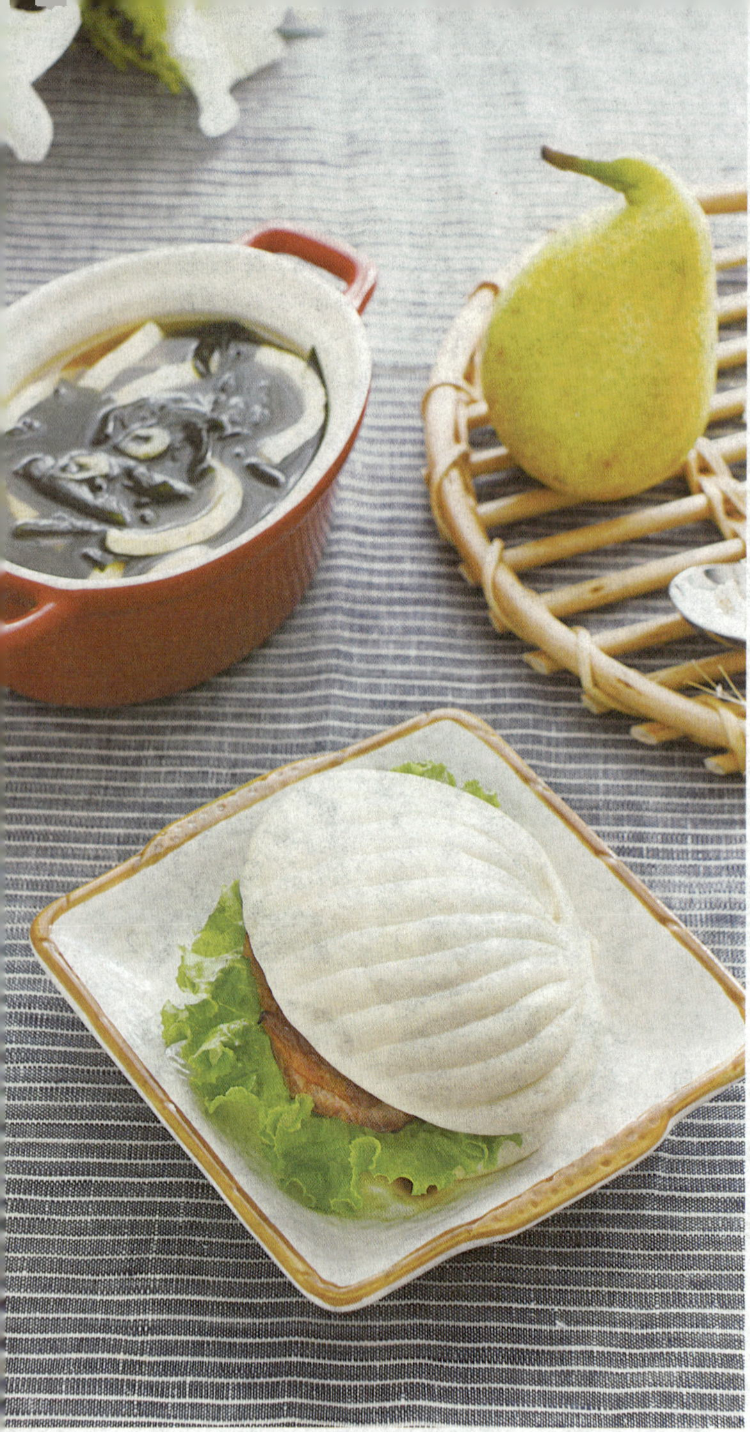

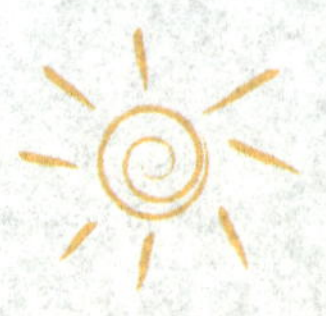

扇贝饼夹叉烧肉套餐

主食 扇贝饼夹叉烧肉

汤粥 海带豆腐味噌汤

水果 梨

扇贝饼夹叉烧肉

原料：扇贝饼夹（做法见本书p.18）3个，新鲜梅花肉600克，生菜3张

调料：料酒2汤匙，生抽2汤匙，盐1茶匙，叉烧酱6汤匙，葱1根，姜3片，八角2个

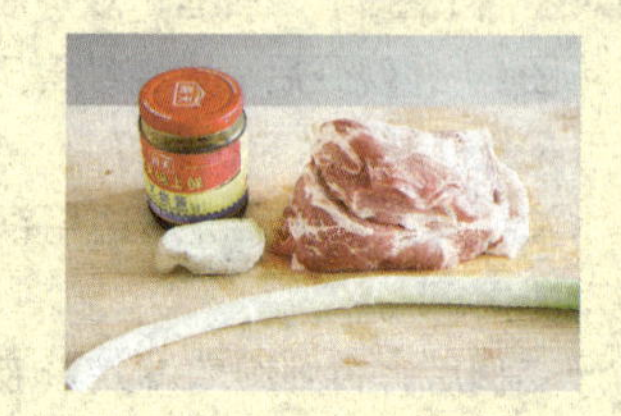

海带豆腐味噌汤

原料：泡发海带125克，豆腐100克，虾皮10克

调料：田舍味噌酱1.5汤匙，小葱1根

营养早参考

用海带、豆腐、虾皮做汤，可健脾养胃、滋阴润燥，且能提供丰富的可溶性膳食纤维、维生素及钙、碘等矿物质，补充水分。扇贝饼夹叉烧肉，其可爱的扇贝外观能让人胃口大开，还可提供丰富的蛋白质、碳水化合物和脂肪。梨是秋季的应季水果，也是解秋燥的首选水果。

头天晚上准备

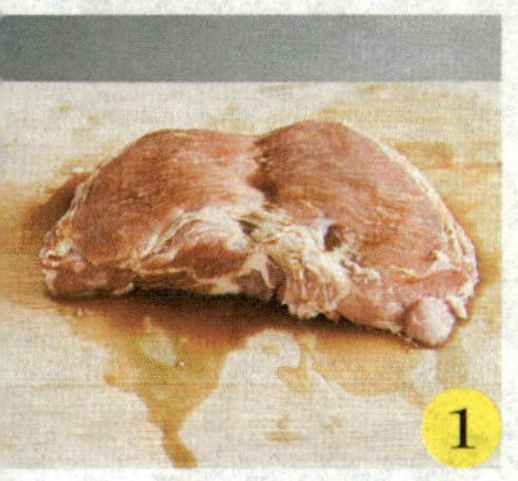

新鲜梅花肉洗净，擦掉水分，表面用铁签扎些小眼儿方便入味。肉两面分别淋上料酒和生抽抹匀，撒上盐揉匀。

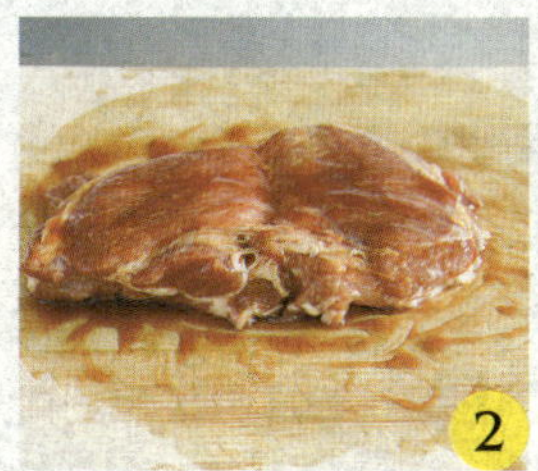

再抹上4汤匙叉烧酱，腌制2小时以上入味。如果肉片不太厚，可以不必腌制，直接烤。

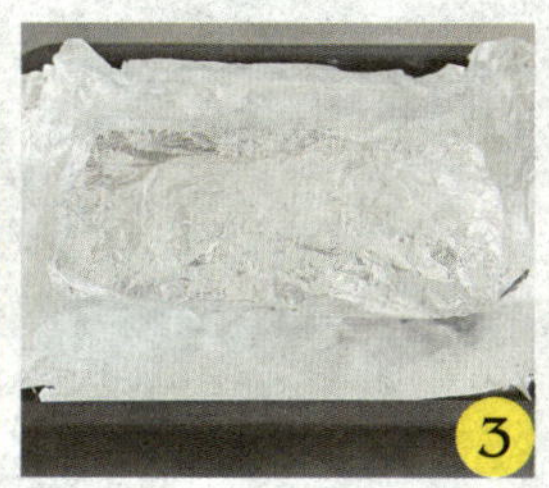

烤盘先铺一张锡纸，再放上一张大一点的锡纸，亮光面都朝上。

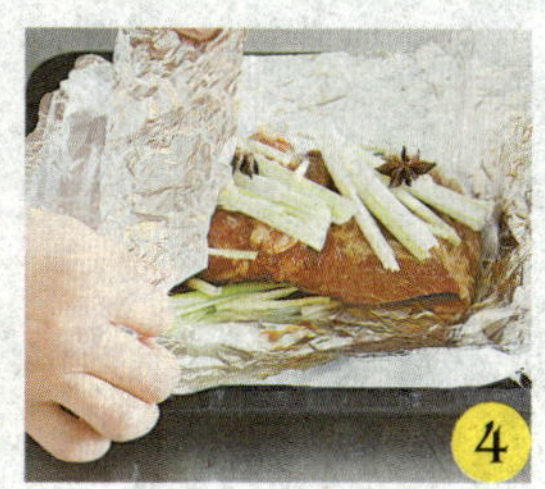

在大锡纸中央放上一半葱、姜，再放上肉，上面放上另一半葱、姜和八角，用锡纸将肉包裹好。

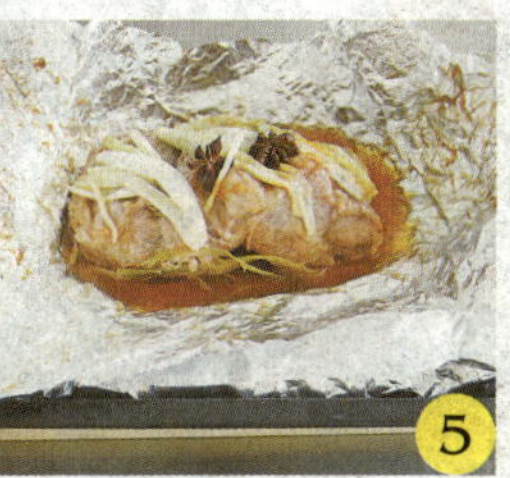

烤箱预热至200℃，烤盘放入中层，烤60分钟后取出，打开锡纸。

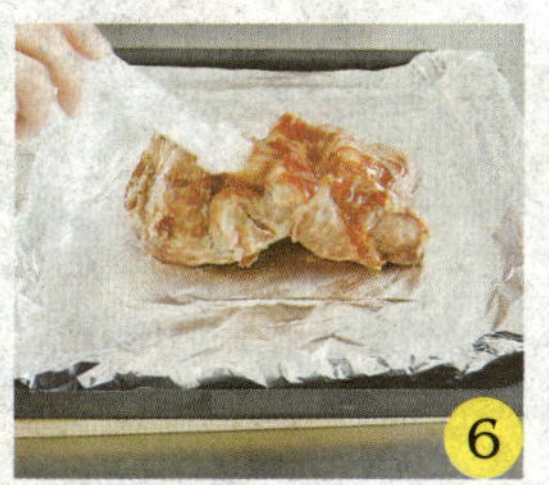

肉取出放在下层锡纸上，原包肉的锡纸和调料都弃去不要。在肉的表面刷一层叉烧酱。

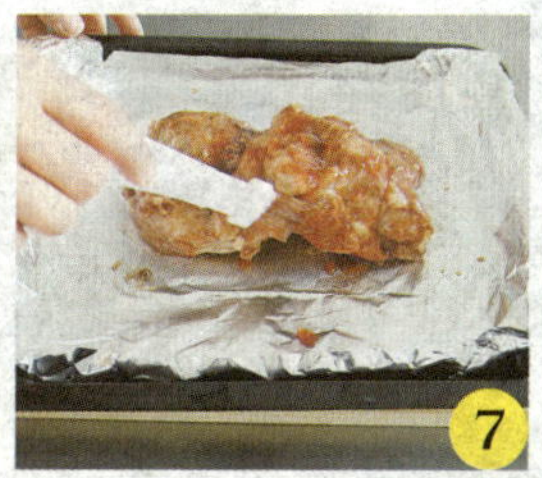

放入调至230℃的烤箱上层烤4分钟，取出，翻面再刷一层叉烧酱，再烤4~5分钟后取出。

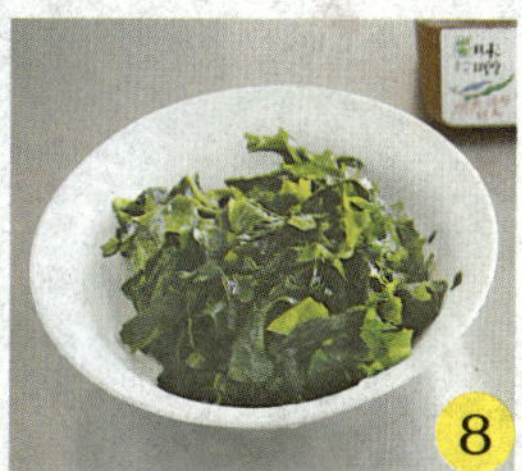

干海带泡发后洗净，撕成小块备用。生菜洗净沥水，放入保鲜袋保存。小葱择洗干净。

次日早上完成

1.扇贝饼夹放入蒸锅中加热。豆腐切条。小葱切碎。
2.小锅内倒入足量的水，大火烧开，放入海带、豆腐和虾皮，再次烧开后转小火煮5分钟（图1）。
3.加入味噌酱（图2），轻轻搅匀，再煮2分钟入味，撒入小葱碎，关火。
4.叉烧肉切片，和生菜一起夹入饼夹里，装盘。汤盛碗中。梨洗净，装盘。完成。

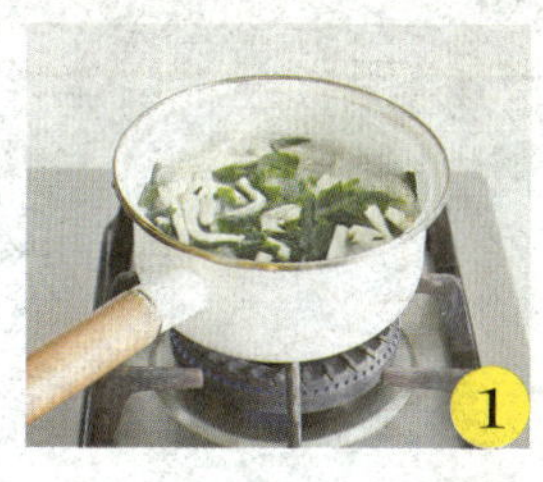

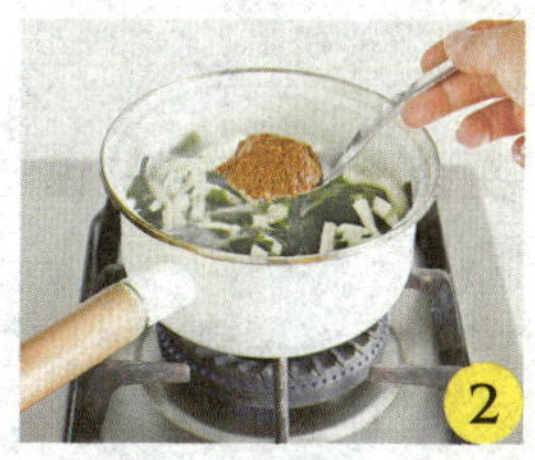

贴心小提示

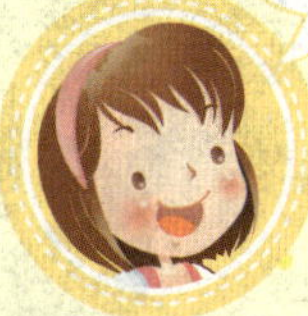

如果想吃热的叉烧肉，可以切片后在表面刷一层薄薄的叉烧酱，入烤箱高火烤3分钟左右。

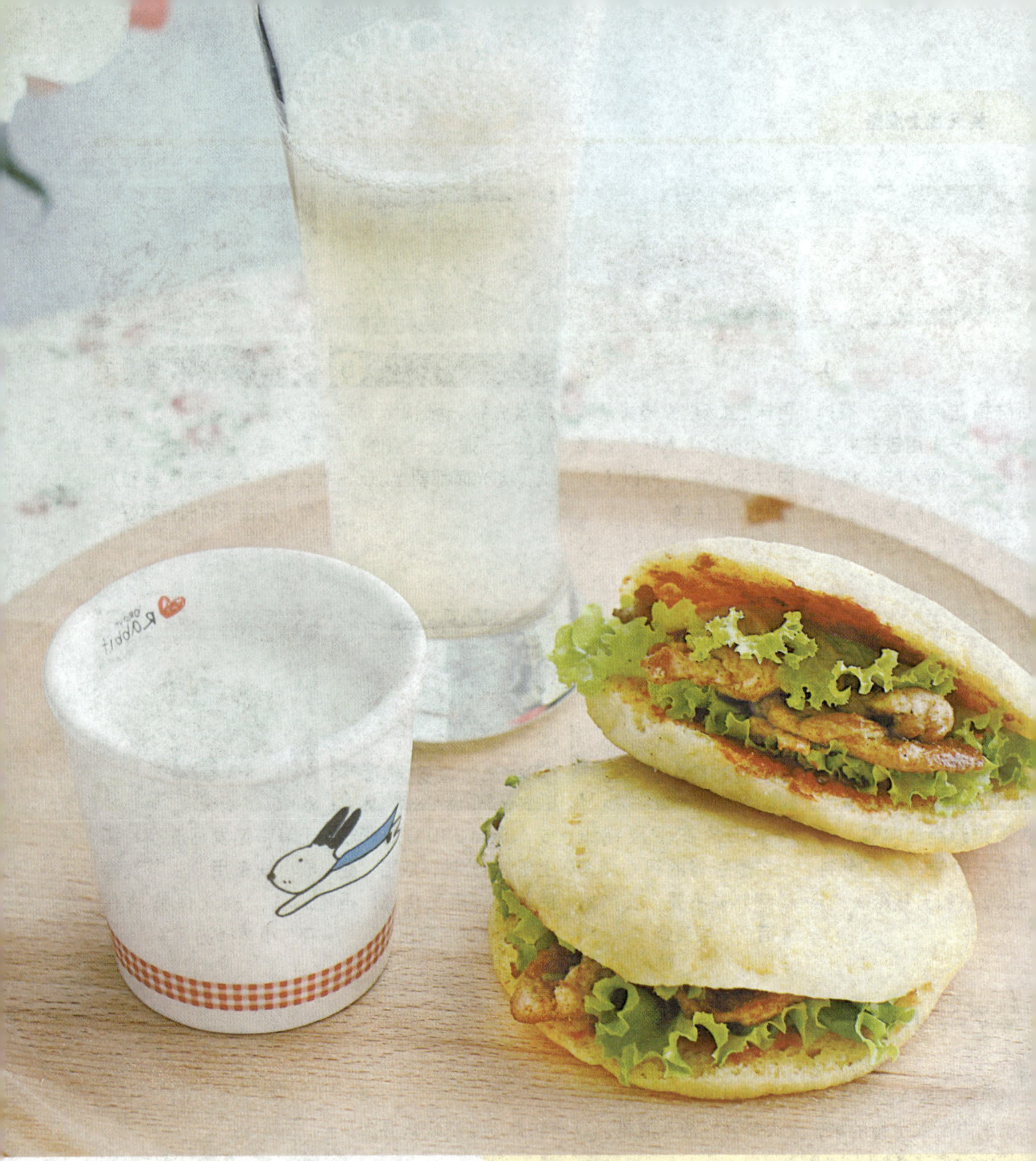

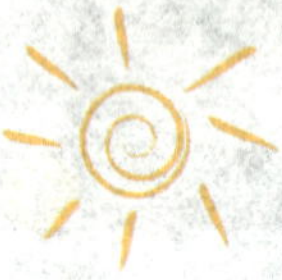

里脊杂粮夹馍套餐

主食 里脊杂粮夹馍
汤粥 牛奶
其他 鲜榨梨汁

里脊杂粮夹馍

原料：面粉100克，酵母3克，牛奶140克，玉米面80克，糯米粉24克，里脊肉1/2条，生菜适量
调料：白糖10克，料酒1汤匙，盐1/2茶匙，生粉1茶匙，油1汤匙，烧烤料、辣酱、甜面酱各适量

鲜榨梨汁

原料：梨1个

头天晚上准备

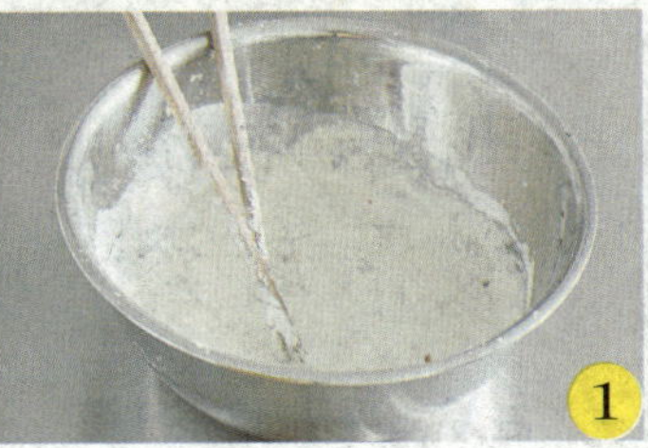

酵母用10克温水溶开，倒入牛奶搅匀，倒入面粉再次搅匀。

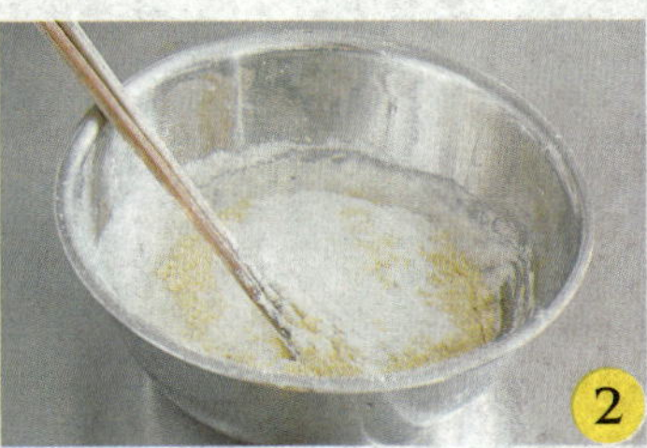

倒入玉米粉和糯米粉。

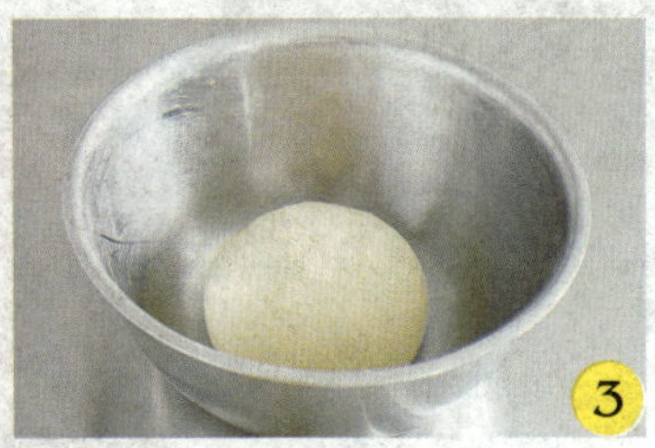

轻轻拌开，揉成面团。

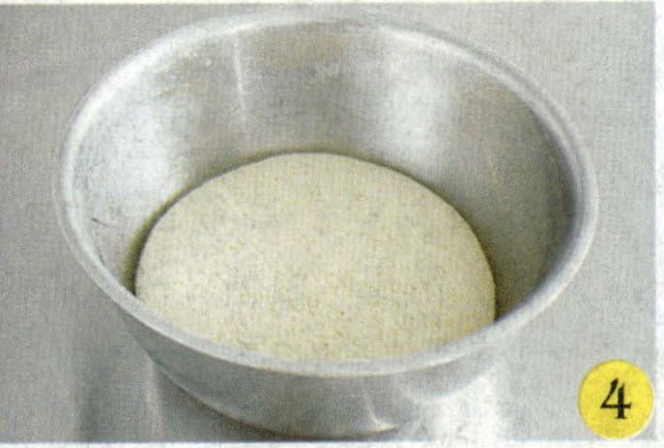

发酵至原体积2倍大，按压排气，收圆，放入冰箱冷藏过夜。

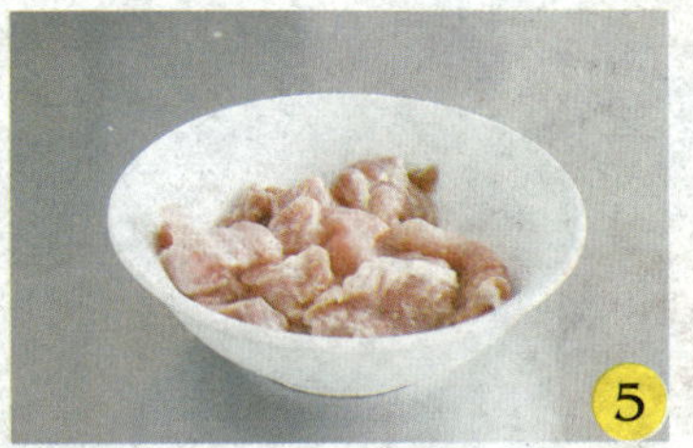

里脊肉切略厚的片，加入料酒、盐抓匀，加入生粉抓匀，再加入油抓匀，覆盖保鲜膜冷藏过夜。

6.生菜洗净，沥水。梨洗净。

次日早上完成

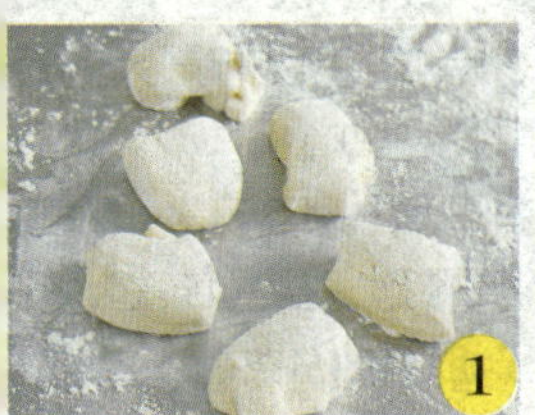

牛奶倒入小锅中加热。取出面团，先回温一会儿，然后分成6份。

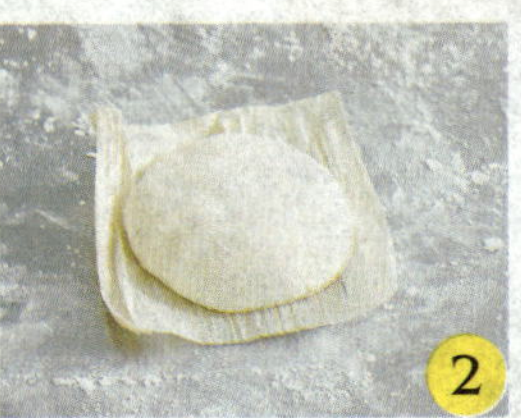

面团揉圆后拍扁，静置松弛15分钟，开水上屉，大火蒸6分钟。

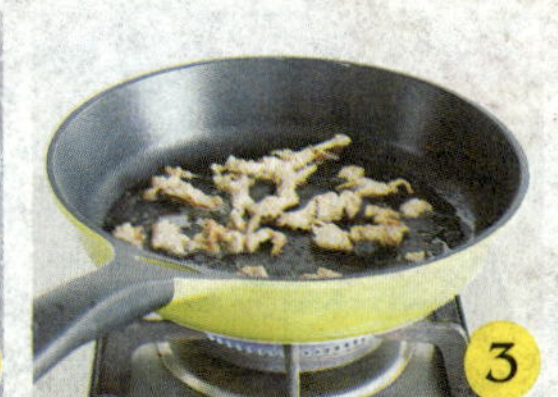

平底锅倒入油烧热，将里脊肉摆放入锅，中火煎至表面微焦。

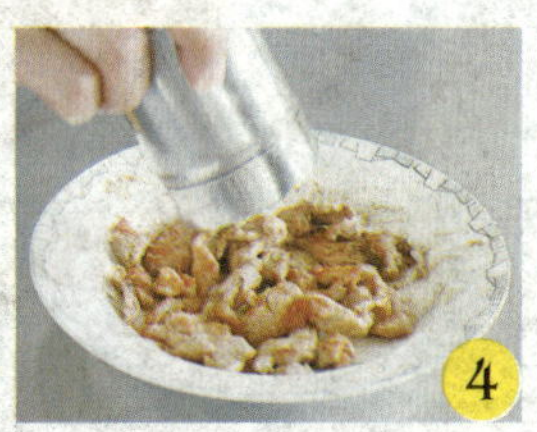

取出肉片，撒上适量烧烤料拌匀。

5.杂粮饼横剖不切断，内侧抹上甜面酱或辣酱，将生菜和肉夹入。梨切块，放入榨汁机中榨汁，装杯。牛奶装杯。完成！

营养早参考

里脊杂粮夹馍是一款充满我国西部风情的主食，不禁让人联想起粗犷豪放的西部人民。这款夹馍的面饼筋道、嚼劲十足，再配上一杯热乎乎的牛奶，最后再来点鲜榨梨汁，既补足蛋白质和维生素、矿物质，又补充了充足的水分以应对秋燥。

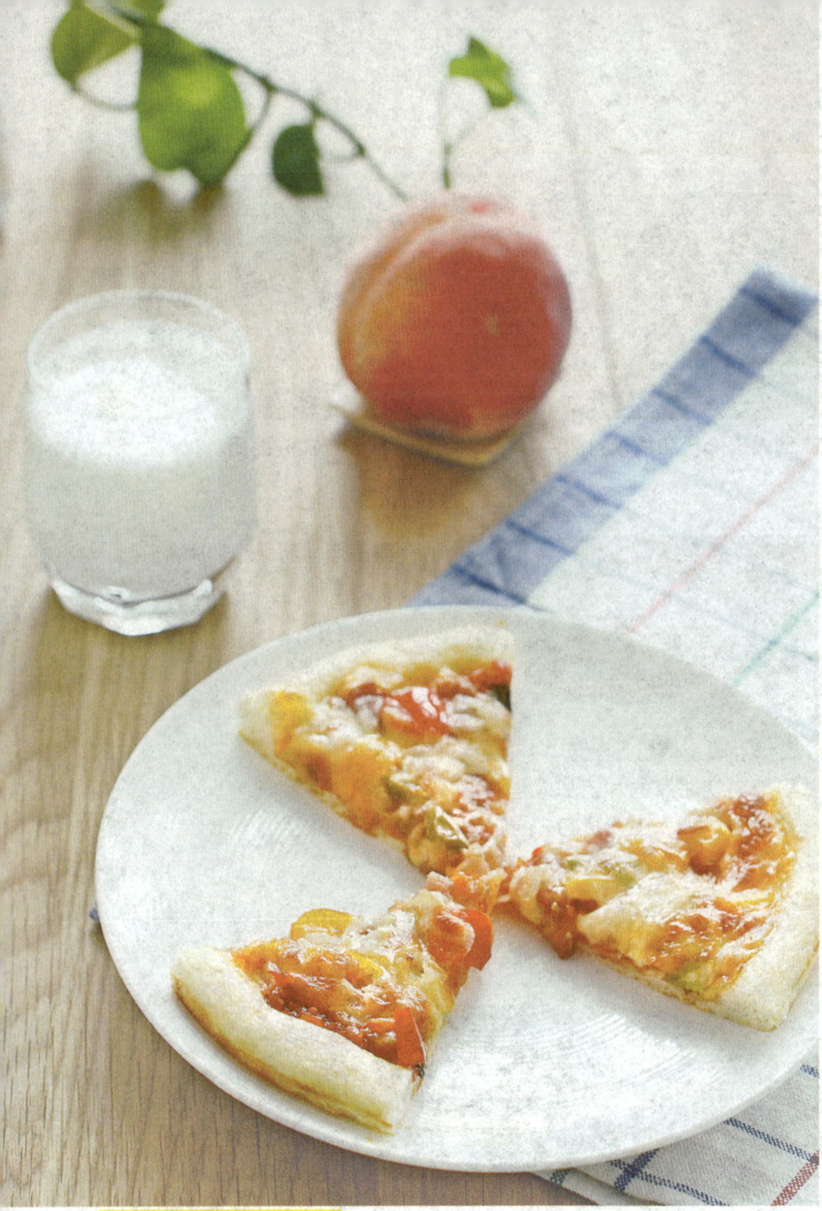

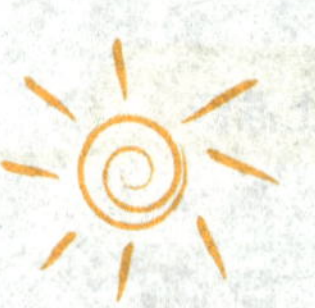

彩椒培根披萨套餐

主食 彩椒培根披萨
汤粥 牛奶
水果 桃子

彩椒培根披萨（10吋）

饼皮材料：高筋面粉140克，酵母、白糖、橄榄油各1茶匙，盐1/2茶匙

馅料材料：披萨肉酱3汤匙，红黄绿彩椒各1/4个，培根1片，马苏里拉奶酪120克

披萨肉酱

原料：绞肉100克，洋葱40克，蒜1瓣，汉斯意大利面酱1袋（250克）

调料：橄榄油2汤匙，白葡萄酒2茶匙，盐1/4茶匙，现磨黑胡椒粉1/4茶匙

头天晚上准备

1. 酵母溶于95克温水中搅匀。高筋面粉、白糖和盐混合均匀，倒入酵母水，搅匀并揉成面团，加入橄榄油，将油一点点揉入面团中。
2. 取出面团放在案板上，继续揉面，配合摔打面团，至面筋能够延展，收圆入盆，进行发酵（图1）。
3. 待面团发酵至原体积2倍大，按压排气，重新收圆，覆盖保鲜膜，放进冰箱冷藏松弛一夜。
4. 洋葱、蒜分别去表皮，切碎末。锅内加入橄榄油加热，倒入洋葱碎和蒜末，小火煸炒至洋葱透明，加入绞肉（图2）。

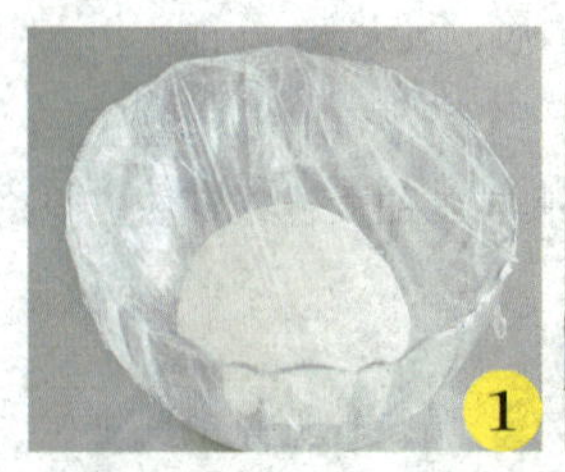
1

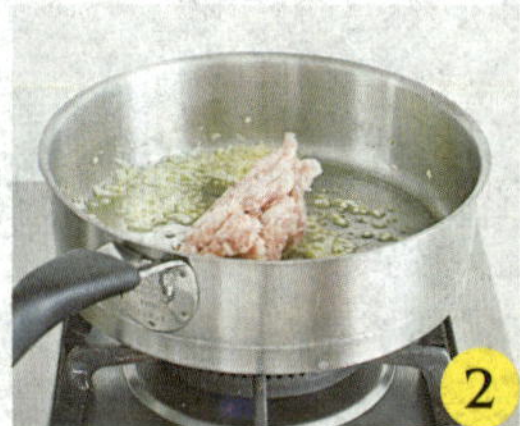
2

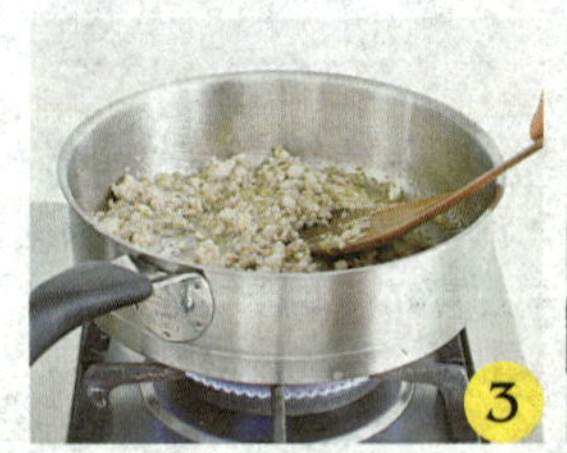
3

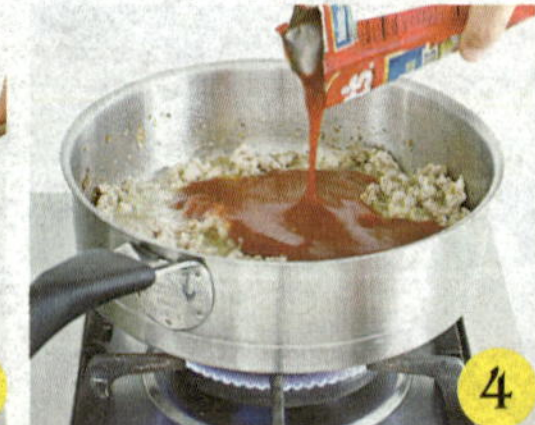
4

5.大火炒散（图3），淋入白葡萄酒，炒掉酒味儿，倒入汉斯意大利面酱（图4），调入盐和黑胡椒粉，烧沸后转小火不断翻炒（图5）。

6.炒至汤汁收浓时关火（图6），静置放凉即成披萨肉酱。

7.红黄绿彩椒分别洗净，沥干。桃子洗净。

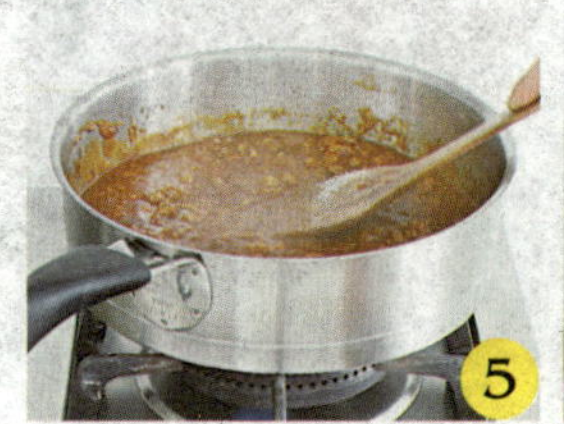

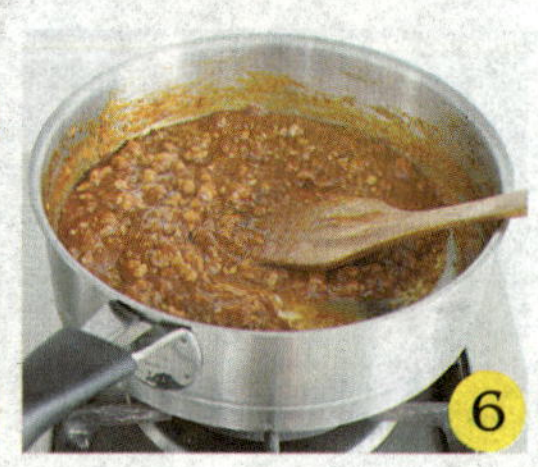

次日早上完成

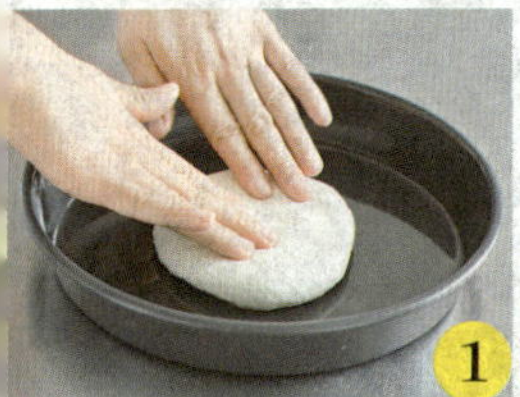

面团从冰箱取出。披萨盘抹油，将面团放在盘中心。

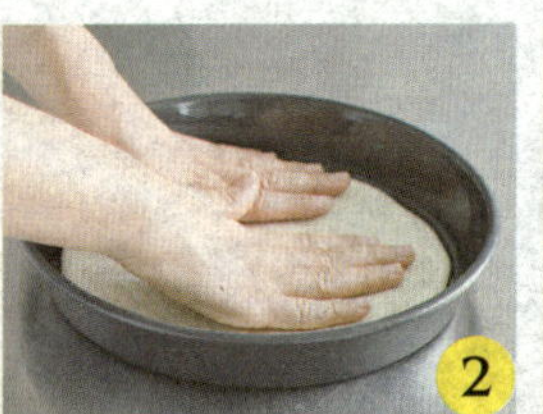

双手慢慢将其均匀在烤盘里推开。

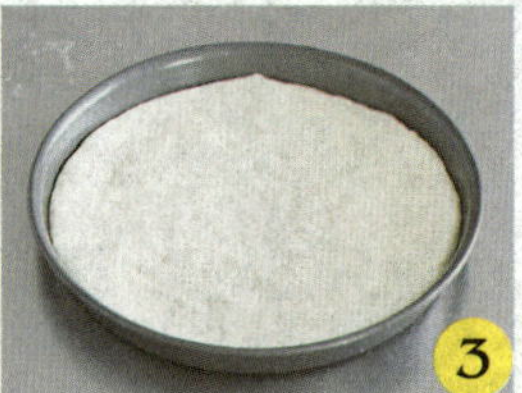

边缘比中心略高，覆盖醒发15~20分钟。

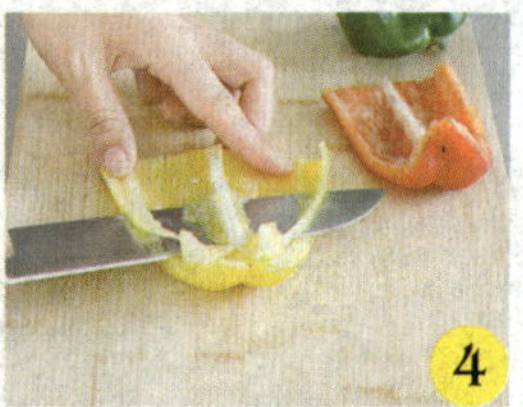

彩椒切开，剔除白筋和肉厚的部分，切成丁。

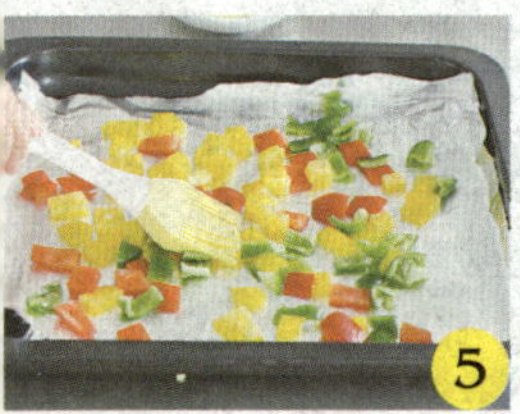

彩椒丁放在烤盘上，刷橄榄油，送入烤箱，设置200℃烤6分钟，取出放凉。

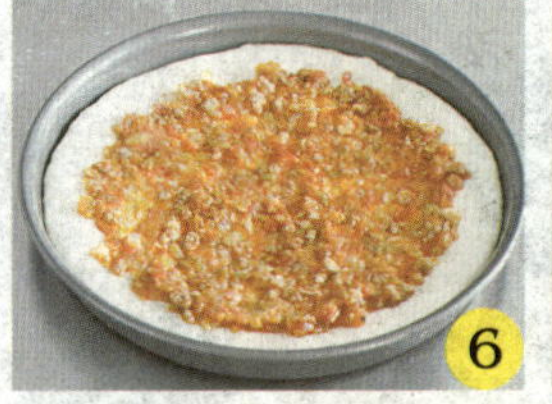

在披萨饼上均匀抹上披萨肉酱。

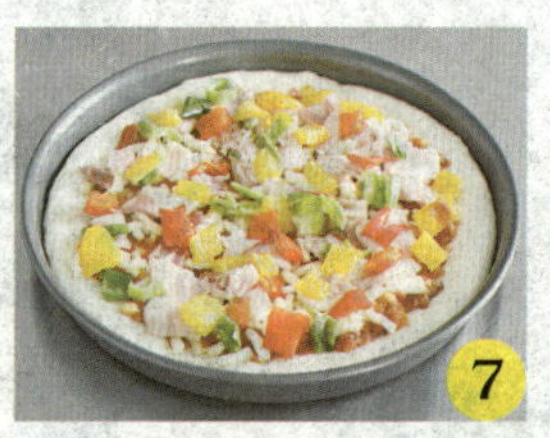

撒一层奶酪碎，铺上培根碎和蔬菜碎，再撒一层奶酪，放入烤盘中。

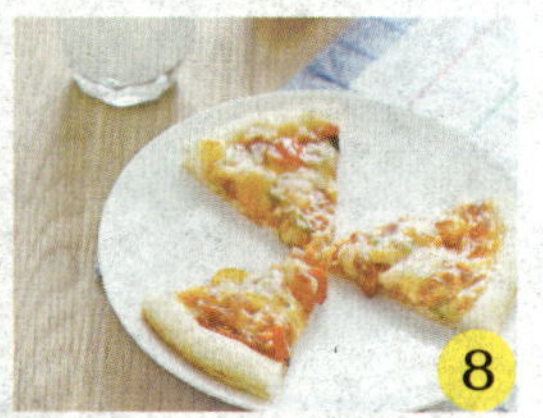

烤箱预热至200℃，烤盘放入烤箱中层，烤10分钟左右即可。牛奶热好，装杯。披萨切件装盘。桃子装盘。

贴心小提示

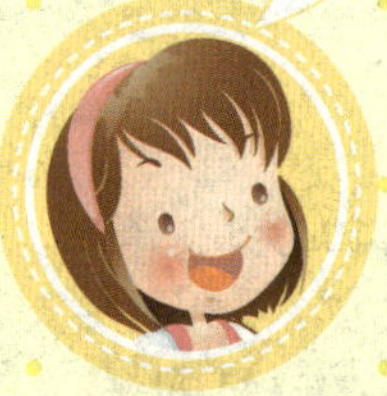

1. 早上要想吃到现做的披萨，需要很好地计划，尤其是发酵。头一天晚上把面团发一次，然后排气收圆，把松弛的工作留给冰箱，这样，可以保证良性的基础发酵。早上整形后的醒发也很重要，最好比平时早起20分钟，给面团充足的醒发时间，烤好的披萨面饼才会暄软可口。

2. 汉斯意大利面酱属于质量和味道均较好的成品酱，比番茄沙司多了一些异国风味，更适合用来炒披萨酱，方便快捷。这种面酱在大型超市或网店都可以买到。

营养早参考

彩椒培根披萨可提供多种营养素，其中的彩椒富含胡萝卜素、维生素C等，能提高孩子抵抗力，保护视力。配一杯温热的牛奶，一顿早餐吃得舒舒服服。桃子是秋季的应季水果，汁多味甜，可养阴生津。

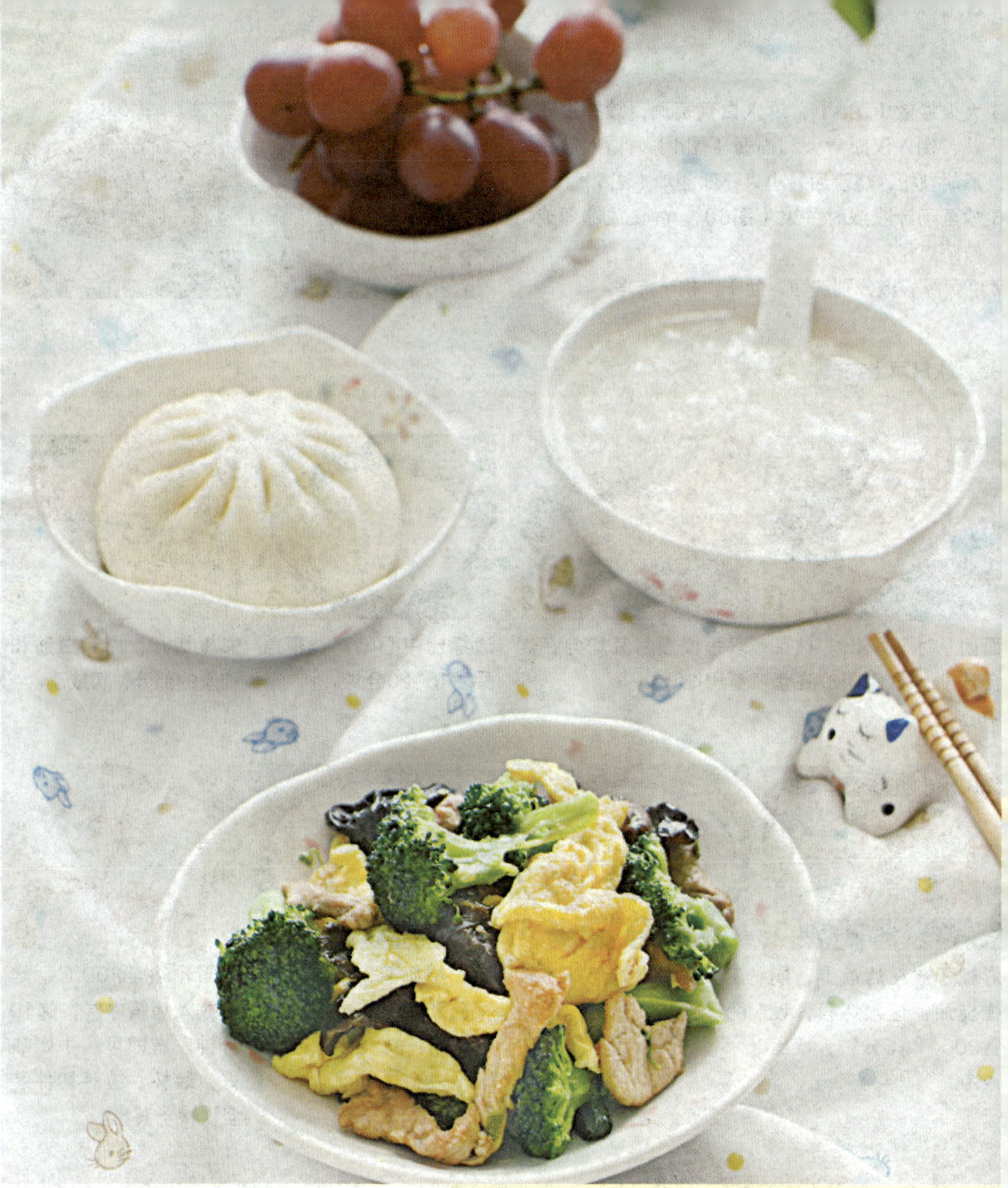

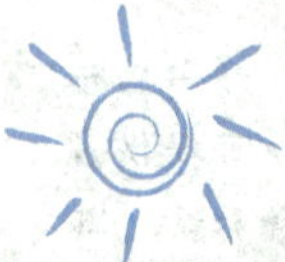

大米粥豆沙包套餐

主食 豆沙包

配菜 西蓝花里脊木耳炒蛋

汤粥 大米粥

水果 红提

豆沙包 用料及做法见本书p.17

西蓝花里脊木耳炒蛋

原料：西蓝花120克，里脊肉100克，鸡蛋3个，泡发木耳80克

腌料：生抽2茶匙，料酒2茶匙，生粉1茶匙

调料：葱花适量，料酒1茶匙，盐1茶匙，生抽1茶匙，香油少许，植物油适量

大米粥

原料：大米75克

营养早参考

大米粥是最简单的家常粥，主要提供碳水化合物、水分等，能帮助身体补充夜间流失的水分。豆沙包松软可口，能提供碳水化合物、铁质等营养素。西蓝花里脊木耳炒蛋，含蔬菜、菌菇、鸡蛋、肉四类食材，搭配合理，营养均衡，提供人体必需的氨基酸、维生素、钙、铁、锌等营养素。红提富含葡萄糖、有机酸、多种维生素等，能提高免疫力，帮助抵抗长时间工作、学习带来的疲劳感。

头天晚上准备

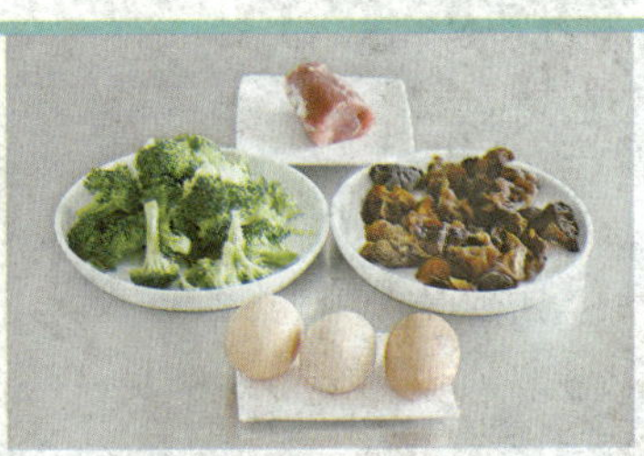

1.大米淘洗干净，倒入电压力锅中，加入足量的水，按“煮粥”“预约定时”键煮粥。
2.木耳泡发后洗净，撕成小朵。西蓝花洗净，沥水，掰成小朵。
3.里脊肉切片，加腌料抓匀，腌制。
4.红提洗净，沥水。
5.豆沙包蒸好。

次日早上完成

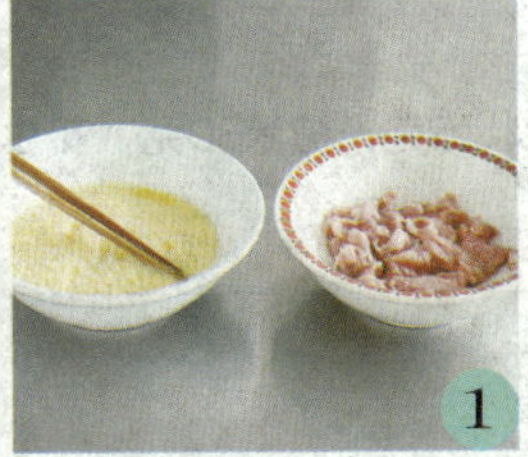
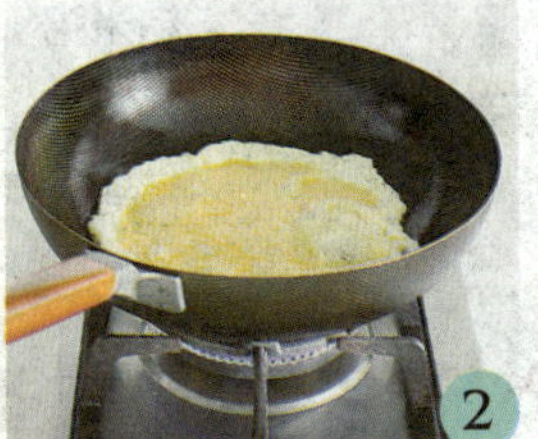
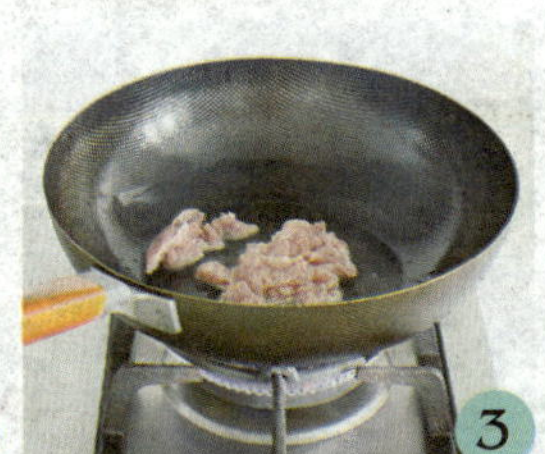
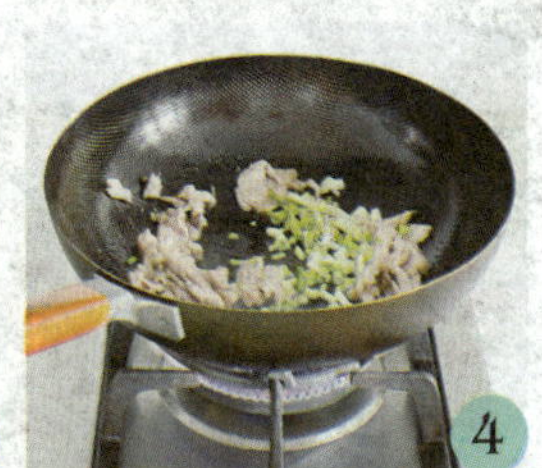
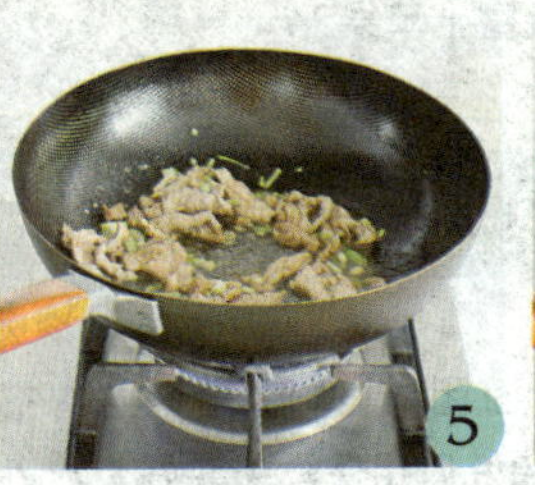
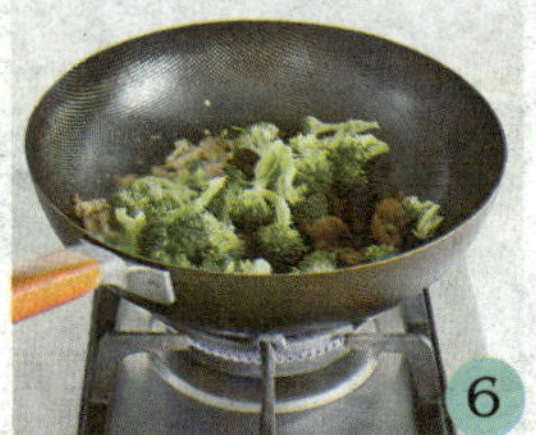
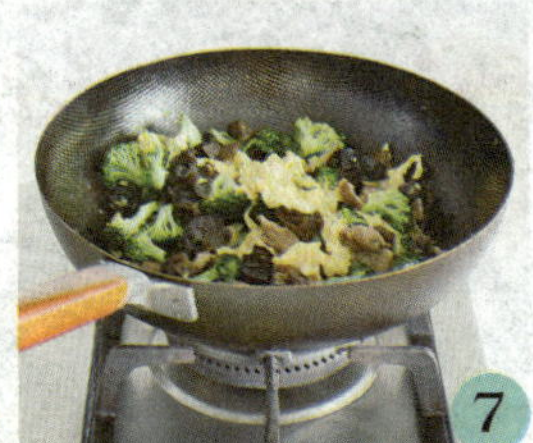
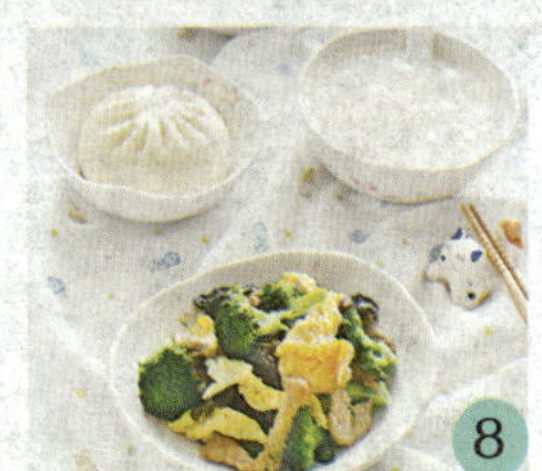

1.豆沙包放入蒸锅中加热。鸡蛋打散，加入1/2茶匙盐充分搅匀。里脊肉里淋入少许油抓开（防止炒时粘连在一起）。
2.炒锅放油烧热，倒入蛋液，大火快速炒至八成熟，盛出。
3.锅底补充适量油，烧热后倒入肉片。
4.快速炒开，见肉片变色时加入葱花炒香。
5.淋入调料中的料酒、生抽，炒匀。
6.倒入西蓝花、木耳，调入1/2茶匙盐，翻炒2分钟。
7.最后倒入炒好的鸡蛋，翻匀，关火，淋入少许香油翻匀即可。
8.煮好的粥盛碗，炒蛋装盘，取出豆沙包，摆上红提。完成！

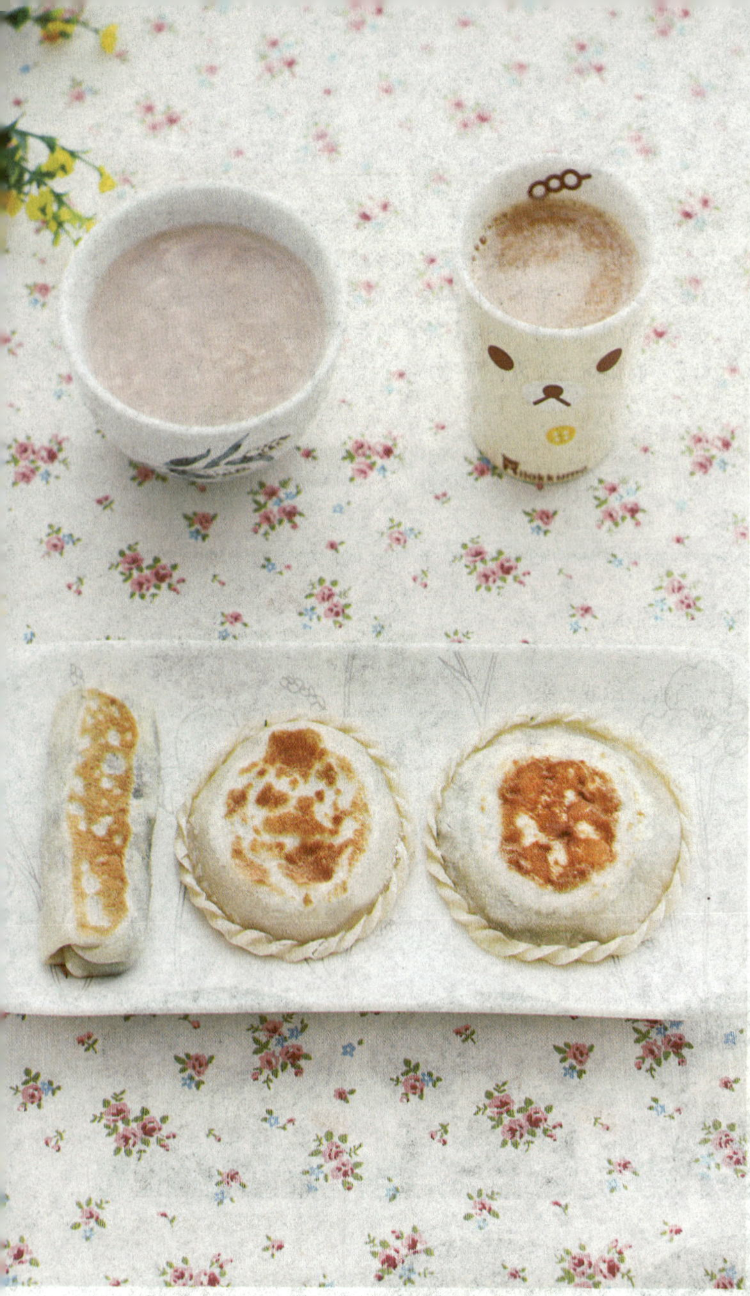

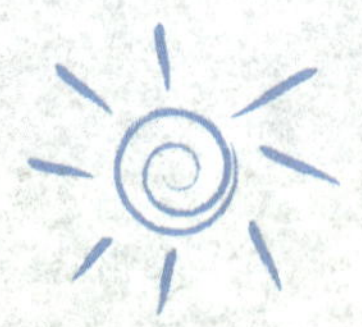

100分菠菜素盒子套餐

主食 100分菠菜素盒子
汤粥 糙米粥
其他 苹果汁

100分菠菜素盒子

原料：烫面团240克，菠菜150克，泡发木耳60克，鸡蛋2个，韭菜60克，虾皮10克

调料：盐3/4茶匙，油2汤匙，香油1茶匙

糙米粥

原料：大米75克，糙米30克，花生20克

苹果汁

原料：红富士苹果2个

头天晚上准备

1. 制作烫面面团(具体做法参见本书p.112)，和好后用保鲜袋装好，放入冰箱冷藏。
2. 菠菜、韭菜分别择洗干净，沥水。木耳泡发后洗净，沥水。
3. 大米、花生和糙米一起淘洗干净，放进电压力锅中，倒入适量水，选择预约功能煮粥。
4. 苹果洗净，沥水。

营养早参考

糙米粥粗细搭配合理，能滋阴清热、健脾补虚。木耳滋阴补肾，尤其适合冬季食用，同菠菜、鸡蛋等制成菠菜素盒子，营养搭配极为科学合理。鲜榨苹果汁含丰富的果糖、维生素等，能迅速补充血糖，保证精力充沛。

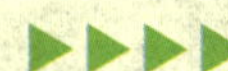

次日早上完成

1. 菠菜放入开水锅中焯烫1分钟（图1），捞出过凉水，挤掉水分，切碎。
2. 炒锅内倒入1汤匙油烧热，下菠菜碎，小火翻炒2分钟去水气（图2），调入1/4茶匙盐，炒匀盛出。
3. 蛋液充分打散，木耳、韭菜、虾皮切碎。
4. 炒锅擦净，倒入1汤匙油烧热，转小火，倒入蛋液，用筷子快速搅动着炒（图3）。
5. 待半熟时倒入木耳碎、虾皮碎、韭菜碎和菠菜碎，调入盐，快速炒匀，关火，淋入香油炒匀成馅（图4）。
6. 将烫面团均分成15个小剂子，取2个小剂子擀开成圆形薄皮（图5）。
7. 在一张皮上放上馅儿（图6），另一张皮扣于其上，边缘捏紧，右手食指和大拇指在边缘捏上花边儿（图7）。
8. 取1个小剂子，擀成薄薄的椭圆形，放上馅儿（图8），像包包袱一样包起来（图9），收紧成1个长棍形（图10）。
9. 电饼铛上下面刷油，油热后放入饼坯，1个长棍形和2个圆盒子刚好凑个“100”的形状（图11），煎至两面呈金黄色。
10. 苹果切块，榨汁。粥盛入碗中。100分菠菜素盒子装盘。完成（图12）！

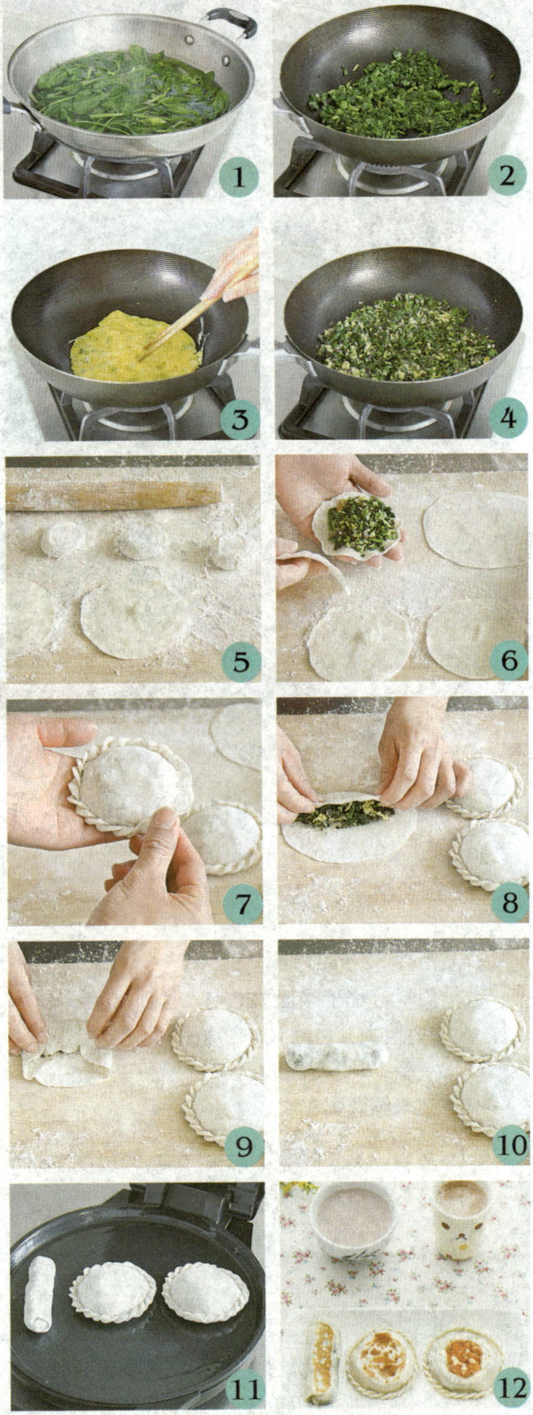

1 2 3 4 5 6 7 8 9 10 11 12

贴心小提示

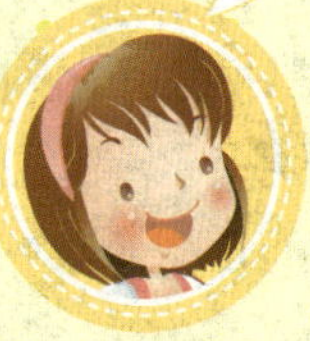

上了学的孩子，每个学期都会面临期中考试和期末考试。考试时给孩子做这样一顿早餐，并不是因为我们特别看重分数，只是想给孩子提供一份既提神，又营造出一个充满祝福氛围的早餐，让孩子吃下一份好心情，信心满满地去迎接考试。

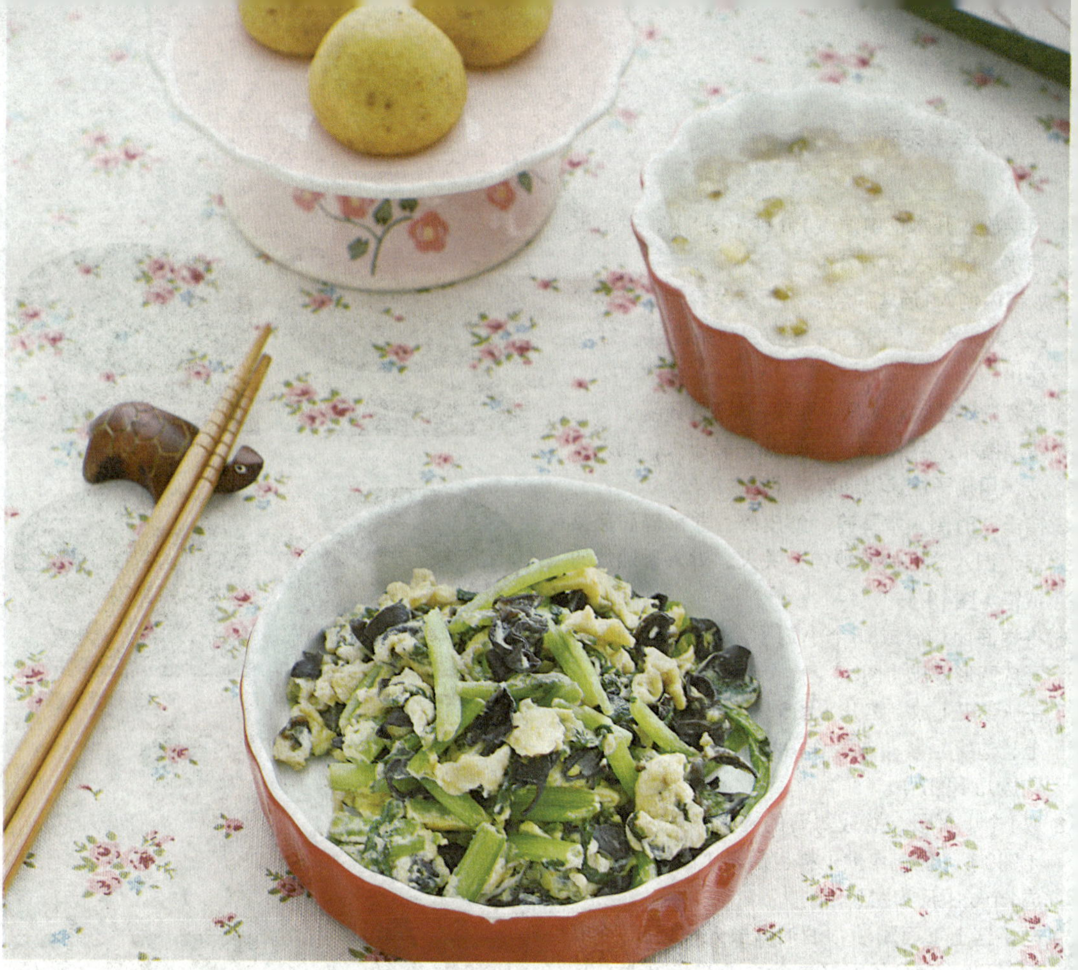

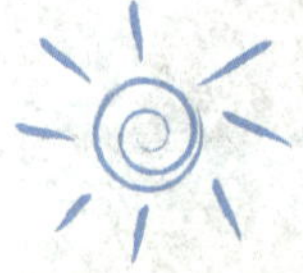

绿豆粥小窝头套餐

主食　香甜小窝头
配菜　茼蒿炒蛋
汤粥　二米绿豆粥

香甜小窝头

原料：细玉米面120克，豆面60克，小苏打1克，白糖10克，糖桂花15克

二米绿豆粥

原料：大米50克，小米50克，绿豆30克

茼蒿炒蛋

原料：茼蒿200克，泡发木耳80克，鸡蛋3个

调料：葱花适量，盐1/2茶匙，生抽1茶匙，香油少许，植物油适量

营养早参考

冬季饮食宜清淡，不宜进食过咸的食物，以免给肾脏带来过多负担。一碗清淡的粥、一盘家常的茼蒿炒鸡蛋，再配上可爱的香甜小窝头，一顿热乎乎的传统的中式早餐就好了。

头天晚上准备

1. 大米、小米和绿豆一起淘洗干净，放入电压力锅中，倒入适量清水，选择预约煮粥方式煮粥。
2. 茼蒿洗净，沥水。木耳泡发，洗净，沥水。
3. 玉米面、豆面、白糖、小苏打充分混合均匀，倒入120克温水搅匀，再加入糖桂花，混合均匀成偏软的面团（图1）。
4. 将面团搓成长条，切成约20克的剂子，逐个轻轻揉光滑（图2）。
5. 光滑面朝外，拇指稍蘸点儿水从底部戳进一个窝，边转圈边捏，将边缘捏得厚薄一致（图3）。
6. 纱布浸湿后挤掉水分，铺在笼屉底部，将做好的生坯逐个摆入屉中（图4）。开水上屉，大火蒸10分钟即可。晾凉后放入冰箱冷藏备用。

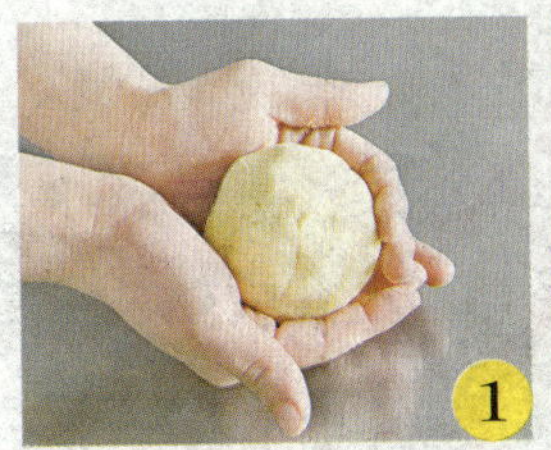
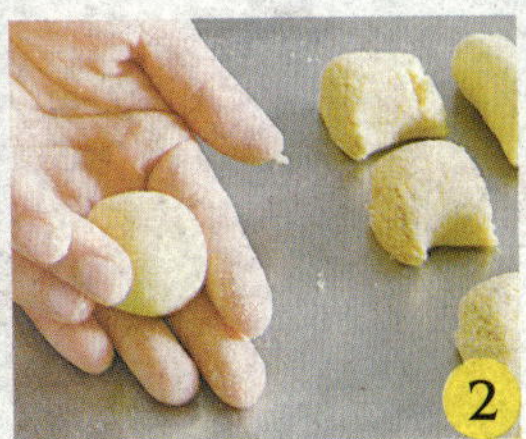
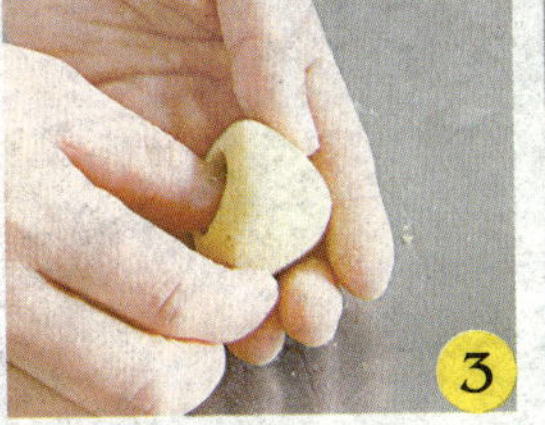
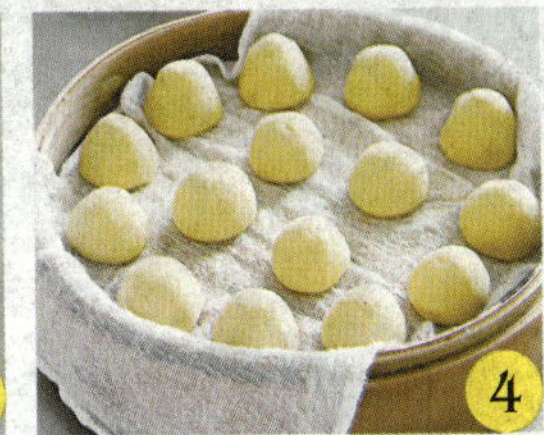

次日早上完成

1. 小窝头放入蒸锅中加热。木耳切碎。葱花切碎。茼蒿切小段。鸡蛋打散，加入1/4茶匙盐，充分搅打匀。
2. 锅中小火加热适量油，放入葱花炒香。
3. 锅中放入木耳碎，炒1分钟。
4. 倒入茼蒿段。
5. 调入剩下的盐、生抽，炒匀，倒入蛋液。
6. 把火开大些，不断翻炒。
7. 炒至蛋碎均匀裹住菜碎时关火，淋入少许香油炒匀。
8. 煮好的粥盛入碗中。小窝头、茼蒿炒蛋分别装盘。完成！

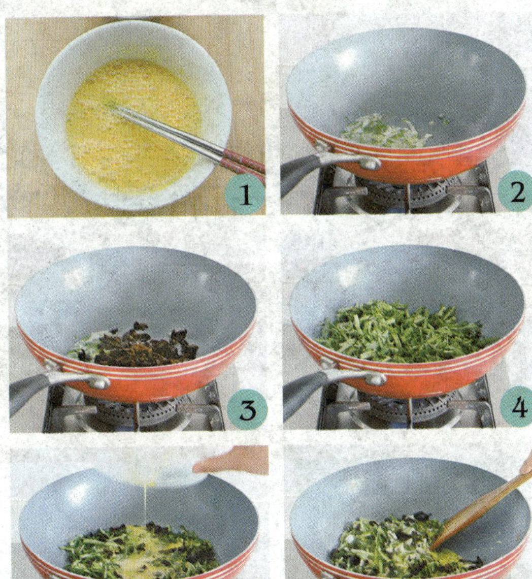
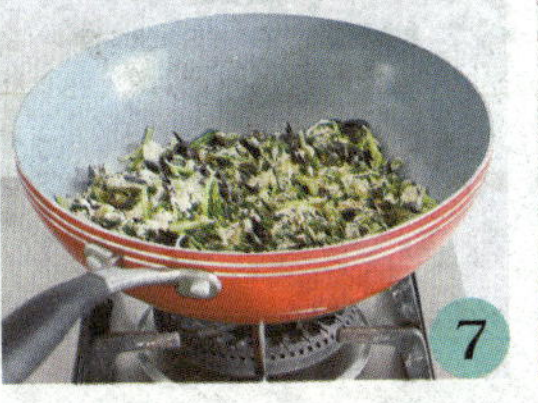
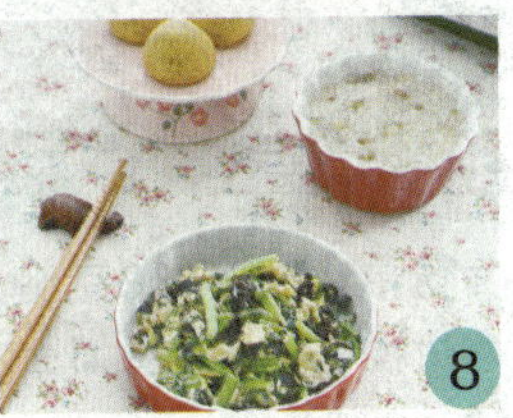

贴心小提示

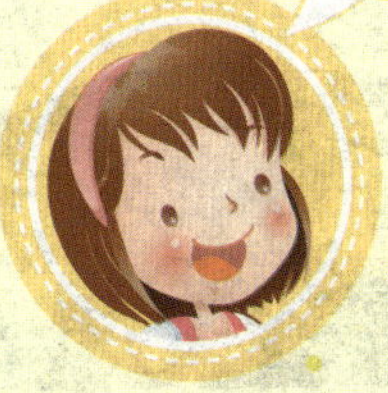

1. 茼蒿可以生吃，所以下锅炒时也很容易熟，不要炒太久。

2. 确保木耳无水分再下锅，不然容易水油四溅而伤到人。

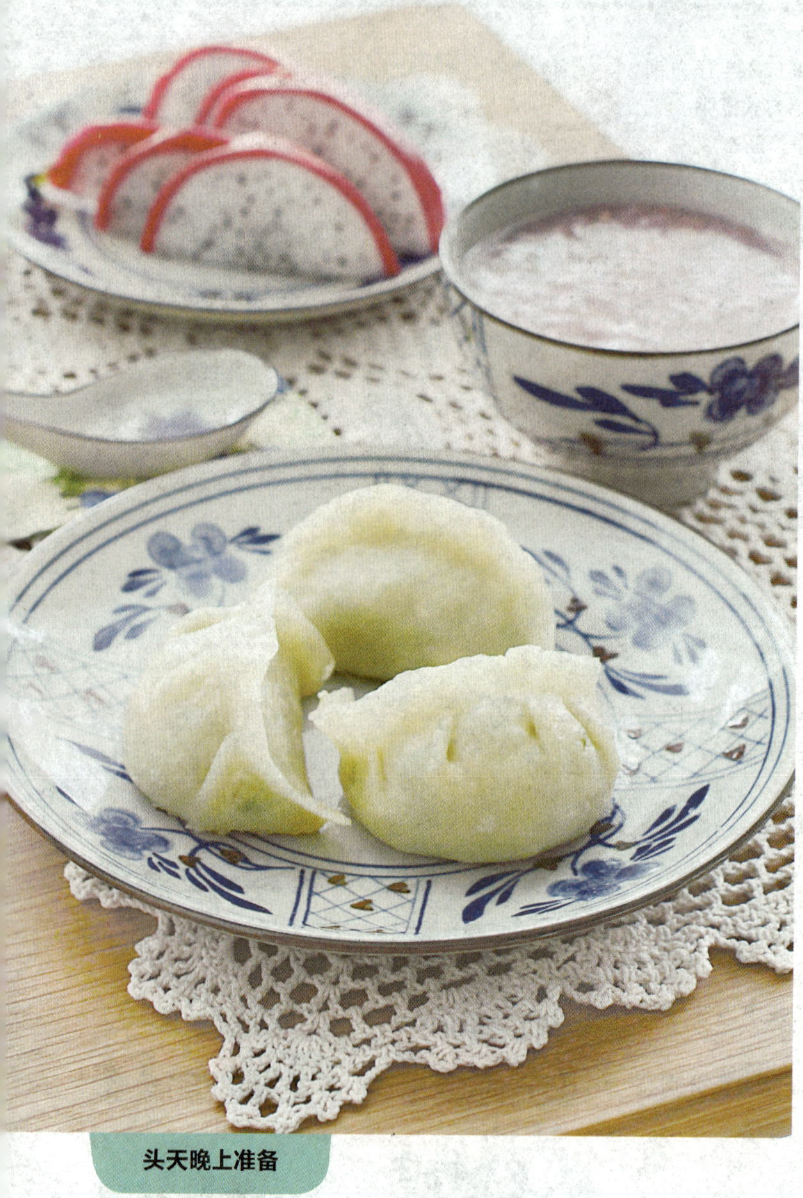

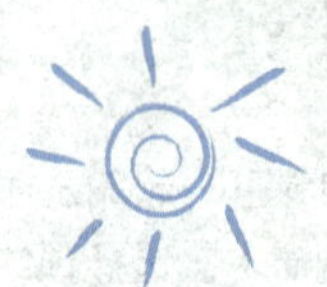

萝卜素蒸包套餐

主食 萝卜素蒸包
汤粥 紫薯杂粮粥
水果 火龙果

萝卜素蒸包

原料：面粉150克，青萝卜200克，洋葱60克，粉丝15克，鸡蛋2个
调料：盐3/8茶匙，姜末1/2茶匙，虾皮粉1/2汤匙，香油1茶匙，植物油适量

紫薯杂粮粥

原料：紫薯80克，大米100克，高粱米20克，玉米楂30克
调料：冰糖3~4块

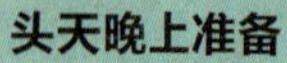
头天晚上准备

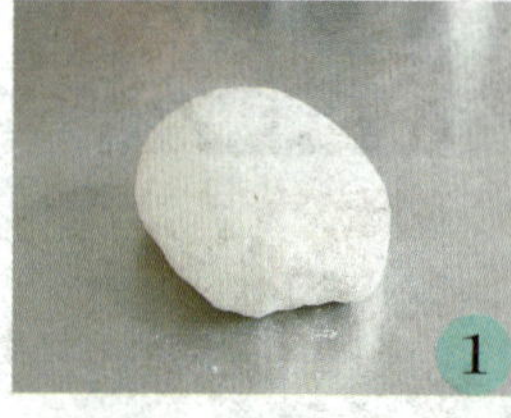

1 面粉中边冲入108克沸水边搅匀，揉成烫面面团，覆盖松弛。

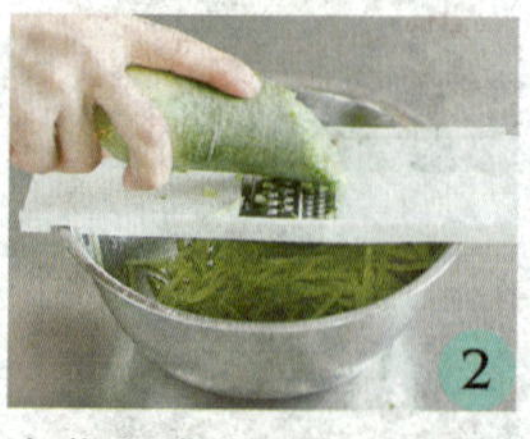

2 青萝卜清洗干净，用擦丝器擦成丝。

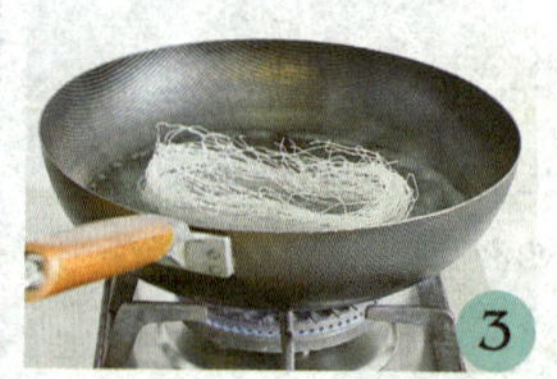

3 锅中烧开水，放入粉丝，焯煮2分钟，捞出投入凉水里。

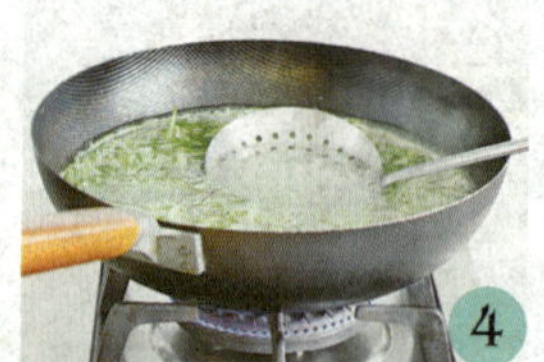

4 锅中继续倒入萝卜丝，焯煮2分钟，捞出过凉后切碎。

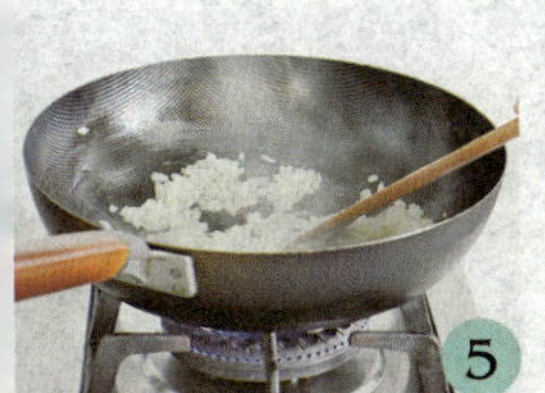

洋葱切碎，鸡蛋打散。炒锅放油烧热，倒入洋葱碎，小火炒至透明。

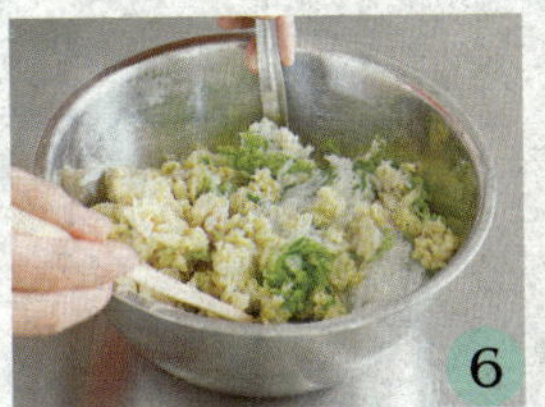

调入1/8茶匙盐，倒入蛋液炒碎，炒至八分熟时关火，放凉。粉丝捞出沥水，切碎，和萝卜碎、洋葱蛋碎一起放入盆里。

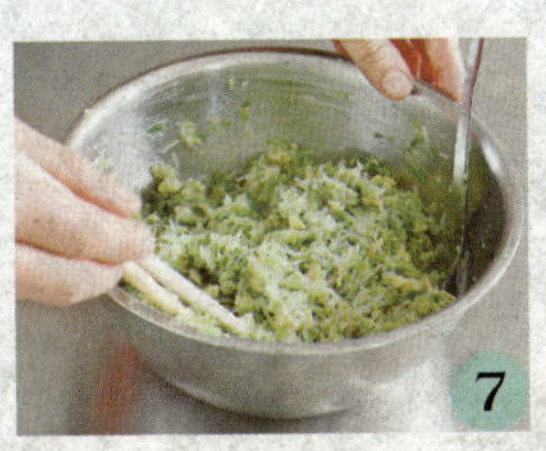

调入姜末、虾皮粉、1/4茶匙盐、1茶匙植物油和香油，拌匀成馅。

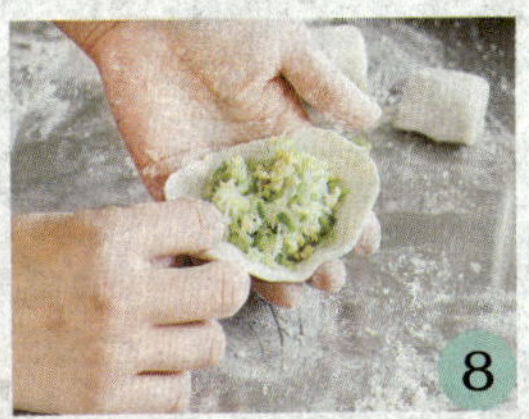

取出烫面面团搓成长条，分切成每个约30克的小剂子，擀开，包入萝卜馅。

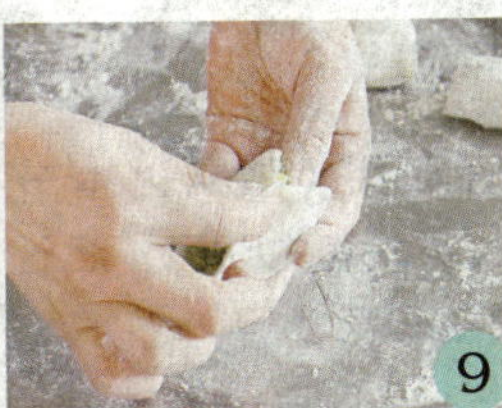

先对折，中间捏合。

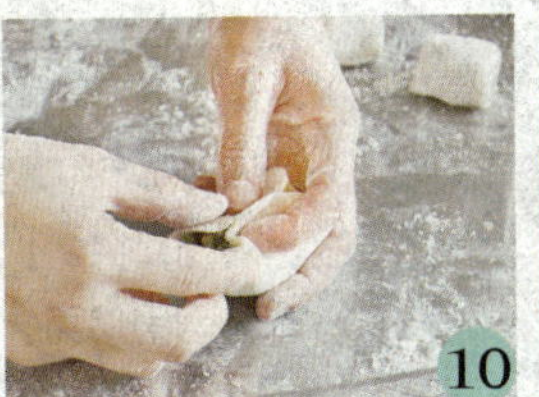

再从两边各向内打2个褶子。

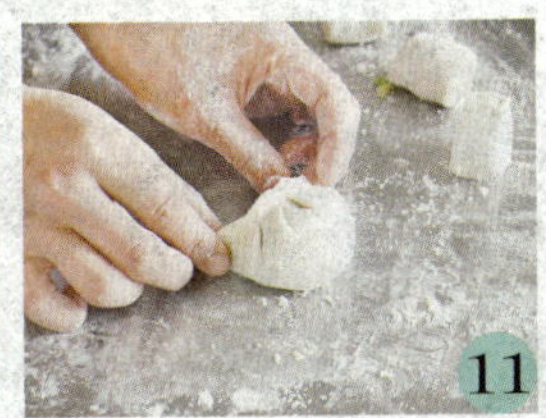

捏紧，整理好形状。

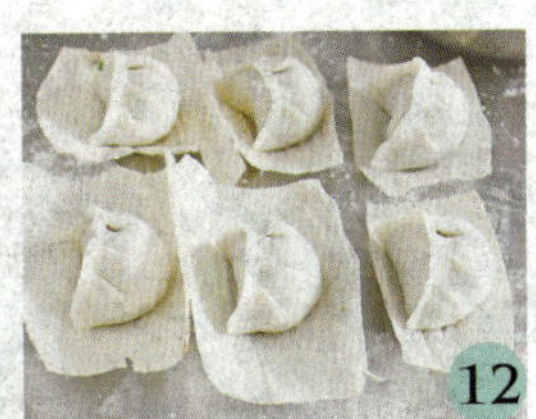

依次做完所有包子生坯，放入保鲜盒，冷藏保存。

13.大米、高粱米、玉米糌淘洗干净，放入电压力锅中。紫薯洗净，去皮，切成小丁，也放入锅中，倒入足量的水，放入冰糖，选定时预约方式煮粥。

次日早上完成

1.蒸锅烧开水，将萝卜素蒸包放入铺好干净纱布的笼屉中，加盖，上汽后大火蒸8~10分钟。
2.盛出煮好的粥。火龙果切片，装盘。包子装盘。完成！

贴心小提示

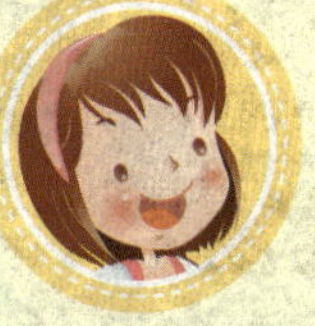

1. 萝卜素蒸包是用烫面面团做皮，没有发酵的麻烦。馅料经过上述处理，即使放置过夜也不会渗出汤浸湿面皮，因此可以头天晚上包好，第二天早上一蒸就好，省时方便。

2. 青萝卜也可以换成白萝卜或者胡萝卜。

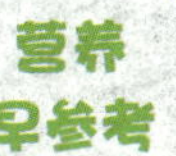

紫薯杂粮粥融合了薯类、谷类两类食材，提高了蛋白质吸收利用率。萝卜素蒸包用料清淡，主要提供了碳水化合物、蛋白质、膳食纤维。火龙果富含葡萄糖、花青素，能迅速补充体力、抗疲劳，尤其适合早晨锻炼后食用。

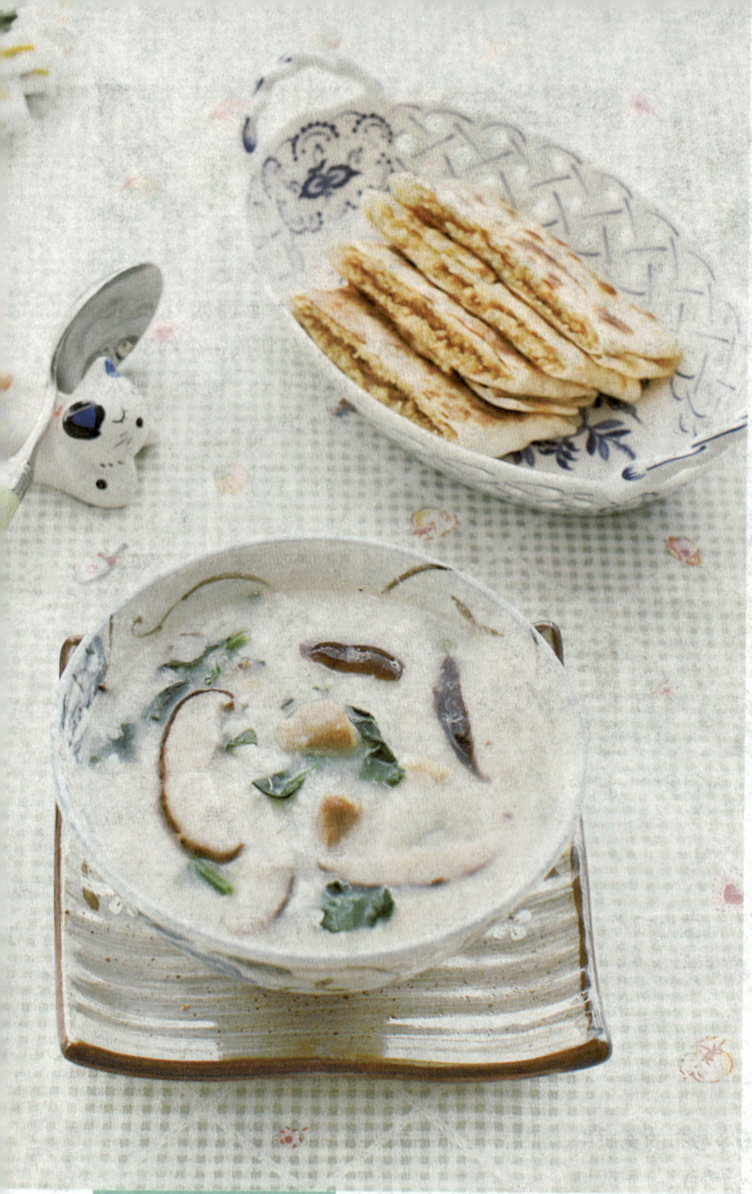

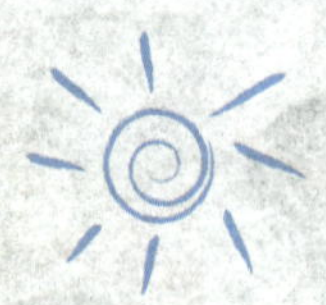

花生芝麻脆锅饼套餐

主食　花生芝麻脆锅饼

汤粥　菠菜香菇鸡肉粥

花生芝麻脆锅饼

原料：烫面面团（做法见本书p.112）120克，花生80克，熟芝麻40克，白糖40克

菠菜香菇鸡肉粥

原料：菠菜100克，鲜香菇5朵，鸡腿1只，熟米饭250克

调料：盐3/4茶匙，料酒1茶匙，生粉1茶匙，姜1片，胡椒粉、植物油各适量

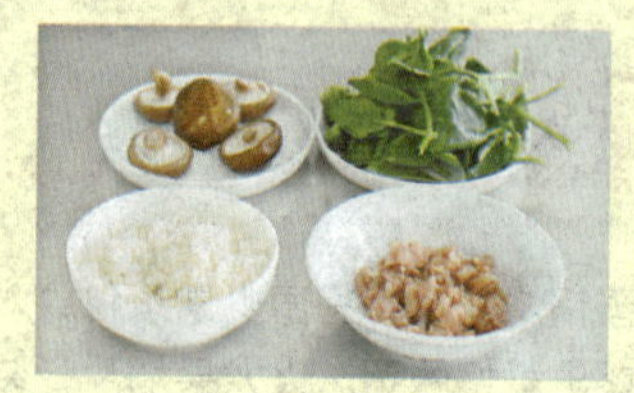

头天晚上准备

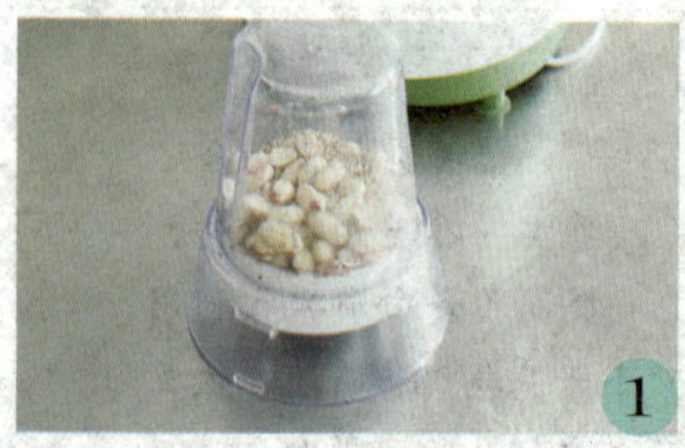

1 花生入烤箱，以120℃烤20分钟，取出放凉，搓掉皮，和熟芝麻一起放进搅拌机干磨杯中。

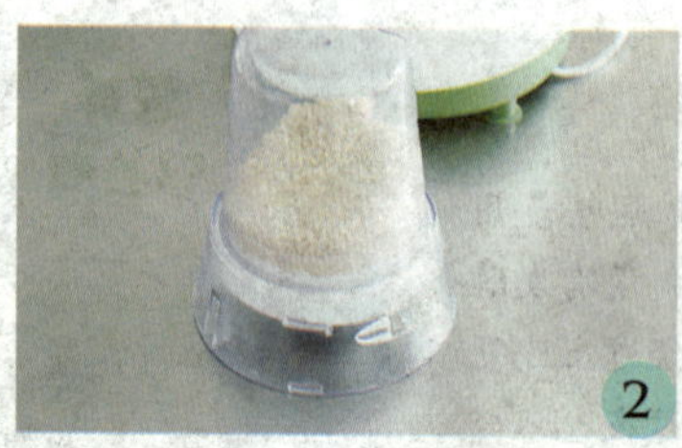

2 打成碎粉。

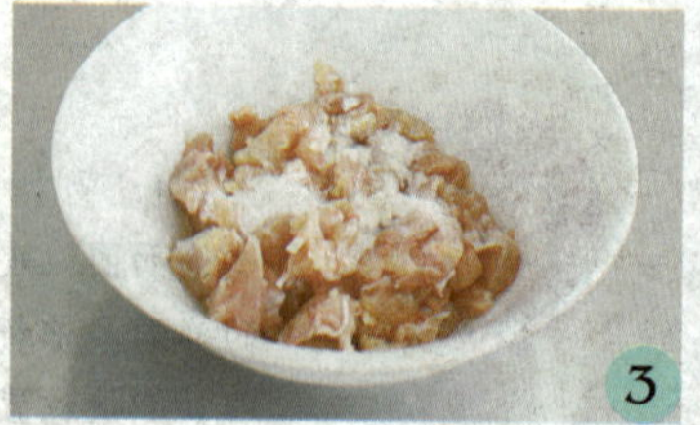

3 鸡腿去骨、去皮，切成小丁，调入1/4茶匙盐、料酒和生粉，抓匀后放入冰箱冷藏过夜。

4.菠菜洗净，沥水。香菇洗净，沥水。米饭蒸熟。和好烫面面团。

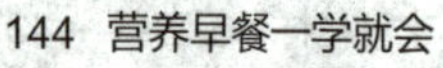

次日早上完成

1.取出鸡丁，淋点儿油抓匀。姜切成细丝，香菇切成片。

2.炒锅里放油烧热，放入姜丝（图1）。

3.倒入鸡肉丁，翻炒至变色（图2）。

4.放入香菇炒匀（图3）。

5.倒入足量的清水（图4）。

6.烧开后撇掉浮油和杂沫（图5）。

7.倒入米饭，烧开后转小火，继续煮15~20分钟（图6）。

8.另起锅烧开水，放入菠菜焯烫一下，捞出用凉水冲洗，攥掉水分，切碎。

9.烫面面团分3份，分别擀成尽量薄的圆形饼皮（图7）。

10.花生芝麻粉中加入白糖，混合均匀成馅料。

11.平底锅加热，淋入少许油转匀，放入薄饼皮，小火加热，在饼皮中间位置放上花生芝麻馅（图8）。

12.将饼皮从4个方向折叠上来，将馅料包在里面（图9）。

13.包成1个方形，用锅铲压住折起的部分帮助定型（图10）。

14.然后轻轻翻面，再略煎定型（图11）。

15.粥煮至见变稠、米粒软烂时，加入菠菜碎（图12），调入剩下的盐和少许胡椒粉，再煮1分钟即可。

16.粥装碗。锅饼切开，装盘。

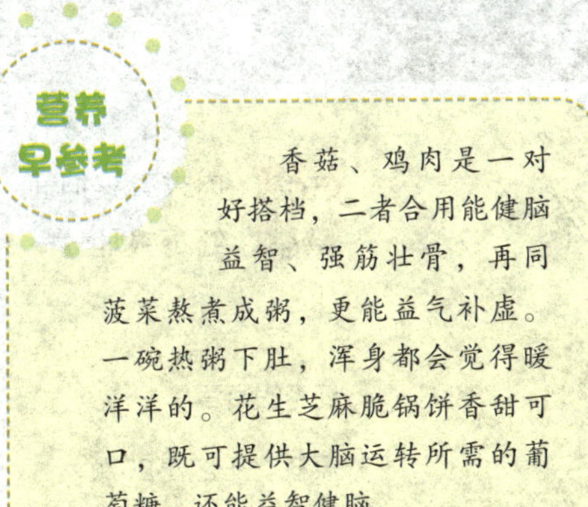

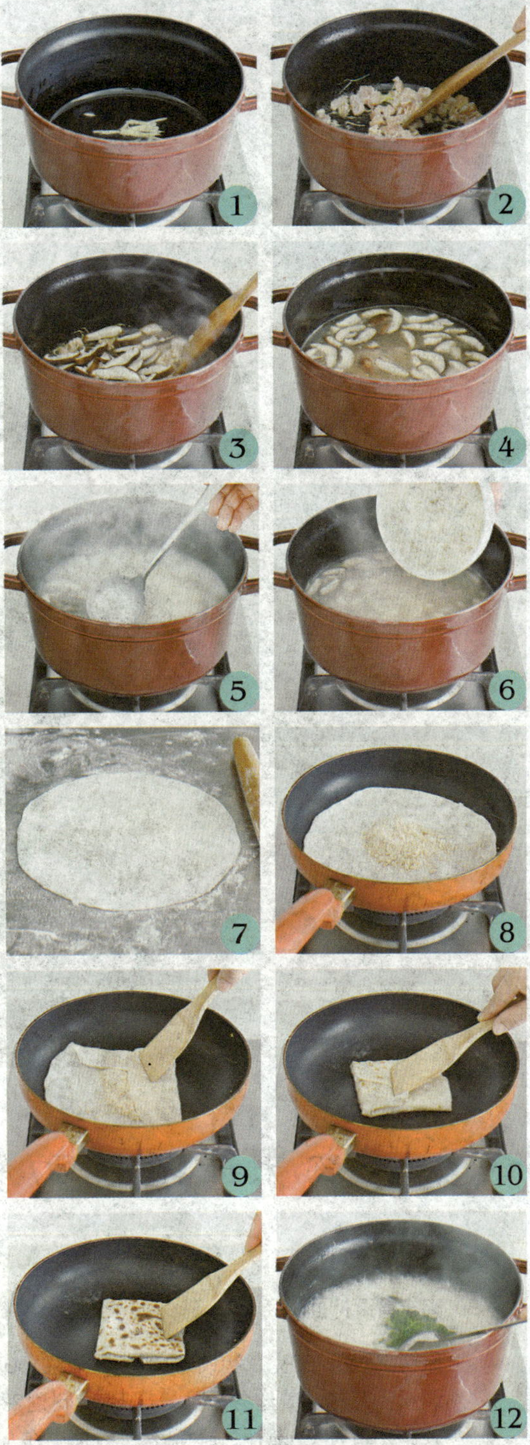

营养早参考

香菇、鸡肉是一对好搭档，二者合用能健脑益智、强筋壮骨，再同菠菜熬煮成粥，更能益气补虚。一碗热粥下肚，浑身都会觉得暖洋洋的。花生芝麻脆锅饼香甜可口，既可提供大脑运转所需的葡萄糖，还能益智健脑。

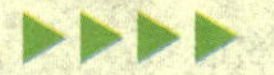

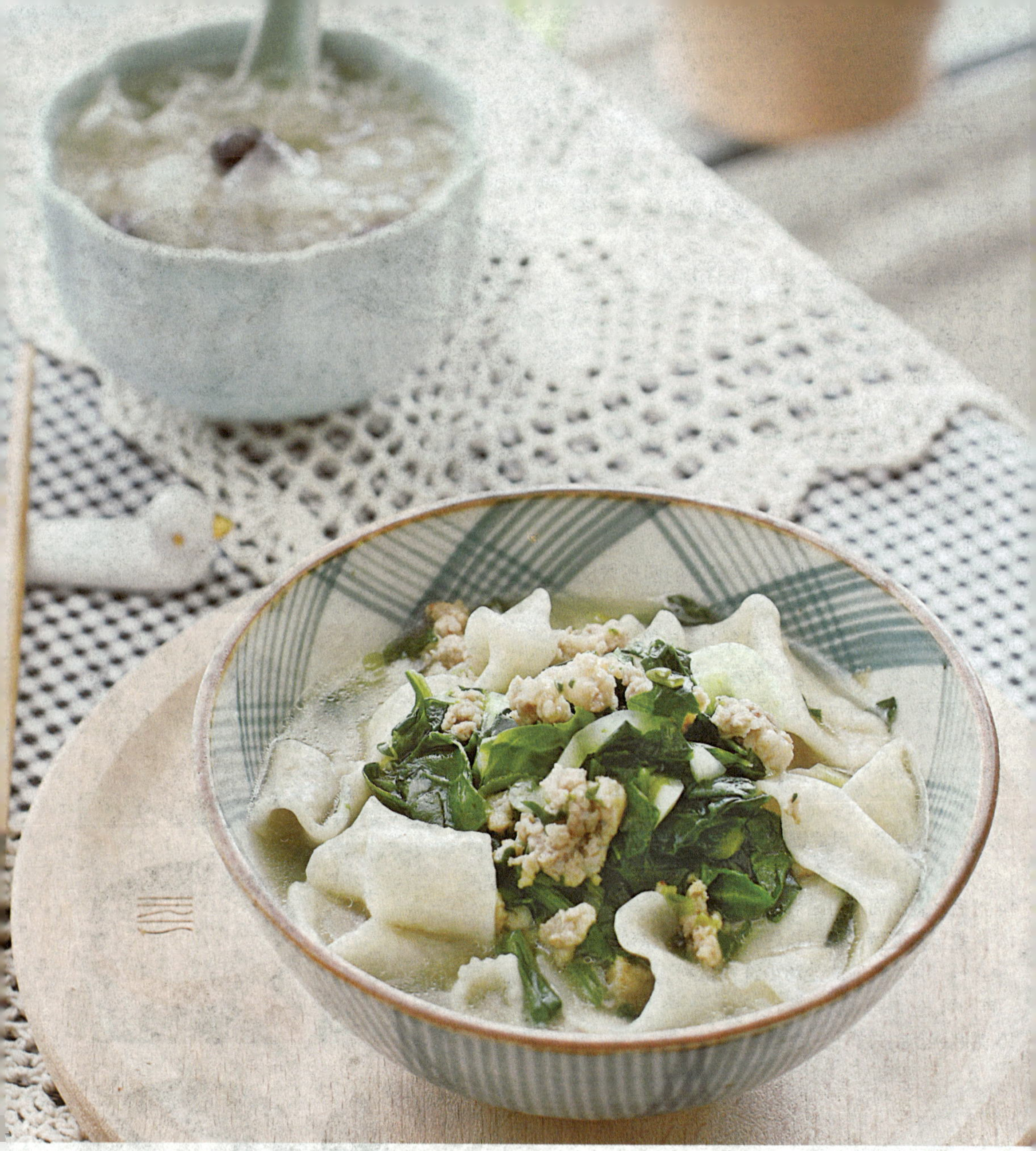

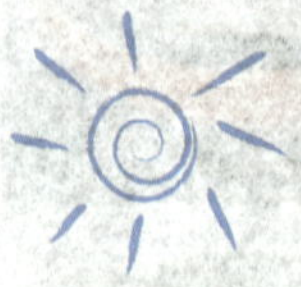

肉末青菜抻面套餐

主食 肉末青菜抻面

汤粥 红枣银耳羹

肉末青菜抻面

原料：面粉250克，猪绞肉100克，油菜150克

调料：葱花、姜丝各适量，盐2克，料酒2茶匙，生抽2茶匙，鸡汤250毫升，盐1茶匙，香油少许，植物油适量

红枣银耳羹

原料：干红枣20颗，银耳1大朵

调料：冰糖40克

头天晚上准备

1.取2克盐溶于150克水中，倒入面粉中，充分揉匀成光滑的软面团，装入保鲜袋冷藏过夜。
2.银耳泡发，择洗干净，撕成小朵，放入电压力锅中。干红枣洗净，也放入锅中，倒入没过原料的水，加入冰糖，选择预约煮粥。
3.油菜洗净，沥水。

次日早上完成

1.取出冰箱里的面团，略回温。
2.案板上面铺薄薄一层面粉，将面团擀开成长方形（图1），切成约2厘米宽的条（图2），覆盖保鲜膜松弛10分钟。
3.炒锅烧热油，倒入肉末，大火炒至变色，下葱花、姜丝（图3）。
4.淋入料酒、生抽翻炒（图4）。
5.倒入鸡汤和足量的水（图5），大火烧开。
6.水沸后撇掉表面的油和浮沫（图6）。
7.将面条逐个抻长抻薄（图7），投入锅里（图8），最后一根面片入锅后再煮1分钟左右，加入切小段的油菜（图9），调入1茶匙盐，煮1分钟，关火，淋入少许香油。
8.红枣银耳羹盛入碗里，汤面装碗（图10）。完成！

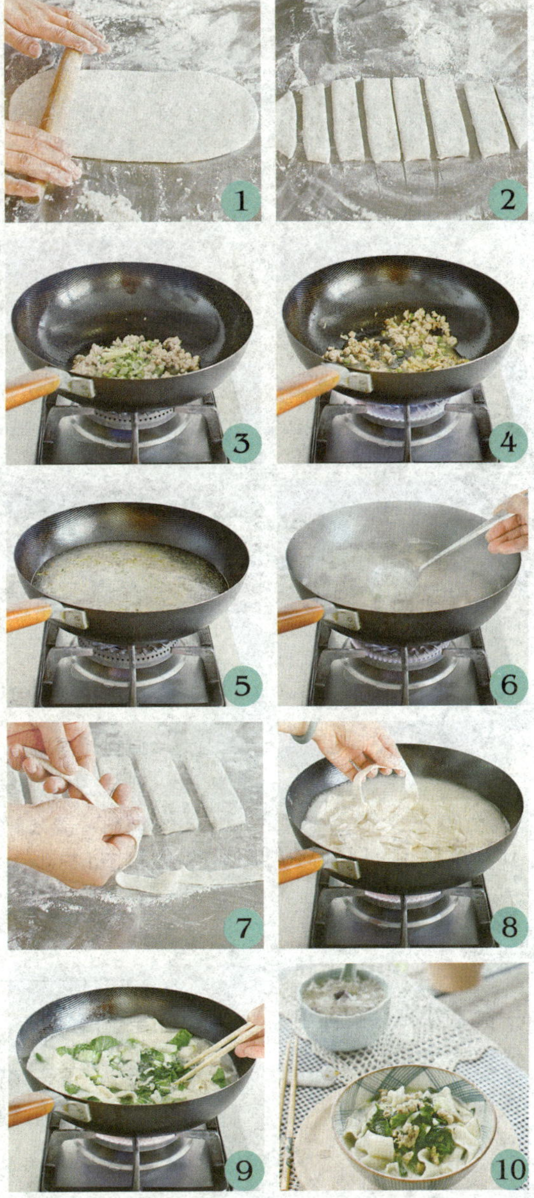

营养早参考

肉末青菜抻面容易消化，口感爽滑，制作简单，能节省本来就紧张的制作早餐时间。在早晨，汤水是不能少的，能润滑肠胃，促进消化，补充体液。香甜的红枣银耳羹，富含维生素C、银耳多糖，能增强人体的免疫力，帮助对抗感冒等。

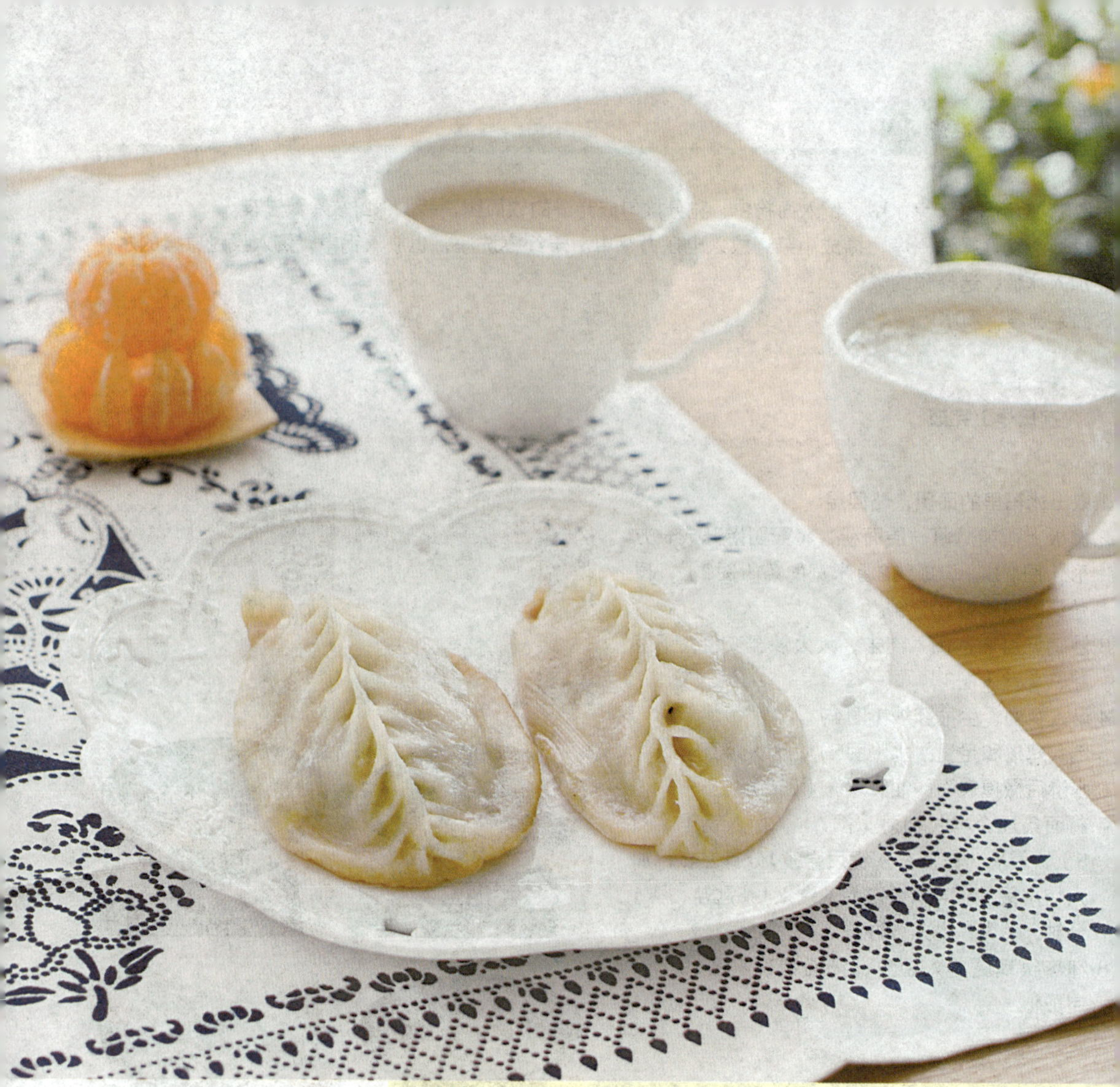

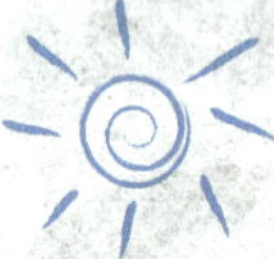

小白菜烫面包套餐

主食 小白菜烫面包

汤粥 栗子百合浆

水果 砂糖橘

小白菜烫面包

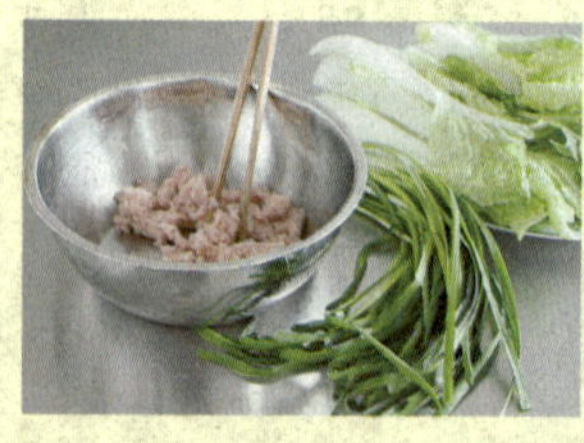

原料：面粉110克，小白菜140克，韭菜50克，猪绞肉100克

调料：姜末1/2茶匙，葱末10克，料酒1茶匙，生抽1茶匙，甜面酱1汤匙，五香粉1/4茶匙，香油1茶匙，盐1/2茶匙，油1/2汤匙

栗子百合浆

原料：栗子10颗，百合30克，糯米1/3杯

调料：白糖适量

头天晚上准备

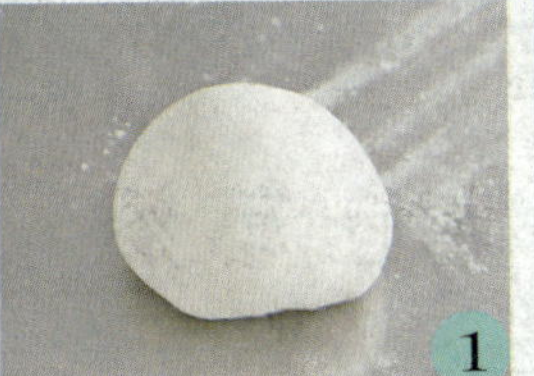

面粉中均匀冲入86克沸水，边冲边快速搅匀，揉成面团，放入保鲜袋中，放入冰箱冷藏。

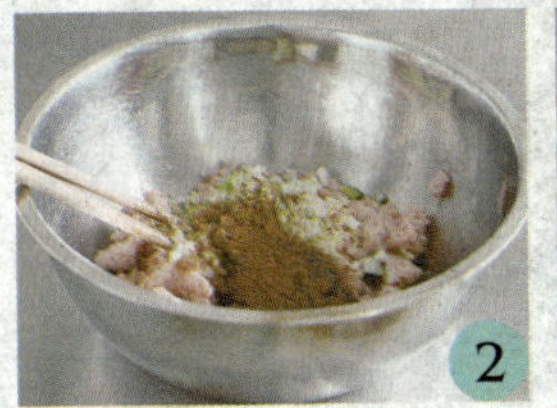

猪绞肉中加入姜末、葱末、料酒、生抽、甜面酱、五香粉，少量多次地淋入清水搅匀。

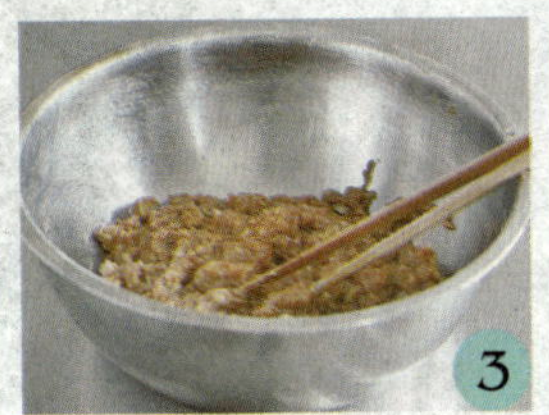

最后淋入香油搅匀，覆盖保鲜膜，冷藏一夜。

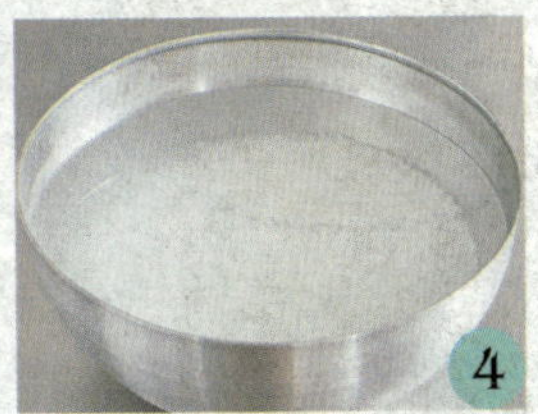

小白菜和韭菜分别择洗干净。百合洗净，浸泡一夜。糯米洗净，浸泡一夜。

次日早上完成

1.百合、栗子、糯米倒入豆浆机中，放入白糖，补充水到刻度线，按“米糊”键开始工作。

2.小白菜和韭菜切碎（图1），拌入肉馅中，调入盐和油，拌匀（图2）。

3.将面团揉搓成长条，切分成每个约30克的小剂子，逐个擀开擀薄，包入馅，对折（图3）。

4.由一端开始左右提褶儿捏成麦穗包（图4），放入铺有干净纱布（浸湿后微拧干）的笼屉中，开水上锅，大火蒸15分钟。

5.打好的米糊静置一会儿，倒出上层细浆，装杯。烫面包出锅，装盘。砂糖橘装盘。完成！

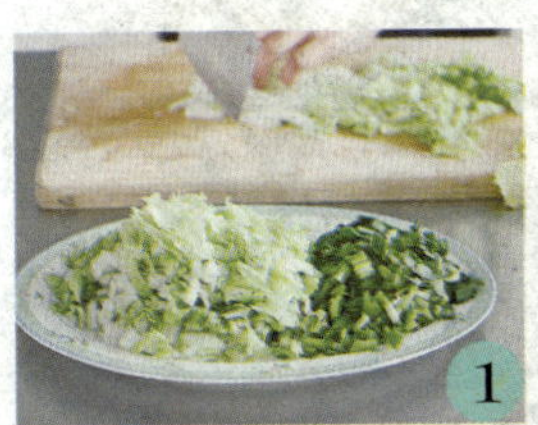

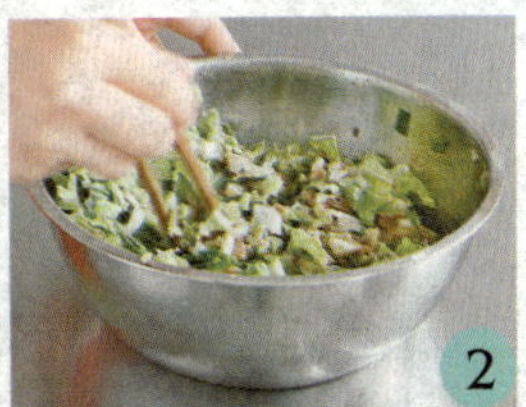

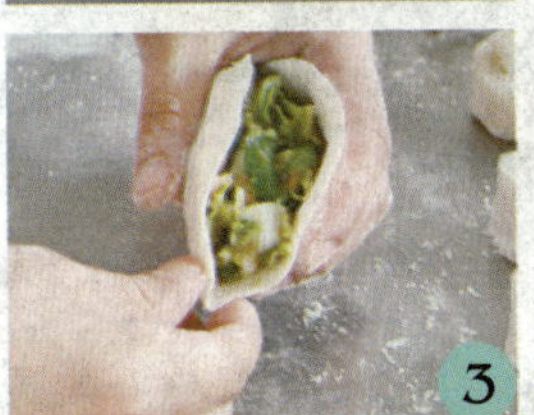

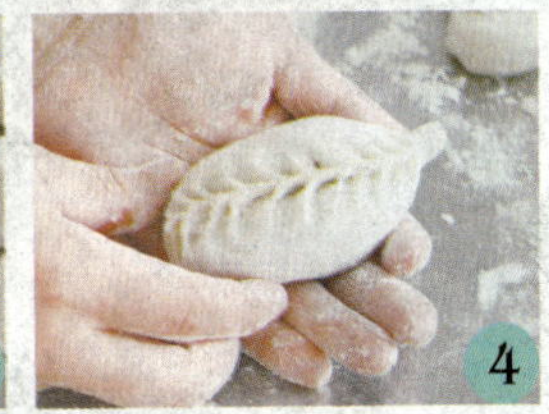

贴心小提示

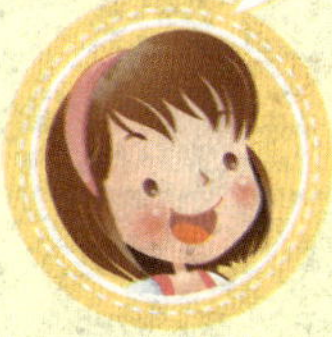

1. 这种烫面小包子可以趁有空的时候多包一些，包好后直接冷冻起来，早上现取现蒸就方便多了。

2. 如果没有新鲜的栗子，可以用糖炒栗子代替。

营养早参考

栗子富含碳水化合物、脂肪酸、钙、铁、锌等营养素，具有滋阴养肾、强筋骨、壮腰膝的补益功效，尤其适合在冬季食用，将其跟滋阴润肺、安心宁神的百合同用，经常饮用能增强体质。小白菜烫面包是传统口味的主食，质地松软，咸鲜适口。砂糖橘是冬季应季水果，甜度高，能迅速补充葡萄糖，保证工作、学习时精力充沛、注意力集中。

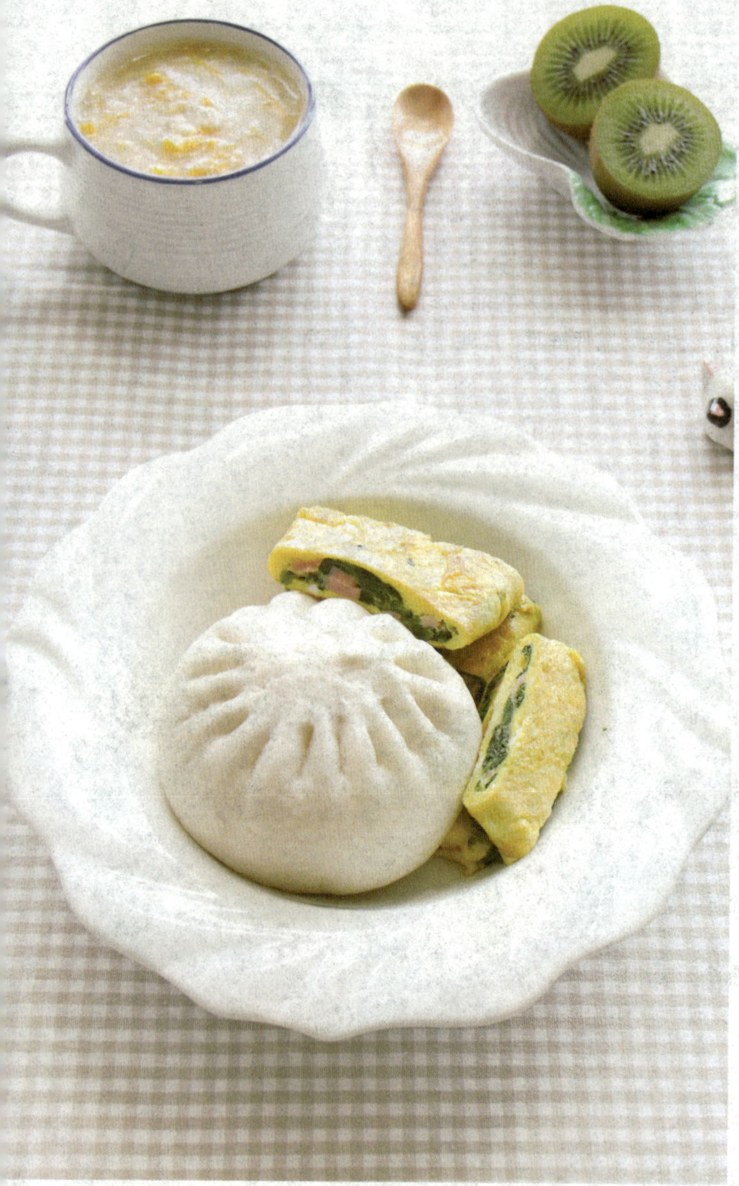

苔菜素包套餐

主食 苔菜素包
配菜 菠菜火腿蛋烧
汤粥 红薯玉米粒粥
水果 猕猴桃

苔菜素包

原料：面粉500克，酵母4~5克，牛奶330克，小苔菜1000克，干海米50克，粉丝50克，胡萝卜150克，小葱1根
调料：盐1.5茶匙，香油1汤匙，色拉油2汤匙

菠菜火腿蛋烧

原料：菠菜75克，火腿1片，鸡蛋2个
调料：盐1/2茶匙，色拉油适量

红薯玉米粒粥

原料：大米50克，红薯50克，冷冻甜玉米粒50克

营养早参考

红薯玉米粒粥，通过细粮、粗粮及薯类的精心合理搭配，使营养吸收更充分，口感也更好。菠菜火腿蛋烧，金黄的鸡蛋饼裹着翠绿的菠菜、粉嫩的火腿，诱人食欲，荤素皆备。主食搞定后，再来一个猕猴桃，其含的丰富维生素C也被收入腹中。

贴心小提示

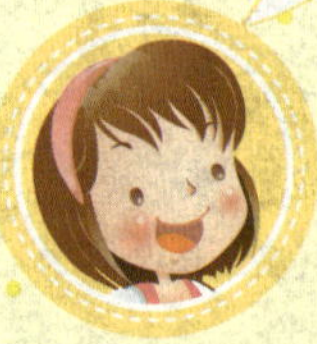

1. 菠菜焯烫后尽量挤干，再入锅把水分炒干，菠菜口感较好。

2. 蛋液入锅后要快速用铲子将底部搅动一下，以免底部受热结皮上色过快。要保持小火煎制，翻面时底部柔软且不容易裂开。

头天晚上准备

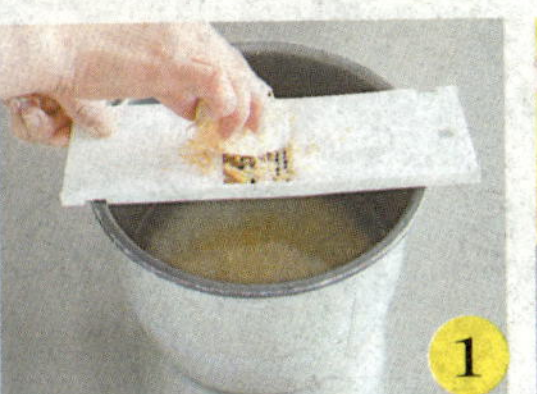
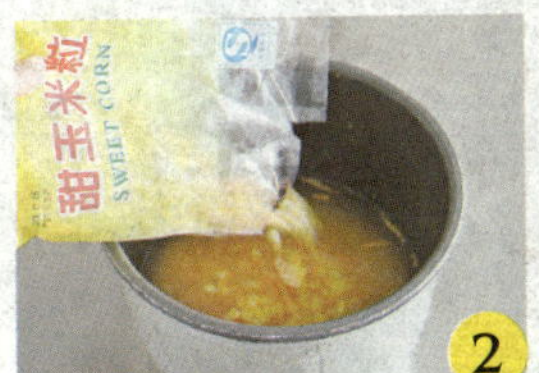

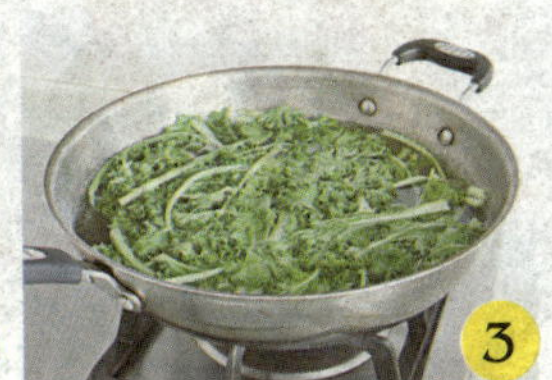
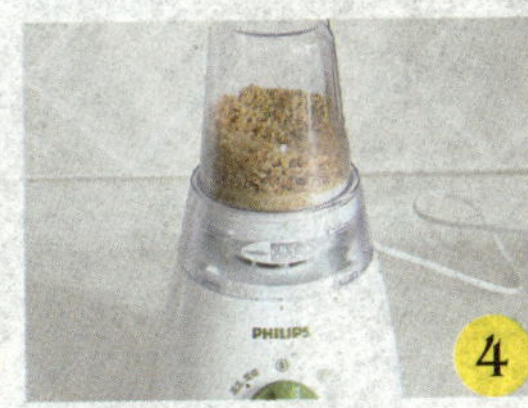

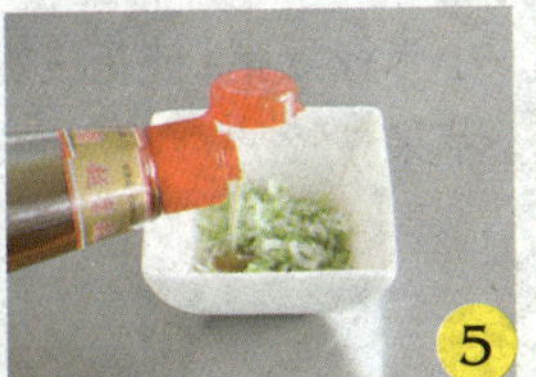
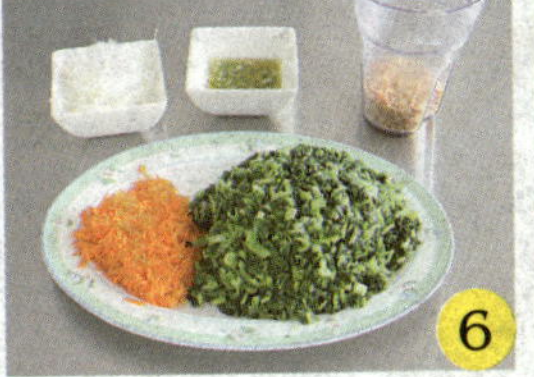
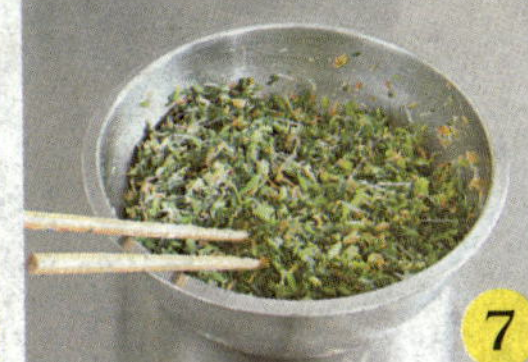
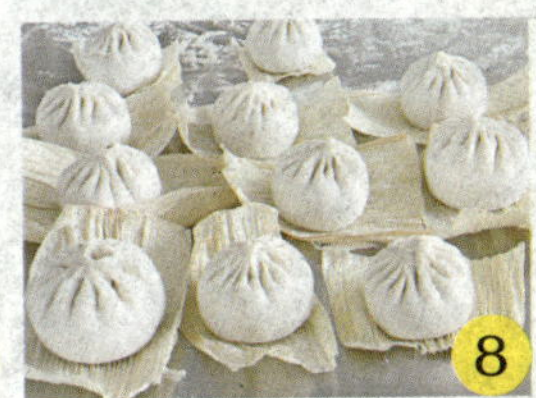

1. 大米淘洗净，放入电压力锅中，倒入足量水。红薯去皮洗净，擦成丝，放入电压力锅中（图1）。
2. 锅中再倒入玉米粒（图2），选择预约方式煮粥。菠菜择洗干净。
3. 牛奶和酵母混合均匀，倒入面粉，揉成光滑柔软的面团，覆盖，进行发酵。
4. 小苔菜择洗干净，去根部。烧开一锅水，放入小苔菜（图3）焯烫1分钟，捞出冲凉水，攥干水分，切碎。
5. 干海米用搅拌机的干磨杯打碎（图4）。
6. 小葱切碎，加入1/2茶匙盐，滴入香油和色拉油，拌匀，腌20分钟以上。
7. 粉丝提前泡软，再切碎。胡萝卜洗净去皮，擦成细丝，再切碎（图6）。
8. 将备好的所有材料混合一起，加入1茶匙盐，拌匀成馅（图7）。
9. 取出发好的面团，充分揉面排除多余气泡，搓成长条，分切成15个面剂子，分别擀成圆皮，包入馅，提褶儿包成包子生坯（图8）。全部包好后覆盖保鲜膜，醒发30分钟，放进冷藏室冷藏。

次日早上完成

1. 苔菜素包入蒸锅蒸熟。汤锅里烧开水，放入菠菜焯烫1分钟，捞出过凉水后挤掉水分，切碎。火腿切细条，鸡蛋加1/4茶匙盐打散。
2. 平底锅里先倒入少许油烧热，倒入菠菜碎，加入1/4茶匙盐，炒干水分，盛出。
3. 锅里倒适量油转开、烧热，倒入蛋液平摊开，并用铲子轻轻搅动底部，使上面的蛋液渗下去，底面不至于煎老。
4. 铺上菠菜碎和火腿丝，待底部定型。
5. 轻轻由一边抄底将蛋饼约1/3翻上来，压实，再将另一边1/3翻上来压实，最后翻面，保持小火，轻轻按压蛋饼各处，使其均匀受热，并将折叠处煎实。
6. 盛出煎好的蛋烧，切小块。煮好的粥盛入小碗中，包子和蛋烧一起装入盘中，猕猴桃切开。完成！

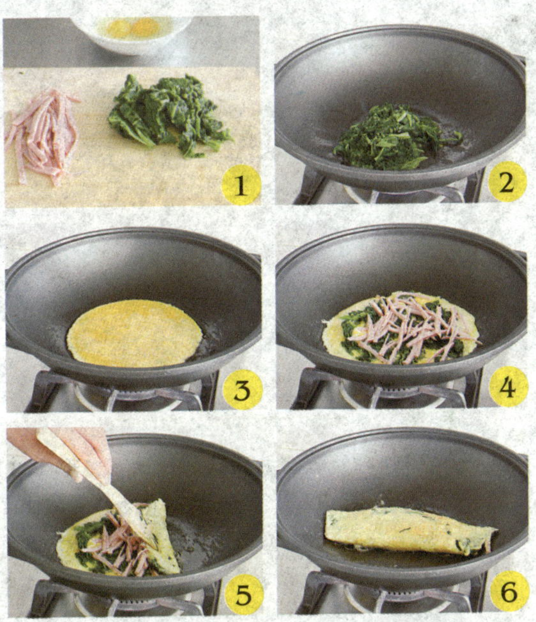

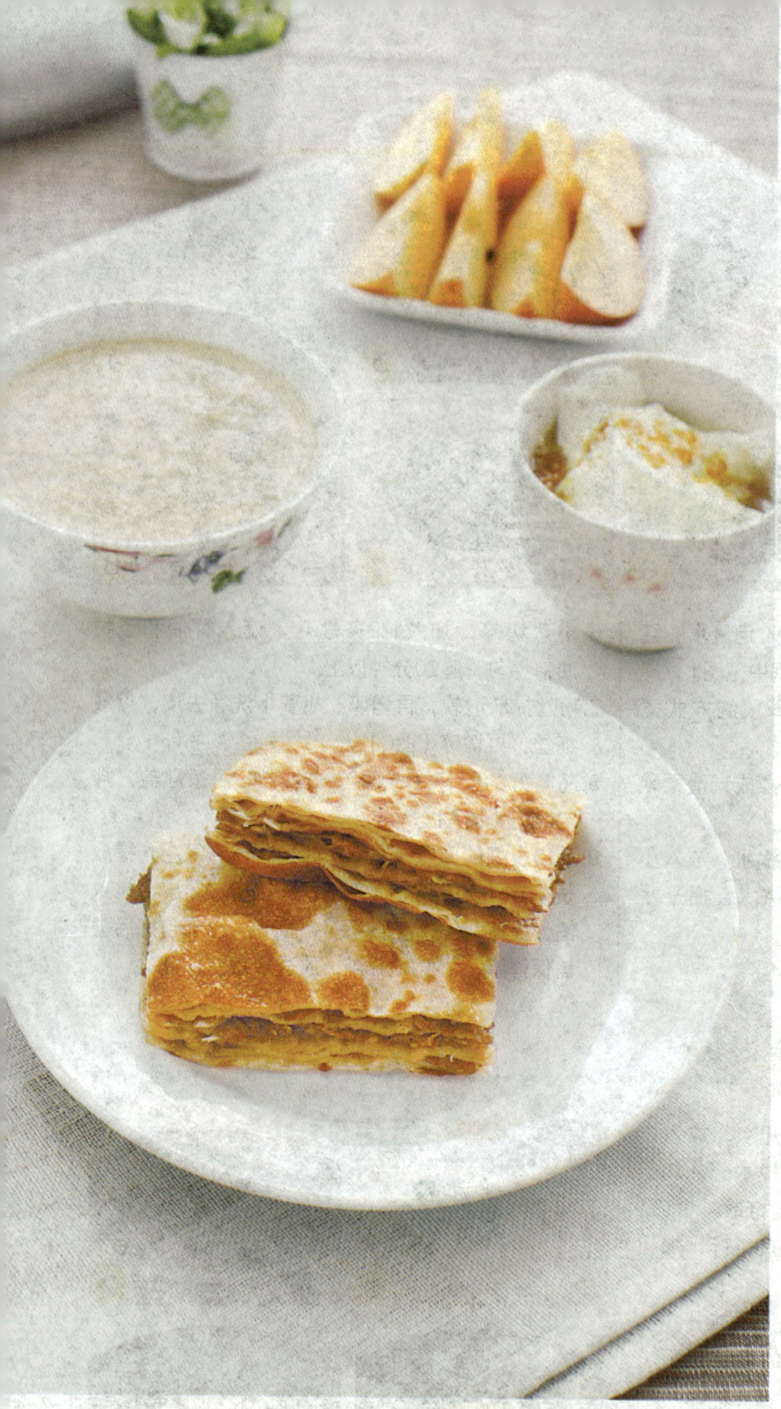

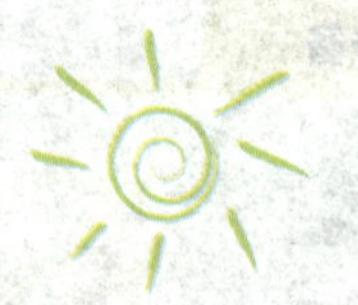

千层肉饼套餐

主食 千层肉饼

汤粥 小米绿豆粥+桂花酸奶

水果 苹果

千层肉饼

原料：面粉200克，猪五花绞肉135克，葱60克

调料：姜末、料酒各1茶匙，生抽2茶匙，老抽1/2茶匙，五香粉1/4茶匙，蚝油1.5汤匙，盐1/2茶匙，生粉1茶匙，香油1茶匙，色拉油适量

小米绿豆粥

原料：小米120克，绿豆30克

桂花酸奶

原料：酸奶300克

调料：糖桂花适量

营养早参考

热腾腾的绿豆粥，配上香喷喷的千层肉饼，还有谁能不为之胃口大开呢？适合多数人口味的自制桂花酸奶，其中的有益乳酸菌能帮肠道做个健康运动。饭后再来一个富含维生素C、天然果胶的苹果，一顿营养健康的早餐就大功告成了。

头天晚上准备

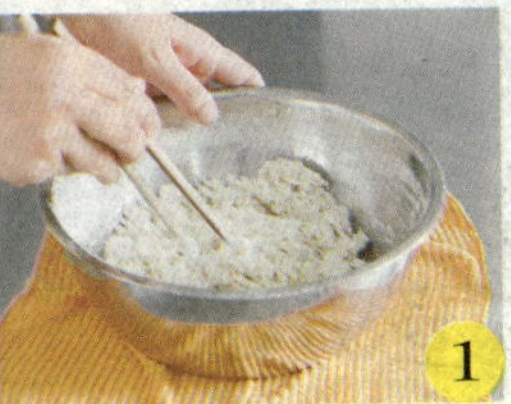
面粉中冲入50~60℃的温水130克，搅拌均匀。

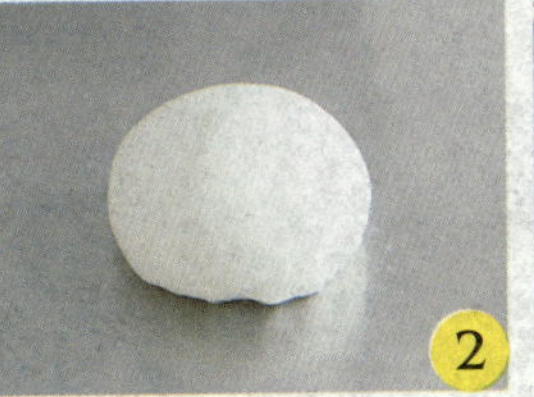
揉成光滑柔软的面团，装入保鲜袋中。

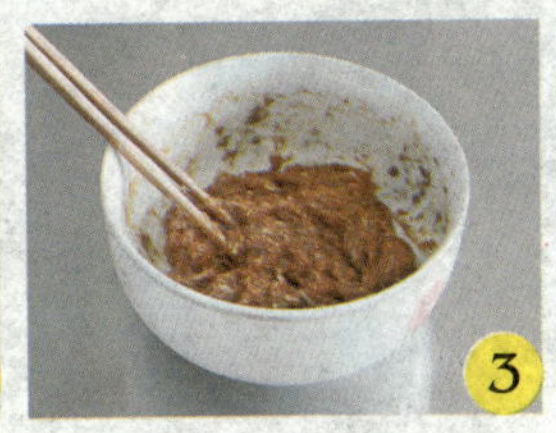
猪绞肉加姜末、料酒、生抽、老抽、五香粉、蚝油、盐，分次淋入少许水搅拌顺滑，加生粉搅匀，淋入香油拌匀。

4.拌好的肉馅覆盖保鲜膜，放入冰箱冷藏。小米和绿豆分别淘洗干净，放入电压力锅中，加入水，以预约方式煮粥。苹果洗净。

次日早上完成

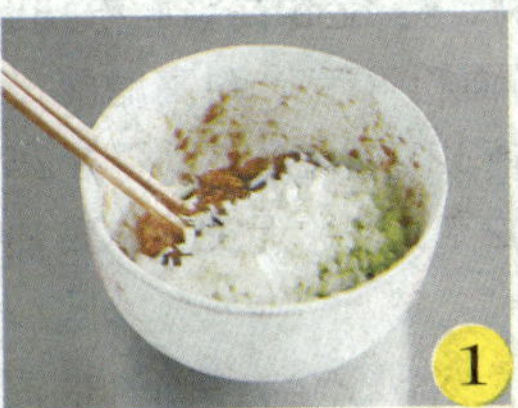
葱切碎，加入前一晚调好的肉馅中，拌匀。

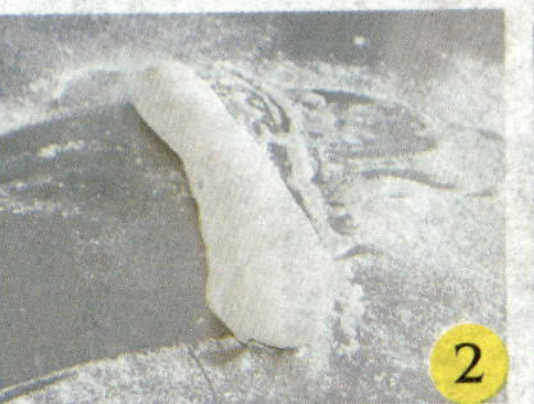
冰箱中取出面团，搓成一头略粗的条。

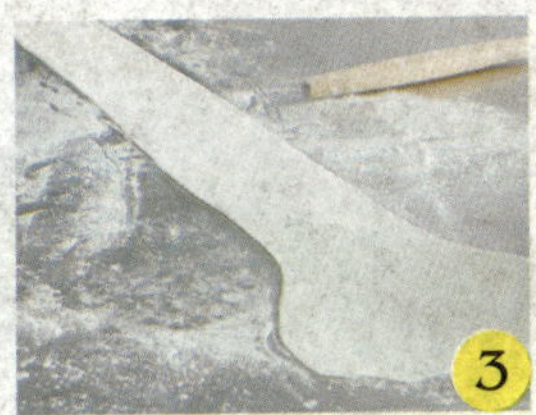
擀开，尽量擀薄。

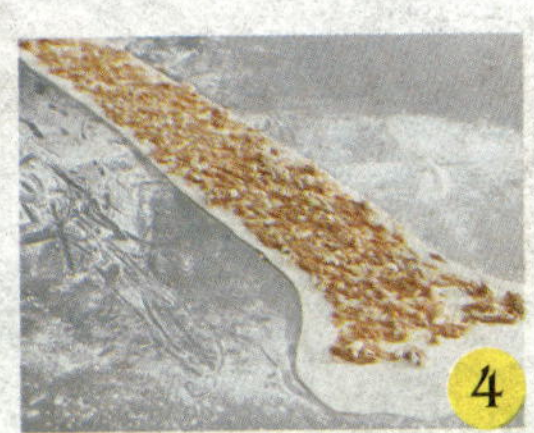
铺上肉馅，宽的那头留出边缘不抹。

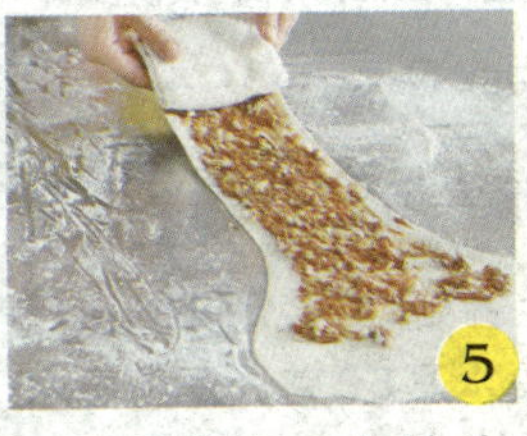
一层层叠起，边抻边叠，让面皮更薄一些。

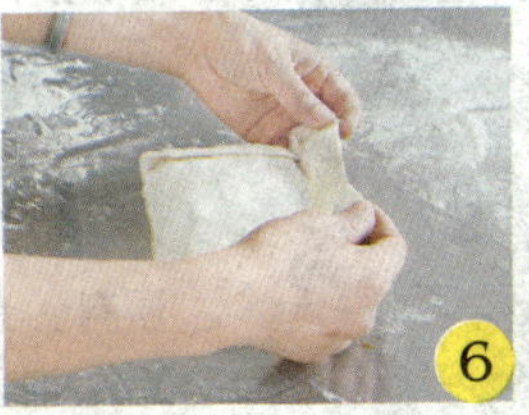
叠到宽头时，用多余的面皮包住。

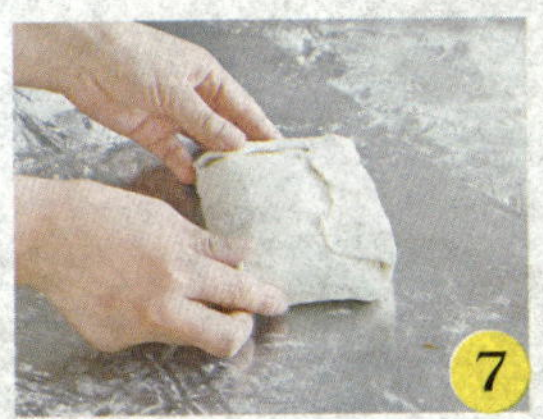
捏紧面皮边缘。

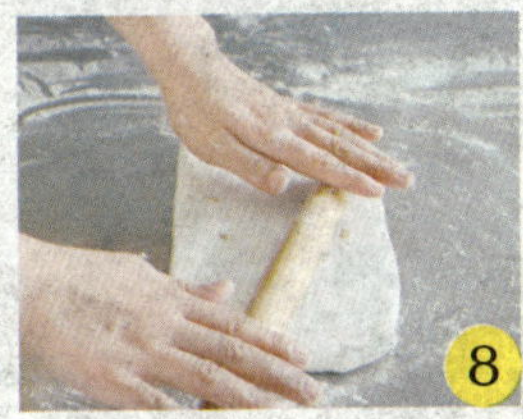
盖干净纱布，松弛5~10分钟后轻轻擀开擀薄成肉饼生坯。

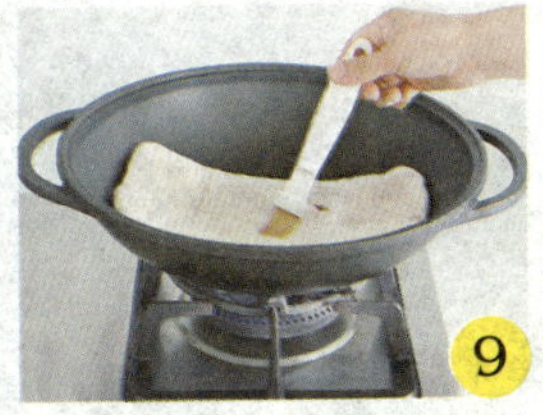
平底锅烧热，锅底淋入少许油抹匀，放入肉饼生坯，中小火煎半分钟后给表面刷油。

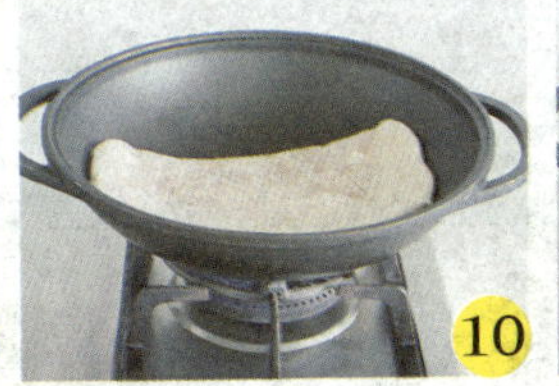
将肉饼翻面。

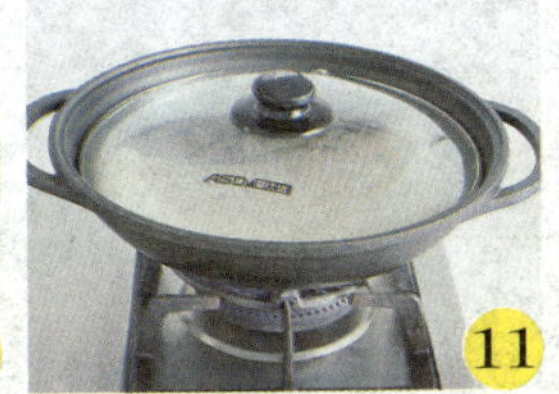
盖上锅盖，中途还需翻面，煎至两面金黄、上色均匀、面饼鼓起，即可出锅。

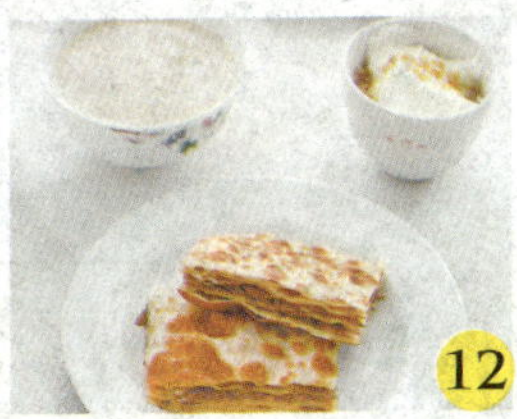
酸奶装杯中，淋入糖桂花拌开。粥装碗中。苹果切块装盘。肉饼切件装盘。完成！

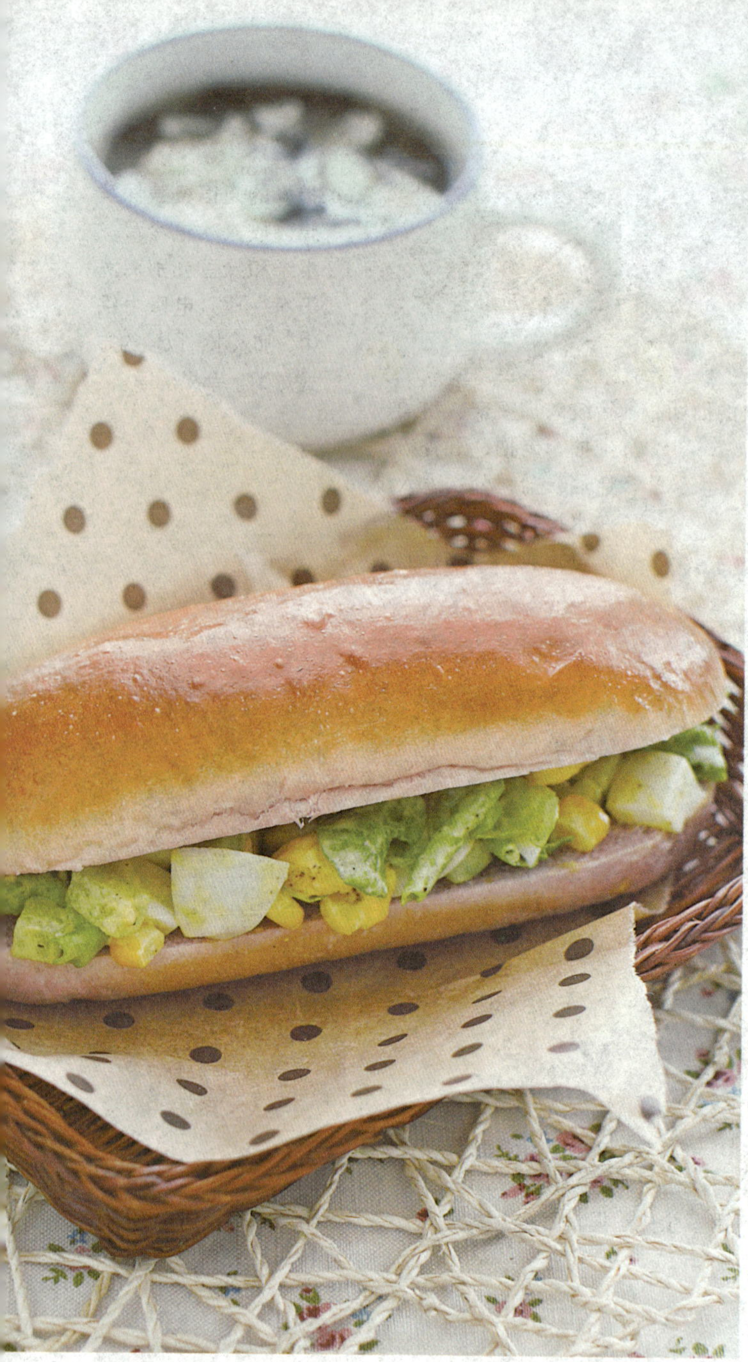

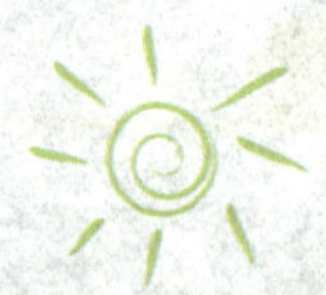

鸡蛋沙拉紫薯堡套餐

主食 鸡蛋沙拉紫薯堡
汤粥 金针豆皮紫菜汤

鸡蛋沙拉紫薯堡

紫薯餐包原料：金像高筋面粉185克，低筋面粉75克，耐高糖酵母4克，白糖32克，盐3克，蛋液25克，水102克，紫薯泥55克，黄油25克

夹馅原料：鸡蛋2个，黄瓜1根，新鲜菜叶（生菜、油麦菜、小白菜均可）适量，冷冻甜玉米粒50克，沙拉酱2汤匙，黑胡椒粉少许

金针豆皮紫菜汤

原料：金针菇150克，小白菜80克，泡发木耳50克，豆腐皮50克，干海米10克，紫菜6克

调料：姜丝适量，盐1茶匙，香油少许，植物油适量

营养早参考

金针菇有“益智菇”的美誉，富含的氨基酸、B族维生素能促进神经系统发育，让大脑思维更敏捷，配以含矿物质丰富的豆腐皮、海米，能促进孩子的骨骼发育。鸡蛋沙拉紫薯堡，用翠绿新鲜的蔬菜、甜糯的玉米粒、鸡蛋制成馅料，再夹入紫薯条包，一款中西合璧的营养汉堡便制成了。

头天晚上准备

1.金针菇、小白菜、黄瓜分别洗净，沥水。

2.木耳泡发，择洗干净。玉米粒从冷冻室取出。

3.紫薯餐包原料中除黄油外所有原料混合，和成面团，揉至面筋具备延展性（图1）。

4.加入静置回温软化的黄油（图2）。

5.揉至“面筋扩展阶段”（图3），即可以轻易拉出大片均匀薄膜，破口带锯齿边缘。

6.将面团收圆入盆（图4），完成基础发酵。

7.取出面团排气，分切为6个50克的剂子和2个95克的剂子。50克剂子逐个滚圆，放在铺垫好的烤盘上。95克剂子整理成橄榄形，装入条形汉堡模中（图5）。

8. 整理好的面团发酵至原体积2倍大，表面刷上蛋液（图6），放入预热180℃的烤箱中层，烤13分钟即可。

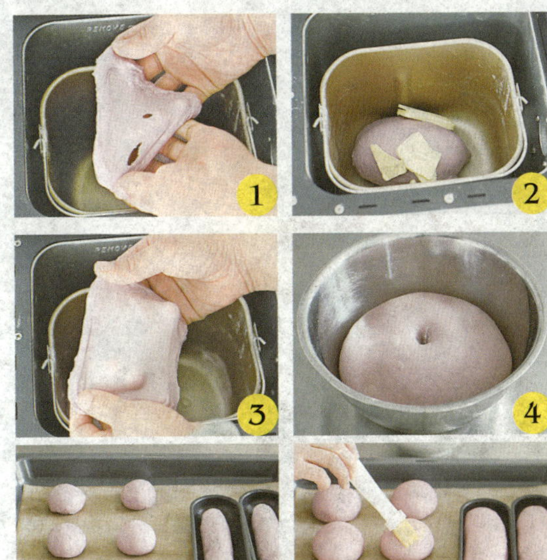

次日早上完成

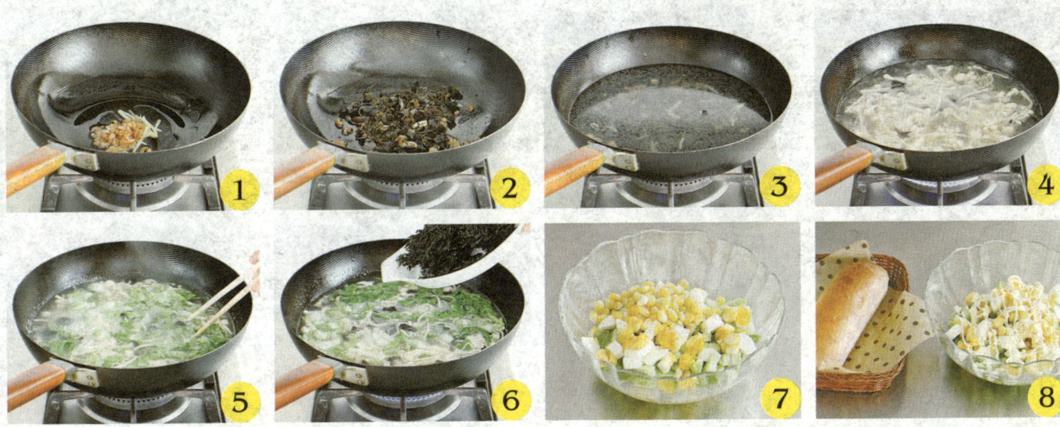

1.小白菜切段，木耳切丝，豆腐皮切丝。鸡蛋蒸熟或煮熟。

2.锅中放少许油烧热，放入姜丝和海米（图1）炒几下。

3.再放入木耳丝略炒（图2）。

4.加水（图3），水开后转小火煮2~3分钟。

5.转中大火，加入金针菇（图4）煮2分钟。

6.加入豆腐皮和小白菜再煮1分钟（图5）。

7.调入盐，最后放入紫菜（图6），搅开后关火，淋入少许香油。

8.玉米粒用开水烫一下。黄瓜切小丁。菜叶撕碎。鸡蛋剥壳后切丁。上述材料一起放入沙拉碗中（图7）。

9.调入沙拉酱和少许黑胡椒粉（图8），拌匀。

10.紫薯餐包横切（不切断），切面朝上放进烤箱（不必预热），以150℃烤5分钟，取出，将适量鸡蛋沙拉夹在面包中间即可。紫菜汤装碗中，紫薯堡装盘。完成！

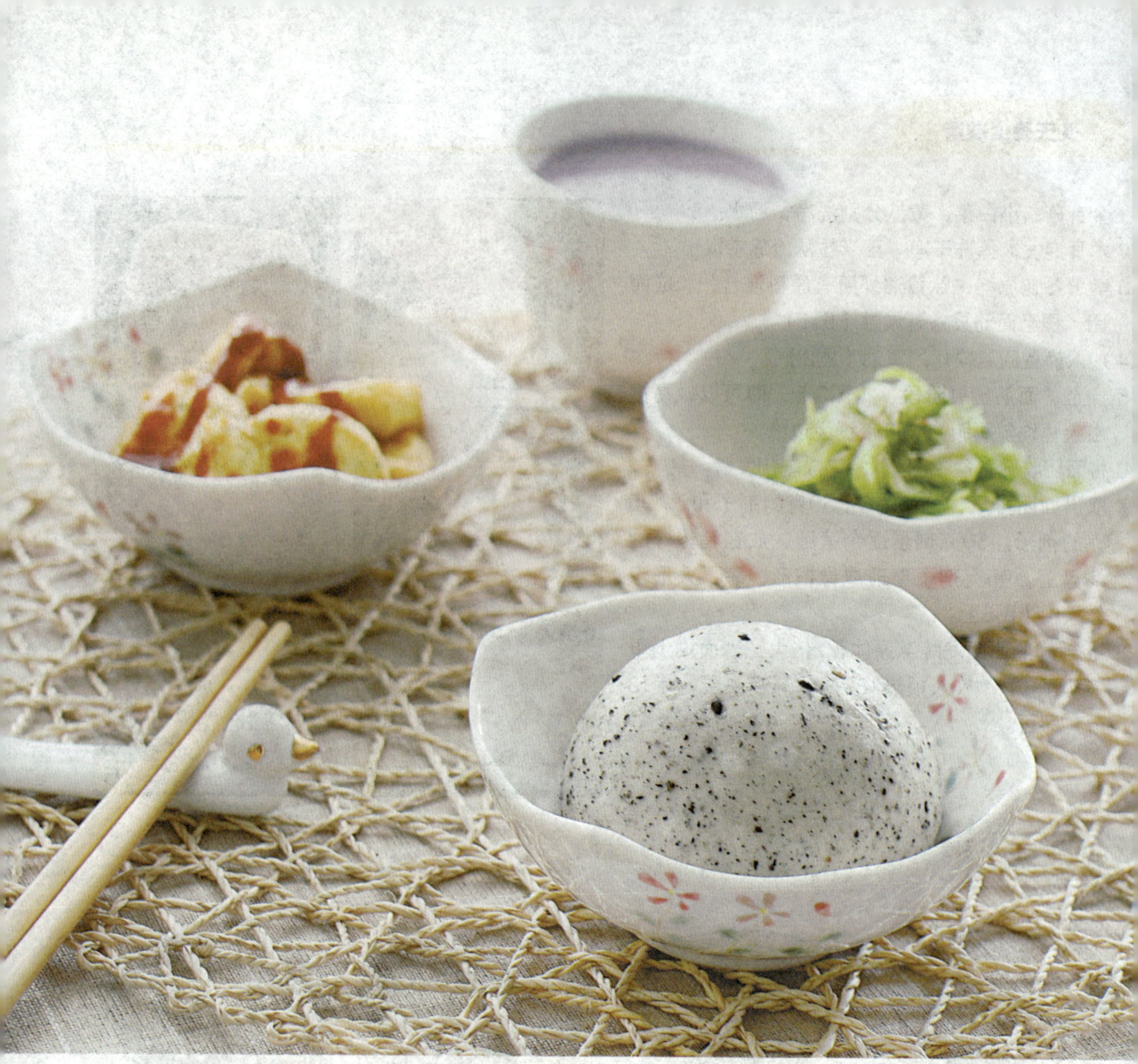

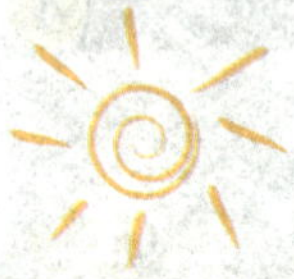

黑芝麻馒头套餐

主食　黑芝麻馒头

配菜　虾皮萝卜丝+炸豆腐

汤粥　紫薯山药豆浆

黑芝麻馒头

原料：面粉200克，酵母2克，水110克，熟黑芝麻20克

炸豆腐

原料：豆腐400克

调料：黄豆酱1茶匙，豆腐乳1/4块，腐乳汁1/2茶匙，韩式辣酱1/2茶匙，芝麻酱1/2茶匙，味极鲜酱油1茶匙，植物油适量

虾皮萝卜丝

原料：青萝卜1根（约500克），虾皮30克

调料：盐1/4茶匙，植物油适量

紫薯山药豆浆

原料：蒸熟紫薯80克，山药50克，黄豆2/5杯，大米1/5杯

头天晚上准备

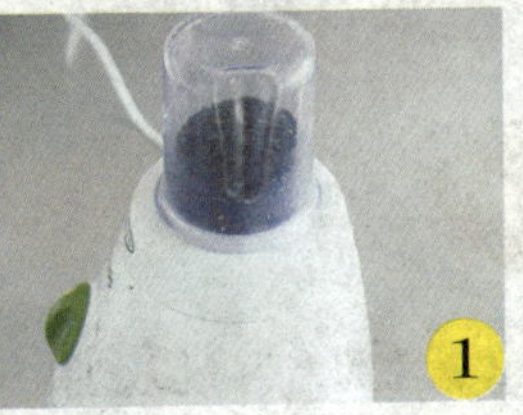
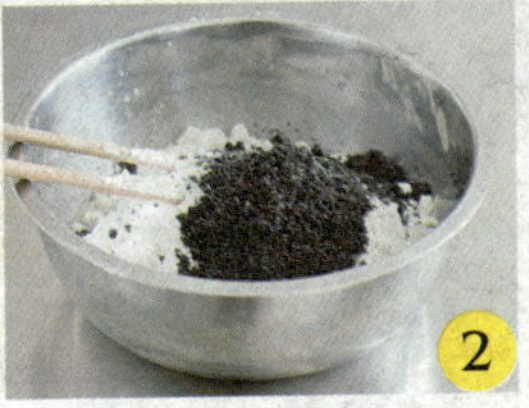
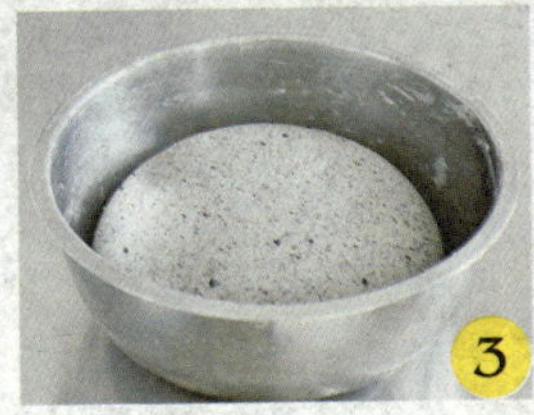
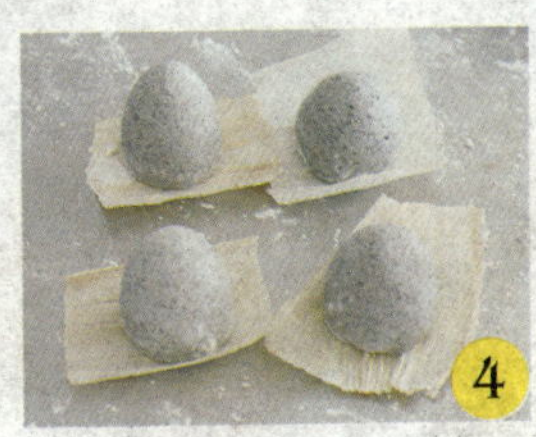

1. 熟黑芝麻放入搅拌机的干磨杯中打成细粉（图1）。
2. 酵母和水混合均匀。面粉和熟黑芝麻粉放入盆中（图2），加入酵母水。
3. 揉成光滑柔软的面团，盖上盖子，发酵至原体积2倍大（图3）。
4. 取出发酵面团充分揉匀排除气泡，切成4等份，揉圆成馒头生坯（图4）。
5. 馒头生坯放入铺好干净纱布的笼屉中，盖好盖子，醒发20分钟。蒸锅加水烧开，放入笼屉，大火蒸10~12分钟。
6. 紫薯蒸熟。山药洗净，去皮，冲洗干净，装入保鲜袋。黄豆洗净，浸泡一夜。大米洗净，浸泡。青萝卜洗净。

次日早上完成

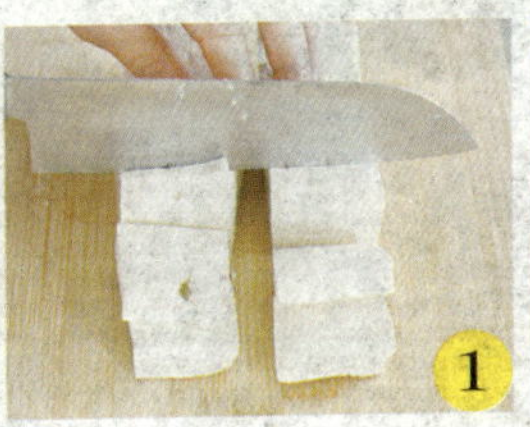
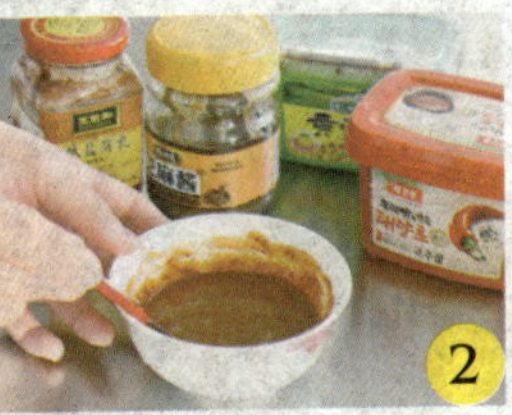
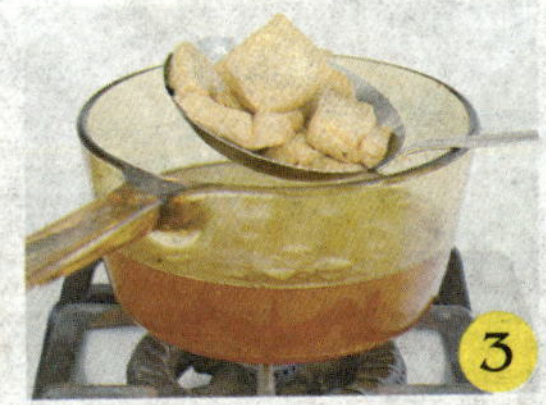
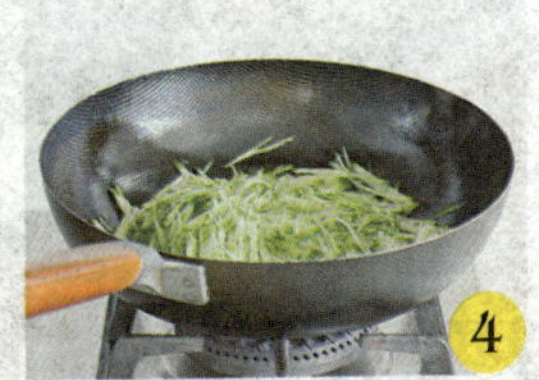

1. 黄豆重新洗净，放入豆浆机中，将大米连同浸泡的水一起倒入。
2. 紫薯去皮切成小块，山药切成小丁，也都放入豆浆机中，补充水到刻度线，按“五谷豆浆”键开始工作。
3. 黑芝麻馒头放入蒸锅中加热。
4. 豆腐切成约4厘米见方、1厘米厚的块（图1）。
5. 将黄豆酱、豆腐乳、腐乳汁、辣酱、芝麻酱和酱油放入小碗里，加入适量白开水，调成可流淌的状态（图2）。
6. 炒锅内放入足量油，烧至七八成热时转中小火，放入豆腐块，炸至表面微焦，呈现均匀的浅金黄色，捞出沥油（图3），装盘，淋上步骤5调好的酱汁。
7. 青萝卜切细丝。炒锅放油烧热，倒入萝卜丝（图4）不断翻炒，感觉有点干的时候少量多次淋入水，中途加入虾皮一起翻炒，最后调入盐，炒匀即可。
8. 煮好的豆浆装杯。馒头、虾皮萝卜丝分别装盘。炸豆腐上桌。

营养早参考

入秋后天气转凉，宜健脾养胃、养阴润肺。山药是秋季的应季佳蔬，能滋阴生津，同紫薯、黄豆制成混合豆浆，不仅色、香、味俱佳，更能养阴生津、益气和胃。秋季的萝卜也是应季蔬菜，汁多味美，同虾皮制成虾皮萝卜丝，能增进消化，补充钙质。炸豆腐色泽金黄，诱人食欲，能带来充足的蛋白质和不饱和脂肪酸。

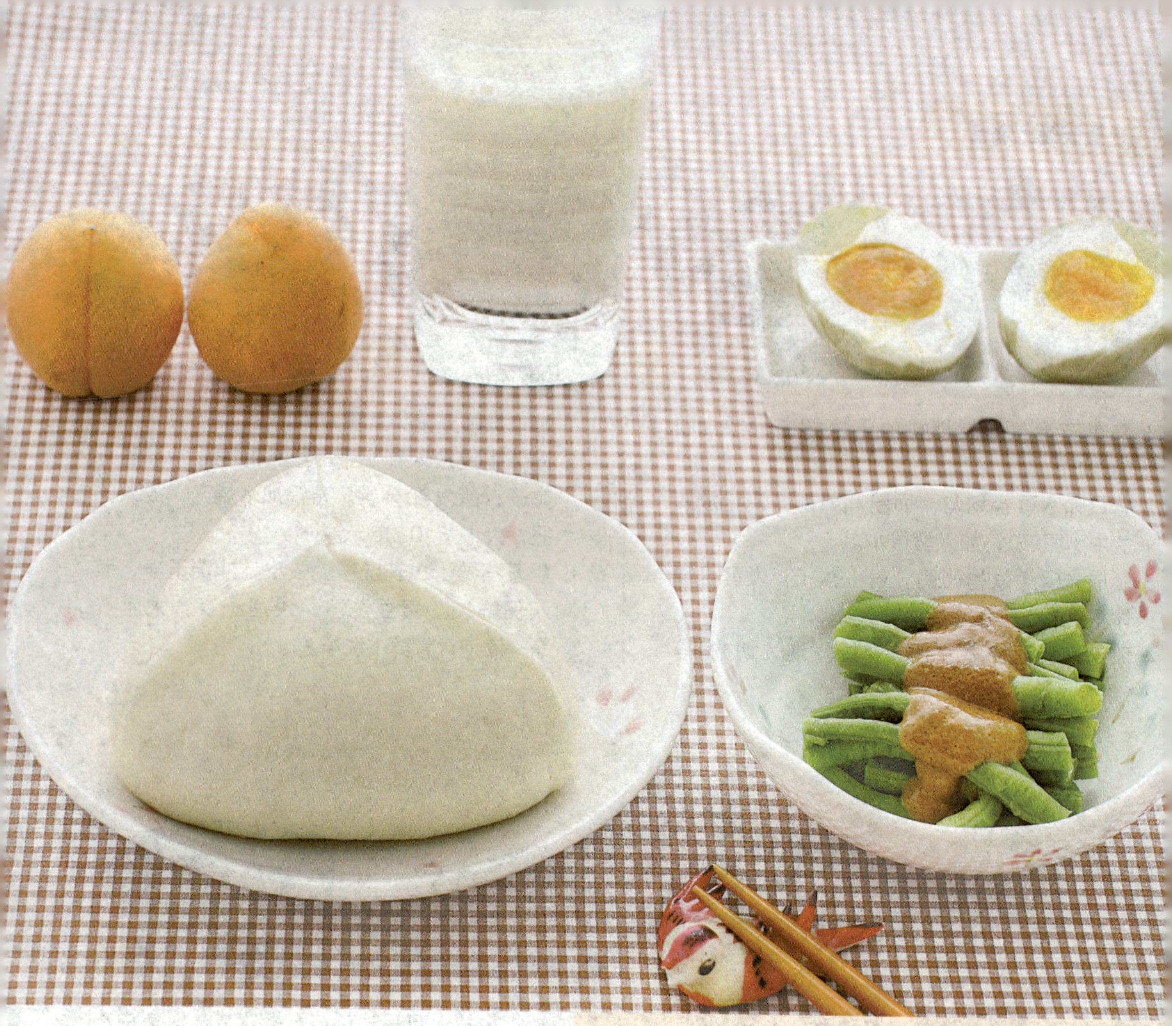

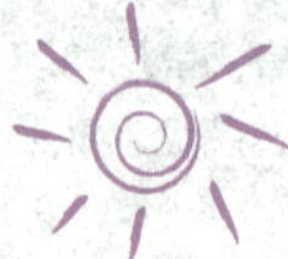

糖三角套餐

主食　糖三角

配菜　麻汁豇豆+咸鸭蛋

汤粥　薏米黄豆浆

水果　杏子

糖三角

原料：面粉200克，牛奶132克，酵母2克，红糖50克，面粉1/2汤匙

薏米黄豆浆

原料：黄豆2/3杯，薏米1/5杯

麻汁豇豆

原料：豇豆200克

调料：芝麻酱2汤匙，醋1茶匙，味极鲜酱油2茶匙，盐1/2茶匙，香油1/2茶匙

营养早参考

薏米可祛湿利水，将其与黄豆制成薏米豆浆，尤其适合湿热的夏季饮用。糖三角是传统中式面点，香甜松软，非常可口。麻汁豇豆是一道开胃小菜，含丰富的钙、不饱和脂肪酸、维生素等。咸鸭蛋可滋阴清热，含丰富的蛋白质、钙等，尤其适合在夏季食用。配上甜杏，就是一份养眼又养胃的中式早餐！

头天晚上准备

1.牛奶和酵母混匀，倒入面粉再次混匀，揉成光滑柔软的面团，发酵至原体积2倍大。
2.红糖和1/2汤匙面粉混合均匀成内馅。
3.取出发好的面团，再充分揉匀排气，分成4等份。取一份面团，揉圆后拍扁，用擀面杖稍擀开，放上红糖馅儿（图1）。
4.对折后右手先由一端捏至约1/2处（图2），左手将另一端提上来捏合（图3），再将两侧捏紧，稍加整理（图4）。
5.都做完后覆盖保鲜膜，醒发20分钟，放入烧开水的蒸锅中，大火蒸14分钟即可。
6.黄豆洗净，用清水浸泡。薏米洗净，在另1个容器里浸泡（图5）。
7.豇豆洗净，撕去筋。杏子洗净。

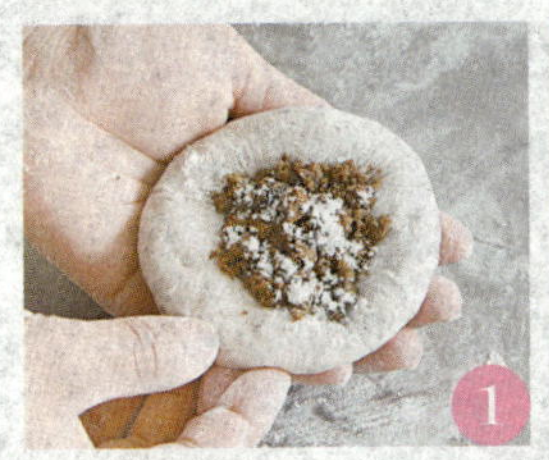
1

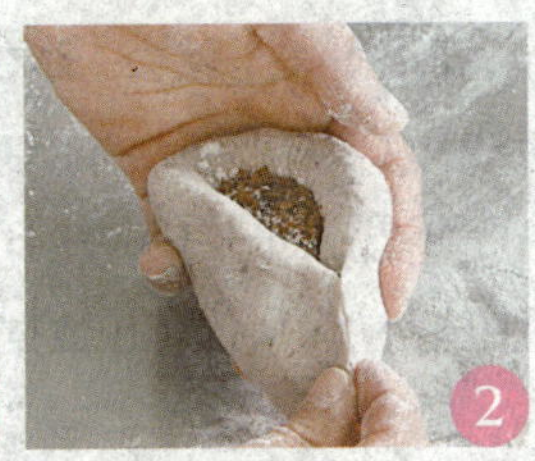
2

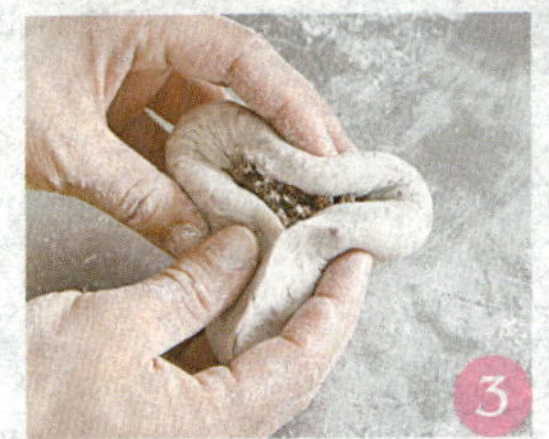
3

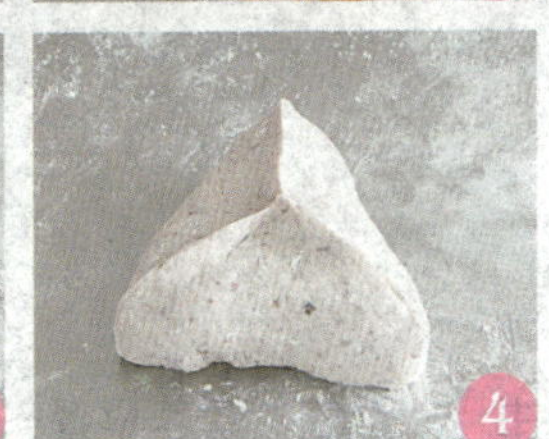
4

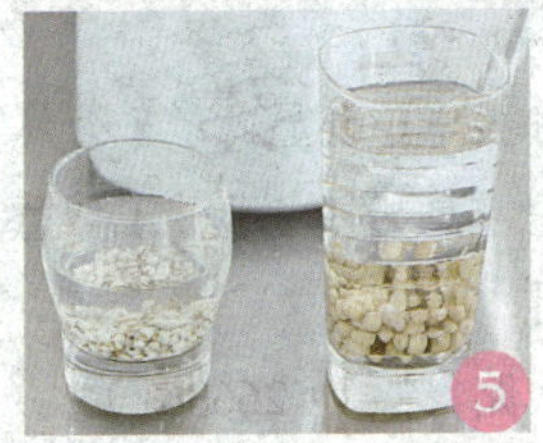
5

次日早上完成

1.泡黄豆的水倒掉不要，黄豆再次清洗后倒入全自动豆浆机中，薏米连同浸泡的水也一起倒入，补充水分到刻度线，接通电源，按“五谷豆浆”键开始工作。糖三角和咸鸭蛋入蒸锅热好。
2.锅里加水烧开，放入豇豆，焯煮约3分钟（图1），捞出过凉水后沥掉水分。
3.芝麻酱放入小碗里，加2茶匙白开水，顺1个方向轻轻搅开搅匀，调入醋、酱油、盐、香油，调匀成麻汁儿（图2）。
4.豇豆切成段，淋上麻汁儿（图3），吃时拌匀即可。
5.打好的豆浆装杯。糖三角装盘。咸鸭蛋对切开，装碟中。完成！

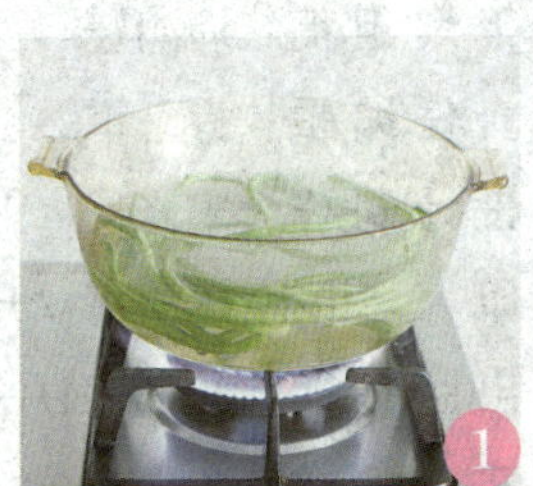
1

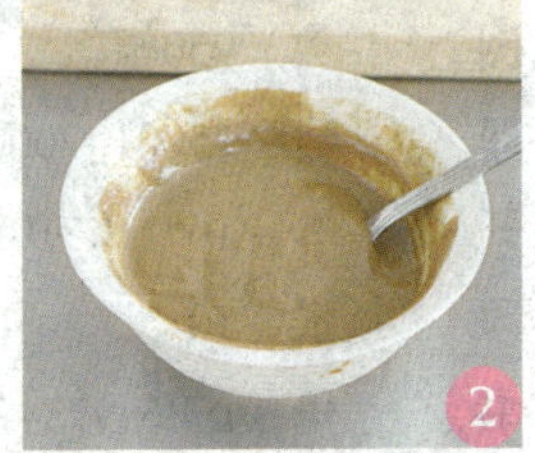
2

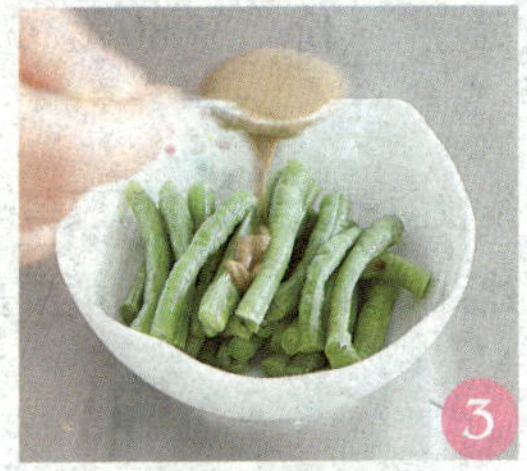
3

贴心小提示

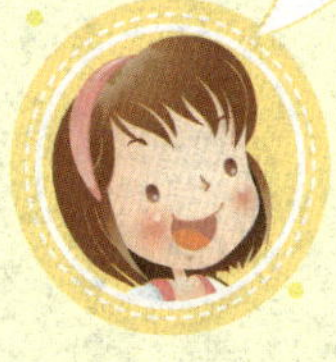

1. 焯煮豇豆需根据皮厚薄、质地软硬来确定所需时间，既要熟透，又不要煮太久，否则会太软烂口感不好。

2. 麻汁不要调得太稀，否则挂不住菜，味道寡淡。

图书在版编目（CIP）数据

营养早餐一学就会 / 孙春娜 编著. -- 青岛 : 青岛出版社, 2016.3

ISBN 978-7-5552-3685-6

Ⅰ.①营… Ⅱ.①孙… Ⅲ.①保健 - 食谱 Ⅳ.①TS972.161

中国版本图书馆CIP数据核字(2016)第042962号

书　　名　营养早餐一学就会
编　　著　孙春娜（Candey）
参编人员　王　洋　陈美华　孙显武　王万霖　王　海　王　蕾
　　　　　孟令坤　牟　磊　韩　菲　王佳慧
出版发行　青岛出版社
社　　址　青岛市海尔路182号（266061）
本社网址　http://www.qdpub.com
邮购电话　13335059110　0532-85814750（传真）　0532-68068026
策划组稿　周鸿媛
责任编辑　肖　雷
设计制作　宋修仪　王　芳
印　　刷　三河市双升印刷有限公司
出版日期　2016年4月第1版　2025年4月第2版第13次印刷
字　　数　40千
图　　数　950幅
印　　数　15001-20000
开　　本　16开（710毫米×1010毫米）
印　　张　10
书　　号　ISBN 978-7-5552-3685-6
定　　价　35.80元

编校质量、盗版监督服务电话　4006532017　0532-68068638

建议陈列类别：生活类　美食类